REFERÊNCIA RÁPIDA

AOS

CRITÉRIOS DIAGNÓSTICOS

DO

DSM-5-TR™

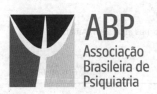

A Artmed é a editora oficial da ABP

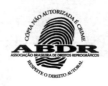
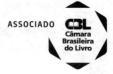

R281 Referência rápida aos critérios diagnósticos do DSM-5-TR /
[American Psychiatric Association ; tradução: Daniel
Vieira, Marcos Viola Cardoso, Sandra Maria Mallmann
da Rosa; revisão técnica: José Alexandre de Souza
Crippa, Flávia de Lima Osório, José Diogo Ribeiro de
Souza. – Porto Alegre : Artmed, 2023.
lxxii, 416 p. ; 20 cm.

ISBN 978-65-5882-111-3

1. Psiquiatria. 2. Transtornos mentais. I. American
Psychiatric Association.

CDU 616.89-008

Catalogação na publicação: Karin Lorien Menoncin – CRB 10/2147

REFERÊNCIA RÁPIDA

AOS

CRITÉRIOS DIAGNÓSTICOS

DO

DSM-5-TR™

Tradução

Daniel Vieira
Marcos Viola Cardoso
Sandra Maria Mallmann da Rosa

Revisão técnica

José Alexandre de Souza Crippa (coordenação)
Psiquiatra. Professor Titular do Departamento de Neurociências e Ciências do Comportamento da Faculdade de Medicina de Ribeirão Preto da Universidade de São Paulo (FMRP-USP).

Flávia de Lima Osório
Psicóloga. Professora Doutora do Departamento de Neurociências e Ciências do Comportamento da FMRP-USP.

José Diogo Ribeiro de Souza
Médico. Residência em Psiquiatria pelo Hospital das Clínicas da FMRP-USP. Doutorando pelo Programa de Pós-graduação em Saúde Mental da FMRP-USP.

Porto Alegre
2023

Obra originalmente publicada sob o título *Desk Reference to the Diagnostic Criteria From DSM-5-TR*
ISBN 9780890425794

First Published in the United States by American Psychiatric Association Publishing, Washington, DC.
Copyright © 2022. All rights reserved.

First Published in Brazil by Grupo A Educação S.A., the exclusive publisher of *Desk Reference to the Diagnostic Criteria From DSM-5-TR*, © 2022 in Portuguese for distribution in Brazil.

Permission for use of any material in the translated work must be authorized in writing by Grupo A Educação S.A. Permissão para uso de conteúdo desta obra precisa ser obtida previamente por escrito do Grupo A Educação S.A.

The translation of this publication from English to Portuguese has been undertaken by and is solely the responsibility of Grupo A Educação S.A. The American Psychiatric Association played no role in the translation of this publication from English to Portuguese and is not responsible for any errors, omissions, or other possible defects in the translation of the publication. Practitioners and researchers must always rely on their own experience and knowledge in evaluating and using the content of this publication. Because of continuous advances in the medical sciences, independent verification of diagnoses and treatment should be made. To the fullest extent of the law, no responsibility is assumed by APA, or any of its authors, editors or contributors in relation to this translation or for any injury that might be considered to have occurred from use of this publication. A tradução desta publicação do inglês para o português foi realizada por e é de responsabilidade exclusiva do Grupo A Educação S.A. A American Psychiatric Association não desempenhou qualquer papel na tradução desta publicação do inglês para o português e não se responsabiliza por quaisquer erros, omissões ou outros eventuais defeitos na tradução da publicação. Profissionais e pesquisadores devem sempre confiar em sua própria experiência e conhecimento ao avaliar e usar o conteúdo desta publicação. Devido aos avanços contínuos nas ciências médicas, deve ser feita a verificação dos diagnósticos e do tratamento. Em toda a extensão da lei, nenhuma responsabilidade é assumida pela APA, ou qualquer de seus autores, editores ou colaboradores em relação a esta tradução ou por qualquer dano que possa ser considerado como tendo ocorrido a partir do uso desta publicação.

Gerente editorial: *Letícia Bispo de Lima*

Colaboraram nesta edição:

Coordenadora editorial: *Cláudia Bittencourt*

Capa sobre arte original: *Kaéle Finalizando Ideias*

Leitura final: *Fernanda Luzia Anflor Ferreira, Giovana Silva da Roza, Paola Araújo de Oliveira, Sandra Helena Milbratz Chelmicki*

Editoração: *Ledur Serviços Editoriais Ltda.*

Reservados todos os direitos de publicação, em língua portuguesa, ao
GRUPO A EDUCAÇÃO S.A.
(Artmed é um selo editorial do GRUPO A EDUCAÇÃO S.A.)
Rua Ernesto Alves, 150 – Bairro Floresta
90220-190 – Porto Alegre – RS
Fone: (51) 3027-7000

SAC 0800 703 3444 – www.grupoa.com.br

É proibida a duplicação ou reprodução deste volume, no todo ou em parte, sob quaisquer formas ou por quaisquer meios (eletrônico, mecânico, gravação, fotocópia, distribuição na Web e outros), sem permissão expressa da Editora.

IMPRESSO NO BRASIL
PRINTED IN BRAZIL

Sumário

Prefácio... vii

Classificação do DSM-5-TR.. ix

Seção I
Informações Básicas do DSM-5

Utilização do Manual.. 3

Advertência para a Utilização Forense do DSM-5................. 17

Seção II
Critérios Diagnósticos e Códigos

Transtornos do Neurodesenvolvimento............................. 21

Espectro da Esquizofrenia e Outros Transtornos Psicóticos..... 47

Transtorno Bipolar e Transtornos Relacionados.................. 65

Transtornos Depressivos... 95

Transtornos de Ansiedade.. 117

Transtorno Obsessivo-compulsivo e
Transtornos Relacionados.. 131

Transtornos Relacionados a Trauma e a Estressores........... 143

Transtornos Dissociativos.. 157

Transtorno de Sintomas Somáticos e
Transtornos Relacionados.. 161

Transtornos Alimentares.. 167

Sumário

Transtornos da Eliminação 175

Transtornos do Sono-Vigília 177

Disfunções Sexuais 197

Disforia de Gênero 209

Transtornos Disruptivos, do Controle de Impulsos e da Conduta 213

Transtornos Relacionados a Substâncias e Transtornos Aditivos 221

Transtornos Neurocognitivos 281

Transtornos da Personalidade 323

Transtornos Parafílicos 335

Outros Transtornos Mentais e Códigos Adicionais 343

Transtornos do Movimento Induzidos por Medicamentos e Outros Efeitos Adversos de Medicamentos 347

Outras Condições que Podem ser Foco da Atenção Clínica ... 369

Índice 395

Prefácio

A publicação do DSM-5-TR traz atualizações para a classificação diagnóstica e a codificação dos transtornos mentais do DSM-5, além de esclarecimentos quanto aos critérios diagnósticos para mais de 70 transtornos. Para consulta rápida, os clínicos acharão útil esta publicação, pois contém apenas a Classificação do DSM-5-TR (isto é, a lista completa de transtornos, subtipos, especificadores e códigos diagnósticos por capítulo no DSM-5-TR), uma seção atualizada descrevendo o uso do Manual e conjuntos de critérios diagnósticos e notas para codificação atualizados do DSM-5. *Referência rápida aos critérios diagnósticos do DSM-5-TR* deve ser utilizado em conjunto com o DSM-5-TR, pois o uso apropriado deste livro requer familiaridade com os textos descritivos que acompanham os conjuntos de critérios diagnósticos referentes a cada transtorno. As descrições no texto do DSM-5-TR também foram totalmente atualizadas a fim de refletir a literatura mais recente e o impacto da cultura, do racismo e da discriminação no diagnóstico psiquiátrico.

Esta referência prática fornece todos os códigos atualizados da CID-10-MC, notas para codificação e procedimentos para registro apresentados no DSM-5-TR, incluindo os critérios diagnósticos para o novo diagnóstico de transtorno do luto prolongado. Também estão disponíveis os códigos dos sintomas para indicação atual (e história passada) de autolesão não suicida.

Os clínicos encontrarão informações adicionais no DSM-5-TR, incluindo a Seção III: Instrumentos de Avaliação e Modelos Emergentes (contendo instrumentos de avaliação, texto atualizado sobre cultura e diagnóstico psiquiátrico, formulação cultural e entrevistas, um modelo alternativo do DSM-5 para transtornos da personalidade e condições para estudos posteriores) e o Apêndice do DSM-5-TR (contendo listagens dos códigos alfanuméricos da CID-10-MC dos diagnósticos do DSM-5). Os instrumentos de avaliação e informações adicionais estão disponíveis, em inglês, em www.psychiatry.org/dsm5.

Ver www.dsm5.org para a atualização periódica da codificação do DSM-5-TR e outras atualizações.

Classificação do DSM-5-TR

Antes da denominação de cada transtorno, são apresentados os códigos da CID-10-MC. Linhas em branco indicam que o código da CID-10-MC depende do subtipo, especificador ou classe da substância aplicável. Para a codificação periódica do DSM-5-TR e outras atualizações, ver www.dsm5.org.

Os números entre parênteses após os títulos de capítulos e transtornos específicos indicam os números das páginas correspondentes a sua localização no texto.

Observação para todos os transtornos mentais devidos a outra condição médica: indicar a outra condição médica etiológica na denominação do transtorno mental devido a [condição médica]. O código e a denominação de outra condição médica devem ser listados em primeiro lugar, imediatamente antes do transtorno mental devido à condição médica.

Transtornos do Neurodesenvolvimento (21)

Transtornos do Desenvolvimento Intelectual (21)

___.__	Transtorno do Desenvolvimento Intelectual (Deficiência Intelectual) (21)
	Especificar a gravidade atual:
F70	Leve
F71	Moderada
F72	Grave
F73	Profunda
F88	Atraso Global do Desenvolvimento (22)
F79	Transtorno do Desenvolvimento Intelectual (Deficiência Intelectual) Não Especificado (22)

x   Classificação do DSM-5-TR

Transtornos da Comunicação (27)

F80.2   Transtorno da Linguagem (27)

F80.0   Transtorno da Fala (27)

F80.81   Transtorno da Fluência com Início na Infância
             (Gagueira) (28)
             Nota: Casos de início tardio são diagnosticados como F98.5
             transtorno da fluência com início na idade adulta

F80.82   Transtorno da Comunicação Social (Pragmática) (28)

F80.9   Transtorno da Comunicação Não Especificado (29)

Transtorno do Espectro Autista (30)

F84.0   Transtorno do Espectro Autista (30)
             Especificar a gravidade atual: Exigindo apoio muito
             substancial, Exigindo apoio substancial, Exigindo apoio
             Especificar se: Com ou sem comprometimento intelectual
             concomitante, Com ou sem comprometimento da
             linguagem concomitante
             Especificar se: Associado a uma condição genética conhecida
             ou outra condição médica ou fator ambiental (**Nota para
             codificação**: Usar código adicional para identificar a
             condição genética ou outra condição médica associada.);
             Associado a uma alteração do neurodesenvolvimento,
             mental ou comportamental
             Especificar se: Com catatonia (usar código adicional F06.1)

Transtorno de Déficit de Atenção/Hiperatividade (34)

___.___   Transtorno de Déficit de Atenção/Hiperatividade (34)
             Especificar se: Em remissão parcial
             Especificar a gravidade atual: Leve, Moderada, Grave
             Determinar o subtipo:

F90.2   Apresentação combinada

F90.0   Apresentação predominantemente desatenta

F90.1   Apresentação predominantemente hiperativa/impulsiva

F90.8   Outro Transtorno de Déficit de Atenção/Hiperatividade
             Especificado (37)

F90.9   Transtorno de Déficit de Atenção/Hiperatividade
             Não Especificado (38)

Classificação do DSM-5-TR

Transtorno Específico da Aprendizagem (38)

___.___ Transtorno Específico da Aprendizagem (38)
Especificar a gravidade atual: Leve, Moderada, Grave
Especificar se:

F81.0 Com prejuízo na leitura (especificar se na precisão na leitura de palavras, na velocidade ou fluência da leitura, na compreensão da leitura)

F81.81 Com prejuízo na expressão escrita (especificar se na precisão na ortografia, na precisão na gramática e na pontuação, na clareza ou organização da expressão escrita)

F81.2 Com prejuízo na matemática (especificar se no senso numérico, na memorização de fatos aritméticos, na precisão ou fluência de cálculo, na precisão no raciocínio matemático)

Transtornos Motores (41)

F82 Transtorno do Desenvolvimento da Coordenação (41)

F98.4 Transtorno do Movimento Estereotipado (42)
Especificar se: Com comportamento autolesivo,
Sem comportamento autolesivo
Especificar se: Associado a alguma condição médica ou genética conhecida, transtorno do neurodesenvolvimento ou fator ambiental
Especificar a gravidade atual: Leve, Moderada, Grave.

Transtornos de Tique

F95.2 Transtorno de Tourette (43)

F95.1 Transtorno de Tique Motor ou Vocal Persistente (Crônico) (44)
Especificar se: Apenas com tiques motores, Apenas com tiques vocais

F95.0 Transtorno de Tique Transitório (44)

F95.8 Outro Transtorno de Tique Especificado (44)

F95.9 Transtorno de Tique Não Especificado (45)

xii   Classificação do DSM-5-TR

Outros Transtornos do Neurodesenvolvimento (45)

F88   Outro Transtorno do Neurodesenvolvimento
            Especificado (45)

F89   Transtorno do Neurodesenvolvimento Não
            Especificado (46)

Espectro da Esquizofrenia
e Outros Transtornos Psicóticos (47)

Os seguintes especificadores se aplicam ao Espectro da Esquizofrenia e
Outros Transtornos Psicóticos, conforme indicado:

[a]*Especificar* se: Os especificadores do curso a seguir devem ser usados
   somente após um ano de duração do transtorno: Primeiro episódio,
   atualmente em episódio agudo; Primeiro episódio, atualmente em
   remissão parcial; Primeiro episódio, atualmente em remissão completa;
   Episódios múltiplos, atualmente em episódio agudo; Episódios
   múltiplos, atualmente em remissão parcial; Episódios múltiplos,
   atualmente em remissão completa; Contínuo; Não especificado

[b]*Especificar* se: Com catatonia (usar código adicional F06.1)

[c]*Especificar* a gravidade atual de delírios, alucinações, desorganização do
   discurso, comportamento psicomotor anormal, sintomas negativos,
   cognição prejudicada, depressão e sintomas de mania

F21   Transtorno (da Personalidade) Esquizotípica (47)

F22   Transtorno Delirante[a,c] (47)

            Determinar o subtipo: Tipo erotomaníaco, Tipo grandioso,
                Tipo ciumento, Tipo persecutório, Tipo somático,
                Tipo misto, Tipo não especificado

            Especificar se: Com conteúdo bizarro

F23   Transtorno Psicótico Breve[b,c] (49)

            Especificar se: Com estressor(es) evidente(s), Sem
                estressor(es) evidente(s), Com início no periparto

F20.81 Transtorno Esquizofreniforme[b,c] (50)

            Especificar se: Com características de bom prognóstico, Sem
                características de bom prognóstico

F20.9   Esquizofrenia[a,b,c] (52)

Classificação do DSM-5-TR

___.___ Transtorno Esquizoafetivo[a,b,c] (54)

Determinar o subtipo:

F25.0 Tipo bipolar

F25.1 Tipo depressivo

___.___ Transtorno Psicótico Induzido por Substância/Medicamento[c] (56)

> **Nota:** Para códigos aplicáveis da CID-10-MC, consultar as classes de substâncias em Transtornos Relacionados a Substâncias e Transtornos Aditivos para o transtorno psicótico induzido por substância/medicamento específico. Para mais informações, ver também no Manual o conjunto de critérios e procedimentos para registro correspondentes.
>
> **Nota para codificação:** Observar que o código da CID-10-MC depende de haver ou não transtorno comórbido por uso de substância presente para a mesma classe de substância. Em qualquer caso, um diagnóstico adicional separado de um transtorno por uso de substância não é dado.
>
> *Especificar* se: Com início durante a intoxicação, Com início durante a abstinência, Com início após o uso de medicamento

___.___ Transtorno Psicótico Devido a Outra Condição Médica[c] (59)

Determinar o subtipo:

F06.2 Com delírios

F06.0 Com alucinações

F06.1 Catatonia Associada a Outro Transtorno Mental (Especificador de Catatonia) (60)

F06.1 Transtorno Catatônico Devido a Outra Condição Médica (61)

F06.1 Catatonia Não Especificada (62)

> **Nota:** Codificar primeiro **R29.818** outros sintomas envolvendo os sistemas nervoso e musculoesquelético.

F28 Outro Transtorno do Espectro da Esquizofrenia e Outro Transtorno Psicótico Especificado (63)

F29 Transtorno do Espectro da Esquizofrenia e Outro Transtorno Psicótico Não Especificado (64)

xiv Classificação do DSM-5-TR

Transtorno Bipolar e Transtornos Relacionados (65)

Os seguintes especificadores se aplicam ao Transtorno Bipolar e Transtornos Relacionados, conforme indicado:

[a]*Especificar*: Com sintomas ansiosos (*especificar* a gravidade atual: leve, moderada, moderada-grave, grave); Com características mistas; Com ciclagem rápida; Com características melancólicas; Com características atípicas; Com características psicóticas congruentes com o humor; Com características psicóticas incongruentes com o humor; Com catatonia (usar o código adicional F06.1); Com início no periparto; Com padrão sazonal

[b]*Especificar*: Com sintomas ansiosos (*especificar* a gravidade atual: leve, moderada, moderada-grave, grave); Com características mistas; Com ciclagem rápida; Com início no periparto; Com padrão sazonal

___.___	Transtorno Bipolar Tipo Iª (65)
___.___	Episódio atual ou mais recente maníaco
F31.11	Leve
F31.12	Moderado
F31.13	Grave
F31.2	Com características psicóticas
F31.73	Em remissão parcial
F31.74	Em remissão completa
F31.9	Não especificado
F31.0	Episódio atual ou mais recente hipomaníaco
F31.71	Em remissão parcial
F31.72	Em remissão completa
F31.9	Não especificado
___.___	Episódio atual ou mais recente depressivo
F31.31	Leve
F31.32	Moderado
F31.4	Grave
F31.5	Com características psicóticas
F31.75	Em remissão parcial
F31.76	Em remissão completa
F31.9	Não especificado
F31.9	Episódio atual ou mais recente não especificado
F31.81	Transtorno Bipolar Tipo II (71)

Classificação do DSM-5-TR

Especificar episódio atual ou mais recente: Hipomaníaco[b], Depressivo[a]

Especificar o curso se todos os critérios para um episódio de humor não estão atualmente satisfeitos: Em remissão parcial, Em remissão completa

Especificar a gravidade se todos os critérios para um episódio depressivo maior estão atualmente satisfeitos: Leve, Moderada, Grave

F34.0 Transtorno Ciclotímico (76)

Especificar se: Com sintomas ansiosos (*especificar* a gravidade atual: leve, moderada, moderada-grave, grave)

___.___ Transtorno Bipolar e Transtorno Relacionado Induzido por Substância/Medicamento (77)

Nota: Para os códigos aplicáveis da CID-10-MC, consultar as classes de substância em Transtornos Relacionados a Substâncias e Transtornos Aditivos para o transtorno bipolar e transtorno relacionado induzido por substância/medicamento específico. Para mais informações, ver também no Manual o conjunto de critérios e procedimentos de registro correspondentes.

Nota para codificação: Observar que o código da CID-10-MC depende de haver ou não transtorno comórbido por uso de substância presente para a mesma classe de substância. Em qualquer caso, um diagnóstico adicional separado de um transtorno por uso de substância não é dado.

Especificar se: Com início durante a intoxicação, Com início durante a abstinência, Com início após o uso de medicamento

___.___ Transtorno Bipolar e Transtorno Relacionado Devido a Outra Condição Médica (80)

Especificar se:

F06.33 Com características maníacas

F06.33 Com episódio tipo maníaco ou hipomaníaco

F06.34 Com características mistas

F31.89 Outro Transtorno Bipolar e Transtorno Relacionado Especificado (81)

F31.9 Transtorno Bipolar e Transtorno Relacionado Não Especificado (83)

F39 Transtorno do Humor Não Especificado (83)

xvi Classificação do DSM-5-TR

Transtornos Depressivos (95)

F34.81 Transtorno Disruptivo da Desregulação do Humor (95)

__.__ Transtorno Depressivo Maior (96)

Especificar: Com sintomas ansiosos (*especificar* a gravidade atual: leve, moderada, moderada-grave, grave); Com características mistas; Com características melancólicas; Com características atípicas; Com características psicóticas congruentes com o humor; Com características psicóticas incongruentes com o humor; Com catatonia (usar o código adicional F06.1); Com início no periparto; Com padrão sazonal

__.__ Episódio único

F32.0 Leve

F32.1 Moderado

F32.2 Grave

F32.3 Com características psicóticas

F32.4 Em remissão parcial

F32.5 Em remissão completa

F32.9 Não especificado

__.__ Episódio recorrente

F33.0 Leve

F33.1 Moderado

F33.2 Grave

F33.3 Com características psicóticas

F33.41 Em remissão parcial

F33.42 Em remissão completa

F33.9 Não especificado

F34.1 Transtorno Depressivo Persistente (100)

Especificar se: Com sintomas ansiosos (*especificar* a gravidade atual: leve, moderada, moderada-grave, grave); Com características atípicas

Especificar se: Início precoce, Início tardio

Especificar se: Com síndrome distímica pura; Com episódio depressivo maior persistente; Com episódios depressivos maiores intermitentes, com episódio atual; Com episódios depressivos maiores intermitentes, sem episódio atual

Classificação do DSM-5-TR   **xvii**

Especificar a gravidade atual: Leve, Moderada, Grave

F32.81   Transtorno Disfórico Pré-menstrual (102)

___.___   Transtorno Depressivo Induzido por Substância/
          Medicamento (103)
          Nota: Para códigos aplicáveis da CID-10-MC, consultar as
          classes de substâncias em Transtornos Relacionados a
          Substâncias e Transtornos Aditivos para o transtorno
          depressivo induzido por substância/medicamento
          específico. Para mais informações, ver também no
          Manual os critérios e procedimentos para registro
          específicos.
          Nota para codificação: Observar que o código da CID-10-MC
          depende de haver ou não transtorno comórbido por uso de
          substância presente para a mesma classe de substância.
          Em qualquer caso, um diagnóstico adicional separado de
          um transtorno por uso de substância não é dado.
          Especificar se: Com início durante a intoxicação, Com
          início durante a abstinência, Com início após o uso de
          medicamento

___.___   Transtorno Depressivo Devido a Outra Condição
          Médica (106)
          Especificar se:

F06.31   Com características depressivas

F06.32   Com episódio do tipo depressivo maior

F06.34   Com características mistas

F32.89   Outro Transtorno Depressivo Especificado (107)

F32.A   Transtorno Depressivo Não Especificado (109)

F39   Transtorno do Humor Não Especificado (109)

Transtornos de Ansiedade (117)

F93.0   Transtorno de Ansiedade de Separação (117)

F94.0   Mutismo Seletivo (118)

___.___   Fobia Específica (118)
          Especificar se:

xviii Classificação do DSM-5-TR

F40.218	Animal
F40.228	Ambiente natural
F40.23x	Sangue-injeção-ferimentos
F40.230	Medo de sangue
F40.231	Medo de injeções e transfusões
F40.232	Medo de outros cuidados médicos
F40.233	Medo de ferimentos
F40.248	Situacional
F40.298	Outro

F40.10 Transtorno de Ansiedade Social (120)
Especificar se: Somente desempenho

F41.0 Transtorno de Pânico (121)

___.___ Especificador de Ataque de Pânico (122)

F40.00 Agorafobia (123)

F41.1 Transtorno de Ansiedade Generalizada (124)

___.___ Transtorno de Ansiedade Induzido por Substância/Medicamento (125)

Nota: Para códigos aplicáveis da CID-10-MC, consultar as classes de substâncias em Transtornos Relacionados a Substâncias e Transtorno Aditivos para o transtorno de ansiedade induzido por substância/medicamento específico. Para mais informações, ver também no Manual o conjunto de critérios e procedimentos para registro específicos.

Nota para codificação: Observar que o código da CID-10-MC depende de haver ou não transtorno comórbido por uso de substância presente para a mesma classe de substância. Em qualquer caso, um diagnóstico adicional separado de um transtorno por uso de substância não é dado.

Especificar se: Com início durante a intoxicação, Com início durante a abstinência, Com início após o uso de medicamento

F06.4 Transtorno de Ansiedade Devido a Outra Condição Médica (129)

F41.8 Outro Transtorno de Ansiedade Especificado (129)

F41.9 Transtorno de Ansiedade Não Especificado (130)

Classificação do DSM-5-TR **xix**

Transtorno Obsessivo-compulsivo e Transtornos Relacionados (131)

O seguinte especificador se aplica ao Transtorno Obsessivo-
-compulsivo e Transtornos Relacionados, conforme indicado:
[a]*Especificar* se: Com *insight* bom ou razoável, Com *insight* pobre, Com *insight*
ausente/crenças delirantes

F42.2 Transtorno Obsessivo-compulsivo[a] (131)

Especificar se: Relacionado a tiques

F45.22 Transtorno Dismórfico Corporal[a] (133)

Especificar se: Com dismorfia muscular

F42.3 Transtorno de Acumulação[a] (134)

Especificar se: Com aquisição excessiva

F63.3 Tricotilomania (Transtorno de Arrancar o Cabelo) (135)

F42.4 Transtorno de Escoriação (*Skin-picking*) (135)

___.___ Transtorno Obsessivo-compulsivo e Transtorno
Relacionado Induzido por Substância/Medicamento (136)

Nota: Para códigos aplicáveis da CID-10-MC, consultar as
classes de substâncias em Transtornos Relacionados a
Substâncias e Transtornos Aditivos para o transtorno
obsessivo-compulsivo induzido por substância/
medicamento específico. Para mais informações,
ver também no Manual os conjuntos de critérios e
procedimentos para registro correspondentes.

Nota para codificação: Observar que o código da CID-10-MC
depende de haver ou não transtorno comórbido por uso de
substância presente para a mesma classe de substância.
Em qualquer caso, um diagnóstico adicional separado de
um transtorno por uso de substância não é dado.

Especificar se: Com início durante a intoxicação, Com
início durante a abstinência, Com início após o uso de
medicamento

F06.8 Transtorno Obsessivo-compulsivo e Transtorno
Relacionado Devido a Outra Condição Médica (139)

Especificar se: Com sintomas semelhantes ao transtorno
obsessivo-compulsivo, Com preocupações com a

XX   Classificação do DSM-5-TR

aparência, Com sintomas de acumulação, Com sintomas de arrancar o cabelo, Com sintomas de beliscar a pele

F42.8   Outro Transtorno Obsessivo-compulsivo e Transtorno Relacionado Especificado (140)

F42.9   Transtorno Obsessivo-compulsivo e Transtorno Relacionado Não Especificado (142)

Transtornos Relacionados a Trauma e a Estressores (143)

F94.1   Transtorno de Apego Reativo (143)
               Especificar se: Persistente
               Especificar a gravidade atual: Grave

F94.2   Transtorno de Interação Social Desinibida (144)
               Especificar se: Persistente
               Especificar a gravidade atual: Grave

F43.10   Transtorno de Estresse Pós-traumático (145)
               Determinar o subtipo: Com sintomas dissociativos
               Especificar se: Com expressão tardia

___.__   Transtorno de Estresse Pós-traumático em Indivíduos com Mais de 6 Anos (145)

___.__   Transtorno de Estresse Pós-traumático em Crianças de 6 Anos ou Menos (148)

F43.0   Transtorno de Estresse Agudo (150)

___.__   Transtornos de Adaptação (153)
               Especificar se: Agudo, Persistente (crônico)
               Determinar o subtipo:

F43.21   Com humor deprimido

F43.22   Com ansiedade

F43.23   Com misto de ansiedade e humor deprimido

F43.24   Com perturbação da conduta

F43.25   Com perturbação mista das emoções e da conduta

F43.20   Não especificado

F43.81   Transtorno do Luto Prolongado (154)

Classificação do DSM-5-TR   **xxi**

F43.89   Outro Transtorno Relacionado a Trauma e a Estressores
              Especificado (155)

F43.9   Transtorno Relacionado a Trauma e a Estressores Não
              Especificado (156)

Transtornos Dissociativos (157)

F44.81   Transtorno Dissociativo de Identidade (157)

F44.0   Amnésia Dissociativa (158)
              Especificar se:

F44.1   Com fuga dissociativa

F48.1   Transtorno de Despersonalização/Desrealização (158)

F44.89   Outro Transtorno Dissociativo Especificado (159)

F44.9   Transtorno Dissociativo Não Especificado (160)

Transtorno de Sintomas Somáticos e Transtornos Relacionados (161)

F45.1   Transtorno de Sintomas Somáticos (161)
              Especificar se: Com dor predominante
              Especificar se: Persistente
              Especificar a gravidade atual: Leve, Moderada, Grave

F45.21   Transtorno de Ansiedade de Doença (162)
              Especificar se: Tipo busca de cuidado, Tipo evitação de
              cuidado

__.__   Transtorno de Sintomas Neurológicos Funcionais
              (Transtorno Conversivo) (163)
              Especificar se: Episódio agudo, Persistente
              Especificar se: Com estressor psicológico (especificar
              estressor), Sem estressor psicológico
              Especificar o tipo de sintoma:

F44.4   Com fraqueza ou paralisia

F44.4   Com movimento anormal

F44.4   Com sintomas de deglutição

F44.4   Com sintoma de fala

xxii Classificação do DSM-5-TR

F.44.5	Com ataques ou convulsões
F44.6	Com anestesia ou perda sensorial
F44.6	Com sintoma sensorial especial
F44.7	Com sintomas mistos
F54	Fatores Psicológicos que Afetam Outras Condições Médicas (164)
	Especificar a gravidade atual: Leve, Moderada, Grave, Extrema
___.___	Transtorno Factício (164)
	Especificar: Episódio único, Episódios recorrentes
F68.10	Transtorno Factício Autoimposto
F68.A	Transtorno Factício Imposto a Outro
F45.8	Outro Transtorno de Sintomas Somáticos e Transtorno Relacionado Especificado (166)
F45.9	Transtorno de Sintomas Somáticos e Transtorno Relacionado Não Especificado (166)

Transtornos Alimentares (167)

Os seguintes especificadores se aplicam aos Transtornos Alimentares, conforme indicado:

[a]*Especificar* se: Em remissão
[b]*Especificar* se: Em remissão parcial, Em remissão completa
[c]*Especificar* a gravidade atual: Leve, Moderada, Grave, Extrema

___.___	Pica[a] (167)
F98.3	Em crianças
F50.89	Em adultos
F98.21	Transtorno de Ruminação[a] (167)
F50.82	Transtorno Alimentar Restritivo/Evitativo[a] (168)
___.___	Anorexia Nervosa[b,c] (169)
	Determinar o subtipo:
F50.01	Tipo restritivo
F50.02	Tipo compulsão alimentar purgativa
F50.2	Bulimia Nervosa[b,c] (170)
F50.81	Transtorno de Compulsão Alimentar[b,c] (171)
F50.89	Outro Transtorno Alimentar Especificado (173)

Classificação do DSM-5-TR   **xxiii**

F50.9   Transtorno Alimentar Não Especificado (174)

Transtornos da Eliminação (175)

F98.0   Enurese (175)

                 Determinar o subtipo: Exclusivamente noturna,
                 Exclusivamente diurna, Noturna e diurna

F98.1   Encoprese (175)

                 Determinar o subtipo: Com constipação e incontinência por
                 extravasamento, Sem constipação e incontinência por
                 extravasamento

___.___   Outro Transtorno da Eliminação Especificado (176)

N39.498   Com sintomas urinários

R15.9   Com sintomas fecais

___.___   Transtorno da Eliminação Não Especificado (176)

R32   Com sintomas urinários

R15.9   Com sintomas fecais

Transtornos do Sono-Vigília (177)

Os seguintes especificadores se aplicam aos Transtornos do
Sono-Vigília, conforme indicado:
[a]*Especificar* se: Episódico, Persistente, Recorrente
[b]*Especificar* se: Agudo, Subagudo, Persistente
[c]*Especificar* a gravidade atual: Leve, Moderada, Grave

F51.01   Transtorno de Insônia[a] (177)

                 Especificar se: Com transtorno mental, Com condição médica,
                 Com outro transtorno do sono

F51.11   Transtorno de Hipersonolência[b,c] (178)

                 Especificar se: Com transtorno mental, Com condição médica,
                 Com outro transtorno do sono

___.___   Narcolepsia[c] (180)

                 Determinar o subtipo:

G47.411   Narcolepsia com cataplexia ou com deficiência de
                 hipocretina (tipo 1)

G47.419	Narcolepsia sem cataplexia ou sem deficiência de hipocretina ou hipocretina não medida (tipo 2)
G47.421	Narcolepsia com cataplexia ou com deficiência de hipocretina devido a uma condição médica
G47.429	Narcolepsia sem cataplexia e sem deficiência de hipocretina devido a uma condição médica

Transtornos do Sono Relacionados à Respiração (182)

G47.33	Apneia e Hipopneia Obstrutivas do Sono[c] (182)
__.__	Apneia Central do Sono (182)
	Especificar a gravidade atual
	Determinar o subtipo:
G47.31	Apneia central do sono tipo idiopática
R06.3	Respiração de Cheyne-Stokes
G47.37	Apneia central do sono comórbida com uso de opioide
	Nota: Codificar em primeiro lugar o transtorno por uso de opioide, caso presente.
__.__	Hipoventilação Relacionada ao Sono (183)
	Especificar a gravidade atual
	Determinar o subtipo:
G47.34	Hipoventilação idiopática
G47.35	Hipoventilação alveolar central congênita
G47.36	Hipoventilação relacionada ao sono comórbida

__.__	Transtornos do Sono-Vigília do Ritmo Circadiano[a] (184)
	Determinar o subtipo:
G47.21	Tipo fase do sono atrasada (185)
	Especificar se: Familiar, Sobrepondo-se com o tipo sono-vigília não de 24 horas
G47.22	Tipo fase do sono avançada (185)
	Especificar se: Familiar
G47.23	Tipo sono-vigília irregular (185)
G47.24	Tipo sono-vigília não de 24 horas (185)
G47.26	Tipo trabalho em turnos (185)
G47.20	Tipo não especificado

Classificação do DSM-5-TR

xxv

Parassonias (186)

___.___ Transtornos de Despertar do Sono Não REM (186)
Determinar o subtipo:

F51.3 Tipo sonambulismo

Especificar se: Com alimentação relacionada ao sono, Com comportamento sexual relacionado ao sono (sexsônia)

F51.4 Tipo terror noturno

F51.5 Transtorno do Pesadelo[b,c] (187)

Especificar se: Durante início do sono

Especificar se: Com transtorno mental, Com condição médica, Com outro transtorno do sono

G47.52 Transtorno Comportamental do Sono REM (188)

G25.81 Síndrome das Pernas Inquietas (189)

___.___ Transtorno do Sono Induzido por Substância/ Medicamento (190)

Nota: Para códigos aplicáveis da CID-10-MC, consultar as classes de substâncias em Transtornos Relacionados a Substâncias e Transtornos Aditivos para o transtorno do sono induzido por substância/medicamento específico. Para mais informações, ver também no Manual os conjuntos de critérios e procedimentos de registro correspondentes.

Nota para codificação: Observar que o código da CID-10-MC depende de haver ou não transtorno comórbido por uso de substância presente para a mesma classe de substância. Em qualquer caso, um diagnóstico adicional separado de um transtorno por uso de substância não é dado.

Determinar o subtipo: Tipo insônia, Tipo sonolência durante o dia, Tipo parassonia, Tipo misto

Especificar se: Com início durante a intoxicação, Com início durante a descontinuação/abstinência, Com início após o uso de medicamento

G47.09 Outro Transtorno de Insônia Especificado (194)

G47.00 Transtorno de Insônia Não Especificado (194)

G47.19 Outro Transtorno de Hipersonolência Especificado (195)

xxvi Classificação do DSM-5-TR

G47.10 Transtorno de Hipersonolência Não Especificado (195)
G47.8 Outro Transtorno do Sono-Vigília Especificado (196)
G47.9 Transtorno do Sono-Vigília Não Especificado (196)

Disfunções Sexuais (197)

Os seguintes especificadores se aplicam às Disfunções Sexuais, conforme indicado:
[a]*Determinar o subtipo*: Ao longo da vida, Adquirido
[b]*Determinar o subtipo*: Generalizado, Situacional
[c]*Especificar* a gravidade atual: Leve, Moderada, Grave

F52.32 Ejaculação Retardada[a,b,c] (197)
F52.21 Transtorno Erétil[a,b,c] (198)
F52.31 Transtorno do Orgasmo Feminino[a,b,c] (199)

Especificar se: Nunca experimentou um orgasmo em nenhuma situação

F52.22 Transtorno do Interesse/Excitação Sexual Feminino[a,b,c] (200)

F52.6 Transtorno da Dor Gênito-pélvica/Penetração[a,c] (201)

F52.0 Transtorno do Desejo Sexual Masculino Hipoativo[a,b,c] (202)

F52.4 Ejaculação Prematura (Precoce)[a,b,c] (203)

___.___ Disfunção Sexual Induzida por Substância/Medicamento (204)

Nota: Para códigos aplicáveis da CID-10-MC, consultar as classes de substâncias em Transtornos Relacionados a Substâncias e Transtornos Aditivos para a disfunção sexual induzida por substância/medicamento específica. Para mais informações, ver também no Manual o conjunto de critérios e procedimentos para registro correspondentes.

Nota para codificação: Observar que o código da CID-10-MC depende de haver ou não transtorno comórbido por uso de substância presente para a mesma classe de substância. Em qualquer caso, um diagnóstico adicional separado de um transtorno por uso de substância não é dado.

Classificação do DSM-5-TR **xxvii**

>*Especificar* se: Com início durante a intoxicação, Com início durante a abstinência, Com início após o uso de medicamento

F52.8 Outra Disfunção Sexual Especificada (208)

F52.9 Disfunção Sexual Não Especificada (208)

Disforia de Gênero (209)

O seguinte especificador e nota se aplicam à Disforia de Gênero, se indicado:

[a]*Especificar* se: Com um distúrbio/diferença de desenvolvimento sexual
[b]**Nota:** Codificar tanto o distúrbio/diferença do desenvolvimento sexual como a disforia de gênero.

___.__ Disforia de Gênero (209)

F64.2 Disforia de Gênero em Crianças[a,b]

F64.0 Disforia de Gênero em Adolescentes e Adultos[a,b]

>*Especificar* se: Pós-transição

F64.8 Outra Disforia de Gênero Especificada (211)

F64.9 Disforia de Gênero Não Especificada (211)

Transtornos Disruptivos, do Controle de Impulsos e da Conduta (213)

F91.3 Transtorno de Oposição Desafiante (213)

>*Especificar* a gravidade atual: Leve, Moderada, Grave

F63.81 Transtorno Explosivo Intermitente (214)

___.__ Transtorno da Conduta (215)

>*Especificar* se: Com emoções pró-sociais limitadas
>*Especificar* a gravidade atual: Leve, Moderada, Grave
>*Determinar o subtipo:*

F91.1 Tipo com início na infância

F91.2 Tipo com início na adolescência

F91.9 Início não especificado

F60.2 Transtorno da Personalidade Antissocial (218)

xxviii   Classificação do DSM-5-TR

F63.1   Piromania (219)

F63.2   Cleptomania (219)

F91.8   Outro Transtorno Disruptivo, do Controle de Impulsos e da Conduta Especificado (220)

F91.9   Transtorno Disruptivo, do Controle de Impulsos e da Conduta Não Especificado (220)

Transtornos Relacionados a Substâncias e Transtornos Aditivos (221)

Transtornos Relacionados a Substâncias (222)

Transtornos Relacionados ao Álcool (227)

___.__   Transtorno por Uso de Álcool (227)
Especificar se: Em ambiente protegido
Especificar a gravidade atual/remissão:

F10.10   Leve

F10.11   Em remissão inicial

F10.11   Em remissão sustentada

F10.20   Moderada

F10.21   Em remissão inicial

F10.21   Em remissão sustentada

F10.20   Grave

F10.21   Em remissão inicial

F10.21   Em remissão sustentada

___.__   Intoxicação por Álcool (229)

F10.120   Com transtorno por uso, leve

F10.220   Com transtorno por uso, moderado ou grave

10.920   Sem transtorno por uso

___.__   Abstinência de Álcool (229)
                Sem perturbações da percepção

F10.130   Com transtorno por uso, leve

F10.230   Com transtorno por uso, moderado ou grave

F10.930   Sem transtorno por uso

Classificação do DSM-5-TR   **xxix**

      Com perturbações da percepção

F10.132   Com transtorno por uso, leve
F10.232   Com transtorno por uso, moderado ou grave
F10.932   Sem transtorno por uso

___.___   Transtornos Mentais Induzidos por Álcool (231)

     Nota: Os transtornos estão listados em sua ordem de aparecimento no Manual.

     [a]*Especificar* Com início durante a intoxicação, Com início durante a abstinência
     [b]*Especificar* se: Agudo, Persistente
     [c]*Especificar* se: Hiperativo, Hipoativo, Nível misto de atividade

___.___   Transtorno Psicótico Induzido por Álcool[a] (57)

F10.159   Com transtorno por uso, leve
F10.259   Com transtorno por uso, moderado ou grave
F10.959   Sem transtorno por uso

___.___   Transtorno Bipolar e Transtorno Relacionado Induzido por Álcool[a] (78)

F10.14   Com transtorno por uso, leve
F10.24   Com transtorno por uso, moderado ou grave
F10.94   Sem transtorno por uso

___.___   Transtorno Depressivo Induzido por Álcool[a] (104)

F10.14   Com transtorno por uso, leve
F10.24   Com transtorno por uso, moderado ou grave
F10.94   Sem transtorno por uso

___.___   Transtorno de Ansiedade Induzido por Álcool[a] (126)

F10.180   Com transtorno por uso, leve
F10.280   Com transtorno por uso, moderado ou grave
F10.980   Sem transtorno por uso

___.___   Transtorno do Sono Induzido por Álcool[a] (191)

     Determinar o subtipo: Tipo insônia

F10.182   Com transtorno por uso, leve
F10.282   Com transtorno por uso, moderado ou grave
F10.982   Sem transtorno por uso

___.___   Disfunção Sexual Induzida por Álcool[a] (206)

     Especificar se: Leve, Moderada, Grave

F10.18	Com transtorno por uso, leve
F10.281	Com transtorno por uso, moderado ou grave
F10.981	Sem transtorno por uso

__.__	*Delirium* por Intoxicação por Álcool[b,c] (289)
F10.121	Com transtorno por uso, leve
F10.221	Com transtorno por uso, moderado ou grave
F10.921	Sem transtorno por uso

__.__	*Delirium* por Abstinência de Álcool[b,c] (290)
F10.131	Transtorno por uso, leve
F10.231	Com transtorno por uso, moderado ou grave
F10.931	Sem transtorno por uso

__.__	Transtorno Neurocognitivo Maior Induzido por Álcool (312)
	Especificar se: Persistente

__.__	Tipo amnésico confabulatório
F10.26	Com transtorno por uso, moderado ou grave
F10.96	Sem transtorno por uso

__.__	Tipo não amnésico confabulatório
F10.27	Com transtorno por uso, moderado ou grave
F10.97	Sem transtorno por uso

__.__	Transtornos Neurocognitivo Leve Induzido por Álcool (313)
	Especificar se: Persistente
F10.188	Com transtorno por uso, leve
F10.288	Com transtorno por uso, moderado ou grave
F10.988	Sem transtorno por uso

F10.99	Transtorno Relacionado ao Álcool Não Especificado (231)

Transtornos Relacionados à Cafeína (232)

F15.920	Intoxicação por Cafeína (232)
F15.93	Abstinência de Cafeína (232)

__.__	Transtornos Mentais Induzidos por Cafeína (233)
	Nota: Os transtornos estão listados em sua ordem de aparecimento no Manual.

Classificação do DSM-5-TR

Especificar Com início durante a intoxicação, Com início durante a abstinência, Com início após o uso de medicamento. **Nota:** Quando tomadas sem prescrição, as substâncias nesta classe também podem induzir o transtorno mental induzido por substância relevante.

F15.980 Transtorno de Ansiedade Induzido por Cafeína (126)

F15.982 Transtorno do Sono Induzido por Cafeína (191)

Determinar o subtipo Tipo insônia, Tipo sonolência diurna, Tipo misto

F15.99 Transtorno Relacionado à Cafeína Não Especificado (233)

Transtornos Relacionados a *Cannabis* (234)

___.__ Transtorno por Uso de *Cannabis* (234)

Especificar se: Em ambiente protegido
Especificar a gravidade atual/remissão:

F12.10 Leve
F12.11 Em remissão inicial
F12.11 Em remissão sustentada
F12.20 Moderada
F12.21 Em remissão inicial
F12.21 Em remissão sustentada
F12.20 Grave
F12.21 Em remissão inicial
F12.21 Em remissão sustentada

___.__ Intoxicação por *Cannabis* (236)

Sem perturbações da percepção
F12.120 Com transtorno por uso, leve
F12.220 Com transtorno por uso, moderado ou grave
F12.920 Sem transtorno por uso

Com perturbações da percepção
F12.122 Com transtorno por uso, leve
F12.222 Com transtorno por uso, moderado ou grave
F12.922 Sem transtorno por uso

___.__ Abstinência de *Cannabis* (237)

F12.13 Com transtorno por uso, leve

xxxii Classificação do DSM-5-TR

F12.23	Com transtorno por uso, moderado ou grave
F12.93	Sem transtorno por uso
___.__	Transtornos Mentais Induzidos por *Cannabis* (238)

Nota: Os transtornos estão listados em sua ordem de aparecimento no Manual.

[a]*Especificar* Com início durante a intoxicação, Com início durante a abstinência, Com início após o uso de medicamento. **Nota:** Quando prescritas como medicamento, as substâncias nesta classe também podem induzir o transtorno mental induzido por substância relevante.

[b]*Especificar* se: Agudo, Persistente

[c]*Especificar* se: Hiperativo, Hipoativo, Nível misto de atividade

___.__	Transtorno Psicótico Induzido por *Cannabis*[a] (57)
F12.159	Com transtorno por uso, leve
F12.259	Com transtorno por uso, moderado ou grave
F12.959	Sem transtorno por uso
___.__	Transtorno de Ansiedade Induzido por *Cannabis*[a] (126)
F12.180	Com transtorno por uso, leve
F12.280	Com transtorno por uso, moderado ou grave
F12.980	Sem transtorno por uso
___.__	Transtorno do Sono Induzido por *Cannabis*[a] (191)

Determinar o subtipo Tipo insônia, Tipo sonolência diurna, Tipo misto

F12.188	Com transtorno por uso, leve
F12.288	Com transtorno por uso, moderado ou grave
F12.988	Sem transtorno por uso
___.__	*Delirium* por Intoxicação por *Cannabis*[b,c] (289)
F12.121	Com transtorno por uso, leve
F12.221	Com transtorno por uso, moderado ou grave
F12.921	Sem transtorno por uso
F12.921	*Delirium* Induzido por Agonista de Receptores Canabinoides[b,c] (290)

Nota: Quando medicamento farmacêutico agonista de receptores canabinoides tomado conforme prescrito. A designação "tomado conforme prescrito" é usada para diferenciar *delirium* induzido por medicamento de *delirium* por intoxicação por substância.

Classificação do DSM-5-TR

xxxiii

F12.99 Transtorno Relacionado a *Cannabis* Não Especificado (238)

Transtornos Relacionados a Alucinógenos (238)

___.___ Transtorno por Uso de Fenciclidina (238)
Especificar se: Em ambiente protegido
Especificar a gravidade atual/remissão:

F16.10 Leve
F16.11 Em remissão inicial
F16.11 Em remissão sustentada
F16.20 Moderada
F16.21 Em remissão inicial
F16.21 Em remissão sustentada
F16.20 Grave
F16.21 Em remissão inicial
F16.21 Em remissão sustentada

___.___ Transtorno por Uso de Outros Alucinógenos (241)
Especificar o alucinógeno particular
Especificar se: Em ambiente protegido
Especificar a gravidade atual/remissão:

F16.10 Leve
F16.11 Em remissão inicial
F16.11 Em remissão sustentada
F16.20 Moderada
F16.21 Em remissão inicial
F16.21 Em remissão sustentada
F16.20 Grave
F16.21 Em remissão inicial
F16.21 Em remissão sustentada

___.___ Intoxicação por Fenciclidina (243)
F16.120 Com transtorno por uso, leve
F16.220 Com transtorno por uso, moderado ou grave
F16.920 Sem transtorno por uso

___.___ Intoxicação por Outros Alucinógenos (244)
F16.120 Com transtorno por uso, leve
F16.220 Com transtorno por uso, moderado ou grave

xxxiv   Classificação do DSM-5-TR

F16.920	Sem transtorno por uso
F16.983	Transtorno Persistente da Percepção Induzido por Alucinógenos (245)

___.___ Transtornos Mentais Induzidos por Fenciclidina (245)

Nota: Os transtornos estão listados em sua ordem de aparecimento no manual.

[a]*Especificar* Com início durante a intoxicação, Com início após o uso de medicamento. **Nota:** Quando prescritas como medicamento, as substâncias nesta classe também podem induzir o transtorno induzido por substância relevante.

___.___ Transtorno Psicótico Induzido por Fenciclidina[a] (57)

F16.159	Com transtorno por uso, leve
F16.259	Com transtorno por uso, moderado ou grave
F16.959	Sem transtorno por uso

___.___ Transtorno Bipolar e Transtorno Relacionado Induzido por Fenciclidina[a] (78)

F16.14	Com transtorno por uso, leve
F16.24	Com transtorno por uso, moderado ou grave
F16.94	Sem transtorno por uso

___.___ Transtorno Depressivo Induzido por Fenciclidina[a] (104)

F16.14	Com transtorno por uso, leve
F16.24	Com transtorno por uso, moderado ou grave
F16.94	Sem transtorno por uso

___.___ Transtorno de Ansiedade Induzido por Fenciclidina[a] (127)

F16.180	Com transtorno por uso, leve
F16.280	Com transtorno por uso, moderado ou grave
F16.980	Sem transtorno por uso

___.___ *Delirium* por Intoxicação por Fenciclidina (289)

Especificar se: Agudo, Persistente
Especificar se: Hiperativo, Hipoativo, Nível misto de atividade

F16.121	Com transtorno por uso, leve
F16.221	Com transtorno por uso, moderado ou grave
F16.921	Sem transtorno por uso

___.___ Transtornos Mentais Induzidos por Alucinógenos (246)

Classificação do DSM-5-TR

xxxv

> **Nota:** Os transtornos estão listados em sua ordem de aparecimento no Manual.
>
> [a]*Especificar* Com início durante a intoxicação, Com início após o uso de medicamento. **Nota:** Quando prescritas como medicamento, as substâncias nesta classe também podem induzir o transtorno mental induzido por substância relevante.
>
> [b]*Especificar* se: Agudo, Persistente
> [c]*Especificar* se: Hiperativo, Hipoativo, Nível misto de atividade

__.__	Transtorno Psicótico Induzido por Outro Alucinógeno[a] (57)
F16.159	Com transtorno por uso, leve
F16.259	Com transtorno por uso, moderado ou grave
F16.959	Sem transtorno por uso
__.__	Transtorno Bipolar e Transtorno Relacionado Induzido por Outro Alucinógeno[a] (78)
F16.14	Com transtorno por uso, leve
F16.24	Com transtorno por uso, moderado ou grave
F16.94	Sem transtorno por uso
__.__	Transtorno Depressivo Induzido por Outro Alucinógeno[a] (105)
F16.14	Com transtorno por uso, leve
F16.24	Com transtorno por uso, moderado ou grave
F16.94	Sem transtorno por uso
__.__	Transtorno de Ansiedade Induzido por Outro Alucinógeno[a] (127)
F16.180	Com transtorno por uso, leve
F16.280	Com transtorno por uso, moderado ou grave
F16.980	Sem transtorno por uso
__.__	*Delirium* por Intoxicação por Outro Alucinógeno[b,c] (289)
F16.121	Com transtorno por uso, leve
F16.221	Com transtorno por uso, moderado ou grave
F16.921	Sem transtorno por uso
F16.921	*Delirium* Induzido por Ketamina ou Outro Alucinógeno[b,c] (290)

> **Nota:** Quando ketamina ou outro medicamento alucinógeno tomado conforme prescrito. A designação

xxxvi Classificação do DSM-5-TR

"tomado conforme prescrito" é usada para diferenciar *delirium* induzido por medicamento de *delirium* por intoxicação por substância.

F16.99 Transtorno Relacionado a Fenciclidina Não Especificado (246)

F16.99 Transtorno Relacionado a Alucinógenos Não Especificado (247)

Transtornos Relacionados a Inalantes (247)

___.___ Transtorno por Uso de Inalantes (247)
Especificar o inalante
Especificar se: Em ambiente protegido
Especificar a gravidade atual/remissão:

F18.10 Leve
F18.11 Em remissão inicial
F18.11 Em remissão sustentada
F18.20 Moderada
F18.21 Em remissão inicial
F18.21 Em remissão sustentada
F18.20 Grave
F18.21 Em remissão inicial
F18.21 Em remissão sustentada

___.___ Intoxicação por Inalantes (249)
F18.120 Com transtorno por uso, leve
F18.220 Com transtorno por uso, moderado ou grave
F18.920 Sem transtorno por uso

___.___ Transtornos Mentais Induzidos por Inalantes (250)
Nota: Os transtornos estão listados em sua ordem de aparecimento no Manual.
[a]*Especificar* Com início durante a intoxicação

___.___ Transtorno Psicótico Induzido por Inalantes[a] (57)
F18.159 Com transtorno por uso, leve
F18.259 Com transtorno por uso, moderado ou grave
F18.959 Sem transtorno por uso

Classificação do DSM-5-TR

___.___ Transtorno Depressivo Induzido por Inalantes[a] (105)
F18.14 Com transtorno por uso, leve
F18.24 Com transtorno por uso, moderado ou grave
F18.94 Sem transtorno por uso

___.___ Transtorno de Ansiedade Induzido por Inalantes[a] (127)
F18.180 Com transtorno por uso, leve
F18.280 Com transtorno por uso, moderado ou grave
F18.980 Sem transtorno por uso

___.___ *Delirium* por Intoxicação por Inalantes (289)
Especificar se: Agudo, Persistente
Especificar se: Hiperativo, Hipoativo, Nível misto de atividade
F18.121 Com transtorno por uso, leve
F18.221 Com transtorno por uso, moderado ou grave
F18.921 Sem transtorno por uso

___.___ Transtorno Neurocognitivo Maior Induzido por Inalantes (313)
Especificar se: Persistente
F18.17 Com transtorno por uso, leve
F18.27 Com transtorno por uso, moderado ou grave
F18.97 Sem transtorno por uso

___.___ Transtorno Neurocognitivo Leve Induzido por Inalantes (313)
Especificar se: Persistente
F18.188 Com transtorno por uso, leve
F18.288 Com transtorno por uso, moderado ou grave
F18.988 Sem transtorno por uso

F18.99 Transtorno Relacionado a Inalantes Não Especificado (250)

Transtornos Relacionados a Opioides (251)

___.___ Transtorno por Uso de Opioides (251)
Especificar se: Em terapia de manutenção, Em ambiente protegido
Especificar a gravidade atual:

xxxviii Classificação do DSM-5-TR

F11.10	Leve
F11.11	Em remissão inicial
F11.11	Em remissão sustentada
F11.20	Moderada
F11.21	Em remissão inicial
F11.21	Em remissão sustentada
F11.20	Grave
F11.21	Em remissão inicial
F11.21	Em remissão sustentada

___.___ Intoxicação por Opioides (253)

Sem perturbações da percepção

F11.120	Com transtorno por uso, leve
F11.220	Com transtorno por uso, moderado ou grave
F11.920	Sem transtorno por uso

Com perturbações da percepção

F11.122	Com transtorno por uso, leve
F11.222	Com transtorno por uso, moderado ou grave
F11.922	Sem transtorno por uso

___.___ Abstinência de Opioides (254)

F11.13	Com transtorno por uso, leve
F11.23	Com transtorno por uso, moderado ou grave
F11.93	Sem transtorno por uso

___.___ Transtornos Mentais Induzidos por Opioides (255)

Nota: Os transtornos estão listados em sua ordem de aparecimento no Manual.

[a]*Especificar* Com início durante a intoxicação, Com início durante a abstinência, Com início após o uso de medicamento. **Nota:** Quando prescritas como medicamento, as substâncias nesta classe também podem induzir o transtorno mental induzido por substância relevante.

[b]*Especificar* se: Agudo, Persistente

[c]*Especificar* se: Hiperativo, Hipoativo, Nível misto de atividade

___.___ Transtorno Depressivo Induzido por Opioides[a] (105)

F11.14	Com transtorno por uso, leve

Classificação do DSM-5-TR **xxxix**

F11.24	Com transtorno por uso, moderado ou grave
F11.94	Sem transtorno por uso

___.___ Transtorno de Ansiedade Induzido por Opioides[a] (127)

F11.188	Com transtorno por uso, leve
F11.288	Com transtorno por uso, moderado ou grave
F11.988	Sem transtorno por uso

___.___ Transtorno do Sono Induzido por Opioides[a] (191)

Determinar o subtipo Tipo insônia, Tipo sonolência diurna, Tipo misto

F11.182	Com transtorno por uso, leve
F11.282	Com transtorno por uso, moderado ou grave
F11.982	Sem transtorno por uso

___.___ Disfunção Sexual Induzida por Opioides[a] (206)

Especificar se: Leve, Moderada, Grave

F11.181	Com transtorno por uso, leve
F11.281	Com transtorno por uso, moderado ou grave
F11.981	Sem transtorno por uso

___.___ *Delirium* por Intoxicação por Opioides[b,c] (289)

F11.121	Com transtorno por uso, leve
F11.221	Com transtorno por uso, moderado ou grave
F11.921	Sem transtorno por uso

___.___ *Delirium* por Abstinência de Opioides[b,c] (290)

F11.188	Com transtorno por uso, leve
F11.288	Com transtorno por uso, moderado ou grave
F11.988	Sem transtorno por uso

___.___ *Delirium* Induzido por Opioides[b,c] (290)

Nota: A designação "tomado conforme prescrito" é usada para diferenciar *delirium* induzido por medicamento de *delirium* por intoxicação por substância e *delirium* por abstinência de substância.

F11.921	Quando medicamento opioide tomado conforme prescrito (290)
F11.988	Durante a abstinência de medicamento opioide tomado conforme prescrito (290)
F11.99	Transtorno Relacionado a Opioides Não Especificado (256)

xl Classificação do DSM-5-TR

Transtornos Relacionados a Sedativos, Hipnóticos ou Ansiolíticos (256)

___.___ Transtorno por Uso de Sedativos, Hipnóticos ou Ansiolíticos (256)

Especificar se: Em ambiente protegido
Especificar a gravidade atual/remissão:

F13.10	Leve
F13.11	Em remissão inicial
F13.11	Em remissão sustentada
F13.20	Moderada
F13.21	Em remissão inicial
F13.21	Em remissão sustentada
F13.20	Grave
F13.21	Em remissão inicial
F13.21	Em remissão sustentada

___.___ Intoxicação por Sedativos, Hipnóticos ou Ansiolíticos (259)

F13.120	Com transtorno por uso, leve
F13.220	Com transtorno por uso, moderado ou grave
F13.920	Sem transtorno por uso

___.___ Abstinência de Sedativos, Hipnóticos ou Ansiolíticos (260)

Sem perturbações da percepção

F13.130	Com transtorno por uso, leve
F13.230	Com transtorno por uso, moderado ou grave
F13.930	Sem transtorno por uso

Com perturbações da percepção

F13.132	Com transtorno por uso, leve
F13.232	Com transtorno por uso, moderado ou grave
F13.932	Sem transtorno por uso

___.___ Transtornos Mentais Induzidos por Sedativos, Hipnóticos ou Ansiolíticos (261)

Nota: Os transtornos estão listados em sua ordem de aparecimento no Manual.
[a]*Especificar* Com início durante a intoxicação, Com início durante a abstinência, Com início após o uso de medicamento. **Nota:** Quando prescritas como

Classificação do DSM-5-TR

medicamento, as substâncias nesta classe também podem induzir o transtorno mental induzido por substância relevante.

[b]*Especificar* se: Agudo, Persistente
[c]*Especificar* se: Hiperativo, Hipoativo, Nível misto de atividade

__.__	Transtorno Psicótico Induzido por Sedativos, Hipnóticos ou Ansiolíticos[a] (57)
F13.159	Com transtorno por uso, leve
F13.259	Com transtorno por uso, moderado ou grave
F13.959	Sem transtorno por uso
__.__	Transtorno Bipolar e Transtorno Relacionado Induzido por Sedativos, Hipnóticos ou Ansiolíticos[a] (78)
F13.14	Com transtorno por uso, leve
F13.24	Com transtorno por uso, moderado ou grave
F13.94	Sem transtorno por uso
__.__	Transtorno Depressivo Induzido por Sedativos, Hipnóticos ou Ansiolíticos[a] (105)
F13.14	Com transtorno por uso, leve
F13.24	Com transtorno por uso, moderado ou grave
F13.94	Sem transtorno por uso
__.__	Transtorno de Ansiedade Induzido por Sedativos, Hipnóticos ou Ansiolíticos[a] (127)
F13.180	Com transtorno por uso, leve
F13.280	Com transtorno por uso, moderado ou grave
F13.980	Sem transtorno por uso
__.__	Transtorno do Sono Induzido por Sedativos, Hipnóticos ou Ansiolíticos[a] (191)
	Determinar o subtipo Tipo insônia, Tipo sonolência diurna, Tipo parassonia, Tipo misto
F13.182	Com transtorno por uso, leve
F13.282	Com transtorno por uso, moderado ou grave
F13.982	Sem transtorno por uso
__.__	Disfunção Sexual Induzida por Sedativos, Hipnóticos ou Ansiolíticos[a] (206)
	Especificar se: Leve, Moderada, Grave
F13.181	Com transtorno por uso, leve

xlii Classificação do DSM-5-TR

F13.281	Com transtorno por uso, moderado ou grave
F13.981	Sem transtorno por uso
__.__	*Delirium* por Intoxicação por Sedativos, Hipnóticos ou Ansiolíticos[b,c] (289)
F13.121	Com transtorno por uso, leve
F13.221	Com transtorno por uso, moderado ou grave
F13.921	Sem transtorno por uso
__.__	*Delirium* por Abstinência de Sedativos, Hipnóticos ou Ansiolíticos[b,c] (290)
F13.131	Com transtorno por uso, leve
F13.231	Com transtorno por uso, moderado ou grave
F13.931	Sem transtorno por uso
__.__	*Delirium* Induzido por Sedativos, Hipnóticos ou Ansiolíticos[b,c] (290)

Nota: A designação "tomado conforme prescrito" é usada para diferenciar *delirium* induzido por medicamento de *delirium* por intoxicação por substância e *delirium* por abstinência de substância.

F13.921	Quando medicamento sedativo, hipnótico ou ansiolítico tomado conforme prescrito (290)
F13.931	Durante a abstinência de medicamento sedativo, hipnótico ou ansiolítico tomado conforme prescrito (290)
__.__	Transtorno Neurocognitivo Maior Induzido por Sedativos, Hipnóticos ou Ansiolíticos (313)

Especificar se: Persistente

F13.27	Com transtorno por uso, moderado ou grave
F13.97	Sem transtorno por uso
__.__	Transtorno Neurocognitivo Leve Induzido por Sedativos, Hipnóticos ou Ansiolíticos (313)

Especificar se: Persistente

F13.188	Com transtorno por uso, leve
F13.288	Com transtorno por uso, moderado ou grave
F13.988	Sem transtorno por uso
F13.99	Transtorno Relacionado a Sedativos, Hipnóticos ou Ansiolíticos Não Especificado (262)

Classificação do DSM-5-TR xliii

Transtornos Relacionados a Estimulantes (262)

___.___ Transtorno por Uso de Estimulantes (262)
Especificar se: Em ambiente protegido
Especificar a gravidade atual/remissão:

___.___ Leve
F15.10 Substância tipo anfetamina
F14.10 Cocaína
F15.10 Outros estimulantes ou estimulante não especificado

___.___ Leve, Em remissão inicial
F15.11 Substância tipo anfetamina
F14.11 Cocaína
F15.11 Outros estimulantes ou estimulante não especificado

___.___ Leve, Em remissão sustentada
F15.11 Substância tipo anfetamina
F14.11 Cocaína
F15.11 Outros estimulantes ou estimulante não especificado

___.___ Moderada
F15.20 Substância tipo anfetamina
F14.20 Cocaína
F15.20 Outros estimulantes ou estimulante não especificado

___.___ Moderada, Em remissão inicial
F15.21 Substância tipo anfetamina
F14.21 Cocaína
F15.21 Outros estimulantes ou estimulante não especificado

___.___ Moderada, Em remissão sustentada
F15.21 Substância tipo anfetamina
F14.21 Cocaína
F15.21 Outros estimulantes ou estimulante não especificado

___.___ Grave
F15.20 Substância tipo anfetamina
F14.20 Cocaína
F15.20 Outros estimulantes ou estimulante não especificado

___.___ Grave, Em remissão inicial
F15.21 Substância tipo anfetamina

F14.21	Cocaína
F15.21	Outros estimulantes ou estimulante não especificado
__.__	Grave, Em remissão sustentada
F15.21	Substância tipo anfetamina
F14.21	Cocaína
F15.21	Outros estimulantes ou estimulante não especificado
__.__	Intoxicação por Estimulantes (266)

Especificar o intoxicante particular

Sem perturbações da percepção

__.__	Intoxicação por substância tipo anfetamina ou outros estimulantes
F15.120	Com transtorno por uso, leve
F15.220	Com transtorno por uso, moderado ou grave
F15.920	Sem transtorno por uso
__.__	Intoxicação por cocaína
F14.120	Com transtorno por uso, leve
F14.220	Com transtorno por uso, moderado ou grave
F14.920	Sem transtorno por uso

Com perturbações da percepção

__.__	Intoxicação por substância tipo anfetamina ou outros estimulantes
F15.122	Com transtorno por uso, leve
F15.222	Com transtorno por uso, moderado ou grave
F15.922	Sem transtorno por uso
__.__	Intoxicação por cocaína
F14.122	Com transtorno por uso, leve
F14.222	Com transtorno por uso, moderado ou grave
F14.922	Sem transtorno por uso
__.__	Abstinência de Estimulantes (267)

Especificar a substância específica causadora da síndrome de abstinência

__.__	Abstinência de substância tipo anfetamina ou outros estimulantes
F15.13	Com transtorno por uso, leve
F15.23	Com transtorno por uso, moderado ou grave

Classificação do DSM-5-TR — xlv

F15.93   Sem transtorno por uso

___.___   Abstinência de cocaína
F14.13   Com transtorno por uso, leve
F14.23   Com transtorno por uso, moderado ou grave
F14.93   Sem transtorno por uso

___.___   Transtornos Mentais Induzidos por Estimulantes (268)

Nota: Os transtornos estão listados em sua ordem de aparecimento no Manual.

[a]*Especificar* Com início durante a intoxicação, Com início durante a abstinência, Com início após o uso de medicamento. **Nota:** Quando prescritas como medicamento, substâncias tipo anfetamina e outros estimulantes também podem induzir o transtorno mental induzido por substância relevante.

[b]*Especificar* se: Agudo, Persistente

[c]*Especificar* se: Hiperativo, Hipoativo, Nível misto de atividade

___.___   Transtorno Psicótico Induzido por Substância Tipo Anfetamina (ou Outro Estimulante)[a] (57)
F15.159   Com transtorno por uso, leve
F15.259   Com transtorno por uso, moderado ou grave
F15.959   Sem transtorno por uso

___.___   Transtorno Psicótico Induzido por Cocaína[a] (57)
F14.159   Com transtorno por uso, leve
F14.259   Com transtorno por uso, moderado ou grave
F14.959   Sem transtorno por uso

___.___   Transtorno Bipolar e Transtorno Relacionado Induzido por Substância Tipo Anfetamina (ou Outro Estimulante)[a] (78)
F15.14   Com transtorno por uso, leve
F15.24   Com transtorno por uso, moderado ou grave
F15.94   Sem transtorno por uso

___.___   Transtorno Bipolar e Transtorno Relacionado Induzido por Cocaína[a] (79)
F14.14   Com transtorno por uso, leve
F14.24   Com transtorno por uso, moderado ou grave
F14.94   Sem transtorno por uso

xlvi Classificação do DSM-5-TR

__._	Transtorno Depressivo Induzido por Substância Tipo Anfetamina (ou Outro Estimulante)[a] (105)
F15.14	Com transtorno por uso, leve
F15.24	Com transtorno por uso, moderado ou grave
F15.94	Sem transtorno por uso
__._	Transtorno Depressivo Induzido por Cocaína[a] (105)
F14.14	Com transtorno por uso, leve
F14.24	Com transtorno por uso, moderado ou grave
F14.94	Sem transtorno por uso
__._	Transtorno de Ansiedade Induzido por Substância Tipo Anfetamina (ou Outro Estimulante)[a] (127)
F15.180	Com transtorno por uso, leve
F15.280	Com transtorno por uso, moderado ou grave
F15.980	Sem transtorno por uso
__._	Transtorno de Ansiedade Induzido por Cocaína[a] (127)
F14.180	Com transtorno por uso, leve
F14.280	Com transtorno por uso, moderado ou grave
F14.980	Sem transtorno por uso
__._	Transtorno Obsessivo-compulsivo e Transtorno Relacionado Induzido por Substância Tipo Anfetamina (ou Outro Estimulante)[a] (137)
F15.188	Com transtorno por uso, leve
F15.288	Com transtorno por uso, moderado ou grave
F15.988	Sem transtorno por uso
__._	Transtorno Obsessivo-compulsivo e Transtorno Relacionado Induzido por Cocaína[a] (137)
F14.188	Com transtorno por uso, leve
F14.288	Com transtorno por uso, moderado ou grave
F14.988	Sem transtorno por uso
__._	Transtorno do Sono Induzido por Substância Tipo Anfetamina (ou Outro Estimulante)[a] (191)
	Determinar o subtipo Tipo insônia, Tipo sonolência diurna, Tipo misto
F15.182	Com transtorno por uso, leve
F15.282	Com transtorno por uso, moderado ou grave
F15.982	Sem transtorno por uso
__._	Transtorno do Sono Induzido por Cocaína[a] (192)

Classificação do DSM-5-TR   **xlvii**

Determinar o subtipo Tipo insônia, Tipo sonolência diurna, Tipo misto

F14.182 Com transtorno por uso, leve
F14.282 Com transtorno por uso, moderado ou grave
F14.982 Sem transtorno por uso

___.___ Disfunção Sexual Induzida por Substância Tipo Anfetamina (ou Outro Estimulante)[a] (206)

Especificar se: Leve, Moderada, Grave

F15.181 Com transtorno por uso, leve
F15.281 Com transtorno por uso, moderado ou grave
F15.981 Sem transtorno por uso

___.___ Disfunção Sexual Induzida por Cocaína[a] (206)

Especificar se: Leve, Moderada, Grave

F14.181 Com transtorno por uso, leve
F14.281 Com transtorno por uso, moderado ou grave
F14.981 Sem transtorno por uso

___.___ *Delirium* por Intoxicação por Substância Tipo Anfetamina (ou Outro Estimulante)[b,c] (289)

F15.121 Com transtorno por uso, leve
F15.221 Com transtorno por uso, moderado ou grave
F15.921 Sem transtorno por uso

___.___ *Delirium* por Intoxicação por Cocaína[b,c] (289)

F14.121 Com transtorno por uso, leve
F14.221 Com transtorno por uso, moderado ou grave
F14.921 Sem transtorno por uso

F15.921 *Delirium* Induzido por Medicamento Tipo Anfetamina (ou Outro Estimulante)[b,c] (290)

Nota: Quando medicamento tipo anfetamina ou outro medicamento estimulante tomado conforme prescrito. A designação "tomado conforme prescrito" é usada para diferenciar *delirium* induzido por medicamento de *delirium* por intoxicação por substância.

___.___ Transtorno Neurocognitivo Leve Induzido por Substância Tipo Anfetamina (ou Outro Estimulante) (313)

Especificar se: Persistente

xlviii Classificação do DSM-5-TR

F15.188	Transtorno por uso, leve
F15.288	Com transtorno por uso, moderado ou grave
F15.988	Sem transtorno por uso

___.___ Transtorno Neurocognitivo Leve Induzido por Cocaína (313)

Especificar se: Persistente

F14.188	Com transtorno por uso, leve
F14.288	Com transtorno por uso, moderado ou grave
F14.988	Sem transtorno por uso

___.___ Transtorno Relacionado a Estimulantes Não Especificado (269)

F15.99	Substância tipo anfetamina ou outro estimulante
F14.99	Cocaína

Transtornos Relacionados ao Tabaco (269)

___.___ Transtorno por Uso de Tabaco (269)

Especificar se: Em terapia de manutenção, Em ambiente protegido

Especificar a gravidade atual/remissão:

Z72.0	Leve
F17.200	Moderada
F17.201	Em remissão inicial
F17.201	Em remissão sustentada
F17.200	Grave
F17.201	Em remissão inicial
F17.201	Em remissão sustentada
F17.203	Abstinência de Tabaco (272)

Nota: O código da CID-10-MC indica a presença comórbida de transtorno por uso de substância moderado ou grave, o qual deve estar presente para a aplicação do código para abstinência de tabaco.

___.___ Transtornos Mentais Induzidos por Tabaco (272)

F17.208 Transtorno do Sono Induzido por Tabaco, Com transtorno por uso, moderado ou grave (192)

Determinar o subtipo Tipo insônia, Tipo sonolência diurna, Tipo misto

Classificação do DSM-5-TR **xlix**

> *Especificar* Com início durante a abstinência, Com início após o uso de medicamento

F17.209 Transtorno Relacionado ao Tabaco Não Especificado (273)

Transtornos Relacionados a Outras Substâncias (ou Substâncias Desconhecidas) (273)

___.___ Transtorno por Uso de Outra Substância (ou Substância Desconhecida) (273)

Especificar se: Em ambiente protegido
Especificar a gravidade atual/remissão:

F19.10 Leve
F19.11   Em remissão inicial
F19.11   Em remissão sustentada
F19.20 Moderada
F19.21   Em remissão inicial
F19.21   Em remissão sustentada
F19.20 Grave
F19.21   Em remissão inicial
F19.21   Em remissão sustentada

___.___ Intoxicação por Outra Substância (ou Substância Desconhecida) (276)

Sem perturbações da percepção

F19.120   Com transtorno por uso, leve
F19.220   Com transtorno por uso, moderado ou grave
F19.920   Sem transtorno por uso

Com perturbações da percepção

F19.122   Com transtorno por uso, leve
F19.222   Com transtorno por uso, moderado ou grave
F19.922   Sem transtorno por uso

___.___ Abstinência de Outra Substância (ou Substância Desconhecida) (277)

Sem perturbações da percepção

F19.130   Com transtorno por uso, leve
F19.230   Com transtorno por uso, moderado ou grave
F19.930   Sem transtorno por uso

	Com perturbações da percepção
F19.132	Com transtorno por uso, leve
F19.232	Com transtorno por uso, moderado ou grave
F19.932	Sem transtorno por uso

___.__ Transtornos Mentais Induzidos por Outra Substância (ou Substância Desconhecida) (278)

Nota: Os transtornos estão listados em sua ordem de aparecimento no Manual.

[a]*Especificar* Com início durante a intoxicação, Com início durante a abstinência, Com início após o uso de medicamento. **Nota:** Quando prescritas como medicamento ou tomadas sem prescrição, as substâncias nesta classe também podem induzir o transtorno mental induzido por substância relevante.

[b]*Especificar* se: Agudo, Persistente

[c]*Especificar* se: Hiperativo, Hipoativo, Nível misto de atividade

___.__ Transtorno Psicótico Induzido por Outra Substância (ou Substância Desconhecida)[a] (57)

F19.159	Com transtorno por uso, leve
F19.259	Com transtorno por uso, moderado ou grave
F19.959	Sem transtorno por uso

___.__ Transtorno Bipolar e Transtorno Relacionado Induzido por Outra Substância (ou Substância Desconhecida)[a] (79)

F19.14	Com transtorno por uso, leve
F19.24	Com transtorno por uso, moderado ou grave
F19.94	Sem transtorno por uso

___.__ Transtorno Depressivo Induzido por Outra Substância (ou Substância Desconhecida)[a] (105)

F19.14	Com transtorno por uso, leve
F19.24	Com transtorno por uso, moderado ou grave
F19.94	Sem transtorno por uso

___.__ Transtorno de Ansiedade Induzido por Outra Substância (ou Substância Desconhecida)[a] (127)

F19.180	Com transtorno por uso, leve
F19.280	Com transtorno por uso, moderado ou grave

Classificação do DSM-5-TR

F19.980 Sem transtorno por uso

___.___ Transtorno Obsessivo-compulsivo e Transtorno Relacionado Induzido por Outra Substância (ou Substância Desconhecida)[a] (137)

F19.188 Com transtorno por uso, leve
F19.288 Com transtorno por uso, moderado ou grave
F19.988 Sem transtorno por uso

___.___ Transtorno do Sono Induzido por Outra Substância (ou Substância Desconhecida)[a] (192)

Determinar o subtipo Tipo insônia, Tipo sonolência diurna, Tipo parassonia, Tipo misto

F19.182 Com transtorno por uso, leve
F19.282 Com transtorno por uso, moderado ou grave
F19.982 Sem transtorno por uso

___.___ Disfunção Sexual Induzida por Outra Substância (ou Substância Desconhecida)[a] (206)

Especificar se: Leve, Moderada, Grave

F19.181 Transtorno por uso, leve
F19.281 Com transtorno por uso, moderado ou grave
F19.981 Sem transtorno por uso

___.___ *Delirium* por Intoxicação por Outra Substância (ou Substância Desconhecida)[b,c] (289)

F19.121 Com transtorno por uso, leve
F19.221 Com transtorno por uso, moderado ou grave
F19.921 Sem transtorno por uso

___.___ *Delirium* por Abstinência de Outra Substância (ou Substância Desconhecida)[b,c] (290)

F19.131 Com transtorno por uso, leve
F19.231 Com transtorno por uso, moderado ou grave
F19.931 Sem transtorno por uso

___.___ *Delirium* Induzido por Outro Medicamento (ou Medicamento Desconhecido)[b,c] (290)

Nota: A designação "tomado conforme prescrito" é usada para diferenciar *delirium* induzido por medicamento de *delirium* por intoxicação por substância e *delirium* por abstinência de substância.

lii   Classificação do DSM-5-TR

F19.921   Quando outro medicamento (ou medicamento
                   desconhecido) tomado conforme prescrito (290)
F19.931   Durante a abstinência de outro medicamento (ou
                   medicamento desconhecido) tomado conforme
                   prescrito (290)
___.___   Transtorno Neurocognitivo Maior Induzido por Outra
                   Substância (ou Substância Desconhecida) (313)
                   Especificar se: Persistente
F19.17   Com transtorno por uso, leve
F19.27   Com transtorno por uso, moderado ou grave
F19.97   Sem transtorno por uso

___.___   Transtorno Neurocognitivo Leve Induzido por Outra
                   Substância (ou Substância Desconhecida) (313)
                   Especificar se: Persistente
F19.188   Com transtorno por uso, leve
F19.288   Com transtorno por uso, moderado ou grave
F19.988   Sem transtorno por uso
F19.99   Transtorno Relacionado a Outra Substância (ou
                   Substância Desconhecida) Não Especificado (279)

Transtornos Não Relacionados a Substância (279)

F63.0   Transtorno do Jogo (279)
                   Especificar se: Episódico, Persistente
                   Especificar se: Em remissão inicial, Em remissão sustentada
                   Especificar a gravidade atual: Leve, Moderada, Grave

---

Transtornos Neurocognitivos (281)

___.___   *Delirium* (281)
                   Especificar se: Agudo, Persistente
                   Especificar se: Hiperativo, Hipoativo, Nível misto de atividade
                   [a]**Nota**: Para os códigos aplicáveis da CID-10-MC, consultar
                   as classes de substância em Transtornos Relacionados
                   a Substâncias e Transtornos Aditivos para o *delirium*
                   induzido por substância/medicamento específico. Para
                   mais informações, ver também no Manual os conjuntos
                   de critérios e procedimentos de registro correspondentes.

Classificação do DSM-5-TR   **liii**

Determinar o subtipo:

___.___   *Delirium* por intoxicação por substância[a]

___.___   *Delirium* por abstinência de substância[a]

___.___   *Delirium* induzido por medicamento[a]

F05   *Delirium* devido a outra condição médica

F05   *Delirium* devido a múltiplas etiologias

F05   Outro *Delirium* Especificado (293)

F05   *Delirium* Não Especificado (293)

Transtornos Neurocognitivos Maiores e Leves (294)

Tomar como referência a seguinte sequência para codificação e registro de transtornos neurocognitivos (TNCs) maiores e leves no contexto dos diagnósticos específicos listados. Exceções nas notas:

TNCs maiores e leves: *Especificar se devido a [qualquer uma das seguintes etiologias médicas]:* Doença de Alzheimer, Degeneração frontotemporal, Doença com corpos de Lewy, Doença vascular, Lesão cerebral traumática, Uso de substâncias/medicamentos, Infecção por HIV, Doença do príon, Doença de Parkinson, Doença de Huntington, Outra condição médica, Múltiplas etiologias, Etiologia desconhecida.

TNCs maiores e leves: A *etiologia médica específica* para TNC maior ou leve deve ser codificada primeiro. **Nota:** Nenhum código médico etiológico é utilizado para TNC vascular maior, TNCs maiores devido a etiologias possíveis, TNC maior ou leve induzido por substância/medicamento ou TNC maior ou leve devido a etiologia desconhecida.

[a]**Apenas TNC maior:** Depois, deve ser codificado o grau de *gravidade* (o "x" no quarto caractere nos códigos diagnósticos abaixo) da seguinte maneira: .Ay leve, .By moderado, .Cy grave. **Nota:** Não aplicável a TNCs induzidos por substância/medicamento.

[b]**Apenas TNC maior:** Então, devem ser codificadas quaisquer *perturbações comportamentais ou psicológicas concomitantes* (o "y" no quinto e no sexto caracteres dos códigos diagnósticos abaixo): .x11 com agitação; .x4 com ansiedade; .x3 com sintomas de humor; .x2 com perturbação psicótica; .x18 com outras perturbações comportamentais e psicológicas (p. ex., apatia); .x0 sem perturbações comportamentais ou psicológicas concomitantes.

liv **Classificação do DSM-5-TR**

[c]**Apenas TNC leve** *(para exceções, ver nota d abaixo):* Usar ou o código **F06.70** sem perturbação comportamental ou o código **F06.71** com perturbação comportamental (p. ex., apatia, agitação, ansiedade, sintomas de humor, perturbação psicótica ou outros sintomas comportamentais). **Nota de codificação apenas para TNC leve:** Use códigos de transtornos adicionais para indicar sintomas psiquiátricos clinicamente significativos devidos a mesma condição médica causadora do TNC leve (p. ex., **F06.2** transtorno psicótico devido à doença de Alzheimer com delírios; **F06.32** transtorno depressivo devido à doença de Parkinson com episódio tipo depressivo maior). *Nota:* Os códigos adicionais para transtornos mentais devidos a outras condições médicas estão incluídos em transtornos com os quais eles compartilham a fenomenologia (p. ex., para transtornos depressivos maiores devido a outra condição médica, ver "Transtornos Depressivos").

[d]**TNC leve devido a etiologia possível ou não especificada:** Use apenas o código **G31.84.** Nenhum código médico adicional é utilizado. **Nota:** "Com perturbação comportamental" e "Sem perturbação comportamental" não são codificados, mas ainda devem ser registrados.

Transtorno Neurocognitivo Maior ou Leve Devido à Doença de Alzheimer (302)

F02.[xy] Transtorno Neurocognitivo Maior Devido a Provável Doença de Alzheimer[a,b]

> **Nota:** Codificar em primeiro lugar **G30.9** doença de Alzheimer.

F03.[xy] Transtorno Neurocognitivo Maior Devido a Possível Doença de Alzheimer[a,b]

> **Nota:** Nenhum código médico adicional.

___.__ Transtorno Neurocognitivo Leve Devido a Provável Doença de Alzheimer[c]

> **Nota:** Codificar em primeiro lugar **G30.9** doença de Alzheimer.

F06.71 Com perturbação comportamental

F06.70 Sem perturbação comportamental

G31.84 Transtorno Neurocognitivo Leve Devido a Possível Doença de Alzheimer[d]

Classificação do DSM-5-TR **lv**

Transtorno Neurocognitivo Frontotemporal Maior ou Leve (304)

F02.[xy] Transtorno Neurocognitivo Maior Devido a Provável Degeneração Frontotemporal[a,b]

Nota: Codificar em primeiro lugar **G31.09** degeneração frontotemporal.

F03.[xy] Transtorno Neurocognitivo Maior Devido a Possível Degeneração Frontotemporal[a,b]

Nota: Nenhum código médico adicional.

__.__ Transtorno Neurocognitivo Leve Devido a Provável Degeneração Frontotemporal[c]

Nota: Codificar em primeiro lugar **G31.09** degeneração frontotemporal.

F06.71 Com perturbação comportamental

F06.70 Sem perturbação comportamental

G31.84 Transtorno Neurocognitivo Leve Devido a Possível Degeneração Frontotemporal[d]

Transtorno Neurocognitivo Maior ou Leve com Corpos de Lewy (306)

F02.[xy] Transtorno Neurocognitivo Maior com Provável Corpos de Lewy[a,b]

Nota: Codificar em primeiro lugar **G31.83** doença com corpos de Lewy.

F03.[xy] Transtorno Neurocognitivo Maior com Possível Corpos de Lewy[a,b]

Nota: Nenhum código médico adicional.

__.__ Transtorno Neurocognitivo Leve com Provável Corpos de Lewy[c]

Nota: Codificar em primeiro lugar **G31.83** doença com corpos de Lewy.

F06.71 Com perturbação comportamental

F06.70 Sem perturbação comportamental

G31.84 Transtorno Neurocognitivo Leve com Possível Corpos de Lewy[d]

lvi Classificação do DSM-5-TR

Transtorno Neurocognitivo Vascular Maior ou Leve (308)

F01.[xy] Transtorno Neurocognitivo Maior Provavelmente Devido a Doença Vascular[a,b]

Nota: Nenhum código médico adicional.

F03.[xy] Transtorno Neurocognitivo Maior Possivelmente Devido a Doença Vascular[a,b]

Nota: Nenhum código médico adicional.

___.___ Transtorno Neurocognitivo Leve Provavelmente Devido a Doença Vascular[c]

Nota: Codificar em primeiro lugar **I67.9** doença cerebrovascular

F06.71 Com perturbação comportamental

F06.70 Sem perturbação comportamental

G31.84 Transtorno Neurocognitivo Leve Possivelmente Devido a Doença Vascular[d]

Transtorno Neurocognitivo Maior ou Leve Devido a Lesão Cerebral Traumática (309)

Nota: Codificar em primeiro lugar S06.2XAS lesão cerebral traumática difusa com perda de consciência de duração não especificada, sequela.

F02.[xy] Transtorno Neurocognitivo Maior Devido a Lesão Cerebral Traumática[a,b]

___.___ Transtorno Neurocognitivo Leve Devido a Lesão Cerebral Traumática[c]

F06.71 Com perturbação comportamental

F06.70 Sem perturbação comportamental

Transtorno Neurocognitivo Maior ou Leve Induzido por Substância/Medicamento (311)

Nota: Nenhum código médico adicional é utilizado. Para códigos da CID-10-MC aplicáveis, consultar as classes de substâncias na seção Transtornos Relacionados a Substância e Transtornos Aditivos para o TNC maior ou leve induzido por substância/medicamento específico. Ver também os critérios estabelecidos e os procedimentos de registro correspondentes no Manual para mais informações.

Classificação do DSM-5-TR **lvii**

Nota de codificação: O código da CID-10-MC depende de haver ou não transtorno por uso de substância comórbido presente para a mesma classe de substância. De qualquer maneira, um diagnóstico adicional separado de transtorno por uso de substância não é dado. *Nota:* Os especificadores de sintomas "Com agitação", "Com ansiedade", "Com sintomas de humor", "Com perturbação psicótica", "Com outra perturbação comportamental ou psicológica", "Sem perturbação comportamental ou psicológica concomitante" não devem ser codificados, mas ainda devem ser registrados.

Especificar se: Persistente

___.___ Transtorno Neurocognitivo Maior Induzido por Substância/Medicamento

Especificar gravidade do TNC: Leve, Moderada, Grave

___.___ Transtorno Neurocognitivo Leve Induzido por Substância/Medicamento

Transtorno Neurocognitivo Maior ou Leve Devido à Infecção por HIV (314)

Nota: Codificar em primeiro lugar **B20** infecção por HIV

F02.[xy] Transtorno Neurocognitivo Maior Devido à Infecção por HIV[a,b]

___.___ Transtorno Neurocognitivo Leve Devido à Infecção por HIV[c]

F06.71 Com perturbação comportamental

F06.70 Sem perturbação comportamental

Transtorno Neurocognitivo Maior ou Leve Devido à Doença do Príon (315)

Nota: Codificar em primeiro lugar **A81.9** doença do príon.

F02.[xy] Transtorno Neurocognitivo Maior Devido à Doença do Príon[a,b]

___.___ Transtorno Neurocognitivo Leve Devido à Doença do Príon[c]

F06.71 Com perturbação comportamental

F06.70 Sem perturbação comportamental

lviii   Classificação do DSM-5-TR

Transtorno Neurocognitivo Maior ou Leve
Devido à Doença de Parkinson (316)

F02.[xy]   Transtorno Neurocognitivo Maior Provavelmente Devido
                à Doença de Parkinson[a,b]

                Nota: Codificar em primeiro lugar **G20** doença de Parkinson.

F03.[xy]   Transtorno Neurocognitivo Maior Possivelmente Devido à
                Doença de Parkinson[a,b]

                Nota: Nenhum código médico adicional.

___.___   Transtorno Neurocognitivo Leve Provavelmente Devido à
                Doença de Parkinson[c]

                Nota: Codificar em primeiro lugar **G20** doença de Parkinson.

F06.71   Com perturbação comportamental
F06.70   Sem perturbação comportamental
G31.84   Transtorno Neurocognitivo Leve Possivelmente Devido à
                Doença de Parkinson[d]

Transtorno Neurocognitivo Maior ou Leve
Devido à Doença de Huntington (318)

Nota: Codificar em primeiro lugar **G10** doença de Huntington.

F02.[xy]   Transtorno Neurocognitivo Maior Devido à Doença de
                Huntington[a,b]

___.___   Transtorno Neurocognitivo Leve Devido à Doença de
                Huntington[c]
F06.71   Com perturbação comportamental
F06.70   Sem perturbação comportamental

Transtorno Neurocognitivo Maior ou Leve
Devido a Outra Condição Médica (319)

Nota: Codificar em primeiro lugar a outra condição médica.

F02.[xy]   Transtorno Neurocognitivo Maior Devido a Outra
                Condição Médica[a,b]

___.___   Transtorno Neurocognitivo Leve Devido a Outra Condição
                Médica[c]
F06.71   Com perturbação comportamental
F06.70   Sem perturbação comportamental

Classificação do DSM-5-TR **lix**

Transtorno Neurocognitivo Maior ou Leve Devido a Múltiplas Etiologias (320)

F02.[xy] Transtorno Neurocognitivo Maior Devido a Múltiplas Etiologias[a,b]

Nota: Codificar em primeiro lugar todas as condições médicas etiológicas (com exceção de doença cerebrovascular). Então codifique **F02.[xy]**[a,b] uma vez para TNC maior devido a todas as etiologias aplicáveis. Também use o código **F01.[xy]**[a,b] para TNC maior provavelmente devido a doença vascular, se presente. Também use o código dos TNCs maiores induzidos por substância/medicamento relevantes se substâncias ou medicamentos tiverem algum papel na etiologia.

___.__ Transtorno Neurocognitivo Leve Devido a Múltiplas Etiologias[c]

Nota: Codificar em primeiro lugar todas as condições médicas etiológicas, incluindo I67.9 doença cerebrovascular, se presente. Então use os códigos **F06.70** ou **F06.71** uma vez (ver abaixo para o quinto caractere) para TNC leve devido a todas as etiologias aplicáveis, incluindo TNC leve provavelmente devido a doença vascular, se presente. Codifique também os TNCs leves induzidos por substância/medicamento se as substâncias ou medicamentos tiverem um papel na etiologia.

F06.71 Com perturbação comportamental
F06.70 Sem perturbação comportamental

Transtorno Neurocognitivo Maior ou Leve Devido a Etiologia Desconhecida (321)

Nota: Nenhum código médico adicional.

F03.[xy] Transtorno Neurocognitivo Maior Devido a Etiologia Desconhecida[a,b]
G31.84 Transtorno Neurocognitivo Leve Devido a Etiologia Desconhecida[d]
R41.9 Transtorno Neurocognitivo Não Especificado (322)

Nota: Nenhum código médico adicional.

Transtornos da Personalidade (323)

Transtornos da Personalidade do Grupo A

F60.0 Transtorno da Personalidade Paranoide (324)
F60.1 Transtorno da Personalidade Esquizoide (324)
F21 Transtorno da Personalidade Esquizotípica (325)

Transtornos da Personalidade do Grupo B

F60.2 Transtorno da Personalidade Antissocial (326)
F60.3 Transtorno da Personalidade *Borderline* (327)
F60.4 Transtorno da Personalidade Histriônica (328)
F60.81 Transtorno da Personalidade Narcisista (328)

Transtornos da Personalidade do Grupo C

F60.6 Transtorno da Personalidade Evitativa (329)
F60.7 Transtorno da Personalidade Dependente (330)
F60.5 Transtorno da Personalidade Obsessivo--compulsiva (330)

Outros Transtornos da Personalidade

F07.0 Mudança de Personalidade Devido a Outra Condição Médica (331)

Determinar o subtipo: Tipo lábil, Tipo desinibido, Tipo agressivo, Tipo apático, Tipo paranoide, Outro tipo, Tipo combinado, Tipo não especificado

F60.89 Outro Transtorno da Personalidade Especificado (332)
F60.9 Transtorno da Personalidade Não Especificado (333)

Transtornos Parafílicos (335)

O seguinte especificador se aplica aos Transtornos Parafílicos, conforme indicado:

[a]*Especificar* se: Em ambiente protegido, Em remissão completa

Classificação do DSM-5-TR

F65.3 Transtorno Voyeurista[a] (335)

F65.2 Transtorno Exibicionista[a] (335)
Especificar se: Excitado sexualmente pela exposição dos genitais a crianças pré-púberes, Excitado sexualmente pela exposição dos genitais a indivíduos fisicamente maduros, Excitado sexualmente pela exposição dos genitais a crianças pré-púberes e a indivíduos fisicamente maduros

F65.81 Transtorno Frotteurista[a] (336)

F65.51 Transtorno do Masoquismo Sexual[a] (337)
Especificar se: Com asfixiofilia

F65.52 Transtorno do Sadismo Sexual[a] (337)

F65.4 Transtorno Pedofílico (338)
Determinar o subtipo: Tipo exclusivo, Tipo não exclusivo
Especificar se: Sexualmente atraído por indivíduos do sexo masculino, Sexualmente atraído por indivíduos do sexo feminino, Sexualmente atraído por ambos
Especificar se: Limitado a incesto

F65.0 Transtorno Fetichista[a] (339)
Especificar: Parte(s) do corpo, Objeto(s) inanimado(s), Outros

F65.1 Transtorno Transvéstico[a] (339)
Especificar se: Com fetichismo, Com autoginefilia

F65.89 Outro Transtorno Parafílico Especificado (340)

F65.9 Transtorno Parafílico Não Especificado (341)

Códigos para Outros Transtornos Mentais e Códigos Adicionais (343)

F06.8 Outro Transtorno Mental Especificado Devido a Outra Condição Médica (343)

F09 Transtorno Mental Não Especificado Devido a Outra Condição Médica (344)

F99 Outro Transtorno Mental Especificado (344)

F99 Transtorno Mental Não Especificado (345)

Z03.89 Sem Diagnóstico ou Condição (345)

lxii Classificação do DSM-5-TR

Transtornos do Movimento Induzidos por Medicamentos e Outros Efeitos Adversos de Medicamentos (347)

___.___ Parkinsonismo Induzido por Medicamento (348)

G21.11 Parkinsonismo Induzido por Medicamento Antipsicótico e Outro Agente Bloqueador do Receptor de Dopamina

G21.19 Parkinsonismo Induzido por Outro Medicamento (348)

G21.0 Síndrome Neuroléptica Maligna (352)

G24.02 Distonia Aguda Induzida por Medicamento (355)

G25.71 Acatisia Aguda Induzida por Medicamento (358)

G24.01 Discinesia Tardia (360)

G24.09 Distonia Tardia (364)

G25.71 Acatisia Tardia (354)

G25.1 Tremor Postural Induzido por Medicamento (364)

G25.79 Outro Transtorno do Movimento Induzido por Medicamento (366)

___.___ Síndrome da Descontinuação de Antidepressivos (366)

T43.205A Consulta inicial

T43.205D Consulta de seguimento

T43.205S Sequelas

___.___ Outros Efeitos Adversos dos Medicamentos (368)

T50.905A Consulta inicial

T50.905D Consulta de seguimento

T50.905S Sequelas

Classificação do DSM-5-TR   **lxiii**

Outras Condições que Podem ser Foco da Atenção Clínica (369)

Comportamento Suicida e Autolesão Não Suicida (360)

Comportamento Suicida (371)

___.___	Comportamento Suicida Atual (372)
T14.91XA	Consulta inicial
T14.91XD	Consulta de seguimento
Z91.51	História de Comportamento Suicida (371)

Autolesão Não Suicida (371)

R45.88	Autolesão Não Suicida Atual (371)
Z91.52	História de Autolesão Não Suicida (371)

Abuso e Negligência (372)

Problemas de Maus-tratos e Negligência Infantil (372)

Abuso Físico Infantil (372)

___.___	Abuso Físico Infantil Confirmado (373)
T74.12XA	Consulta inicial
T74.12XD	Consulta de seguimento
___.___	Abuso Físico Infantil Suspeitado (373)
T76.12XA	Consulta inicial
T76.12XD	Consulta de seguimento
___.___	Outras Circunstâncias Relacionadas a Abuso Físico Infantil (373)
Z69.010	Consulta em serviços de saúde mental de vítima de abuso físico infantil por um dos pais
Z69.020	Consulta em serviços de saúde mental de vítima de abuso físico infantil não parental
Z62.810	História pessoal (história anterior) de abuso físico na infância

lxiv Classificação do DSM-5-TR

Z69.011 Consulta em serviços de saúde mental de perpetrador de abuso físico infantil parental

Z69.021 Consulta em serviços de saúde mental de perpetrador de abuso físico infantil não parental

Abuso Sexual Infantil (373)

___.___ Abuso Sexual Infantil Confirmado (374)

T74.22XA Consulta inicial

T74.22XD Consulta de seguimento

___.___ Abuso Sexual Infantil Suspeitado (374)

T76.22XA Consulta inicial

T76.22XD Consulta de seguimento

___.___ Outras Circunstâncias Relacionadas a Abuso Sexual Infantil (374)

Z69.010 Consulta em serviços de saúde mental de vítima de abuso sexual infantil por um dos pais

Z69.020 Consulta em serviços de saúde mental de vítima de abuso sexual infantil não parental

Z62.810 História pessoal (história anterior) de abuso sexual na infância

Z69.011 Consulta em serviços de saúde mental de perpetrador de abuso sexual infantil parental

Z69.021 Consulta em serviços de saúde mental de perpetrador de abuso sexual infantil não parental

Negligência Infantil (374)

___.___ Negligência Infantil Confirmada (375)

T74.02XA Consulta inicial

T74.02XD Consulta de seguimento

___.___ Negligência Infantil Suspeitada (375)

T76.02XA Consulta inicial

T76.02XD Consulta de seguimento

___.___ Outras Circunstâncias Relacionadas a Negligência Infantil (375)

Classificação do DSM-5-TR **lxv**

Z69.010	Consulta em serviços de saúde mental de vítima de negligência infantil por um dos pais
Z69.020	Consulta em serviços de saúde mental de vítima de negligência infantil não parental
Z62.812	História pessoal (história anterior) de negligência na infância
Z69.011	Consulta em serviços de saúde mental de perpetrador de negligência infantil parental
Z69.021	Consulta em serviços de saúde mental de perpetrador de negligência infantil não parental

Abuso Psicológico Infantil (375)

__.__	Abuso Psicológico Infantil Confirmado (376)
T74.32XA	Consulta inicial
T74.32XD	Consulta de seguimento
__.__	Abuso Psicológico Infantil Suspeitado (376)
T76.32XA	Consulta inicial
T76.32XD	Consulta de seguimento
__.__	Outras Circunstâncias Relacionadas a Abuso Psicológico Infantil (376)
Z69.010	Consulta em serviços de saúde mental de vítima de abuso psicológico infantil por um dos pais
Z69.020	Consulta em serviços de saúde mental de vítima de abuso psicológico infantil não parental
Z62.811	História pessoal (história anterior) de abuso psicológico na infância
Z69.011	Consulta em serviços de saúde mental de perpetrador de abuso psicológico infantil parental
Z69.021	Consulta em serviços de saúde mental de perpetrador de abuso psicológico infantil não parental

Problemas de Maus-tratos e Negligência de Adultos (376)

Violência Física de Cônjuge ou Parceiro**(a)** (376)

__.__	Violência Física de Cônjuge ou Parceiro(a) Confirmada (377)

lxvi Classificação do DSM-5-TR

T74.11XA   Consulta inicial

T74.11XD   Consulta de seguimento

___.___   Violência Física de Cônjuge ou Parceiro(a)
Suspeitada (377)

T76.11XA   Consulta inicial

T76.11XD   Consulta de seguimento

___.___   Outras Circunstâncias Relacionadas a Violência Física de
Cônjuge ou Parceiro(a) (377)

Z69.11   Consulta em serviços de saúde mental de vítima de
violência física de cônjuge ou parceiro(a)

Z91.410   História pessoal (história anterior) de violência física
de cônjuge ou parceiro(a)

Z69.12   Consulta em serviços de saúde mental de perpetrador
de violência física de cônjuge ou parceiro(a)

Violência Sexual de Cônjuge ou Parceiro**(a)** (377)

___.___   Violência Sexual de Cônjuge ou Parceiro(a)
Confirmada (377)

T74.21XA   Consulta inicial

T74.21XD   Consulta de seguimento

___.___   Violência Sexual de Cônjuge ou Parceiro(a)
Suspeitada (377)

T76.21XA   Consulta inicial

T76.21XD   Consulta de seguimento

___.___   Outras Circunstâncias Relacionadas a Violência Sexual de
Cônjuge ou Parceiro(a) (378)

Z69.81   Consulta em serviços de saúde mental de vítima de
violência sexual de cônjuge ou parceiro(a)

Z91.410   História pessoal (história anterior) de violência sexual
de cônjuge ou parceiro(a)

Z69.12   Consulta em serviços de saúde mental de perpetrador
de violência sexual de cônjuge ou parceiro(a)

Negligência de Cônjuge ou Parceiro**(a)** (378)

___.___   Negligência de Cônjuge ou Parceiro(a) Confirmada (378)

Classificação do DSM-5-TR   **lxvii**

T74.01XA	Consulta inicial
T74.01XD	Consulta de seguimento
__._	Negligência de Cônjuge ou Parceiro(a) Suspeitada (378)
T76.01XA	Consulta inicial
T76.01XD	Consulta de seguimento
__._	Outras Circunstâncias Relacionadas a Negligência de Cônjuge ou Parceiro(a) (378)
Z69.11	Consulta em serviços de saúde mental de vítima de negligência de cônjuge ou parceiro(a)
Z91.412	História pessoal (história anterior) de negligência de cônjuge ou parceiro(a)
Z69.12	Consulta em serviços de saúde mental de perpetrador de negligência de cônjuge ou parceiro(a)

Abuso Psicológico de Cônjuge ou Parceiro**(a)** (379)

__._	Abuso Psicológico de Cônjuge ou Parceiro(a) Confirmado (379)
T74.31XA	Consulta inicial
T74.31XD	Consulta de seguimento
__._	Abuso Psicológico de Cônjuge ou Parceiro(a) Suspeitado (379)
T76.31XA	Consulta inicial
T76.31XD	Consulta de seguimento
__._	Outras Circunstâncias Relacionadas a Abuso Psicológico de Cônjuge ou Parceiro(a) (379)
Z69.11	Consulta em serviços de saúde mental de vítima de abuso psicológico de cônjuge ou parceiro(a)
Z91.411	História pessoal (história anterior) de abuso psicológico de cônjuge ou parceiro(a)
Z69.12	Consulta em serviços de saúde mental de perpetrador de abuso psicológico de cônjuge ou parceiro(a)

Abuso de Adulto por Não Cônjuge ou Não Parceiro**(a)** (380)

__._	Abuso Físico de Adulto por Não Cônjuge ou Não Parceiro(a) Confirmado (380)

lxviii Classificação do DSM-5-TR

T74.11XA	Consulta inicial
T74.11XD	Consulta de seguimento
__.__	Abuso Físico de Adulto por Não Cônjuge ou Não Parceiro(a) Suspeitado (380)
T76.11XA	Consulta inicial
T76.11XD	Consulta de seguimento
__.__	Abuso Sexual de Adulto por Não Cônjuge ou Não Parceiro(a) Confirmado (380)
T74.21XA	Consulta inicial
T74.21XD	Consulta de seguimento
__.__	Abuso Sexual de Adulto por Não Cônjuge ou Não Parceiro(a) Suspeitado (380)
T76.21XA	Consulta inicial
T76.21XD	Consulta de seguimento
__.__	Abuso Psicológico de Adulto por Não Cônjuge ou Não Parceiro(a) Confirmado (381)
T74.31XA	Consulta inicial
T74.31XD	Consulta de seguimento
__.__	Abuso Psicológico de Adulto por Não Cônjuge ou Não Parceiro(a) Suspeitado (381)
T76.31XA	Consulta inicial
T76.31XD	Consulta de seguimento
__.__	Outras Circunstâncias Relacionadas a Abuso de Adulto por Não Cônjuge ou Não Parceiro(a) (381)
Z69.81	Consulta em serviços de saúde mental de vítima de abuso de adulto por não cônjuge ou não parceiro(a)
Z69.82	Consulta em serviços de saúde mental de perpetrador de abuso de adulto por não cônjuge ou não parceiro(a)

Problemas de Relacionamento (381)

__.__	Problema de Relacionamento Entre Pais e Filhos (381)

Classificação do DSM-5-TR   **lxix**

Z62.820	Entre Pais e Filho Biológico (381)
Z62.821	Entre Pais e Filho Adotado (381)
Z62.822	Entre Pais e Filho Acolhido (381)
Z62.898	Entre Outro Cuidador e Filho (382)
Z62.891	Problema de Relacionamento com Irmão (382)
Z63.0	Sofrimento na Relação com o Cônjuge ou Parceiro(a) Íntimo(a) (382)

Problemas Relacionados ao Ambiente Familiar (383)

Z62.29	Educação Longe dos Pais (383)
Z62.898	Criança Afetada por Sofrimento na Relação dos Pais (383)
Z63.5	Ruptura da Família por Separação ou Divórcio (383)
Z63.8	Nível de Expressão Emocional Alto na Família (383)

Problemas Educacionais (384)

Z55.0	Analfabetismo e Baixo Nível de Escolaridade (384)
Z55.1	Escolarização Indisponível ou Inatingível (384)
Z55.2	Reprovação nos Exames Escolares (384)
Z55.3	Insucesso na Escola (384)
Z55.4	Desajuste Educacional e Desentendimento com Professores e Colegas (384)
Z55.8	Problemas Relacionados a Ensino Inadequado (384)
Z55.9	Outros Problemas Relacionados à Educação e Alfabetização (384)

Problemas Profissionais (384)

Z56.82	Problema Relacionado a Condição Atual de Preparação Militar (385)
Z56.0	Desemprego (385)
Z56.1	Mudança de Emprego (385)
Z56.2	Ameaça de Perda de Emprego (385)
Z56.3	Horário de Trabalho Estressante (385)
Z56.4	Desentendimento com Chefia e Colegas de Trabalho (385)

lxx Classificação do DSM-5-TR

Z56.5 Ambiente de Trabalho Hostil (385)
Z56.6 Outra Tensão Física ou Mental Relacionada ao Trabalho (385)
Z56.81 Assédio Sexual no Trabalho (385)
Z56.9 Outro Problema Relacionado a Emprego (385)

Problemas de Moradia (385)

Z59.01 Sem-teto Abrigado (385)
Z59.02 Sem-teto (386)
Z59.1 Moradia Inadequada (386)
Z59.2 Desentendimento com Vizinho, Locatário ou Locador (386)
Z59.3 Problema Relacionado a Moradia em Instituição Residencial (386)
Z59.9 Outro Problema de Moradia (386)

Problemas Econômicos (386)

Z59.41 Insegurança Alimentar (387)
Z58.6 Falta de Água Potável Segura (387)
Z59.5 Pobreza Extrema (387)
Z59.6 Baixa Renda (387)
Z59.7 Seguro Social ou de Saúde ou Previdência Social Insuficientes (387)
Z59.9 Outro Problema Econômico (387)

Problemas Relacionados ao Ambiente Social (387)

Z60.2 Problema Relacionado a Morar Sozinho (387)
Z60.3 Dificuldade de Aculturação (388)
Z60.4 Exclusão ou Rejeição Social (388)
Z60.5 Alvo de Discriminação ou Perseguição Adversa (Percebida) (388)
Z60.9 Outro Problema Relacionado ao Ambiente Social (388)

Classificação do DSM-5-TR **lxxi**

Problemas Relacionados a Interação com o Sistema Legal (388)

Z65.0	Condenação em Processos Criminais Sem Prisão (388)
Z65.1	Prisão ou Outro Encarceramento (388)
Z65.2	Problemas Relacionados à Liberdade Prisional (388)
Z65.3	Problemas Relacionados a Outras Circunstâncias Legais (389)

Problemas Relacionados a Outras Circunstâncias Psicossociais, Pessoais e Ambientais (389)

Z72.9	Problema Relacionado ao Estilo de Vida (389)
Z64.0	Problemas Relacionados a Gravidez Indesejada (389)
Z64.1	Problemas Relacionados a Múltiplas Gestações (389)
Z64.4	Desentendimento com Prestador de Serviço Social, Incluindo Oficial da Condicional, Conselheiro Tutelar ou Assistente Social (389)
Z65.4	Vítima de Crime (389)
Z65.4	Vítima de Terrorismo ou Tortura (389)
Z65.5	Exposição a Desastre, Guerra ou Outras Hostilidades (389)

Problemas Relacionados ao Acesso a Cuidados Médicos e Outros Cuidados de Saúde (389)

Z75.3	Indisponibilidade ou Inacessibilidade a Unidades de Saúde (390)
Z75.4	Indisponibilidade ou Inacessibilidade de Outras Agências de Ajuda (390)

Circunstâncias da História Pessoal (390)

Z91.49	História Pessoal de Trauma Psicológico (390)
Z91.82	História Pessoal de Preparação Militar (390)

lxxii Classificação do DSM-5-TR

Outras Consultas de Serviços de Saúde para Aconselhamento e Opinião Médica (390)

Z31.5	Aconselhamento Genético (390)
Z70.9	Aconselhamento Sexual (390)
Z71.3	Aconselhamento Nutricional (390)
Z71.9	Outro Aconselhamento ou Consulta (390)

Outras Condições ou Problemas que Podem ser Foco da Atenção Clínica (391)

Z91.83	Perambulação Associada a Algum Transtorno Mental (391)
Z63.4	Luto Não Complicado (391)
Z60.0	Problema Relacionado à Fase da Vida (391)
Z65.8	Problema Religioso ou Espiritual (392)
Z72.811	Comportamento Antissocial Adulto (392)
Z72.810	Comportamento Antissocial de Criança ou Adolescente (392)
Z91.199	Não Adesão a Tratamento Médico (392)
E66.9	Sobrepeso ou Obesidade (393)
Z76.5	Simulação (393)
R41.81	Declínio Cognitivo Relacionado à Idade (393)
R41.83	Funcionamento Intelectual *Borderline* (394)
R45.89	Explosões Emocionais Prejudiciais (394)

SEÇÃO I
Informações Básicas Sobre o DSM-5

Utilização do Manual.. 3

Advertência para a Utilização Forense do DSM-5................. 17

Utilização do Manual

Esta seção foi elaborada como um guia prático para a utilização do DSM-5, especialmente no que se refere à prática clínica.

Abordagem à Formulação Clínica de Caso

O objetivo primordial do DSM-5 é auxiliar clínicos treinados no diagnóstico de transtornos mentais na formulação de caso como parte de uma avaliação que conduz a um plano de tratamento plenamente informado para cada indivíduo. A formulação de caso para qualquer paciente deve incluir história clínica criteriosa e um resumo conciso dos fatores sociais, psicológicos e biológicos que podem ter contribuído para o desenvolvimento de um determinado transtorno mental. Portanto, não basta simplesmente listar os sintomas nos critérios diagnósticos para estabelecer um diagnóstico de transtorno mental. Uma avaliação minuciosa desses critérios pode assegurar avaliação mais confiável (a qual pode ser auxiliada pela utilização de ferramentas de avaliação dimensional da gravidade dos sintomas); a gravidade relativa e evidências de sinais e sintomas de um indivíduo e sua contribuição clínica para um diagnóstico por fim exigirão julgamento clínico. O diagnóstico requer treinamento clínico para reconhecer quando a combinação de fatores relacionados a predisposição, precipitação, perpetuação e proteção resultou em uma condição psicopatológica na qual os sinais físicos e os sintomas excedem os limites normais. O objetivo final de uma formulação clínica de caso é usar as informações contextuais e diagnósticas disponíveis para desenvolver um plano terapêutico abrangente que esteja em consonância com o contexto cultural e social do indivíduo. Contudo, recomendações para a seleção e o uso das opções de tratamento baseadas em evidências mais adequadas para cada transtorno com base nas evidências fogem ao âmbito deste Manual.

Elementos de um Diagnóstico

Os critérios diagnósticos são oferecidos como diretrizes para a realização de diagnósticos, e seu uso deve se basear no julgamento clínico. As

4 Utilização do Manual

descrições no texto, incluindo as seções de introdução de cada capítulo diagnóstico, podem ajudar a dar respaldo ao diagnóstico (p. ex., descrever os critérios de forma mais completa sob "Características Diagnósticas"; proporcionar diagnósticos diferenciais).

Após a avaliação dos critérios diagnósticos, os clínicos devem considerar a aplicação de subtipos de transtornos e/ou especificadores, conforme apropriado. A maioria dos especificadores se aplica somente à apresentação atual e pode mudar durante o curso do transtorno (p. ex., com *insight* bom ou razoável; apresentação predominantemente desatenta; em um ambiente protegido) e pode ser aplicada somente se todos os critérios para o transtorno forem satisfeitos atualmente. Outros especificadores são indicativos do ciclo de vida (p. ex., com padrão sazonal, tipo bipolar em transtorno esquizoafetivo) e podem ser designados independentemente da situação atual.

Quando a apresentação dos sintomas não satisfaz todos os critérios para algum transtorno e os sintomas causam sofrimento clinicamente significativo ou prejuízo nas áreas social, profissional e em outras áreas de funcionamento importantes, a categoria "outros transtornos especificados" ou "não especificado" correspondente aos sintomas predominantes deve ser considerada.

Subtipos e Especificadores

Subtipos e especificadores são fornecidos para aumentar a especificidade do diagnóstico. Os *subtipos* definem subagrupamentos fenomenológicos mutuamente excludentes e coletivamente exaustivos dentro de um diagnóstico e são indicados pela instrução "*Determinar*" no conjunto de critérios (p. ex., em anorexia nervosa, *Determinar* se tipo restritivo ou tipo com compulsão alimentar purgativa). Em contrapartida, *especificadores* não têm o propósito de ser mutuamente excludentes ou coletivamente exaustivos, e, como consequência, mais de um especificador pode ser aplicado a um determinado diagnóstico. Os especificadores (diferentemente dos subtipos) são indicados pela instrução "*Especificar*" ou "*Especificar* se" no conjunto de critérios (p. ex., no transtorno de ansiedade social, "*Especificar* se: somente desempenho"). Os especificadores e os subtipos proporcionam uma oportunidade para definir um subagrupamento mais homogêneo de pessoas com o transtorno que compartilham determinadas características (p. ex., transtorno depressivo maior, com características mistas) e transmitir informações que sejam relevantes ao manejo do transtorno do indivíduo, como o especi-

Utilização do Manual **5**

ficador "comórbida com outra condição médica" nos transtornos do sono-vigília. Embora o quinto caractere dentro do código da CID-10-MC seja algumas vezes designado para indicar um subtipo ou especificador particular (p. ex., "0" no quinto caractere no código diagnóstico F06.70 para transtorno neurocognitivo leve devido a lesão cerebral traumática, para indicar a ausência de perturbação comportamental *versus* um "1" no quinto caractere do código diagnóstico F06.71 para transtorno neurocognitivo leve devido a lesão cerebral traumática para indicar a presença de perturbação comportamental), a maioria dos subtipos e especificadores incluídos no DSM-5-TR não está refletida no código da CID-10-MC e está indicada pelo registro do subtipo ou do especificador após o nome do transtorno (p. ex., transtorno de ansiedade social, tipo desempenho).

Uso de Outros Transtornos Mentais Especificados e Não Especificados

Embora décadas de esforço científico tenham sido investidas no desenvolvimento de conjuntos de critérios diagnósticos para os transtornos inclusos na Seção II, reconhece-se que esse conjunto de diagnósticos categóricos não descreve inteiramente a ampla variedade de transtornos mentais vividos pela população e apresentados aos clínicos diariamente em todo o mundo. Portanto, faz-se necessário também incluir opções de "outros transtornos especificados/não especificados" para apresentações que não se encaixam exatamente nos limites diagnósticos dos transtornos em cada capítulo. Além disso, há contextos (p. ex., serviço de emergência) em que só é possível identificar as expressões de sintomas mais proeminentes associados a um capítulo específico (p. ex., delírios, alucinações, mania, depressão, ansiedade, intoxicação por substância, sintomas neurocognitivos). Nesses casos, pode ser mais apropriado atribuir o transtorno "não especificado" correspondente como um parâmetro de substituição até que seja possível um diagnóstico diferencial mais completo.

O DSM-5 oferece duas opções diagnósticas para apresentações que não satisfazem os critérios diagnósticos para qualquer um dos transtornos específicos do DSM-5: *outro transtorno especificado* e *transtorno não especificado*. A categoria outro transtorno especificado foi desenvolvida para permitir que o clínico comunique o motivo específico pelo qual a apresentação não satisfaz os critérios para nenhuma categoria espe-

6 Utilização do Manual

cífica dentro de uma classe de diagnóstico. Isso ocorre ao se registrar o nome da categoria, seguido do motivo específico. Por exemplo, para um indivíduo com alucinações persistentes que ocorrem na ausência de qualquer outro sintoma psicótico (uma apresentação que não satisfaz os critérios para qualquer um dos transtornos específicos no capítulo "Transtornos do Espectro da Esquizofrenia e Outros Transtornos Psicóticos"), o clínico registraria "outro transtorno do espectro da esquizofrenia e outro transtorno psicótico especificado, com alucinações auditivas persistentes". Caso o clínico opte por não especificar o motivo pelo qual os critérios não são satisfeitos para um transtorno específico, então deve diagnosticar "transtorno do espectro da esquizofrenia e outro transtorno psicótico não especificado". Note que a diferenciação entre outros transtornos especificados e transtornos não especificados está baseada na opção do clínico de indicar ou não os motivos pelos quais a apresentação não satisfaz os critérios completamente, fornecendo máxima flexibilidade para o diagnóstico. Quando o clínico determina que há informações clínicas suficientes para especificar a natureza da apresentação clínica, o diagnóstico de "outro transtorno especificado" pode ser feito. Nos casos em que o clínico não é capaz de especificar melhor a apresentação clínica (p. ex., em contextos de atendimento de emergência), o diagnóstico de "transtorno não especificado" pode ser feito. Essa é inteiramente uma questão de julgamento clínico.

Esta é uma convenção consagrada do DSM para condições incluídas no capítulo "Condições para Estudos Posteriores", na Seção III do DSM-5-TR, a ser listadas como exemplos de apresentações que podem ser especificadas com o uso da designação de "outro transtorno especificado". A inclusão dessas condições para estudos posteriores como exemplos não representa o reconhecimento pela American Psychiatric Association de que tais categorias diagnósticas são válidas.

Uso do Julgamento Clínico

O DSM-5 é uma classificação dos transtornos mentais que foi desenvolvida para uso em contextos clínicos, educacionais e de pesquisa. As categorias, os critérios e as descrições textuais dos diagnósticos visam ser empregados por indivíduos com treinamento clínico apropriado e experiência em diagnóstico. É importante que o DSM-5 não seja aplicado mecanicamente por indivíduos sem treinamento clínico. Os critérios diagnósticos específicos no DSM-5 pretendem servir como

Utilização do Manual 7

diretrizes a serem esclarecidas pelo julgamento clínico e não visam ser usadas de uma forma rígida como um livro de receitas. Por exemplo, o exercício do julgamento clínico pode justificar que seja feito um determinado diagnóstico para um indivíduo, mesmo que a apresentação clínica não satisfaça todos os critérios para o diagnóstico, contanto que os sintomas presentes sejam persistentes e graves. Por sua vez, a falta de familiaridade com o DSM-5 ou a aplicação excessivamente flexível e idiossincrásica dos critérios do DSM-5 reduz substancialmente sua utilidade como uma linguagem comum para comunicação.

Critérios Quanto à Importância Clínica

Na ausência de marcadores biológicos evidentes ou de medidas de gravidade clinicamente úteis para vários transtornos mentais, não foi possível separar totalmente as expressões de sintomas normais e de sintomas patológicos inseridos nos critérios diagnósticos. Essa lacuna nas informações é problemática sobretudo em situações clínicas nas quais a apresentação em si dos sintomas do paciente (em especial em formas leves) não é inerentemente patológica e pode ser encontrada em indivíduos para os quais um diagnóstico de "transtorno mental" seria inadequado. Portanto, um critério diagnóstico genérico que requer sofrimento ou incapacidade foi usado para estabelecer limiares de transtorno, geralmente formulado como "a perturbação causa sofrimento clinicamente significativo ou prejuízo no funcionamento social, profissional ou em outras áreas importantes da vida do indivíduo". Avaliar se esse critério é satisfeito, especialmente em termos de sua função, é um julgamento clínico inerentemente difícil. O texto que segue a definição revisada de um transtorno mental reconhece que esse critério pode ser particularmente útil para determinar a necessidade de tratamento. O uso de informações fornecidas pelo indivíduo e também pelos familiares e outros terceiros, por meio de entrevistas ou avaliações de auto ou heterorrelato (informantes) referentes ao desempenho do indivíduo é com frequência necessário.

Procedimentos para Codificação e Registro

O sistema de codificação oficial em uso nos Estados Unidos desde 1º de outubro de 2015 é a *Classificação internacional de doenças, décima revisão, modificação clínica* (CID-10-MC), uma versão da CID-10 da Organização Mundial da Saúde que foi modificada para uso clínico pelo National

8 Utilização do Manual

Center for Health Statistics (NCHS), do Centers for Disease Controle and Prevention, e fornece os únicos códigos diagnósticos admissíveis para transtornos mentais para uso clínico nos Estados Unidos. A maioria dos transtornos no DSM-5 tem um código alfanumérico da CID-10-MC que aparece antes do nome do transtorno (ou subtipo ou especificador codificado) na Classificação do DSM-5-TR e no conjunto de critérios complementares para cada transtorno. Para alguns diagnósticos (p. ex., transtornos neurocognitivos e induzidos por substância/medicamento), o código apropriado depende de maiores especificações e está listado dentro do conjunto de critérios para o transtorno, na forma de notas para codificação e, em alguns casos, com maior elucidação em uma seção sobre "Procedimentos para Registro". Os nomes de alguns transtornos são seguidos por termos alternativos inseridos entre parênteses.

O uso de códigos diagnósticos é fundamental para a manutenção de registros médicos. A codificação dos diagnósticos facilita a coleta e a recuperação dos dados e a compilação de informações estatísticas. Os códigos também são frequentemente necessários para relatar os dados diagnósticos a terceiros interessados, incluindo agências governamentais, seguradoras privadas e a Organização Mundial da Saúde. Por exemplo, nos Estados Unidos, o uso dos códigos da CID-10-MC para transtornos no DSM-5-TR foi imposto pela Health Care Financing Administration para efeitos de reembolso pelo sistema Medicare.

Diagnóstico Principal/Motivo da Consulta

A convenção geral no Manual é permitir que diagnósticos múltiplos sejam atribuídos para as apresentações que satisfazem os critérios para mais de um transtorno do DSM-5. Quando mais de um diagnóstico é atribuído a um indivíduo em um contexto de internação, o diagnóstico principal é a condição estabelecida depois do estudo como principal responsável por sua admissão. Quando mais de um diagnóstico é atribuído a um paciente em um contexto ambulatorial, o motivo da consulta é a condição principal responsável pelos serviços médicos ambulatoriais recebidos por ocasião da consulta. Na maioria dos casos, o diagnóstico principal ou o motivo da consulta também são o foco principal de atenção ou tratamento. Com frequência é difícil (e um tanto arbitrário) determinar o diagnóstico principal ou o motivo da consulta. Por exemplo, pode haver dúvidas sobre qual diagnóstico deve ser considerado "principal" em um indivíduo hospitalizado por esquizofrenia e transtorno por uso de álcool, porque cada condição pode ter contribuído igualmente

Utilização do Manual 9

para a necessidade de internação e tratamento. O diagnóstico principal é indicado ao ser listado em primeiro lugar, e os transtornos remanescentes são listados em ordem de foco de atenção e tratamento. Quando o diagnóstico principal ou o motivo da consulta for um transtorno mental devido a outra condição médica (p. ex., transtorno neurocognitivo maior devido à doença de Alzheimer, transtorno psicótico devido a neoplasia pulmonar maligna), as regras de codificação da CID exigem que a condição médica etiológica seja listada em primeiro lugar. Nesse caso, o diagnóstico principal ou o motivo da consulta seria o transtorno mental devido à condição médica, o segundo diagnóstico listado. Para maior clareza, o transtorno listado como o diagnóstico principal ou o motivo da consulta pode ser seguido pela expressão qualificadora "(diagnóstico principal)" ou "(motivo da consulta)".

Diagnóstico Provisório

O modificador "provisório" pode ser usado quando no momento há informações insuficientes para indicar que os critérios diagnósticos são satisfeitos, mas há uma forte presunção de que as informações serão disponibilizadas para permitir essa determinação. O clínico pode indicar a incerteza diagnóstica ao registrar "(provisório)" após o diagnóstico. Por exemplo, esse modificador poderia ser usado quando um indivíduo que parece ter uma apresentação clínica compatível com um diagnóstico de transtorno depressivo maior atual não é capaz de fornecer uma história adequada, mas espera-se que essas informações estejam disponíveis depois de entrevistar um informante ou examinar os registros médicos. Depois que essas informações estão disponíveis e confirmam que os critérios diagnósticos foram satisfeitos, o modificador "(provisório)" seria removido. Outro uso de "provisório" ocorre em situações em que o diagnóstico diferencial depende exclusivamente de a duração da doença não ultrapassar um limite superior, conforme exigido pelos critérios diagnósticos. Por exemplo, um diagnóstico de transtorno esquizofreniforme requer uma duração de pelo menos 1 mês, porém menos de 6 meses. Caso um indivíduo tenha atualmente sintomas compatíveis com um diagnóstico de transtorno esquizofreniforme, considerando que a duração máxima é desconhecida porque os sintomas ainda estão em curso, o modificador "(provisório)" seria aplicado e depois removido caso os sintomas apresentassem remissão dentro de um período de 6 meses. Caso não remitam, o diagnóstico seria mudado para esquizofrenia.

10 Utilização do Manual

Notas Sobre a Terminologia

Transtorno Mental Induzido por Substância/Medicamento

O termo "transtorno mental induzido por substância/medicamento" refere-se a apresentações sintomáticas que se devem aos efeitos fisiológicos de uma substância exógena no sistema nervoso central, incluindo sintomas que se desenvolvem durante a abstinência de uma substância exógena capaz de causar dependência fisiológica. Essas substâncias exógenas incluem intoxicantes típicos (p. ex., álcool, inalantes, alucinógenos, cocaína), medicamentos psicotrópicos (p. ex., estimulantes; sedativos, hipnóticos, ansiolíticos), outros medicamentos (p. ex., esteroides) e toxinas ambientais (p. ex., inseticidas organofosforados). As edições do DSM, do DSM-III ao DSM-IV, referiam-se a eles como "transtornos mentais induzidos por substância". Para enfatizar que medicamentos e não só substâncias de abuso podem causar sintomas psiquiátricos, o termo foi mudado para "induzidos por substância/medicamento" no DSM-5.

Transtornos Mentais Independentes

Historicamente, os transtornos mentais foram divididos entre aqueles que eram denominados "orgânicos" (causados por fatores físicos) e os que eram "não orgânicos" (puramente da mente; também referidos como "funcionais" ou "psicogênicos"), termos que foram incluídos no DSM até o DSM-III-R. Como essas dicotomias enganosamente implicavam que transtornos não orgânicos não têm base biológica e que transtornos mentais não têm base física, o DSM-IV atualizou essa terminologia da seguinte forma: 1) os termos "orgânico" e "não orgânico" foram eliminados do DSM-IV; 2) os transtornos anteriormente denominados "orgânicos" foram divididos em devidos aos efeitos fisiológicos diretos de uma substância (induzidos por substância) e devidos aos efeitos fisiológicos diretos de uma condição médica no sistema nervoso central; e 3) o termo "transtornos mentais não orgânicos" (i. e., transtornos não devidos a substâncias ou a condições médicas) foi substituído por "transtorno mental primário". No DSM-5, essa terminologia foi mais aperfeiçoada, substituindo "primário" por "independente" (p. ex., o Critério C em transtorno de ansiedade induzido por substância/me-

Utilização do Manual

dicamento começa com "A perturbação não é mais bem explicada por um transtorno de ansiedade não induzido por substância/medicamento. As evidências de um transtorno de ansiedade *independente* podem incluir" [*itálico acrescentado para referência*]). Isso foi feito para reduzir uma possível confusão, uma vez que o termo "primário" historicamente tem outros significados (p. ex., algumas vezes é usado para indicar qual transtorno entre vários transtornos comórbidos foi o primeiro a ocorrer). O uso de "transtorno mental independente" não deve ser interpretado como significando que o transtorno é independente de outros fatores causais possíveis, tais como estressores psicossociais ou outros transtornos ambientais.

Outras Condições Médicas

Outra dicotomia adotada por edições anteriores do DSM que refletia o dualismo mente-corpo era a divisão dos transtornos em "transtornos mentais" e "transtornos físicos". Em combinação com a eliminação da terminologia orgânico/não orgânico, o DSM-IV substituiu a dicotomia "transtorno mental" *versus* "transtorno físico" por uma dicotomia "transtorno mental" *versus* "condição médica geral", baseado na localização do capítulo dentro da *Classificação internacional de doenças* (CID). As condições médicas na CID foram divididas em 17 capítulos baseados em uma variedade de fatores, que incluem etiologia (p. ex., Neoplasias [Capítulo2]), localização anatômica (p. ex., Doenças da orelha e do processo mastoide [Capítulo 8]), sistema corporal (p. ex., Doenças do sistema circulatório [Capítulo 9]) e contexto (p. ex., Gravidez, parto e puerpério [Capítulo 15]). Na estrutura da CID, os transtornos mentais estão localizados no Capítulo 5, e as condições médicas gerais estão localizadas nos outros 16 capítulos. Devido à preocupação de que o termo "condição médica geral" pudesse ser confundido com prática geral, o DSM-5 usa o termo "outra condição médica" para enfatizar o fato de que transtornos mentais são condições médicas e que podem ser precipitados por outras condições médicas. É importante reconhecer que "transtorno mental" e "outra condição médica" são meramente termos de conveniência e não implicam considerar que exista alguma distinção fundamental entre transtornos mentais e outras condições médicas, que transtornos mentais não estão relacionados a fatores ou processo físicos ou biológicos, ou que outras condições médicas não estão relacionadas a fatores ou processos comportamentais ou psicossociais.

Tipos de Informações no Texto do DSM-5-TR

O texto do DSM-5-TR fornece informações contextuais para auxiliar na tomada de decisão diagnóstica. O texto aparece imediatamente após os critérios diagnósticos para cada transtorno e descreve o transtorno sistematicamente sob os seguintes títulos: Procedimentos para Registro, Subtipos, Especificadores, Características Diagnósticas, Características Associadas, Prevalência, Desenvolvimento e Curso, Fatores de Risco e Prognóstico, Questões Diagnósticas Relativas à Cultura, Questões Diagnósticas Relativas ao Sexo e ao Gênero, Marcadores Diagnósticos, Associação com Pensamentos ou Comportamentos Suicidas, Consequências Funcionais, Diagnóstico Diferencial e Comorbidade. Em geral, quando estão disponíveis informações limitadas para uma seção, essa seção não é incluída.

Procedimentos para Registro oferece diretrizes para relatar o nome do transtorno e para selecionar e registrar o código diagnóstico apropriado da CID-10-MC. Também inclui instruções para aplicação dos subtipos e/ou especificadores apropriados.

Subtipos e/ou **Especificadores** fornecem descrições breves de subtipos e/ou especificadores aplicáveis.

Características Diagnósticas fornece um texto descritivo ilustrando o uso dos critérios e inclui pontos fundamentais na sua interpretação. Por exemplo, dentro das características diagnósticas para esquizofrenia, é explicado que alguns sintomas que podem parecer sintomas negativos podem ser atribuídos a efeitos colaterais de medicamento.

Características Associadas inclui características clínicas que não estão representadas nos critérios, mas ocorrem com frequência significativamente maior em indivíduos com o transtorno do que naqueles sem o transtorno. Por exemplo, indivíduos com transtorno de ansiedade generalizada também podem vivenciar sintomas somáticos que não estão contidos nos critérios para o transtorno.

Prevalência descreve as taxas do transtorno na comunidade, mais frequentemente descrita como prevalência em 12 meses, embora para alguns transtornos a prevalência pontual seja indicada. As estimativas de prevalência também são fornecidas por faixa etária

Utilização do Manual

e por grupo étnico-racial/cultural sempre que possível. A proporção entre os sexos (prevalência em homens *versus* mulheres) também é fornecida nessa seção. Quando se encontram disponíveis dados internacionais, a variância geográfica nas taxas de prevalência é descrita. Para alguns transtornos, especialmente aqueles para os quais há dados limitados sobre as taxas na comunidade, a prevalência em amostras clínicas relevantes é indicada.

Desenvolvimento e Curso descreve os padrões de apresentação típicos e a evolução ao longo da vida. Indica a idade típica de início e se a apresentação clínica pode ter características prodrômicas/insidiosas ou pode se manifestar abruptamente. Outras descrições podem incluir um curso episódico *versus* curso persistente, bem como um episódio único *versus* um curso episódico recorrente. Os descritores nessa seção podem abordar a duração dos sintomas ou dos episódios e também a progressão da gravidade e o impacto funcional associado. A tendência geral do transtorno ao longo do tempo (p. ex., estável, piora, melhora) é descrita aqui. As variações que podem ser anotadas incluem características relacionadas ao estágio de desenvolvimento (p. ex., primeira infância, infância, adolescência, vida adulta, velhice).

Fatores de Risco e Prognóstico inclui uma discussão de fatores que podem contribuir para o desenvolvimento de um transtorno. A seção é dividida em subseções que abordam *fatores temperamentais* (p. ex., características de personalidade); *fatores ambientais* (p. ex., traumatismo craniano, trauma emocional, exposição a substâncias tóxicas, uso de substância); e *fatores genéticos e fisiológicos* (p. ex., *APOE4* para demência, outros riscos genéticos familiares conhecidos); essa subseção pode abordar padrões familiares (tradicionais), bem como fatores genéticos e epigenéticos. Uma subseção adicional para *modificadores do curso* inclui fatores que podem implicar curso prejudicial e também fatores que podem ter efeito de melhora ou proteção.

Questões Diagnósticas Relativas à Cultura inclui informações sobre variações na expressão dos sintomas, atribuições para causas ou precipitantes do transtorno, fatores associados à prevalência diferencial entre grupos demográficos, normas culturais que podem influenciar o nível da patologia percebida, o risco de erro diagnóstico ao avaliar indivíduos provenientes de grupos étnico-raciais oprimidos e outro material relevante para o diagnóstico culturalmente informado. As taxas de prevalência em grupos culturais/étnicos específicos estão localizadas na seção Prevalência.

Questões Diagnósticas Relativas ao Sexo e ao Gênero inclui correlatos do diagnóstico que estão relacionados ao sexo ou ao gênero, a predominância dos sintomas ou o diagnóstico por sexo ou gênero e qualquer outra implicação diagnóstica relacionada ao sexo e ao gênero. As taxas de prevalência estão localizadas na seção Prevalência.

Marcadores Diagnósticos aborda medidas objetivas que têm valor diagnóstico estabelecido. Podem incluir achados do exame físico (p. ex., sinais de desnutrição em transtorno alimentar evitativo/restritivo), achados laboratoriais (p. ex., baixos níveis de hipocretina-1 no líquido cerebrospinal em narcolepsia) ou achados em exames de imagem (PET com FDG regionalmente hipometabólico para transtorno neurocognitivo devido à doença de Alzheimer).

Associação com Pensamentos ou Comportamentos Suicidas fornece informações sobre a prevalência de pensamentos ou de comportamentos suicidas específicos do transtorno, bem como sobre fatores de risco para suicídio que podem estar associados ao transtorno.

Consequências Funcionais discute consequências funcionais perceptíveis associadas a um transtorno que possivelmente têm influência na vida diária dos indivíduos afetados; essas consequências podem afetar a habilidade de se envolver em tarefas relacionadas a educação, trabalho e manutenção de uma vida independente. Elas podem variar segundo a idade e durante o ciclo de vida.

Diagnóstico Diferencial discute como diferenciar o transtorno de outros transtornos que têm algumas características similares presentes.

Comorbidade inclui descrições de transtornos mentais e outras condições médicas (i. e., condições classificadas fora do capítulo sobre transtornos Mentais e Comportamentais na CID-10-MC), com provável coocorrência com o diagnóstico.

Utilização do Manual

Outras Condições e Transtornos na Seção II

Além de oferecer critérios diagnósticos e o texto para transtornos mentais no DSM-5, a Seção II também inclui dois capítulos para outras condições que não são transtornos mentais, mas podem ser encontradas por clínicos de saúde mental. Essas condições podem ser enumeradas como motivo para uma consulta clínica juntamente aos transtornos mentais listados na Seção II ou no lugar deles. O capítulo "**Transtornos do Movimento Induzidos por Medicamentos e Outros Efeitos Adversos de Medicamentos**" inclui parkinsonismo induzido por medicamento, síndrome neuroléptica maligna, distonia aguda induzida por medicamento, acatisia aguda induzida por medicamento, discinesia tardia, distonia tardia/acatisia tardia, tremor postural induzido por medicamento e outro efeito adverso de medicamento. Essas condições estão incluídas na Seção II devido à importância frequente no 1) manejo de medicamentos para transtornos mentais ou outras condições médicas e 2) diagnóstico diferencial dos transtornos mentais (p. ex., transtorno de ansiedade *versus* acatisia aguda induzida por medicamento).

O capítulo "**Outras Condições que Podem Ser Foco da Atenção Clínica**" inclui condições e problemas psicossociais ou ambientais que não são considerados transtornos mentais, mas que de outra forma influenciam o diagnóstico, o curso, o prognóstico ou o tratamento do transtorno mental de um indivíduo. Essas condições são apresentadas com os códigos correspondentes da CID-10-MC (normalmente, códigos Z). Uma condição ou problema neste capítulo pode ser codificada com ou sem um diagnóstico complementar de transtorno mental se: 1) for um motivo para a consulta atual; 2) ajudar a explicar a necessidade de um teste, procedimento ou tratamento; 3) contribuir para o início ou exacerbação de um transtorno mental; ou 4) constituir um problema que deve ser levado em consideração no plano geral de manejo. Estes incluem comportamento suicida e autolesão não suicida; abuso e negligência; problemas relacionais (p. ex., Sofrimento na Relação com o Cônjuge ou Parceiro(a) Íntimo(a)); problemas educacionais, profissionais, de moradia e econômicos; problemas relacionados ao ambiente social, interação com o sistema legal e outras circunstâncias psicossociais, pessoais e ambientais (p. ex., problemas relacionados a gravidez indesejada, ser vítima de crime ou terrorismo); problemas relacionados ao acesso a assistência médica e outros cuidados de saúde; circunstâncias da história pessoal (p. ex., História Pessoal de Trauma Psicológico); outras consultas no sistema de saúde para orientação e aconselhamento

16 Utilização do Manual

médico (p. ex., aconselhamento sexual); outras condições ou problemas que podem ser foco de atenção clínica (p. ex., perambulação associada a um transtorno mental, luto não complicado, problema da fase da vida).

Melhorias *on-line* (em inglês)

O DSM-5-TR está disponível para assinaturas *on-line* em PsychiatryOnline.org, e também em um *e-book* que reflete a edição impressa. A versão *on-line* fornece, como suporte, um conjunto completo de citações e referências no texto que não estão disponíveis na versão impressa ou eletrônica do livro; também é atualizada periodicamente para refletir quaisquer mudanças resultantes do processo de revisão iterativo do DSM-5, descrito na Introdução. O DSM-5 será mantido *on-line* em um formato de arquivo em PsychiatryOnline.org, juntando-se às versões anteriores do DSM.

As escalas de avaliação e medidas clínicas na edição impressa e no *e-book* (ver "Instrumentos de Avaliação" na Seção III do DSM-5-TR) foram incluídas *on-line*, juntamente com outras medidas de avaliação usadas nos ensaios de campo (www.psychiatry.org/dsm5), vinculadas aos respectivos transtornos. Desde a Seção III do DSM-5-TR, o capítulo "Cultura e Diagnóstico Psiquiátrico", a Entrevista de Formulação Cultural, a Entrevista de Formulação Cultural – Versão do Informante (ambas incluídas nas versões impressa e eletrônica) e os módulos complementares até a base da Entrevista de Formulação Cultural estão todos disponíveis *on-line* em www.psychiatry.org/dsm5.

Advertência para a Utilização Forense do DSM-5

Embora o objetivo principal da elaboração dos critérios diagnósticos e do texto do DSM-5 tenha sido auxiliar clínicos na condução da avaliação clínica, da formulação de caso e do planejamento do tratamento, este Manual também é usado como referência em tribunais e por advogados para avaliar as consequências forenses de transtornos mentais. Em consequência, é importante observar que a definição de transtorno mental inclusa no DSM-5 foi desenvolvida para satisfazer as necessidades de clínicos, profissionais da área da saúde e pesquisadores, em vez de todas as necessidades técnicas de tribunais e de profissionais da área jurídica. Cabe, ainda, atestar que o DSM-5 não fornece diretrizes de tratamento para nenhum tipo de transtorno.

Quando usados apropriadamente, os diagnósticos e as informações diagnósticas podem auxiliar os detentores do poder de decisão no âmbito legal em suas deliberações. Por exemplo, quando a presença de um transtorno mental é o fundamento para uma determinação legal subsequente (p. ex., internação compulsória), o uso de um sistema estabelecido de diagnóstico aumenta o valor e a confiabilidade da deliberação. Por ser um compêndio baseado em uma revisão da literatura clínica e de pesquisa pertinente, o DSM-5 pode facilitar o entendimento das características relevantes dos transtornos mentais pelas autoridades judiciais. A literatura relacionada aos diagnósticos também serve para cercear especulações infundadas sobre transtornos mentais e sobre o funcionamento de determinado indivíduo. Por fim, informações diagnósticas sobre o curso longitudinal podem melhorar a tomada de decisão quando a questão legal está relacionada ao funcionamento mental de um indivíduo em um ponto no tempo no passado ou no futuro.

Contudo, o uso do DSM-5 deve envolver o conhecimento dos riscos e limitações do seu uso no âmbito forense. Quando as categorias, os critérios e as descrições do DSM-5 são empregados para fins forenses, há o risco de que as informações diagnósticas sejam usadas de forma indevida ou compreendidas erroneamente. Esses perigos surgem por não haver uma concordância perfeita entre as questões de interesse da justi-

18 Advertência para a Utilização Forense do DSM-5

ça e as informações contidas em um diagnóstico clínico. Na maioria das situações, a presença de um diagnóstico clínico de transtorno mental do DSM-5, como transtorno do desenvolvimento intelectual (deficiência intelectual), esquizofrenia, transtorno neurocognitivo maior, transtorno do jogo ou transtorno pedofílico, não implica que um indivíduo com a condição satisfaça critérios legais para a presença de um transtorno mental ou "doença mental" conforme definido legalmente ou como um parâmetro jurídico específico (p. ex., para interdição, responsabilidade criminal ou inimputabilidade penal). Para este último, normalmente são necessárias informações adicionais que vão além das contidas no diagnóstico do DSM-5, o que pode incluir dados acerca dos prejuízos funcionais do indivíduo e sobre como esses prejuízos afetam as aptidões específicas em questão. Precisamente porque os prejuízos, as aptidões e as deficiências variam amplamente dentro de cada categoria diagnóstica, a atribuição de um determinado diagnóstico não indica um nível específico de prejuízo ou incapacitação.

O uso do DSM-5 para avaliar a presença de um transtorno mental, por indivíduos que não atuam na área clínica ou cuja formação ou treinamento na área é insuficiente, não é recomendado. As pessoas com poder de decisão fora do âmbito clínico também devem ser alertadas de que um diagnóstico não traz em si quaisquer implicações necessárias com relação à etiologia ou às causas do transtorno mental do indivíduo ou do grau de controle que este tem sobre comportamentos que podem estar associados ao transtorno. Mesmo quando a diminuição do controle sobre o próprio comportamento é uma característica do transtorno, o fato de ter o diagnóstico, por si só, não indica que a pessoa necessariamente é (ou foi) incapaz de controlar seu comportamento em determinado momento.

SEÇÃO II
Critérios Diagnósticos e Códigos

Transtornos do Neurodesenvolvimento 21

Espectro da Esquizofrenia e Outros Transtornos Psicóticos 47

Transtorno Bipolar e Transtornos Relacionados 65

Transtornos Depressivos 95

Transtornos de Ansiedade 117

Transtorno Obsessivo-compulsivo e Transtornos
Relacionados 131

Transtornos Relacionados a Trauma e a Estressores 143

Transtornos Dissociativos 157

Transtorno de Sintomas Somáticos e Transtornos
Relacionados 161

Transtornos Alimentares 167

Transtornos da Eliminação 175

Transtornos do Sono-Vigília 177

Disfunções Sexuais 197

Disforia de Gênero 209

Transtornos Disruptivos, do Controle de Impulsos
e da Conduta 213

Transtornos Relacionados a Substâncias e
Transtornos Aditivos 221

Transtornos Neurocognitivos 281

Transtornos da Personalidade 323

Transtornos Parafílicos.. 335

Outros Transtornos Mentais e Códigos Adicionais 343

Transtornos do Movimento Induzidos por Medicamentos e Outros Efeitos Adversos de Medicamentos 347

Outras Condições que Podem ser Foco da Atenção Clínica.... 369

Transtornos do Neurodesenvolvimento

Transtornos do Desenvolvimento Intelectual

Transtorno do Desenvolvimento Intelectual (Deficiência Intelectual)

Critérios Diagnósticos

O transtorno do desenvolvimento intelectual (deficiência intelectual) é um transtorno com início no período do desenvolvimento que inclui déficits funcionais, tanto intelectuais quanto adaptativos, nos domínios conceitual, social e prático. Os três critérios a seguir devem ser preenchidos:

A. Déficits em funções intelectuais como raciocínio, solução de problemas, planejamento, pensamento abstrato, juízo, aprendizagem acadêmica e aprendizagem pela experiência confirmados tanto pela avaliação clínica quanto por testes de inteligência padronizados e individualizados.

B. Déficits em funções adaptativas que resultam em falha em atingir padrões de desenvolvimento e socioculturais em relação a independência pessoal e responsabilidade social. Sem apoio continuado, os déficits de adaptação limitam o funcionamento em uma ou mais atividades diárias, como comunicação, participação social e vida independente, e em múltiplos ambientes, como em casa, na escola, no local de trabalho e na comunidade.

C. Início dos déficits intelectuais e adaptativos durante o período de desenvolvimento.

Nota: O termo *transtorno do desenvolvimento intelectual* é usado para clarificar sua relação com o sistema de classificação da CID-11, da OMS, que usa o termo *Transtornos do Desenvolvimento Intelectual*. O termo equivalente, *deficiência intelectual*, é colocado entre parênteses para uso continuado. A literatura médica e de pesquisa usa ambos os termos, enquanto deficiência intelectual é o termo mais comumente usado por educadores e outros profissionais, por grupos de defesa dos direitos desses indivíduos e pelo público leigo. Além disso, a Lei Federal dos Estados Unidos (Public Law 111-256, Rosa's Law) substituiu todas as referências ao termo *retardo mental* em leis federais pelo termo *deficiência intelectual*.

Especificar a gravidade atual (ver Tabela 1):

F70 Leve
F71 Moderada
F72 Grave
F73 Profunda

Atraso Global do Desenvolvimento

F88

Este diagnóstico está reservado a indivíduos *com menos* de 5 anos de idade, quando o nível de gravidade clínica não pode ser avaliado de modo confiável durante a primeira infância. Esta categoria é diagnosticada quando um indivíduo fracassa em alcançar os marcos do desenvolvimento esperados em várias áreas da função intelectual, sendo aplicada a pessoas que não são capazes de passar por avaliações sistemáticas do funcionamento intelectual, incluindo crianças jovens demais para participar de testes padronizados. É uma categoria que requer reavaliações após um período de tempo.

Transtorno do Desenvolvimento Intelectual (Deficiência Intelectual) Não Especificado

F79

Esta categoria está reservada a pessoas *com mais* de 5 anos de idade, quando a investigação do grau de transtorno do desenvolvimento intelectual (deficiência intelectual), por meio de procedimentos disponíveis localmente, fica difícil ou impossível devido a prejuízos sensoriais ou físicos associados, como na cegueira ou na surdez pré-linguística, na deficiência locomotora ou na presença de comportamentos problemáticos graves ou nos casos de comorbidade com transtorno mental. É uma categoria que somente deve ser usada em circunstâncias excepcionais e que requer reavaliações após um período de tempo.

TABELA 1 Níveis de gravidade para o transtorno do desenvolvimento intelectual (deficiência intelectual)

Nível de gravidade	Domínio conceitual	Domínio social	Domínio prático
Leve	Em crianças pré-escolares, pode não haver diferenças conceituais óbvias. Para crianças em idade escolar e adultos, existem dificuldades em aprender habilidades acadêmicas que envolvam leitura, escrita, matemática, tempo ou dinheiro, sendo necessário apoio em uma ou mais áreas para o alcance das expectativas associadas à idade. Nos adultos, pensamento abstrato, função executiva (i. e., planejamento, estabelecimento de estratégias, fixação de prioridades e flexibilidade cognitiva) e memória de curto prazo, bem como uso funcional de habilidades acadêmicas (p. ex., leitura, controle do dinheiro), estão prejudicados. Há uma abordagem um tanto concreta a problemas e soluções em comparação com indivíduos na mesma faixa etária.	Comparado a indivíduos na mesma faixa etária com desenvolvimento típico, o indivíduo mostra-se imaturo nas relações sociais. Por exemplo, pode haver dificuldade em perceber, com precisão, pistas sociais dos pares. Comunicação, conversação e linguagem são mais concretas ou imaturas do que o esperado para a idade. Podem existir dificuldades na regulação da emoção e do comportamento de uma forma adequada para a idade; tais dificuldades são percebidas pelos pares em situações sociais. Há compreensão limitada do risco em situações sociais; o julgamento social é imaturo para a idade, e a pessoa corre o risco de ser manipulada pelos outros (credulidade).	O indivíduo pode funcionar de acordo com a idade nos cuidados pessoais. Precisa de algum apoio nas tarefas complexas da vida diária em comparação com os pares. Na vida adulta, o apoio costuma envolver compras de itens para a casa, transporte, organização do lar e dos cuidados com os filhos, preparo de alimentos nutritivos, atividades bancárias e controle do dinheiro. As habilidades recreativas assemelham-se às dos companheiros de faixa etária, embora o juízo relativo ao bem-estar e à organização da recreação precise de apoio. Na vida adulta, pode conseguir emprego em funções que não enfatizem habilidades conceituais. Os indivíduos em geral necessitam de apoio para tomar decisões de cuidados de saúde e decisões legais, bem como para aprender a desempenhar uma profissão de forma competente. Apoio costuma ser necessário para criar uma família.

(Continua)

TABELA 1 Níveis de gravidade para o transtorno do desenvolvimento intelectual (deficiência intelectual) *(Continuação)*

Nível de gravidade	Domínio conceitual	Domínio social	Domínio prático
Moderada	Durante todo o desenvolvimento, as habilidades conceituais do indivíduo ficam destacadamente atrás das dos pares. Em crianças pré-escolares, a linguagem e as habilidades pré-acadêmicas desenvolvem-se lentamente. Nas crianças em idade escolar, ocorre lento progresso em leitura, escrita, matemática e na compreensão de tempo e do dinheiro ao longo dos anos escolares, com marcadas limitações em comparação com os colegas. Nos adultos, o desenvolvimento de habilidades acadêmicas costuma mostrar-se em um nível elementar, havendo necessidade de apoio para todo emprego de habilidades acadêmicas no trabalho e na vida pessoal. Assistência contínua diária é necessária para a realização de tarefas conceituais cotidia-	O indivíduo mostra diferenças marcadas em relação aos pares no comportamento social e na comunicação durante o desenvolvimento. A linguagem falada costuma ser um recurso primário para a comunicação social, embora com muito menos complexidade que a dos companheiros. A capacidade de relacionamento é evidente nos laços com família e amigos, e o indivíduo pode manter amizades bem-sucedidas na vida e, por vezes, relacionamentos românticos na vida adulta. Pode, entretanto, não perceber ou interpretar com exatidão sinais sociais. O julgamento social e a capacidade de tomar decisões são limitados, com cuidadores tendo que auxiliar a pessoa nas decisões. Amizades com companheiros	O indivíduo é capaz de dar conta das necessidades pessoais envolvendo alimentar-se, vestir-se, eliminações e higiene como adulto, ainda que haja necessidade de um período prolongado de ensino e de tempo para que se torne independente nessas áreas, talvez com necessidade de lembretes. Da mesma forma, participação em todas as tarefas domésticas pode ser alcançada na vida adulta, ainda que seja necessário longo período de aprendizagem e que um apoio continuado tenha que ocorrer para um desempenho adulto. Emprego independente em tarefas que necessitem de habilidades conceituais e comunicacionais limitadas pode ser conseguido, embora com necessidade de apoio considerável de colegas, supervisores e outras pessoas para o manejo das expectativas sociais, complexidades de trabalho e responsabilidades auxiliares, como horário, transporte, benefícios de saúde e controle

(Continua)

TABELA 1 Níveis de gravidade para o transtorno do desenvolvimento intelectual (deficiência intelectual) (Continuação)

Nível de gravidade	Domínio conceitual	Domínio social	Domínio prático
	nas, sendo que outras pessoas podem assumir integralmente essas responsabilidades pelo indivíduo.	com desenvolvimento normal costumam ser afetadas pelas limitações de comunicação e sociais. Há necessidade de apoio social e de comunicação significativo para o sucesso nos locais de trabalho.	do dinheiro. Uma variedade de habilidades recreacionais pode ser desenvolvida. Essas costumam demandar apoio e oportunidades de aprendizagem por um longo período de tempo. Comportamento mal-adaptativo está presente em uma minoria significativa, causando problemas sociais.
Grave	A aquisição de habilidades conceituais é limitada. Geralmente, o indivíduo tem pouca compreensão da linguagem escrita ou de conceitos que envolvam números, quantidade, tempo e dinheiro. Os cuidadores proporcionam grande apoio para a solução de problemas ao longo da vida.	A linguagem falada é bastante limitada em termos de vocabulário e gramática. A fala pode ser composta de palavras ou frases, com possível suplementação por meios aumentativos. A fala e a comunicação têm foco no aqui e agora dos eventos do cotidiano. A linguagem é usada para comunicação social mais do que para explicações. Os indivíduos entendem discursos e comunicação gestual simples. As relações com familiares e pessoas conhecidas constituem fonte de prazer e ajuda.	O indivíduo necessita de apoio para todas as atividades cotidianas, inclusive refeições, vestir-se, banhar-se e eliminação. O indivíduo precisa de supervisão em todos os momentos. O indivíduo não é capaz de tomar decisões responsáveis quanto a seu bem-estar e o dos demais. Na vida adulta, há necessidade de apoio e assistência contínuos nas tarefas domésticas, recreativas e profissionais. A aquisição de habilidades em todos os domínios envolve ensino prolongado e apoio contínuo. Comportamento mal-adaptativo, incluindo autolesão, está presente em uma minoria significativa.

(Continua)

TABELA 1 Níveis de gravidade para o transtorno do desenvolvimento intelectual (deficiência intelectual) *(Continuação)*

Nível de gravidade	Domínio conceitual	Domínio social	Domínio prático
Profunda	As habilidades conceituais costumam envolver mais o mundo físico do que os processos simbólicos. A pessoa pode usar objetos de maneira direcionada a metas para o autocuidado, o trabalho e a recreação. Algumas habilidades visuoespaciais, como combinar e classificar, baseadas em características físicas, podem ser adquiridas. A ocorrência concomitante de prejuízos motores e sensoriais, porém, pode impedir o uso funcional dos objetos.	O indivíduo apresenta compreensão muito limitada da comunicação simbólica na fala ou nos gestos. Pode entender algumas instruções ou gestos simples. Há ampla expressão dos próprios desejos e emoções pela comunicação não verbal e não simbólica. A pessoa aprecia os relacionamentos com membros bem conhecidos da família, cuidadores e outras pessoas conhecidas, além de iniciar interações sociais e reagir a elas por meio de pistas gestuais e emocionais. A ocorrência concomitante de prejuízos sensoriais e físicos pode impedir muitas atividades sociais.	O indivíduo depende de outros para todos os aspectos do cuidado físico diário, saúde e segurança, ainda que possa conseguir participar também de algumas dessas atividades. Aqueles sem prejuízos físicos graves podem ajudar em algumas tarefas diárias de casa, como levar os pratos para a mesa. Ações simples com objetos podem constituir a base para a participação em algumas atividades profissionais com níveis elevados de apoio continuado. Atividades recreativas podem envolver, por exemplo, apreciar ouvir música, assistir a filmes, sair para passear ou participar de atividades aquáticas, tudo isso com apoio de outras pessoas. A ocorrência concomitante de prejuízos físicos e sensoriais é barreira frequente à participação (além da observação) em atividades domésticas, recreativas e profissionais. Comportamento mal-adaptativo está presente em uma minoria significativa.

Transtorno da Fala

Transtornos da Comunicação

Transtorno da Linguagem

Critérios Diagnósticos — F80.2

A. Dificuldades persistentes na aquisição e no uso da linguagem em suas diversas modalidades (i. e., falada, escrita, linguagem de sinais ou outra) devido a déficits na compreensão ou na produção, inclusive:
1. Vocabulário reduzido (conhecimento e uso de palavras).
2. Estrutura limitada de frases (capacidade de unir palavras e terminações de palavras de modo a formar frases, com base nas regras gramaticais e morfológicas).
3. Prejuízos no discurso (capacidade de usar vocabulário e unir frases para explicar ou descrever um tópico ou uma série de eventos, ou ter uma conversa).

B. As capacidades linguísticas estão, de forma substancial e quantificável, abaixo do esperado para a idade, resultando em limitações funcionais na comunicação efetiva, na participação social, no sucesso acadêmico ou no desempenho profissional, individualmente ou em qualquer combinação.

C. O início dos sintomas ocorre precocemente no período do desenvolvimento.

D. As dificuldades não são atribuíveis a deficiência auditiva ou outro prejuízo sensorial, a disfunção motora ou a outra condição médica ou neurológica, não sendo mais bem explicadas por transtorno do desenvolvimento intelectual (deficiência intelectual) ou por atraso global do desenvolvimento.

Transtorno da Fala

Critérios Diagnósticos — F80.0

A. Dificuldade persistente para produção da fala que interfere na inteligibilidade da fala ou impede a comunicação verbal de mensagens.

B. A perturbação causa limitações na comunicação eficaz, que interferem na participação social, no sucesso acadêmico ou no desempenho profissional, individualmente ou em qualquer combinação.

C. O início dos sintomas ocorre precocemente no período do desenvolvimento.

28 Transtornos do Neurodesenvolvimento

D. As dificuldades não são atribuíveis a condições congênitas ou adquiridas, como paralisia cerebral, fenda palatina, surdez ou perda auditiva, lesão cerebral traumática ou outras condições médicas ou neurológicas.

Transtorno da Fluência com Início na Infância (Gagueira)

Critérios Diagnósticos	F80.81

A. Perturbações na fluência normal e no padrão temporal da fala inapropriadas para a idade e para as habilidades linguísticas do indivíduo persistentes e caracterizadas por ocorrências frequentes e marcantes de um (ou mais) entre os seguintes:

1. Repetição de som e sílabas.
2. Prolongamentos sonoros das consoantes e das vogais.
3. Palavras interrompidas (p. ex., pausas em uma palavra).
4. Bloqueio audível ou silencioso (pausas preenchidas ou não preenchidas na fala).
5. Circunlocuções (substituições de palavras para evitar palavras problemáticas).
6. Palavras produzidas com excesso de tensão física.
7. Repetições de palavras monossilábicas (p. ex., "Eu-eu-eu-eu vejo").

B. A perturbação causa ansiedade em relação à fala ou limitações na comunicação efetiva, na participação social ou no desempenho acadêmico ou profissional, individualmente ou em qualquer combinação.

C. O início dos sintomas ocorre precocemente no período do desenvolvimento. (**Nota:** Casos de início tardio são diagnosticados como F98.5 - transtorno da fluência com início na idade adulta.)

D. A perturbação não é passível de ser atribuída a um déficit motor da fala ou sensorial, a disfluência associada a lesão neurológica (p. ex., acidente vascular cerebral, tumor, trauma) ou a outra condição médica, não sendo mais bem explicada por outro transtorno mental.

Transtorno da Comunicação Social (Pragmática)

Critérios Diagnósticos	F80.82

A. Dificuldades persistentes no uso social da comunicação verbal e não verbal como manifestado por todos os elementos a seguir:

Transcrição da Comunicação Não Especificado **29**

1. Déficits no uso da comunicação com fins sociais, como em saudações e compartilhamento de informações, de forma adequada ao contexto social.
2. Prejuízo da capacidade de adaptar a comunicação para se adequar ao contexto ou às necessidades do ouvinte, tal como falar de forma diferente em uma sala de aula do que em uma pracinha, falar de forma diferente a uma criança do que a um adulto e evitar o uso de linguagem excessivamente formal.
3. Dificuldades de seguir regras para conversar e contar histórias, tais como aguardar a vez, reconstituir o que foi dito quando não entendido e saber como usar sinais verbais e não verbais para regular a interação.
4. Dificuldades para compreender o que não é dito de forma explícita (p. ex., fazer inferências) e sentidos não literais ou ambíguos da linguagem (p. ex., expressões idiomáticas, humor, metáforas, múltiplos significados que dependem do contexto para interpretação).

B. Os déficits resultam em limitações funcionais na comunicação efetiva, na participação social, nas relações sociais, no sucesso acadêmico ou no desempenho profissional, individualmente ou em combinação.

C. O início dos sintomas ocorre precocemente no período inicial do desenvolvimento (embora os déficits possam não se tornar plenamente manifestos até que as demandas de comunicação social excedam as capacidades limitadas).

D. Os sintomas não são atribuíveis a outra condição médica ou neurológica ou a baixas capacidades nos domínios da estrutura da palavra e da gramática, não sendo mais bem explicados por transtorno do espectro autista, transtorno do desenvolvimento intelectual (deficiência intelectual), atraso global do desenvolvimento ou outro transtorno mental.

Transtorno da Comunicação Não Especificado

F80.9

Esta categoria aplica-se a apresentações em que sintomas característicos do transtorno da comunicação que causam sofrimento clinicamente significativo ou prejuízo no funcionamento social, profissional ou em outras áreas importantes da vida do indivíduo predominam, mas não satisfazem todos os critérios para transtorno da comunicação ou para qualquer

30 Transtornos do Neurodesenvolvimento

transtorno na classe diagnóstica dos transtornos do neurodesenvolvimento. A categoria transtorno da comunicação não especificado é usada nas situações em que o clínico opta por *não* especificar a razão pela qual os critérios para transtorno de comunicação ou para algum transtorno do neurodesenvolvimento específico não são satisfeitos e inclui as apresentações para as quais não há informações suficientes para que seja feito um diagnóstico mais específico.

Transtorno do Espectro Autista

Transtorno do Espectro Autista

Critérios Diagnósticos — F84.0

A. Déficits persistentes na comunicação social e na interação social em múltiplos contextos, conforme manifestado por todos os seguintes aspectos, atualmente ou por história prévia (os exemplos são apenas ilustrativos, e não exaustivos):

1. Déficits na reciprocidade socioemocional, variando, por exemplo, de abordagem social anormal e dificuldade para estabelecer uma conversa normal a compartilhamento reduzido de interesses, emoções ou afeto, a dificuldade para iniciar ou responder a interações sociais.

2. Déficits nos comportamentos comunicativos não verbais usados para interação social, variando, por exemplo, de comunicação verbal e não verbal pouco integrada a anormalidade no contato visual e linguagem corporal ou déficits na compreensão e uso de gestos, a ausência total de expressões faciais e comunicação não verbal.

3. Déficits para desenvolver, manter e compreender relacionamentos, variando, por exemplo, de dificuldade em ajustar o comportamento para se adequar a contextos sociais diversos a dificuldade em compartilhar brincadeiras imaginativas ou em fazer amigos, a ausência de interesse por pares.

B. Padrões restritos e repetitivos de comportamento, interesses ou atividades, conforme manifestado por pelo menos dois dos seguintes, atualmente ou por história prévia (os exemplos são apenas ilustrativos, e não exaustivos):

Transtorno do Espectro Autista

1. Movimentos motores, uso de objetos ou fala estereotipados ou repetitivos (p. ex., estereotipias motoras simples, alinhar brinquedos ou girar objetos, ecolalia, frases idiossincráticas).
2. Insistência nas mesmas coisas, adesão inflexível a rotinas ou padrões ritualizados de comportamento verbal ou não verbal (p. ex., sofrimento extremo em relação a pequenas mudanças, dificuldades com transições, padrões rígidos de pensamento, rituais de saudação, necessidade de fazer o mesmo caminho ou ingerir os mesmos alimentos diariamente).
3. Interesses fixos e altamente restritos que são anormais em intensidade ou foco (p. ex., forte apego a ou preocupação com objetos incomuns, interesses excessivamente circunscritos ou perseverativos).
4. Hiper ou hiporreatividade a estímulos sensoriais ou interesse incomum por aspectos sensoriais do ambiente (p. ex., indiferença aparente a dor/temperatura, reação contrária a sons ou texturas específicas, cheirar ou tocar objetos de forma excessiva, fascinação visual por luzes ou movimento).

C. Os sintomas devem estar presentes precocemente no período do desenvolvimento (mas podem não se tornar plenamente manifestos até que as demandas sociais excedam as capacidades limitadas ou podem ser mascarados por estratégias aprendidas mais tarde na vida).

D. Os sintomas causam prejuízo clinicamente significativo no funcionamento social, profissional ou em outras áreas importantes da vida do indivíduo no presente.

E. Essas perturbações não são mais bem explicadas por transtorno do desenvolvimento intelectual (deficiência intelectual) ou por atraso global do desenvolvimento. Transtorno do desenvolvimento intelectual ou transtorno do espectro autista costumam ser comórbidos; para fazer o diagnóstico da comorbidade de transtorno do espectro autista e transtorno do desenvolvimento intelectual, a comunicação social deve estar abaixo do esperado para o nível geral do desenvolvimento.

Nota: Indivíduos com um diagnóstico do DSM-IV bem estabelecido de transtorno autista, transtorno de Asperger ou transtorno global do desenvolvimento sem outra especificação devem receber o diagnóstico de transtorno do espectro autista. Indivíduos com déficits acentuados na comunicação social, cujos sintomas, porém, não atendam, de outra forma, critérios de transtorno do espectro autista, devem ser avaliados em relação a transtorno da comunicação social (pragmática).

Especificar a gravidade atual com base em prejuízos na comunicação social e em padrões de comportamento restritos e repetitivos (ver Tabela 2).

> **Exigindo apoio muito substancial**
> **Exigindo apoio substancial**
> **Exigindo apoio**
>
> *Especificar* se:
>
> **Com ou sem comprometimento intelectual concomitante**
> **Com ou sem comprometimento da linguagem concomitante**
>
> *Especificar* se:
>
> **Associado a uma condição genética conhecida ou outra condição médica ou fator ambiental (Nota para codificação:** Usar código adicional para identificar a condição genética ou outra condição médica associada.)
>
> **Associado a uma alteração do neurodesenvolvimento, mental ou comportamental**
>
> *Especificar* se:
>
> **Com catatonia** (consultar os critérios para catatonia associada a outro transtorno mental, p. 60, para definição) **(Nota para codificação:** Usar o código adicional F06.1 de catatonia associada a transtorno do espectro autista para indicar a presença de catatonia comórbida.)

Procedimentos para Registro

Pode ser útil registrar o nível de apoio necessário para cada um dos dois principais domínios psicopatológicos da Tabela 2 (p. ex., "exigindo apoio muito substancial para déficits na comunicação social e exigindo apoio substancial para comportamentos restritos e repetitivos"). A especificação "com comprometimento intelectual concomitante" ou "sem comprometimento intelectual concomitante" deve ser registrada em seguida. A especificação de comprometimento da linguagem deve ser registrada em seguida. Havendo comprometimento da linguagem concomitante, o nível atual do funcionamento verbal deve ser registrado (p. ex., "com comprometimento da linguagem concomitante – ausência de fala inteligível" ou "com comprometimento da linguagem concomitante – fala telegráfica").

No caso de transtorno do espectro autista para o qual os especificadores "associado a uma condição genética conhecida ou outra condição médica ou fator ambiental" ou "associado a uma alteração do neurodesenvolvimento, mental ou comportamental" forem apropriados, registrar transtorno do espectro autista associado a (nome da condição, do transtorno ou do fator) (p. ex., transtorno do espectro autista associado a com-

TABELA 2 Níveis de gravidade para o transtorno do espectro autista (exemplos de níveis de necessidade de suporte)

Nível de gravidade	Comunicação social	Comportamentos restritivos e repetitivos
Nível 3 "Exigindo apoio muito substancial"	Déficits graves nas habilidades de comunicação social verbal e não verbal causam prejuízos graves de funcionamento, grande limitação em dar início a interações sociais e resposta mínima a aberturas sociais que partem de outros. Por exemplo, uma pessoa com fala inteligível de poucas palavras que raramente inicia as interações e, quando o faz, tem abordagens incomuns apenas para satisfazer a necessidades e reage somente a abordagens sociais muito diretas.	Inflexibilidade de comportamento, extrema dificuldade em lidar com a mudança ou outros comportamentos restritos/repetitivos interferem acentuadamente no funcionamento em todas as esferas. Grande sofrimento/dificuldade para mudar o foco ou as ações.
Nível 2 "Exigindo apoio substancial"	Déficits graves nas habilidades de comunicação social verbal e não verbal; prejuízos sociais aparentes mesmo na presença de apoio; limitação em dar início a interações sociais e resposta reduzida ou anormal a aberturas sociais que partem de outros. Por exemplo, uma pessoa que fala frases simples, cuja interação se limita a interesses especiais reduzidos e que apresenta comunicação não verbal acentuadamente estranha.	Inflexibilidade do comportamento, dificuldade de lidar com a mudança ou outros comportamentos restritos/repetitivos aparecem com frequência suficiente para serem óbvios ao observador casual e interferem no funcionamento em uma variedade de contextos. Sofrimento e/ou dificuldade de mudar o foco ou as ações.
Nível 1 "Exigindo apoio"	Na ausência de apoio, déficits na comunicação social causam prejuízos notáveis. Dificuldade para iniciar interações sociais e exemplos claros de respostas atípicas ou sem sucesso a aberturas sociais dos outros. Pode parecer apresentar interesse reduzido por interações sociais. Por exemplo, uma pessoa que consegue falar frases completas e envolver-se na comunicação, embora apresente falhas na conversação com os outros e cujas tentativas de fazer amizades são estranhas e comumente malsucedidas.	Inflexibilidade de comportamento causa interferência significativa no funcionamento em um ou mais contextos. Dificuldade em trocar de atividade. Problemas para organização e planejamento são obstáculos à independência.

34 Transtornos do Neurodesenvolvimento

plexo de esclerose tuberosa). Esses especificadores são aplicados a apresentações em que as condições ou alterações listadas são potencialmente relevantes para o tratamento clínico do indivíduo e não necessariamente indicam que a condição ou problema tem relação causal com o transtorno do espectro autista. Se a alteração do neurodesenvolvimento, mental ou comportamental associada atender aos critérios para um transtorno do neurodesenvolvimento ou outro transtorno mental, tanto o transtorno do espectro autista quanto o outro transtorno devem ser diagnosticados.

Na presença de catatonia, registrar separadamente "catatonia associada a transtorno do espectro autista". Para mais informações, ver os critérios para catatonia associada a outro transtorno mental no capítulo "Espectro da Esquizofrenia e Outros Transtornos Psicóticos".

Transtorno de Déficit de Atenção/Hiperatividade

Transtorno de Déficit de Atenção/Hiperatividade

Critérios Diagnósticos

A. Um padrão persistente de desatenção e/ou hiperatividade-impulsividade que interfere no funcionamento e no desenvolvimento, conforme caracterizado por (1) e/ou (2):

1. **Desatenção:** Seis (ou mais) dos seguintes sintomas persistem por pelo menos seis meses em um grau que é inconsistente com o nível do desenvolvimento e têm impacto negativo diretamente nas atividades sociais e acadêmicas/profissionais:
    Nota: Os sintomas não são apenas uma manifestação de comportamento opositor, desafio, hostilidade ou dificuldade para compreender tarefas ou instruções. Para adolescentes mais velhos e adultos (17 anos ou mais), pelo menos cinco sintomas são necessários.

    a. Frequentemente não presta atenção em detalhes ou comete erros por descuido em tarefas escolares, no trabalho ou durante outras atividades (p. ex., negligencia ou deixa passar detalhes, o trabalho é impreciso).

    b. Frequentemente tem dificuldade de manter a atenção em tarefas ou atividades lúdicas (p. ex., dificuldade de manter o foco durante aulas, conversas ou leituras prolongadas).

Transtorno de Déficit de Atenção/Hiperatividade

c. Frequentemente parece não escutar quando alguém lhe dirige a palavra diretamente (p. ex., parece estar com a cabeça longe, mesmo na ausência de qualquer distração óbvia).

d. Frequentemente não segue instruções até o fim e não consegue terminar trabalhos escolares, tarefas ou deveres no local de trabalho (p. ex., começa as tarefas, mas rapidamente perde o foco e facilmente perde o rumo).

e. Frequentemente tem dificuldade para organizar tarefas e atividades (p. ex., dificuldade em gerenciar tarefas sequenciais; dificuldade em manter materiais e objetos pessoais em ordem; trabalho desorganizado e desleixado; mau gerenciamento do tempo; dificuldade em cumprir prazos).

f. Frequentemente evita, não gosta ou reluta em se envolver em tarefas que exijam esforço mental prolongado (p. ex., trabalhos escolares ou lições de casa; para adolescentes mais velhos e adultos, preparo de relatórios, preenchimento de formulários, revisão de trabalhos longos).

g. Frequentemente perde coisas necessárias para tarefas ou atividades (p. ex., materiais escolares, lápis, livros, instrumentos, carteiras, chaves, documentos, óculos, celular).

h. Com frequência é facilmente distraído por estímulos externos (para adolescentes mais velhos e adultos, pode incluir pensamentos não relacionados).

i. Com frequência é esquecido em relação a atividades cotidianas (p. ex., realizar tarefas, obrigações; para adolescentes mais velhos e adultos, retornar ligações, pagar contas, manter horários agendados).

2. **Hiperatividade e impulsividade:** Seis (ou mais) dos seguintes sintomas persistem por pelo menos seis meses em um grau que é inconsistente com o nível do desenvolvimento e têm impacto negativo diretamente nas atividades sociais e acadêmicas/profissionais:

   Nota: Os sintomas não são apenas uma manifestação de comportamento opositor, desafio, hostilidade ou dificuldade para compreender tarefas ou instruções. Para adolescentes mais velhos e adultos (17 anos ou mais), pelo menos cinco sintomas são necessários.

   a. Frequentemente remexe ou batuca as mãos ou os pés ou se contorce na cadeira.

   b. Frequentemente se levanta da cadeira em situações em que se espera que permaneça sentado (p. ex., sai do seu lugar em sala de aula, no escritório ou em outro local de trabalho ou em outras situações que exijam que se permaneça em um mesmo lugar).

c. Frequentemente corre ou sobe nas coisas em situações em que isso é inapropriado. (**Nota:** Em adolescentes ou adultos, pode se limitar a sensações de inquietude.)

d. Com frequência é incapaz de brincar ou se envolver em atividades de lazer calmamente.

e. Com frequência "não para", agindo como se estivesse "com o motor ligado" (p. ex., não consegue ou se sente desconfortável em ficar parado por muito tempo, como em restaurantes, reuniões; outros podem ver o indivíduo como inquieto ou difícil de acompanhar).

f. Frequentemente fala demais.

g. Frequentemente deixa escapar uma resposta antes que a pergunta tenha sido concluída (p. ex., termina frases dos outros, não consegue aguardar a vez de falar).

h. Frequentemente tem dificuldade para esperar a sua vez (p. ex., aguardar em uma fila).

i. Frequentemente interrompe ou se intromete (p. ex., mete-se nas conversas, jogos ou atividades; pode começar a usar as coisas de outras pessoas sem pedir ou receber permissão; para adolescentes e adultos, pode intrometer-se em ou assumir o controle sobre o que outros estão fazendo).

B. Vários sintomas de desatenção ou hiperatividade-impulsividade estavam presentes antes dos 12 anos de idade.

C. Vários sintomas de desatenção ou hiperatividade-impulsividade estão presentes em dois ou mais ambientes (p. ex., em casa, na escola, no trabalho; com amigos ou parentes; em outras atividades).

D. Há evidências claras de que os sintomas interferem no funcionamento social, acadêmico ou profissional ou de que reduzem sua qualidade.

E. Os sintomas não ocorrem exclusivamente durante o curso de esquizofrenia ou outro transtorno psicótico e não são mais bem explicados por outro transtorno mental (p. ex., transtorno do humor, transtorno de ansiedade, transtorno dissociativo, transtorno da personalidade, intoxicação ou abstinência de substância).

Determinar o subtipo:

F90.2 Apresentação combinada: Se tanto o Critério A1 (desatenção) quanto o Critério A2 (hiperatividade-impulsividade) são preenchidos nos últimos 6 meses.

Outro Transtorno de Déficit de Atenção/Hiperatividade... **37**

> **F90.0 Apresentação predominantemente desatenta:** Se o Critério A1 (desatenção) é preenchido, mas o Critério A2 (hiperatividade-impulsividade) não é preenchido nos últimos 6 meses.
>
> **F90.1 Apresentação predominantemente hiperativa/impulsiva:** Se o Critério A2 (hiperatividade-impulsividade) é preenchido, e o Critério A1 (desatenção) não é preenchido nos últimos 6 meses.
>
> *Especificar* se:
>
> **Em remissão parcial:** Quando todos os critérios foram preenchidos no passado, nem todos os critérios foram preenchidos nos últimos 6 meses, e os sintomas ainda resultam em prejuízo no funcionamento social, acadêmico ou profissional.
>
> *Especificar* a gravidade atual:
> **Leve:** Poucos sintomas, se algum, estão presentes além daqueles necessários para fazer o diagnóstico, e os sintomas resultam em não mais do que pequenos prejuízos no funcionamento social ou profissional.
> **Moderada:** Sintomas ou prejuízo funcional entre "leve" e "grave" estão presentes.
> **Grave:** Muitos sintomas além daqueles necessários para fazer o diagnóstico estão presentes, ou vários sintomas particularmente graves estão presentes, ou os sintomas podem resultar em prejuízo acentuado no funcionamento social ou profissional.

Outro Transtorno de Déficit de Atenção/Hiperatividade Especificado

F90.8

Esta categoria aplica-se a apresentações em que sintomas característicos do transtorno de déficit de atenção/hiperatividade que causam sofrimento clinicamente significativo ou prejuízo no funcionamento social, profissional ou em outras áreas importantes da vida do indivíduo predominam, mas não satisfazem todos os critérios para transtorno de déficit de atenção/hiperatividade ou para qualquer transtorno na classe diagnóstica dos transtornos do neurodesenvolvimento. A categoria outro transtorno de déficit de atenção/hiperatividade especificado é usada em situações em que o clínico opta por comunicar a razão específica pela qual a apresentação não satisfaz os critérios para transtorno de déficit de atenção/hiperatividade ou qualquer transtorno do neurodesenvolvimento específico. Isso é feito por meio do registro "outro transtorno de déficit de atenção/

hiperatividade especificado", seguido pela razão específica (p. ex., "com sintomas insuficientes de desatenção").

Transtorno de Déficit de Atenção/ Hiperatividade Não Especificado

F90.9

Esta categoria aplica-se a apresentações em que sintomas característicos do transtorno de déficit de atenção/hiperatividade que causam sofrimento clinicamente significativo ou prejuízo no funcionamento social, profissional ou em outras áreas importantes da vida do indivíduo predominam, mas não satisfazem todos os critérios para transtorno de déficit de atenção/hiperatividade ou para qualquer transtorno na classe diagnóstica de transtornos do neurodesenvolvimento. A categoria transtorno de déficit de atenção/hiperatividade não especificado é usada nas situações em que o clínico opta por *não* especificar a razão pela qual os critérios para transtorno de déficit de atenção/hiperatividade ou para qualquer transtorno do neurodesenvolvimento específico não são satisfeitos e inclui apresentações para as quais não há informações suficientes para que seja feito um diagnóstico mais específico.

Transtorno Específico da Aprendizagem

Transtorno Específico da Aprendizagem

Critérios Diagnósticos

A. Dificuldades na aprendizagem e no uso de habilidades acadêmicas, conforme indicado pela presença de ao menos um dos sintomas a seguir que tenha persistido por pelo menos 6 meses, apesar da provisão de intervenções dirigidas a essas dificuldades:

1. Leitura de palavras de forma imprecisa ou lenta e com esforço (p. ex., lê palavras isoladas em voz alta, de forma incorreta ou lenta e hesitante, frequentemente adivinha palavras, tem dificuldade de soletrá-las).

2. Dificuldade para compreender o sentido do que é lido (p. ex., pode ler o texto com precisão, mas não compreende a sequência, as relações, as inferências ou os sentidos mais profundos do que é lido).

Transtorno Específico da Aprendizagem

3. Dificuldades para ortografar (ou escrever ortograficamente) (p. ex., pode adicionar, omitir ou substituir vogais e consoantes).
4. Dificuldades com a expressão escrita (p. ex., comete múltiplos erros de gramática ou pontuação nas frases; emprega organização inadequada de parágrafos; expressão escrita das ideias sem clareza).
5. Dificuldades para dominar o senso numérico, fatos numéricos ou cálculo (p. ex., entende números, sua magnitude e relações de forma insatisfatória; conta com os dedos para adicionar números de um dígito em vez de lembrar o fato aritmético, como fazem os colegas; perde-se no meio de cálculos aritméticos e pode trocar as operações).
6. Dificuldades no raciocínio (p. ex., tem grave dificuldade em aplicar conceitos, fatos ou operações matemáticas para solucionar problemas quantitativos).

B. As habilidades acadêmicas afetadas estão substancial e quantitativamente abaixo do esperado para a idade cronológica do indivíduo, causando interferência significativa no desempenho acadêmico ou profissional ou nas atividades cotidianas, confirmada por meio de medidas de desempenho padronizadas administradas individualmente e por avaliação clínica abrangente. Para indivíduos com 17 anos ou mais, história documentada das dificuldades de aprendizagem com prejuízo pode ser substituída por uma avaliação padronizada.

C. As dificuldades de aprendizagem iniciam-se durante os anos escolares, mas podem não se manifestar completamente até que as exigências pelas habilidades acadêmicas afetadas excedam as capacidades limitadas do indivíduo (p. ex., em testes cronometrados, em leitura ou escrita de textos complexos longos e com prazo curto, em alta sobrecarga de exigências acadêmicas).

D. As dificuldades de aprendizagem não podem ser explicadas por deficiências intelectuais, acuidade visual ou auditiva não corrigida, outros transtornos mentais ou neurológicos, adversidade psicossocial, falta de proficiência na língua de instrução acadêmica ou instrução educacional inadequada.

Nota: Os quatro critérios diagnósticos devem ser preenchidos com base em uma síntese clínica da história do indivíduo (do desenvolvimento, médica, familiar, educacional), em relatórios escolares e em avaliação psicoeducacional.

Nota para codificação: Especificar todos os domínios e sub-habilidades acadêmicos prejudicados. Quando mais de um domínio estiver prejudicado, cada um deve ser codificado individualmente conforme os especificadores a seguir.

Especificar se:

F81.0 Com prejuízo na leitura:

Precisão na leitura de palavras
Velocidade ou fluência da leitura
Compreensão da leitura

Nota: *Dislexia* é um termo alternativo usado em referência a um padrão de dificuldades de aprendizagem caracterizado por problemas no reconhecimento preciso ou fluente de palavras, problemas de decodificação e dificuldades de ortografia. Se o termo dislexia for usado para especificar esse padrão particular de dificuldades, é importante também especificar quaisquer dificuldades adicionais que estejam presentes, tais como dificuldades na compreensão da leitura ou no raciocínio matemático.

F81.81 Com prejuízo na expressão escrita:

Precisão na ortografia
Precisão na gramática e na pontuação
Clareza ou organização da expressão escrita

F81.2 Com prejuízo na matemática:

Senso numérico
Memorização de fatos aritméticos
Precisão ou fluência de cálculos
Precisão no raciocínio matemático

Nota: *Discalculia* é um termo alternativo usado em referência a um padrão de dificuldades caracterizado por problemas no processamento de informações numéricas, aprendizagem de fatos aritméticos e realização de cálculos precisos ou fluentes. Se o termo discalculia for usado para especificar esse padrão particular de dificuldades matemáticas, é importante também especificar quaisquer dificuldades adicionais que estejam presentes, tais como dificuldades no raciocínio matemático ou na precisão na leitura de palavras.

Especificar a gravidade atual:

Leve: Alguma dificuldade em aprender habilidades em um ou dois domínios acadêmicos, mas com gravidade suficientemente leve que permita ao indivíduo ser capaz de compensar ou funcionar bem quando lhe são propiciados adaptações ou serviços de apoio adequados, especialmente durante os anos escolares.

Moderada: Dificuldades acentuadas em aprender habilidades em um ou mais domínios acadêmicos, de modo que é improvável que o indi-

Transtorno do Desenvolvimento da Coordenação **41**

> víduo se torne proficiente sem alguns intervalos de ensino intensivo e especializado durante os anos escolares. Algumas adaptações ou serviços de apoio por pelo menos parte do dia na escola, no trabalho ou em casa podem ser necessários para completar as atividades de forma precisa e eficiente.
>
> **Grave:** Dificuldades graves em aprender habilidades afetando vários domínios acadêmicos, de modo que é improvável que o indivíduo aprenda essas habilidades sem um ensino individualizado e especializado contínuo durante a maior parte dos anos escolares. Mesmo com um conjunto de adaptações ou serviços de apoio adequados em casa, na escola ou no trabalho, o indivíduo pode não ser capaz de completar todas as atividades de forma eficiente.

Procedimentos para Registro

Cada um dos domínios e sub-habilidades acadêmicos prejudicados no transtorno específico da aprendizagem deve ser registrado. Devido às exigências da CID, prejuízos na leitura, na expressão escrita e na matemática, com os prejuízos correspondentes em sub-habilidades, devem ser codificados em separado. Por exemplo, prejuízos em leitura e matemática e em sub-habilidades na velocidade ou fluência de leitura, na compreensão da leitura, no cálculo exato ou fluente e no raciocínio matemático preciso devem ser codificados e registrados como F81.0, transtorno específico da aprendizagem com prejuízo em leitura, com prejuízo na velocidade ou fluência de leitura e prejuízo na compreensão da leitura; como F81.2, transtorno específico da aprendizagem com prejuízo em matemática, com prejuízo no cálculo exato ou fluente e prejuízo no raciocínio matemático preciso.

Transtornos Motores

Transtorno do Desenvolvimento da Coordenação

Critérios Diagnósticos	F82

A. A aquisição e a execução de habilidades motoras coordenadas estão substancialmente abaixo do esperado considerando-se a idade cronológica do indivíduo e a oportunidade de aprender e usar a

42 Transtornos do Neurodesenvolvimento

habilidade. As dificuldades manifestam-se por falta de jeito (p. ex., derrubar ou bater em objetos), bem como por lentidão e imprecisão no desempenho de habilidades motoras (p. ex., apanhar um objeto, usar tesouras ou facas, escrever a mão, andar de bicicleta ou praticar esportes).

B. O déficit nas habilidades motoras do Critério A interfere, significativa e persistentemente, nas atividades cotidianas apropriadas à idade cronológica (p. ex., autocuidado e automanutenção), causando impacto na produtividade acadêmica/escolar, em atividades pré-profissionais e profissionais, no lazer e nas brincadeiras.

C. O início dos sintomas ocorre precocemente no período do desenvolvimento.

D. Os déficits nas habilidades motoras não são mais bem explicados por transtorno do desenvolvimento intelectual (deficiência intelectual) ou por deficiência visual e não são atribuíveis a alguma condição neurológica que afete os movimentos (p. ex., paralisia cerebral, distrofia muscular, doença degenerativa).

Transtorno do Movimento Estereotipado

Critérios Diagnósticos   F98.4

A. Comportamento motor repetitivo, aparentemente direcionado e sem propósito (p. ex., apertar as mãos ou abanar, balançar o corpo, bater a cabeça, morder-se, golpear o próprio corpo).

B. O comportamento motor repetitivo interfere em atividades sociais, acadêmicas ou outras, podendo resultar em autolesão.

C. O início se dá precocemente no período do desenvolvimento.

D. O comportamento motor repetitivo não é atribuível aos efeitos fisiológicos de uma substância ou a condição neurológica, não sendo mais bem explicado por outro transtorno do neurodesenvolvimento ou mental (p. ex., tricotilomania [transtorno de arrancar o cabelo], transtorno obsessivo-compulsivo).

Especificar se:
Com comportamento autolesivo (ou comportamento que resulte em lesão, quando não usadas medidas preventivas)
Sem comportamento autolesivo

Especificar se:
Associado a alguma condição médica ou genética conhecida, transtorno do neurodesenvolvimento ou fator ambiental (p. ex.,

Transtornos de Tique

síndrome de Lesch-Nyhan, transtorno do desenvolvimento intelectual [deficiência intelectual], exposição intrauterina ao álcool)

Nota para codificação: Usar código adicional para identificar a condição genética ou outra condição médica, transtorno do neurodesenvolvimento ou fatores ambientais.

Especificar a gravidade atual:

Leve: Os sintomas são facilmente suprimidos por estímulo sensorial ou distração.

Moderada: Os sintomas exigem medidas protetivas ou modificação comportamental explícita.

Grave: Monitoração contínua e medidas de proteção são necessárias para prevenir lesão grave.

Procedimentos para Registro

No caso de transtorno do movimento estereotipado associado a alguma condição médica ou genética conhecida, transtorno do neurodesenvolvimento ou fator ambiental, registrar transtorno do movimento estereotipado associado com (nome da condição, do transtorno ou do fator) (p. ex., transtorno do movimento estereotipado associado a síndrome de Lesch-Nyhan).

Transtornos de Tique

Critérios Diagnósticos

Nota: Um tique é um movimento motor ou vocalização repentino, rápido, recorrente e não ritmado.

Transtorno de Tourette   F95.2

A. Múltiplos tiques motores e um ou mais tiques vocais estiveram presentes em algum momento durante o quadro, embora não necessariamente ao mesmo tempo.

B. Os tiques podem aumentar e diminuir em frequência, mas persistiram por mais de um ano desde o início do primeiro tique.

C. O início ocorre antes dos 18 anos de idade.

D. A perturbação não é atribuível aos efeitos fisiológicos de uma substância (p. ex., cocaína) ou a outra condição médica (p. ex., doença de Huntington, encefalite pós-viral).

44 Transtornos do Neurodesenvolvimento

Transtorno de Tique Motor ou Vocal Persistente (Crônico) F95.1

A. Tiques motores ou vocais únicos ou múltiplos estão presentes durante o quadro, embora não ambos.
B. Os tiques podem aumentar e diminuir em frequência, mas persistiram por mais de um ano desde o início do primeiro tique.
C. O início ocorre antes dos 18 anos de idade.
D. A perturbação não é atribuível aos efeitos fisiológicos de uma substância (p. ex., cocaína) ou a outra condição médica (p. ex., doença de Huntington ou encefalite pós-viral).
E. Jamais foram preenchidos critérios para transtorno de Tourette.

Especificar se:
Apenas com tiques motores
Apenas com tiques vocais

Transtorno de Tique Transitório F95.0

A. Tiques motores e/ou vocais, únicos ou múltiplos.
B. Os tiques estiveram presentes por pelo menos um ano desde o início do primeiro tique.
C. O início ocorre antes dos 18 anos de idade.
D. A perturbação não é atribuível aos efeitos fisiológicos de uma substância (p. ex., cocaína) ou a outra condição médica (p. ex., doença de Huntington ou encefalite pós-viral).
E. Jamais foram preenchidos critérios para transtorno de Tourette ou transtorno de tique motor ou vocal persistente (crônico).

Outro Transtorno de Tique Especificado

F95.8

Esta categoria aplica-se a apresentações em que sintomas característicos de um transtorno de tique que causam sofrimento clinicamente significativo ou prejuízo no funcionamento social, profissional ou em outras áreas importantes da vida do indivíduo predominam, mas não satisfazem todos os critérios para um transtorno de tique ou para qualquer transtorno na classe diagnóstica dos transtornos do neurodesenvolvimento. A categoria *outro transtorno de tique especificado* é usada nas situações em que o clínico opta por comunicar a razão específica pela qual a apresentação não satisfaz os critérios para um transtorno de tique ou qualquer transtorno do neurodesenvolvimento específico. Isso é feito por meio do registro de "outro transtorno de tique especificado", seguido pela razão específica (p. ex., "com início após os 18 anos de idade").

Outro Transtorno do Neurodesenvolvimento Especificado **45**

Transtorno de Tique Não Especificado

F95.9

Esta categoria aplica-se a apresentações em que sintomas característicos de um transtorno de tique que causam sofrimento clinicamente significativo ou prejuízo no funcionamento social, profissional ou em outras áreas importantes da vida do indivíduo predominam, mas não satisfazem todos os critérios para um transtorno de tique ou para qualquer transtorno na classe diagnóstica dos transtornos do neurodesenvolvimento. A categoria *transtorno de tique não especificado* é usada nas situações em que o clínico opta por *não* especificar a razão pela qual os critérios para um transtorno de tique ou para um transtorno do neurodesenvolvimento específico não são satisfeitos e inclui apresentações para as quais não há informações suficientes para que seja feito um diagnóstico mais específico.

Outros Transtornos do Neurodesenvolvimento

Outro Transtorno do Neurodesenvolvimento Especificado

F88

Esta categoria aplica-se a apresentações em que sintomas característicos de um transtorno do neurodesenvolvimento que causam prejuízo no funcionamento social, profissional ou em outras áreas importantes da vida do indivíduo predominam, mas não satisfazem todos os critérios para qualquer transtorno na classe diagnóstica dos transtornos do neurodesenvolvimento. A categoria outro transtorno do neurodesenvolvimento especificado é usada nas situações em que o clínico opta por comunicar a razão específica pela qual a apresentação não satisfaz os critérios para qualquer transtorno do neurodesenvolvimento específico. Isso é feito por meio de registro de "outro transtorno do neurodesenvolvimento especificado", seguido pela razão específica (p. ex., "transtorno do neurodesenvolvimento associado com exposição pré-natal ao álcool").

Um exemplo de uma apresentação que pode ser especificada usando a designação "outro transtorno do neurodesenvolvimento especificado" é o seguinte:

> **Transtorno do neurodesenvolvimento associado a exposição pré--natal ao álcool:** Transtorno do neurodesenvolvimento associado a exposição pré-natal ao álcool é caracterizado por uma gama de alterações de desenvolvimento após exposição intrauterina ao álcool.

Transtorno do Neurodesenvolvimento Não Especificado

F89

Esta categoria aplica-se a apresentações em que sintomas característicos de um transtorno do neurodesenvolvimento que causam prejuízo no funcionamento social, profissional ou em outras áreas importantes da vida do indivíduo predominam, mas não satisfazem todos os critérios para qualquer transtorno na classe diagnóstica dos transtornos do neurodesenvolvimento. A categoria transtorno do neurodesenvolvimento não especificado é usada nas situações em que o clínico opta por *não* especificar a razão pela qual os critérios para um transtorno do neurodesenvolvimento específico não são satisfeitos e inclui apresentações para as quais não há informações suficientes para que seja feito um diagnóstico mais específico (p. ex., em salas de emergência).

Espectro da Esquizofrenia e Outros Transtornos Psicóticos

Transtorno (da Personalidade) Esquizotípica

Os critérios e o texto para transtorno da personalidade esquizotípica podem ser encontrados no capítulo "Transtornos da Personalidade". Como esse transtorno é considerado parte dos transtornos do espectro da esquizofrenia e é classificado nessa seção da CID-10 como transtorno esquizotípico, está listado neste capítulo e é discutido detalhadamente no capítulo do DSM-5 sobre "Transtornos da Personalidade".

Transtorno Delirante

Critérios Diagnósticos   F22

A. A presença de um delírio (ou mais) com duração de um mês ou mais.

B. O Critério A para esquizofrenia jamais foi atendido.

   Nota: Alucinações, quando presentes, não são proeminentes e têm relação com o tema do delírio (p. ex., a sensação de estar infestado de insetos associada a delírios de infestação).

C. Exceto pelo impacto do(s) delírio(s) ou de seus desdobramentos, o funcionamento não está acentuadamente prejudicado, e o comportamento não é claramente bizarro ou esquisito.

D. Se episódios maníacos ou depressivos ocorreram, eles foram breves em comparação com a duração dos períodos delirantes.

E. A perturbação não é atribuível aos efeitos de uma substância ou a outra condição médica, não sendo mais bem explicada por outro transtorno mental, como transtorno dismórfico corporal ou transtorno obsessivo-compulsivo.

Determinar o subtipo:

   Tipo erotomaníaco: Esse subtipo aplica-se quando o tema central do delírio é o de que outra pessoa está apaixonada pelo indivíduo.

   Tipo grandioso: Esse subtipo aplica-se quando o tema central do delírio é a convicção de ter algum grande talento (embora não reconhecido), *insight* ou ter feito uma descoberta importante.

48   Espectro da Esquizofrenia e Outros Transtornos Psicóticos

Tipo ciumento: Esse subtipo aplica-se quando o tema central do delírio do indivíduo é o de que o cônjuge ou parceiro é infiel.

Tipo persecutório: Esse subtipo aplica-se quando o tema central do delírio envolve a crença de que o próprio indivíduo está sendo vítima de conspiração, enganado, espionado, perseguido, envenenado ou drogado, difamado maliciosamente, assediado ou obstruído na busca de objetivos de longo prazo.

Tipo somático: Esse subtipo aplica-se quando o tema central do delírio envolve funções ou sensações corporais.

Tipo misto: Esse subtipo aplica-se quando não há um tema delirante predominante.

Tipo não especificado: Esse subtipo aplica-se quando a crença delirante dominante não pode ser determinada com clareza ou não está descrita nos tipos específicos (p. ex., delírios referenciais sem um componente persecutório ou grandioso proeminente).

Especificar se:

Com conteúdo bizarro: Os delírios são considerados bizarros se são claramente implausíveis, incompreensíveis e não originados de experiências comuns da vida (p. ex., a crença de um indivíduo de que um estranho retirou seus órgãos internos, substituindo-os pelos de outro sem deixar feridas ou cicatrizes).

Especificar se:

Os especificadores de curso a seguir devem ser usados somente após um ano de duração do transtorno:

Primeiro episódio, atualmente em episódio agudo: Primeira manifestação do transtorno preenchendo os sintomas diagnósticos definidores e o critério de tempo. Um *episódio agudo* é um período de tempo em que são atendidos os critérios dos sintomas.

Primeiro episódio, atualmente em remissão parcial: *Remissão parcial* é um período de tempo durante o qual é mantida melhora após um episódio prévio e em que os critérios definidores do transtorno são atendidos apenas em parte.

Primeiro episódio, atualmente em remissão completa: *Remissão completa* é um período de tempo após um episódio prévio durante o qual não estão presentes sintomas específicos do transtorno.

Episódios múltiplos, atualmente em episódio agudo

Episódios múltiplos, atualmente em remissão parcial

Episódios múltiplos, atualmente em remissão completa

Transtorno Psicótico Breve **49**

> **Contínuo:** Os sintomas que atendem aos critérios diagnósticos do transtorno permanecem durante a maior parte do curso da doença, com períodos sintomáticos em nível subclínico muito breves em relação ao curso geral.
>
> **Não especificado**
>
> *Especificar* a gravidade atual:
>
> A gravidade é classificada por uma avaliação quantitativa dos sintomas primários de psicose, o que inclui delírios, alucinações, desorganização do discurso, comportamento psicomotor anormal e sintomas negativos. Cada um desses sintomas pode ser classificado quanto à gravidade atual (mais grave nos últimos sete dias) em uma escala com 5 pontos, variando de 0 (não presente) a 4 (presente e grave). (Ver Gravidade das Dimensões de Sintomas de Psicose Avaliada pelo Clínico no capítulo "Instrumentos da Avaliação"na Seção III do DSM--5-TR.)
>
> **Nota:** O diagnóstico de transtorno delirante pode ser feito sem a utilização desse especificador de gravidade.

Transtorno Psicótico Breve

Critérios Diagnósticos F23

A. Presença de um (ou mais) dos sintomas a seguir. Pelo menos um deles deve ser (1), (2) ou (3):

1. Delírios.
2. Alucinações.
3. Discurso desorganizado (p. ex., descarrilamento ou incoerência frequentes).
4. Comportamento grosseiramente desorganizado ou catatônico.

Nota: Não incluir um sintoma que seja um padrão de resposta culturalmente aceito.

B. A duração de um episódio da perturbação é de, pelo menos, um dia, mas inferior a um mês, com eventual retorno completo a um nível de funcionamento pré-mórbido.

C. A perturbação não é mais bem explicada por transtorno depressivo maior ou transtorno bipolar com características psicóticas, por outro transtorno psicótico como esquizofrenia ou catatonia, nem se deve aos efeitos de uma substância (p. ex., droga de abuso, medicamento) ou a outra condição médica.

50　Espectro da Esquizofrenia e Outros Transtornos Psicóticos

Especificar se:

Com estressor(es) evidente(s) (psicose reativa breve): Se os sintomas ocorrem em resposta a eventos que, isoladamente ou em conjunto, seriam notadamente estressantes a quase todos os indivíduos daquela cultura em circunstâncias similares.

Sem estressor(es) evidente(s): Se os sintomas não ocorrem em resposta a eventos que, isoladamente ou em conjunto, seriam notadamente estressantes a quase todos os indivíduos daquela cultura em circunstâncias similares.

Com início no periparto: Se o início é durante a gestação ou em até quatro semanas após o parto.

Especificar se:

Com catatonia (consultar os critérios para catatonia associada a outro transtorno mental, p. 60, para definição)

Nota para codificação: Usar o código adicional F06.1 de catatonia associada ao transtorno psicótico breve para indicar a presença da comorbidade com catatonia.

Especificar a gravidade atual:

A gravidade é classificada por uma avaliação quantitativa dos sintomas primários de psicose, o que inclui delírios, alucinações, desorganização do discurso, comportamento psicomotor anormal e sintomas negativos. Cada um desses sintomas pode ser classificado quanto à gravidade atual (mais grave nos últimos sete dias) em uma escala com 5 pontos, variando de 0 (não presente) a 4 (presente e grave). (Ver Gravidade das Dimensões de Sintomas de Psicose Avaliada pelo Clínico no capítulo "Instrumentos de Avaliação" na Seção III do DSM-5-TR.)

Nota: O diagnóstico de transtorno psicótico breve pode ser feito sem a utilização desse especificador de gravidade.

Transtorno Esquizofreniforme

Critérios Diagnósticos　　　　　　　　　　　　　F20.81

A. Dois (ou mais) dos itens a seguir, cada um presente por uma quantidade significativa de tempo durante um período de um mês (ou menos, se tratados com sucesso). Pelo menos um deles deve ser (1), (2) ou (3):

1. Delírios.
2. Alucinações.

Transtorno Esquizofreniforme

3. Discurso desorganizado (p. ex., descarrilamento ou incoerência frequentes).
4. Comportamento grosseiramente desorganizado ou catatônico.
5. Sintomas negativos (i. e., expressão emocional diminuída ou avolia).

B. Um episódio do transtorno que dura pelo menos um mês, mas menos do que seis meses. Quando deve ser feito um diagnóstico sem aguardar a recuperação, ele deve ser qualificado como "provisório".

C. Transtorno esquizoafetivo e transtorno depressivo ou transtorno bipolar com características psicóticas foram descartados porque 1) nenhum episódio depressivo maior ou maníaco ocorreu concomitantemente com os sintomas da fase ativa ou 2) se os episódios de humor ocorreram durante os sintomas da fase ativa, estiveram presentes pela menor parte da duração total dos períodos ativo e residual da doença.

D. A perturbação não é atribuível aos efeitos de uma substância (p. ex., droga de abuso, medicamento) ou a outra condição médica.

Especificar se:

Com características de bom prognóstico: Esse especificador exige a presença de pelo menos duas das seguintes características: início de sintomas psicóticos proeminentes em quatro semanas da primeira mudança percebida no comportamento ou funcionamento habitual; confusão ou perplexidade; bom funcionamento social e profissional pré-mórbido; ausência de afeto embotado ou plano.

Sem características de bom prognóstico: Esse especificador é aplicado se duas ou mais entre as características anteriores não estiveram presentes.

Especificar se:

Com catatonia (consultar os critérios para catatonia associada a outro transtorno mental, p. 60, para definição)

    Nota para codificação: Usar o código adicional F06.1 de catatonia associada ao transtorno esquizofreniforme para indicar a presença da comorbidade com catatonia.

Especificar a gravidade atual:

A gravidade é classificada por uma avaliação quantitativa dos sintomas primários de psicose, o que inclui delírios, alucinações, desorganização do discurso, comportamento psicomotor anormal e sintomas negativos. Cada um desses sintomas pode ser classificado quanto à gravidade atual (mais grave nos últimos sete dias) em uma escala com 5 pontos, variando de 0 (não presente) a 4 (presente e grave). (Ver Gravidade das Dimensões de Sintomas de Psicose Avaliada pelo

52   Espectro da Esquizofrenia e Outros Transtornos Psicóticos

Clínico no capítulo "Instrumentos de Avaliação" na Seção III do DSM-
-5-TR.)

Nota: O diagnóstico de transtorno esquizofreniforme pode ser feito
sem a utilização desse especificador de gravidade.

Esquizofrenia

Critérios Diagnósticos   F20.9

A. Dois (ou mais) dos itens a seguir, cada um presente por uma quantida-
    de significativa de tempo durante um período de um mês (ou menos,
    se tratados com sucesso). Pelo menos um deles deve ser (1), (2) ou (3):

    1. Delírios.
    2. Alucinações.
    3. Discurso desorganizado (p. ex., descarrilamento ou incoerência
       frequentes).
    4. Comportamento grosseiramente desorganizado ou catatônico.
    5. Sintomas negativos (i. e., expressão emocional diminuída ou avolia).

B. Por período significativo de tempo desde o aparecimento da pertur-
    bação, o nível de funcionamento em uma ou mais áreas importantes
    do funcionamento, como trabalho, relações interpessoais ou auto-
    cuidado, está acentuadamente abaixo do nível alcançado antes do
    início (ou, quando o início se dá na infância ou na adolescência, inca-
    pacidade de atingir o nível esperado de funcionamento interpessoal,
    acadêmico ou profissional).

C. Sinais contínuos de perturbação persistem durante, pelo menos,
    seis meses. Esse período de seis meses deve incluir no mínimo um
    mês de sintomas (ou menos, se tratados com sucesso) que precisam
    satisfazer ao Critério A (i. e., sintomas da fase ativa) e pode incluir
    períodos de sintomas prodrômicos ou residuais. Durante esses pe-
    ríodos prodrômicos ou residuais, os sinais da perturbação podem ser
    manifestados apenas por sintomas negativos ou por dois ou mais
    sintomas listados no Critério A presentes em uma forma atenuada (p.
    ex., crenças esquisitas, experiências perceptivas incomuns).

D. Transtorno esquizoafetivo e transtorno depressivo ou transtorno bi-
    polar com características psicóticas são descartados porque 1) não
    ocorreram episódios depressivos maiores ou maníacos concomitan-
    temente com os sintomas da fase ativa, ou 2) se episódios de humor
    ocorreram durante os sintomas da fase ativa, sua duração total foi
    breve em relação aos períodos ativo e residual da doença.

Esquizofrenia

53

E. A perturbação não pode ser atribuída aos efeitos de uma substância (p. ex., droga de abuso, medicamento) ou a outra condição médica.

F. Se há história de transtorno do espectro autista ou de um transtorno da comunicação iniciado na infância, o diagnóstico adicional de esquizofrenia é realizado somente se delírios ou alucinações proeminentes, além dos demais sintomas exigidos de esquizofrenia, estão também presentes por pelo menos um mês (ou menos, se tratados com sucesso).

Especificar se:

Os especificadores de curso a seguir devem ser usados apenas após duração de um ano do transtorno e se não estiverem em contradição com os critérios diagnósticos do curso.

Primeiro episódio, atualmente em episódio agudo: A primeira manifestação do transtorno atende aos sintomas diagnósticos definidos e aos critérios de tempo. Um *episódio agudo* é um período de tempo em que são atendidos os critérios dos sintomas.

Primeiro episódio, atualmente em remissão parcial: *Remissão parcial* é um período de tempo durante o qual é mantida uma melhora após um episódio anterior e em que os critérios definidores do transtorno são atendidos apenas em parte.

Primeiro episódio, atualmente em remissão completa: *Remissão completa* é um período de tempo após um episódio anterior durante o qual não estão presentes sintomas específicos do transtorno.

Episódios múltiplos, atualmente em episódio agudo: Múltiplos episódios podem ser determinados após um mínimo de dois episódios (i. e., após um primeiro episódio, uma remissão e pelo menos uma recaída).

Episódios múltiplos, atualmente em remissão parcial

Episódios múltiplos, atualmente em remissão completa

Contínuo: Os sintomas que atendem aos critérios diagnósticos do transtorno permanecem durante a maior parte do curso da doença, com períodos sintomáticos em nível subclínico muito breves em relação ao curso geral.

Não especificado

Especificar se:

Com catatonia (consultar os critérios para catatonia associada a outro transtorno mental, p. 60, para definição)

Nota para codificação: Usar o código adicional F06.1 de catatonia associada a esquizofrenia para indicar a presença de catatonia comórbida.

54 Espectro da Esquizofrenia e Outros Transtornos Psicóticos

Especificar a gravidade atual:

A gravidade é classificada por uma avaliação quantitativa dos sintomas primários de psicose, o que inclui delírios, alucinações, desorganização do discurso, comportamento psicomotor anormal e sintomas negativos. Cada um desses sintomas pode ser classificado quanto à gravidade atual (mais grave nos últimos sete dias) em uma escala com 5 pontos, variando de 0 (não presente) a 4 (presente e grave). (Ver Gravidade das Dimensões de Sintomas de Psicose Avaliada pelo Clínico no capítulo "Instrumentos de Avaliação" na Seção III do DSM-5-TR.)

Nota: O diagnóstico de esquizofrenia pode ser feito sem a utilização desse especificador de gravidade.

Transtorno Esquizoafetivo

Critérios Diagnósticos

A. Um período ininterrupto de doença durante o qual há um episódio depressivo maior ou maníaco concomitante com o Critério A da esquizofrenia.

Nota: O episódio depressivo maior deve incluir o Critério A1: humor deprimido.

B. Delírios ou alucinações por duas semanas ou mais na ausência de episódio depressivo maior ou maníaco durante a duração da doença ao longo da vida.

C. Os sintomas que satisfazem os critérios para um episódio de humor estão presentes na maior parte da duração total das fases ativa e residual da doença.

D. A perturbação não é atribuível aos efeitos de uma substância (p. ex., drogas de abuso ou medicamentos) ou outra condição médica.

Determinar o subtipo:

F25.0 Tipo bipolar: Esse subtipo aplica-se se um episódio maníaco fizer parte da apresentação. Podem também ocorrer episódios depressivos maiores. .

F25.1 Tipo depressivo: Esse subtipo aplica-se se somente episódios depressivos maiores fizerem parte da apresentação.

Especificar se:

Com catatonia (consultar os critérios para catatonia associada a outro transtorno mental, p. 60, para definição)

Transtorno Esquizoafetivo

Nota para codificação: Usar o código adicional F06.1 de catatonia associada com transtorno esquizoafetivo para indicar a presença de catatonia comórbida.

Especificar se:

Os especificadores de curso a seguir devem ser usados apenas após duração de um ano do transtorno e se não estiverem em contradição com os critérios diagnósticos do curso.

Primeiro episódio, atualmente em episódio agudo: A primeira manifestação do transtorno atende aos sintomas diagnósticos definidos e aos critérios de tempo. Um *episódio agudo* é um período de tempo em que são atendidos os critérios dos sintomas.

Primeiro episódio, atualmente em remissão parcial: *Remissão parcial* é um período de tempo durante o qual é mantida melhora após um episódio anterior e em que os critérios definidores do transtorno são atendidos apenas em parte.

Primeiro episódio, atualmente em remissão completa: *Remissão completa* é um período de tempo após um episódio anterior durante o qual não estão presentes sintomas específicos do transtorno.

Episódios múltiplos, atualmente em episódio agudo: Múltiplos episódios podem ser determinados após um mínimo de dois episódios (i. e., após um primeiro episódio, uma remissão e pelo menos uma recaída).

Episódios múltiplos, atualmente em remissão parcial

Episódios múltiplos, atualmente em remissão completa

Contínuo: Os sintomas que atendem aos critérios diagnósticos do transtorno permanecem durante a maior parte do curso da doença, com períodos sintomáticos em nível subclínico muito breves em relação ao curso geral.

Não especificado

Especificar a gravidade atual:

A gravidade é classificada por uma avaliação quantitativa dos sintomas primários de psicose, o que inclui delírios, alucinações, desorganização do discurso, comportamento psicomotor anormal e sintomas negativos. Cada um desses sintomas pode ser classificado quanto à gravidade atual (mais grave nos últimos sete dias) em uma escala com 5 pontos, variando de 0 (não presente) a 4 (presente e grave). (Ver Gravidade das Dimensões de Sintomas de Psicose Avaliada pelo Clínico no capítulo "Instrumentos de Avaliação" na Seção III do DSM-5-TR.)

Nota: O diagnóstico de transtorno esquizoafetivo pode ser feito sem a utilização desse especificador de gravidade.

56 Espectro da Esquizofrenia e Outros Transtornos Psicóticos

Transtorno Psicótico Induzido por Substância/Medicamento

Critérios Diagnósticos

A. Presença de pelo menos um dos sintomas a seguir:

1. Delírios.
2. Alucinações.

B. Existe evidências da história, do exame físico ou de achados laboratoriais de (1) e (2):

1. Os sintomas do Critério A se desenvolveram durante ou logo após intoxicação por uma substância ou abstinência ou após exposição a um medicamento.
2. A substância/medicamento envolvido é capaz de produzir os sintomas do Critério A.

C. A perturbação não é mais bem explicada por um transtorno psicótico não induzido por substância/medicamento. Essas evidências de um transtorno psicótico independente podem incluir:

Os sintomas antecederam o aparecimento do uso de substância/medicamento; os sintomas persistem por um período de tempo substancial (p. ex., cerca de um mês) após o término da abstinência aguda ou intoxicação grave; ou há outras evidências de um transtorno psicótico independente não induzido por substância/medicamento (p. ex., história de episódios recorrentes não relacionados a substância/medicamento).

D. A perturbação não ocorre exclusivamente durante o curso de *delirium*.

E. A perturbação causa sofrimento clinicamente significativo ou prejuízo no funcionamento social, profissional ou em outras áreas importantes da vida do indivíduo.

Nota: Esse diagnóstico deve ser feito, em vez de um diagnóstico de abstinência ou de intoxicação por substância, somente quando houver predominância dos sintomas mencionados no Critério A no quadro clínico e quando forem suficientemente graves para justificar atenção clínica.

Nota para codificação: Os códigos da CID-10-MC para o transtorno psicótico induzido por [substância/medicamento específico] estão indicados na tabela a seguir. Observar que o código da CID-10-MC depende de haver ou não transtorno comórbido por uso de substância presente para a mesma classe de substância. De qualquer modo, não é dado um diagnóstico adicional separado de transtornos por uso de substâncias.

Transtorno Psicótico Induzido por Substância/Medicamento 57

Se um transtorno por uso de substância leve é comórbido ao transtorno psicótico induzido por substância, o número da 4ª posição é "1", e o clínico deve registrar "Transtorno por uso [de substância], leve" antes de transtorno psicótico induzido por substância (p. ex., "transtorno por uso de cocaína, leve com transtorno psicótico induzido por cocaína"). Se um transtorno por uso de substância moderado ou grave é comórbido a transtorno psicótico induzido por substância, o número da 4ª posição é "2", e o clínico deve registrar "transtorno por uso de [substância], moderado" ou "transtorno por uso de [substância], grave", dependendo da gravidade do transtorno comórbido por uso de substância. Se não há transtorno comórbido por uso de substância (p. ex., após uso pesado da substância uma única vez), então o número da 4ª posição é "9", e o clínico deve registrar somente o transtorno psicótico induzido por substância.

	CID-10-MC		
	Com transtorno por uso, leve	Com transtorno por uso, moderado ou grave	Sem transtorno por uso
Álcool	F10.159	F10.259	F10.959
Cannabis	F12.159	F12.259	F12.959
Fenciclidina	F16.159	F16.259	F16.959
Outro alucinógeno	F16.159	F16.259	F16.959
Inalante	F18.159	F18.259	F18.959
Sedativo, hipnótico ou ansiolítico	F13.159	F13.259	F13.959
Substância tipo anfetamina (ou outro estimulante)	F15.159	F15.259	F15.959
Cocaína	F14.159	F14.259	F14.959
Outras substâncias (ou substâncias desconhecidas)	F19.159	F19.259	F19.959

Especificar se (ver a Tabela 1 no capítulo "Transtornos Relacionados a Substâncias e Transtornos Aditivos", que indica se "com início durante a intoxicação" e/ou "com início durante a abstinência" se aplica a deter-

58 Espectro da Esquizofrenia e Outros Transtornos Psicóticos

minada classe de substância; ou *especificar* "com início após o uso de medicamento"):

Com início durante a intoxicação: Se são satisfeitos os critérios para intoxicação pela substância e os sintomas se desenvolvem durante a intoxicação.

Com início durante a abstinência: Se os critérios para abstinência da substância são preenchidos, e os sintomas se desenvolvem durante ou imediatamente após a abstinência.

Com início após o uso de medicamento: Se os sintomas se desenvolveram com o início de medicação, com uma mudança no uso de medicação ou durante a retirada do uso de medicação.

Especificar a gravidade atual:

A gravidade é classificada por uma avaliação quantitativa dos sintomas primários de psicose, o que inclui delírios, alucinações, comportamento psicomotor anormal e sintomas negativos. Cada um desses sintomas pode ser classificado quanto à gravidade atual (mais grave nos últimos sete dias) em uma escala com 5 pontos, variando de 0 (não presente) a 4 (presente e grave). (Ver Gravidade das Dimensões de Sintomas de Psicose Avaliada pelo Clínico no capítulo "Instrumentos da Avaliação" na Seção III do DSM-5-TR.)

Nota: O diagnóstico de transtorno psicótico induzido por substância/medicamento pode ser feito sem a utilização desse especificador de gravidade.

Procedimentos para Registro

O nome do transtorno psicótico induzido por substância/medicamento termina com o nome da substância específica (p. ex., cocaína, dexametasona) que presumidamente causou os delírios ou as alucinações. O código diagnóstico é selecionado da tabela que é parte do conjunto de critérios, com base na classe do fármaco ou da droga e na presença ou ausência de um transtorno por uso de substância comórbido. No caso de substâncias que não se enquadram em nenhuma classe (p. ex., dexametasona), o código para "outra substância" deve ser usado; e, nos casos em que se acredita que uma substância seja o fator etiológico, embora sua classe seja desconhecida, o mesmo código deve ser utilizado.

Ao registrar o nome do transtorno, o transtorno por uso de substâncias comórbido (se houver) é listado primeiro, seguido da palavra "com", seguido do nome do transtorno psicótico induzido por substân-

Transtorno Psicótico Devido a Outra Condição Médica **59**

cia, seguido da especificação do início (i. e., início durante a intoxicação, início durante a abstinência). Por exemplo, no caso de delírios que ocorrem durante a intoxicação em um homem com um transtorno grave por uso de cocaína, o diagnóstico é transtorno psicótico induzido por cocaína F14.259, com início durante a intoxicação. Um diagnóstico separado do transtorno grave por uso de cocaína comórbido não é fornecido. Se ocorre o transtorno psicótico induzido por substância sem um transtorno comórbido por uso de substância (p. ex., após um único uso pesado da substância), não é anotado transtorno adicional por uso de substância (p. ex., transtorno psicótico induzido por fenciclidina com início durante a intoxicação F16.959). Quando se acredita que mais de uma substância tem papel significativo no desenvolvimento dos sintomas psicóticos, cada uma deve ser listada separadamente (p. ex., transtorno psicótico induzido por *Cannabis* com início durante a intoxicação F12.259 com transtorno grave por uso de *Cannabis*; transtorno psicótico induzido por fenciclidina F16.159 com início durante a intoxicação, com transtorno leve por uso de fenciclidina).

Transtorno Psicótico Devido a Outra Condição Médica

Critérios Diagnósticos

A. Alucinações ou delírios proeminentes.

B. Há evidências da história, do exame físico ou de achados laboratoriais de que a perturbação é a consequência fisiopatológica direta de outra condição médica.

C. A perturbação não é mais bem explicada por outro transtorno mental.

D. A perturbação não ocorre exclusivamente durante o curso de *delirium*.

E. A perturbação causa sofrimento clinicamente significativo ou prejuízo no funcionamento social, profissional ou em outras áreas importantes da vida do indivíduo.

Determinar o subtipo:
Código baseado no sintoma predominante:

F06.2 Com delírios: Se os delírios são o sintoma predominante.

F06.0 Com alucinações: Se as alucinações são o sintoma predominante.

Nota para codificação: Incluir o nome da outra condição médica no nome do transtorno mental (p. ex., F06.2 transtorno psicótico devido a

60   Espectro da Esquizofrenia e Outros Transtornos Psicóticos

neoplasia pulmonar maligna, com delírios). A outra condição médica deve ser codificada e listada em separado imediatamente antes do transtorno psicótico devido à condição médica (p. ex., C34.90 neoplasia pulmonar maligna; F06.2 transtorno psicótico devido a neoplasia pulmonar maligna, com delírios).

Especificar a gravidade atual:
A gravidade é classificada por uma avaliação quantitativa dos sintomas primários de psicose, o que inclui delírios, alucinações, comportamento psicomotor anormal e sintomas negativos. Cada um desses sintomas pode ser classificado pela gravidade atual (mais grave nos últimos sete dias) em uma escala com 5 pontos, variando de 0 (não presente) a 4 (presente e grave). (Ver Gravidade das Dimensões de Sintomas de Psicose Avaliada pelo Clínico no capítulo "Instrumentos da Avaliação" na Seção III do DSM-5-TR.)

Nota: O diagnóstico de transtorno psicótico devido a outra condição médica pode ser feito sem a utilização desse especificador de gravidade.

Catatonia

Catatonia Associada a Outro Transtorno Mental (Especificador de Catatonia)

F06.1

A. O quadro clínico é dominado por três (ou mais) dos sintomas a seguir:

1. Estupor (i. e., ausência de atividade psicomotora; sem relação ativa com o ambiente).
2. Catalepsia (i. e., indução passiva de uma postura mantida contra a gravidade).
3. Flexibilidade cérea (i. e., resistência leve ao posicionamento pelo examinador).
4. Mutismo (i. e., resposta verbal ausente ou muito pouca [excluir com afasia conhecida]).
5. Negativismo (i. e., oposição ou resposta ausente a instruções ou a estímulos externos).

Transtorno Catatônico Devido a Outra Condição Médica

6. Postura (i. e., manutenção espontânea e ativa de uma postura contrária à gravidade).
7. Maneirismo (i. e., caricatura esquisita e circunstancial de ações normais).
8. Estereotipia (i. e., movimentos repetitivos, anormalmente frequentes e não voltados a metas).
9. Agitação, não influenciada por estímulos externos.
10. Caretas.
11. Ecolalia (i. e., imitação da fala de outra pessoa).
12. Ecopraxia (i. e., imitação dos movimentos de outra pessoa).

Nota para codificação: Indicar o nome do transtorno mental associado ao registrar o nome da condição (i. e., F06.1 catatonia associada a transtorno depressivo maior). Codificar primeiro o transtorno mental associado (p. ex., transtorno do neurodesenvolvimento, transtorno psicótico breve, transtorno esquizofreniforme, esquizofrenia, transtorno esquizoafetivo, transtorno bipolar, transtorno depressivo maior ou outro transtorno mental) (p. ex., F25.1 transtorno esquizoafetivo, tipo depressivo; F06.1 catatonia associada a transtorno esquizoafetivo).

Transtorno Catatônico Devido a Outra Condição Médica

Critérios Diagnósticos   F06.1

A. O quadro clínico é dominado por três (ou mais) dos sintomas a seguir:
1. Estupor (i. e., ausência de atividade psicomotora; sem relação ativa com o ambiente).
2. Catalepsia (i. e., indução passiva de uma postura mantida contra a gravidade).
3. Flexibilidade cérea (i. e., resistência leve ao posicionamento pelo examinador).
4. Mutismo (i. e., resposta verbal ausente ou muito pouca [**Nota:** não se aplica se houver afasia estabelecida]).
5. Negativismo (i. e., oposição ou ausência de resposta a instruções ou a estímulos externos).
6. Postura (i. e., manutenção espontânea e ativa de uma postura contrária à gravidade).

62   Espectro da Esquizofrenia e Outros Transtornos Psicóticos

7. Maneirismo (i. e., caricatura esquisita e circunstancial de ações normais).
8. Estereotipia (i. e., movimentos repetitivos, anormalmente frequentes e não voltados a metas).
9. Agitação, não influenciada por estímulos externos.
10. Caretas.
11. Ecolalia (i. e., imitação da fala de outra pessoa).
12. Ecopraxia (i. e., imitação dos movimentos de outra pessoa).

B. Há evidências da história, do exame físico ou de achados laboratoriais de que a perturbação é a consequência fisiopatológica direta de outra condição médica.

C. A perturbação não é mais bem explicada por outro transtorno mental (p. ex., um episódio maníaco).

D. A perturbação não ocorre exclusivamente durante o curso de *delirium*.

E. A perturbação causa sofrimento clinicamente significativo e prejuízo no funcionamento social, profissional ou em outras áreas importantes da vida do indivíduo.

Nota para codificação: Incluir o nome da condição médica no nome do transtorno mental (p. ex., F06.1 transtorno catatônico devido a encefalopatia hepática). A outra condição médica deve ser codificada e listada em separado, imediatamente antes do transtorno catatônico devido a outra condição médica (p. ex., K76.82 encefalopatia hepática; F06.15 transtorno catatônico devido a encefalopatia hepática).

Catatonia Não Especificada

Esta categoria aplica-se a apresentações em que sintomas característicos de catatonia causam sofrimento clinicamente significativo ou prejuízo no funcionamento social, profissional ou em outras áreas importantes da vida do indivíduo, embora não haja clareza quanto à natureza do transtorno mental subjacente ou de outra condição médica, não sejam satisfeitos todos os critérios para catatonia ou a informação existente não seja suficiente para que seja feito um diagnóstico mais específico (p. ex., em salas de emergência).

Nota para codificação: Codificar primeiro **R29.818** outros sintomas envolvendo sistema nervoso e musculoesquelético, seguido de **F06.1** catatonia não especificada.

Outro Transtorno do Espectro da Esquizofrenia e Outro Transtorno Psicótico Especificado

F28

Esta categoria aplica-se a apresentações em que sintomas característicos de um transtorno do espectro da esquizofrenia e outro transtorno psicótico que causam sofrimento clinicamente significativo ou prejuízo no funcionamento social, profissional ou em outras áreas importantes da vida do indivíduo predominam, mas não satisfazem todos os critérios para qualquer transtorno na classe diagnóstica transtorno do espectro da esquizofrenia e outros transtornos psicóticos. A categoria outro transtorno do espectro da esquizofrenia e outro transtorno psicótico especificado é usada nas situações em que o clínico opta por comunicar a razão específica pela qual a apresentação não satisfaz os critérios para qualquer transtorno do espectro da esquizofrenia e outro transtorno psicótico específico. Isso é feito por meio de registro de "outro transtorno do espectro da esquizofrenia e outro transtorno psicótico especificado", seguido da razão específica (p. ex., "alucinações auditivas persistentes").

Exemplos de apresentações que podem ser especificadas mediante uso do termo "outro transtorno do espectro da esquizofrenia e outro transtorno psicótico especificado" incluem:

1. **Alucinações auditivas persistentes** que ocorrem na ausência de quaisquer outras características.

2. **Delírios com episódios significativos de humor sobrepostos:** Inclui delírios persistentes com períodos de episódios sobrepostos de humor que estão presentes durante parte substancial da perturbação delirante (de modo que o critério que estipula apenas perturbação breve do humor no transtorno delirante não está atendido).

3. **Síndrome psicótica atenuada:** Essa síndrome caracteriza-se por sintomas do tipo psicóticos que estão abaixo de um limiar para psicose plena (p. ex., os sintomas são menos graves e mais passageiros, e o *insight* é relativamente mantido).

4. **Sintomas delirantes em parceiro de pessoa com transtorno delirante:** No contexto de um relacionamento, os conteúdos delirantes do parceiro com transtorno psicótico oferecem base para uma crença delirante pelo indivíduo que, de outra forma, não poderia satisfazer totalmente os critérios para transtorno psicótico.

Transtorno do Espectro da Esquizofrenia e Outro Transtorno Psicótico Não Especificado

F29

Esta categoria aplica-se a apresentações em que sintomas característicos de um transtorno do espectro da esquizofrenia e outro transtorno psicótico que causam sofrimento clinicamente significativo ou prejuízo no funcionamento social, profissional ou em outras áreas importantes da vida do indivíduo predominam, mas não satisfazem todos os critérios para qualquer transtorno na classe diagnóstica transtorno do espectro da esquizofrenia e outros transtornos psicóticos. A categoria transtorno do espectro da esquizofrenia e outro transtorno psicótico não especificado é usada nas situações em que o clínico opta por *não* especificar a razão pela qual os critérios para um transtorno do espectro da esquizofrenia e outro transtorno psicótico específico não são satisfeitos e inclui apresentações para as quais não há informações suficientes para que seja feito um diagnóstico mais específico (p. ex., em salas de emergência).

Transtorno Bipolar e Transtornos Relacionados

Transtorno Bipolar Tipo I

Critérios Diagnósticos

Para diagnosticar transtorno bipolar tipo I, é necessário o preenchimento dos critérios a seguir para um episódio maníaco. O episódio maníaco pode ter sido antecedido ou seguido por episódios hipomaníacos ou depressivos maiores.

Episódio Maníaco

A. Um período distinto de humor anormal e persistentemente elevado, expansivo ou irritável e aumento anormal e persistente da atividade ou da energia, com duração mínima de uma semana e presente na maior parte do dia, quase todos os dias (ou qualquer duração, se a hospitalização se fizer necessária).

B. Durante o período de perturbação do humor e aumento da energia ou atividade, três (ou mais) dos seguintes sintomas (quatro se o humor é apenas irritável) estão presentes em grau significativo e representam uma mudança notável do comportamento habitual:

1. Autoestima inflada ou grandiosidade.
2. Redução da necessidade de sono (p. ex., sente-se descansado com apenas três horas de sono).
3. Mais loquaz que o habitual ou pressão para continuar falando.
4. Fuga de ideias ou experiência subjetiva de que os pensamentos estão acelerados.
5. Distratibilidade (i. e., a atenção é desviada muito facilmente por estímulos externos insignificantes ou irrelevantes), conforme relatado ou observado.
6. Aumento da atividade dirigida a objetivos (seja socialmente, no trabalho ou escola, seja sexualmente) ou agitação psicomotora (i. e., atividade sem propósito não dirigida a objetivos).
7. Envolvimento excessivo em atividades com elevado potencial para consequências dolorosas (p. ex., envolvimento em surtos

desenfreados de compras, indiscrições sexuais ou investimentos financeiros insensatos).

C. A perturbação do humor é suficientemente grave a ponto de causar prejuízo acentuado no funcionamento social ou profissional ou para necessitar de hospitalização a fim de prevenir dano a si mesmo ou a outras pessoas, ou existem características psicóticas.

D. O episódio não é atribuível aos efeitos fisiológicos de uma substância (p. ex., droga de abuso, medicamento, outro tratamento) ou a outra condição médica.

Nota: Um episódio maníaco completo que surge durante tratamento antidepressivo (p. ex., medicamento, eletroconvulsoterapia), mas que persiste em um nível de sinais e sintomas além do efeito fisiológico desse tratamento, é evidência suficiente para um episódio maníaco e, portanto, para um diagnóstico de transtorno bipolar tipo I.

Nota: Os Critérios A-D representam um episódio maníaco. Pelo menos um episódio maníaco na vida é necessário para o diagnóstico de transtorno bipolar tipo I.

Episódio Hipomaníaco

A. Um período distinto de humor anormal e persistentemente elevado, expansivo ou irritável e aumento anormal e persistente da atividade ou energia, com duração mínima de quatro dias consecutivos e presente na maior parte do dia, quase todos os dias.

B. Durante o período de perturbação do humor e aumento de energia e atividade, três (ou mais) dos seguintes sintomas (quatro se o humor é apenas irritável) persistem, representam uma mudança notável em relação ao comportamento habitual e estão presentes em grau significativo:

1. Autoestima inflada ou grandiosidade.

2. Redução da necessidade de sono (p. ex., sente-se descansado com apenas três horas de sono).

3. Mais loquaz que o habitual ou pressão para continuar falando.

4. Fuga de ideias ou experiência subjetiva de que os pensamentos estão acelerados.

5. Distratibilidade (i. e., atenção é desviada muito facilmente por estímulos externos insignificantes ou irrelevantes), conforme relatado ou observado.

6. Aumento da atividade dirigida a objetivos (seja socialmente, no trabalho ou escola, seja sexualmente) ou agitação psicomotora.

Transtorno Bipolar Tipo I

7. Envolvimento excessivo em atividades com elevado potencial para consequências dolorosas (p. ex., envolvimento em surtos desenfreados de compras, indiscrições sexuais ou investimentos financeiros insensatos).

C. O episódio está associado a uma mudança clara no funcionamento que não é característica do indivíduo quando assintomático.

D. A perturbação do humor e a mudança no funcionamento são observáveis por outras pessoas.

E. O episódio não é suficientemente grave a ponto de causar prejuízo acentuado no funcionamento social ou profissional ou para necessitar de hospitalização. Existindo características psicóticas, por definição, o episódio é maníaco.

F. O episódio não é atribuível aos efeitos fisiológicos de uma substância (p. ex., droga de abuso, medicamento, outro tratamento) ou a outra condição médica.

Nota: Um episódio hipomaníaco completo que surge durante tratamento antidepressivo (p. ex., medicamento, eletroconvulsoterapia), mas que persiste em um nível de sinais e sintomas além do efeito fisiológico desse tratamento, é evidência suficiente para um diagnóstico de episódio hipomaníaco. Recomenda-se, porém, cautela para que 1 ou 2 sintomas (principalmente aumento da irritabilidade, nervosismo ou agitação após uso de antidepressivo) não sejam considerados suficientes para o diagnóstico de episódio hipomaníaco nem necessariamente indicativos de uma diátese bipolar.

Nota: Os Critérios A-F representam um episódio hipomaníaco. Esses episódios são comuns no transtorno bipolar tipo I, embora não necessários para o diagnóstico desse transtorno.

Episódio Depressivo Maior

A. Cinco (ou mais) dos seguintes sintomas estiveram presentes durante o mesmo período de duas semanas e representam uma mudança em relação ao funcionamento anterior; pelo menos um dos sintomas é (1) humor deprimido ou (2) perda de interesse ou prazer.

Nota: Não incluir sintomas que sejam claramente atribuíveis a outra condição médica.

1. Humor deprimido na maior parte do dia, quase todos os dias, conforme indicado por relato subjetivo (p. ex., sente-se triste, vazio ou sem esperança) ou por observação feita por outra pessoa (p. ex., parece choroso). (**Nota:** Em crianças e adolescentes, pode ser humor irritável.)

2. Acentuada diminuição de interesse ou prazer em todas, ou quase todas, as atividades na maior parte do dia, quase todos os dias (conforme indicado por relato subjetivo ou observação feita por outra pessoa).

3. Perda ou ganho significativo de peso sem estar fazendo dieta (p. ex., mudança de mais de 5% do peso corporal em um mês) ou redução ou aumento no apetite quase todos os dias. (**Nota:** Em crianças, considerar insucesso em obter o ganho de peso esperado.)

4. Insônia ou hipersonia quase diária.

5. Agitação ou retardo psicomotor quase todos os dias (observável por outras pessoas; não meramente sensações subjetivas de inquietação ou de estar mais lento).

6. Fadiga ou perda de energia quase todos os dias.

7. Sentimentos de inutilidade ou culpa excessiva ou inapropriada (que podem ser delirantes) quase todos os dias (não meramente autorrecriminação ou culpa por estar doente).

8. Capacidade diminuída para pensar ou se concentrar, ou indecisão, quase todos os dias (por relato subjetivo ou observação feita por outra pessoa).

9. Pensamentos recorrentes de morte (não somente medo de morrer), ideação suicida recorrente sem um plano específico, um plano específico de suicídio ou tentativa de suicídio.

B. Os sintomas causam sofrimento clinicamente significativo ou prejuízo no funcionamento social, profissional ou em outras áreas importantes da vida do indivíduo.

C. O episódio não é atribuível aos efeitos fisiológicos de uma substância ou a outra condição médica.

Nota: Os Critérios A-C representam um episódio depressivo maior. Esse tipo de episódio é comum no transtorno bipolar tipo I, embora não seja necessário para o diagnóstico desse transtorno.

Nota: Respostas a uma perda significativa (p. ex., luto, ruína financeira, perdas por desastre natural, doença médica grave ou incapacidade) podem incluir sentimentos de tristeza intensos, ruminação acerca da perda, insônia, falta de apetite e perda de peso observados no Critério A, que podem se assemelhar a um episódio depressivo. Embora tais sintomas possam ser entendidos ou considerados apropriados à perda, a presença de um episódio depressivo maior, além da resposta normal a uma perda significativa, deve ser também cuidadosamente considerada. Essa deci-

Transtorno Bipolar Tipo I

são exige inevitavelmente exercício do juízo clínico, baseado na história do indivíduo e nas normas culturais para a expressão de sofrimento no contexto de uma perda.[1]

Transtorno Bipolar Tipo I

A. Foram atendidos os critérios para pelo menos um episódio maníaco (Critérios A-D em "Episódio Maníaco" descritos anteriormente).

B. Pelo menos um episódio maníaco não é mais bem explicado por transtorno esquizoafetivo e não está sobreposto a esquizofrenia, transtorno esquizofreniforme, transtorno delirante, outro transtorno do espectro da esquizofrenia e outro transtorno psicótico especificado ou transtorno do espectro da esquizofrenia e outro transtorno psicótico não especificado.

Procedimentos para Codificação e Registro

O código diagnóstico para transtorno bipolar tipo I é baseado no tipo de episódio atual ou mais recente e seu *status* em relação à gravidade atual, presença de características psicóticas e estado de remissão. A gravidade atual e as características psicóticas só são indicadas se todos os critérios estiverem atualmente presentes para episódio maníaco ou depressivo maior. Os especificadores de remissão são indicados somente se todos os critérios não estão atualmente presentes para episódio maníaco, hipomaníaco ou depressivo maior. Os códigos são descritos a seguir:

---

[1] Ao diferenciar luto de um episódio depressivo maior (EDM), é útil considerar que, no luto, o afeto predominante inclui sentimentos de vazio e perda, enquanto no EDM há humor deprimido persistente e incapacidade de antecipar felicidade ou prazer. A disforia no luto pode diminuir de intensidade ao longo de dias a semanas, ocorrendo em ondas, conhecidas como "dores do luto". Essas ondas tendem a estar associadas a pensamentos ou lembranças do falecido. O humor deprimido de um EDM é mais persistente e não está ligado a pensamentos ou preocupações específicos. A dor do luto pode vir acompanhada de emoções e humor positivos que não são característicos da infelicidade e angústia generalizadas de um EDM. O conteúdo do pensamento associado ao luto geralmente apresenta preocupação com pensamentos e lembranças do falecido, em vez das ruminações autocríticas ou pessimistas encontradas no EDM. No luto, a autoestima costuma estar preservada, ao passo que no EDM sentimentos de desvalia e aversão a si mesmo são comuns. Se presente no luto, a ideação autodepreciativa tipicamente envolve a percepção de falhas em relação ao falecido (p. ex., não ter feito visitas com frequência suficiente, não dizer ao falecido o quanto o amava). Se um indivíduo enlutado pensa em morte e em morrer, tais pensamentos costumam ter o foco no falecido e possivelmente em "se unir" a ele, enquanto no EDM esses pensamentos têm o foco em acabar com a própria vida em razão dos sentimentos de desvalia, de não merecer estar vivo ou da incapacidade de enfrentar a dor da depressão.

Transtorno Bipolar e Transtornos Relacionados

Transtorno bipolar tipo I	Episódio atual ou mais recente maníaco	Episódio atual ou mais recente hipoma-níaco*	Episódio atual ou mais recente depressivo	Episódio atual ou mais recente não espe-cificado**
Leve (p. 93)	F31.11	NA	F31.31	NA
Moderado (p. 93)	F31.12	NA	F31.32	NA
Grave (p. 93)	F31.13	NA	F31.4	NA
Com características psicóti-cas*** (p. 89)	F31.2	NA	F31.5	NA
Em remissão parcial (p. 93)	F31.73	F31.71	F31.75	NA
Em remissão completa (p. 93)	F31.74	F31.72	F31.76	NA
Não especi-ficado	F31.9	F31.9	F31.9	NA

*Os especificadores de gravidade e de características psicóticas não se aplicam; código F31.0 para casos que não estão em remissão.
**Os especificadores de gravidade, de características psicóticas e de re-missão não se aplicam. Código F31.9.
***Se características psicóticas estão presentes, codificar com o especifi-cador "com características psicóticas" independentemente da gravidade do episódio.

Ao registrar o nome de um diagnóstico, os termos devem ser listados na ordem a seguir: transtorno bipolar tipo I, tipo do episódio atual (ou mais recente, se o transtorno bipolar tipo I estiver em remissão parcial ou com-pleta), especificadores de gravidade/características psicóticas/remissão, seguidos por tantos especificadores sem códigos quantos se aplicarem

Transtorno Bipolar Tipo II

ao episódio atual (ou mais recente, se o transtorno bipolar tipo I estiver em remissão parcial ou completa). **Nota:** Os especificadores "com ciclagem rápida" e "com padrão sazonal" descrevem o padrão dos episódios de humor.

Especificar se:

Com sintomas ansiosos (p. 84)
Com características mistas (p. 84-86)
Com ciclagem rápida (p. 86-87)
Com características melancólicas (p. 87-88)
Com características atípicas (p. 88-89)
Com características psicóticas congruentes com o humor (p. 90; *é aplicável a episódio maníaco e/ou episódio depressivo maior*)
Com características psicóticas incongruentes com o humor (p. 89; *é aplicável a episódio maníaco e/ou episódio depressivo maior*)
Com catatonia (p. 90). **Nota para codificação:** Usar código adicional F06.1.
Com início no periparto (p. 90-92)
Com padrão sazonal (p. 92-93)

Transtorno Bipolar Tipo II

Critérios Diagnósticos   F31.81

Para diagnosticar transtorno bipolar tipo II, é necessário o preenchimento dos critérios a seguir para um episódio hipomaníaco atual ou anterior *e* os critérios a seguir para um episódio depressivo maior atual ou anterior:

Episódio Hipomaníaco

A. Um período distinto de humor anormal e persistentemente elevado, expansivo ou irritável e aumento anormal e persistente da atividade ou energia, com duração mínima de quatro dias consecutivos e presente na maior parte do dia, quase todos os dias.

B. Durante o período de perturbação do humor e aumento de energia e atividade, três (ou mais) dos seguintes sintomas (quatro se o humor for apenas irritável) persistem, representam uma mudança notável em relação ao comportamento habitual e estão presentes em grau significativo:

1. Autoestima inflada ou grandiosidade.
2. Redução da necessidade de sono (p. ex., sente-se descansado com apenas três horas de sono).

72 Transtorno Bipolar e Transtornos Relacionados

3. Mais loquaz que o habitual ou pressão para continuar falando.
4. Fuga de ideias ou experiência subjetiva de que os pensamentos estão acelerados.
5. Distratibilidade (i. e., atenção é desviada muito facilmente por estímulos externos insignificantes ou irrelevantes), conforme relatado ou observado.
6. Aumento da atividade dirigida a objetivos (seja socialmente, no trabalho ou escola, seja sexualmente) ou agitação psicomotora.
7. Envolvimento excessivo em atividades com elevado potencial para consequências dolorosas (p. ex., envolvimento em surtos desenfreados de compras, indiscrições sexuais ou investimentos financeiros insensatos).

C. O episódio está associado a uma mudança clara no funcionamento que não é característica do indivíduo quando assintomático.

D. A perturbação no humor e a mudança no funcionamento são observáveis por outras pessoas.

E. O episódio não é suficientemente grave a ponto de causar prejuízo acentuado no funcionamento social ou profissional ou para necessitar de hospitalização. Existindo características psicóticas, por definição, o episódio é maníaco.

F. O episódio não é atribuível aos efeitos fisiológicos de uma substância (p. ex., droga de abuso, medicamento, outro tratamento) ou a outra condição médica.

Nota: Um episódio hipomaníaco completo que surge durante tratamento antidepressivo (p. ex., medicamento, eletroconvulsoterapia), mas que persiste em um nível de sinais e sintomas além do efeito fisiológico desse tratamento, é evidência suficiente para um diagnóstico de episódio hipomaníaco. Recomenda-se, porém, cautela para que 1 ou 2 sintomas (principalmente aumento da irritabilidade, nervosismo ou agitação após uso de antidepressivo) não sejam considerados suficientes para o diagnóstico de episódio hipomaníaco nem necessariamente indicativos de uma diátese bipolar.

Episódio Depressivo Maior

A. Cinco (ou mais) dos seguintes sintomas estiveram presentes durante o mesmo período de duas semanas e representam uma mudança em relação ao funcionamento anterior; pelo menos um dos sintomas é (1) humor deprimido ou (2) perda de interesse ou prazer.

Nota: Não incluir sintomas que sejam claramente atribuíveis a outra condição médica.

Transtorno Bipolar Tipo II

1. Humor deprimido na maior parte do dia, quase todos os dias, conforme indicado por relato subjetivo (p. ex., sente-se triste, vazio ou sem esperança) ou por observação feita por outra pessoa (p. ex., parece choroso). (**Nota:** Em crianças e adolescentes, pode ser humor irritável.)
2. Acentuada diminuição de interesse ou prazer em todas, ou quase todas, as atividades na maior parte do dia, quase todos os dias (conforme indicado por relato subjetivo ou observação).
3. Perda ou ganho significativo de peso sem estar fazendo dieta (p. ex., mudança de mais de 5% do peso corporal em um mês) ou redução ou aumento no apetite quase todos os dias. (**Nota:** Em crianças, considerar insucesso em obter o peso esperado.)
4. Insônia ou hipersonia quase diária.
5. Agitação ou retardo psicomotor quase todos os dias (observável por outras pessoas; não meramente sensações subjetivas de inquietação ou de estar mais lento).
6. Fadiga ou perda de energia quase todos os dias.
7. Sentimentos de inutilidade ou culpa excessiva ou inapropriada (que podem ser delirantes) quase todos os dias (não meramente autorrecriminação ou culpa por estar doente).
8. Capacidade diminuída para pensar ou se concentrar, ou indecisão, quase todos os dias (por relato subjetivo ou observação feita por outra pessoa).
9. Pensamentos recorrentes de morte (não somente medo de morrer), ideação suicida recorrente sem um plano específico, um plano específico de suicídio ou tentativa de suicídio.

B. Os sintomas causam sofrimento clinicamente significativo ou prejuízo no funcionamento social, profissional ou em outras áreas importantes da vida do indivíduo.

C. O episódio não é atribuível aos efeitos fisiológicos de uma substância ou outra condição médica.

Nota: Os Critérios A-C representam um episódio depressivo maior.

Nota: Respostas a uma perda significativa (p. ex., luto, ruína financeira, perdas por desastre natural, doença médica grave ou incapacidade) podem incluir sentimentos de tristeza intensos, ruminação acerca da perda, insônia, falta de apetite e perda de peso observados no Critério A, que podem se assemelhar a um episódio depressivo. Embora tais sintomas possam ser entendidos ou considerados apropriados à perda, a presença de um episódio depressivo maior, além da resposta normal a uma perda significativa, deve ser também cuidadosamente considerada. Essa deci-

74 Transtorno Bipolar e Transtornos Relacionados

são exige inevitavelmente exercício de juízo clínico, baseado na história do indivíduo e nas normas culturais para a expressão de sofrimento no contexto de uma perda.[2]

Transtorno Bipolar Tipo II

A. Foram atendidos os critérios para pelo menos um episódio hipomaníaco (Critérios A-F em "Episódio Hipomaníaco" descritos anteriormente) e para pelo menos um episódio depressivo maior (Critérios A-C em "Episódio Depressivo Maior").

B. Jamais houve um episódio maníaco.

C. Pelo menos um episódio hipomaníaco e pelo menos um episódio depressivo maior não são mais bem explicados por transtorno esquizoafetivo e não estão sobrepostos a esquizofrenia, transtorno esquizofreniforme, transtorno delirante, outro transtorno do espectro da esquizofrenia e outro transtorno psicótico especificado ou transtorno do espectro da esquizofrenia e outro transtorno psicótico não especificado.

D. Os sintomas de depressão ou a imprevisibilidade causada por alternância frequente entre períodos de depressão e hipomania causam sofrimento clinicamente significativo ou prejuízo no funcionamento social, profissional ou em outra área importante da vida do indivíduo.

---

[2] Ao diferenciar luto de um episódio depressivo maior (EDM), é útil considerar que, no luto, o afeto predominante inclui sentimentos de vazio e perda, enquanto no EDM há humor deprimido persistente e incapacidade de antecipar felicidade ou prazer. A disforia no luto pode diminuir de intensidade ao longo de dias a semanas, ocorrendo em ondas, conhecidas como "dores do luto". Essas ondas tendem a estar associadas a pensamentos ou lembranças do falecido. O humor deprimido de um EDM é mais persistente e não está ligado a pensamentos ou preocupações específicos. A dor do luto pode vir acompanhada de emoções e humor positivos que não são característicos da infelicidade e angústia generalizadas de um EDM. O conteúdo do pensamento associado ao luto geralmente apresenta preocupação com pensamentos e lembranças do falecido, em vez das ruminações autocríticas ou pessimistas encontradas no EDM. No luto, a autoestima costuma estar preservada, ao passo que no EDM os sentimentos de desvalia e aversão a si mesmo são comuns. Se presente no luto, a ideação autodepreciativa tipicamente envolve a percepção de falhas em relação ao falecido (p. ex., não ter feito visitas com frequência suficiente, não dizer ao falecido o quanto o amava). Se um indivíduo enlutado pensa em morte e em morrer, tais pensamentos costumam ter o foco no falecido e possivelmente em "se unir" a ele, enquanto no EDM esses pensamentos têm o foco em acabar com a própria vida por causa dos sentimentos de desvalia, de não merecer estar vivo ou da incapacidade de enfrentar a dor da depressão.

Transtorno Bipolar Tipo II

Procedimentos para Codificação e Registro

O transtorno bipolar tipo II tem o seguinte código diagnóstico: F31.81. Sua caracterização com respeito a gravidade atual, presença de característcas psicóticas, curso e outros especificadores não pode ser codificada, mas deve ser indicada por escrito (p. ex., transtorno bipolar tipo II F31.81, episódio atual depressivo, gravidade moderada, com características mistas; transtorno bipolar tipo II F31.81, episódio mais recente depressivo, em remissão parcial).

Especificar episódio atual ou mais recente:

Hipomaníaco
Depressivo

Se o episódio atual é **hipomaníaco** (ou o episódio mais recente, se o transtorno bipolar tipo II estiver em remissão parcial ou completa):

Ao registrar o diagnóstico, os termos devem ser listados na seguinte ordem: transtorno bipolar tipo II, episódio atual ou mais recente hipomaníaco em remissão parcial ou completa (p. 93) (se todos os critérios para episódio hipomaníaco não se aplicarem no momento), além disso, todos os especificadores de episódio hipomaníaco listados a seguir que sejam aplicáveis. **Nota:** Os especificadores "com ciclagem rápida" e "com padrão sazonal" descrevem o padrão dos episódios de humor.

Especificar se:

Com sintomas ansiosos (p. 84)
Com características mistas (p. 84-86)
Com ciclagem rápida (p. 86-87)
Com início no periparto (p. 90-92)
Com padrão sazonal (p. 92-93)

Se o episódio atual é depressivo (ou o episódio mais recente, se o transtorno bipolar tipo II estiver em remissão parcial ou completa):

Ao registrar o diagnóstico, os termos devem ser listados na seguinte ordem: transtorno bipolar tipo II, episódio atual ou mais recente depressivo, leve/moderado/grave (se todos os critérios para episódio depressivo não se aplicarem no momento), além disso, todos os especificadores de episódio depressivo maior listados a seguir que sejam aplicáveis. **Nota:** Os especificadores "com ciclagem rápida" e "com padrão sazonal" descrevem o padrão dos episódios de humor.

Especificar se:

Com sintomas ansiosos (p. 84)

76 Transtorno Bipolar e Transtornos Relacionados

Com características mistas (p. 84-86)
Com ciclagem rápida (p. 86-87)
Com características melancólicas (p. 87-88)
Com características atípicas (p. 88-89)
Com características psicóticas congruentes com o humor (p. 90)
Com características psicóticas incongruentes com o humor (p. 89)
Com catatonia (p. 90). **Nota para codificação:** Usar código adicional F06.1.
Com início no periparto (p. 90-92)
Com padrão sazonal (p. 92-93)

Especificar o curso se todos os critérios para um episódio de humor não estão atualmente satisfeitos:
Em remissão parcial (p. 93)
Em remissão completa (p. 93)

Especificar a gravidade se todos os critérios para um episódio depressivo maior estão atualmente satisfeitos:
Leve (p. 94)
Moderada (p. 94)
Grave (p. 94)

Transtorno Ciclotímico

Critérios Diagnósticos   F34.0

A. Por pelo menos dois anos (um ano em crianças e adolescentes), presença de vários períodos com sintomas hipomaníacos que não satisfazem os critérios para episódio hipomaníaco e vários períodos com sintomas depressivos que não satisfazem os critérios para episódio depressivo maior.

B. Durante o período antes citado de dois anos (um ano em crianças e adolescentes), os períodos hipomaníaco e depressivo estiveram presentes por pelo menos metade do tempo, e o indivíduo não permaneceu sem os sintomas por mais que dois meses consecutivos.

C. Os critérios para um episódio depressivo maior, maníaco ou hipomaníaco nunca foram satisfeitos.

D. Os sintomas do Critério A não são mais bem explicados por transtorno esquizoafetivo, esquizofrenia, transtorno esquizofreniforme, transtorno delirante, outro transtorno do espectro da esquizofrenia e outro transtorno psicótico especificado ou transtorno do espectro da esquizofrenia e outro transtorno psicótico não especificado.

Transtorno Bipolar e Transtorno Relacionado...

E. Os sintomas não são atribuíveis aos efeitos fisiológicos de uma substância (p. ex., droga de abuso, medicamento) ou a outra condição médica (p. ex., hipertireoidismo).

F. Os sintomas causam sofrimento ou prejuízo clinicamente significativo no funcionamento social, profissional ou em outras áreas importantes da vida do indivíduo.

Especificar se:

Com sintomas ansiosos (ver p. 84)

Transtorno Bipolar e Transtorno Relacionado Induzido por Substância/Medicamento

Critérios Diagnósticos

A. Perturbação acentuada e persistente no humor que predomina no quadro clínico, caracterizada por humor eufórico, expansivo ou irritável e atividade ou energia anormalmente elevadas.

B. Há evidências da história, do exame físico ou de achados laboratoriais de (1) e (2):

1. Os sintomas no Critério A desenvolveram-se durante ou logo depois de intoxicação ou abstinência da substância ou após a exposição ao medicamento.

2. A substância/medicamento envolvida é capaz de produzir os sintomas mencionados no Critério A.

C. A perturbação no humor não é mais bem explicada por transtorno bipolar ou transtorno relacionado que não é induzido por substância/medicamento. Tais evidências de um transtorno bipolar ou transtorno relacionado independente podem incluir:

Os sintomas antecedem o início do uso da substância/medicamento; os sintomas persistem por um período substancial de tempo (p. ex., cerca de um mês) após a interrupção de abstinência aguda ou intoxicação grave; ou há outra evidência sugerindo a existência de transtorno bipolar e transtorno relacionado não induzido por substância/medicamento independente (p. ex., história de episódios recorrentes não relacionados a substância/medicamento).

D. A perturbação não ocorre exclusivamente durante o curso de *delirium*.

E. A perturbação causa sofrimento clinicamente significativo ou prejuízo no funcionamento social, profissional ou em outras áreas importantes da vida do indivíduo.

78 Transtorno Bipolar e Transtornos Relacionados

Nota: Este diagnóstico deve ser feito, em vez de um diagnóstico de abstinência ou de intoxicação por substância, somente quando houver predominância dos sintomas mencionados no Critério A no quadro clínico e quando forem suficientemente graves para justificar atenção clínica.

Nota para codificação: Os códigos da CID-10-MC para transtorno bipolar e transtorno relacionado induzido por [substância/medicamento específico] estão indicados na tabela a seguir. Observar que o código da CID-10-MC depende de haver ou não transtorno comórbido por uso de substância presente para a mesma classe de substância. De qualquer modo, não é dado um diagnóstico de transtornos por uso de substâncias adicional separado. Se um transtorno por uso de substância leve é comórbido a transtorno bipolar e transtorno relacionado induzido por substância, o número da 4ª posição é "1", e o clínico deve registrar "transtorno por uso de [substância], leve" antes de transtorno bipolar e transtorno relacionado induzido por substância (p. ex., "transtorno por uso de cocaína, leve com transtorno bipolar e transtorno relacionado induzido por cocaína"). Se um transtorno por uso de substância moderado ou grave é comórbido a transtorno bipolar e transtorno relacionado induzido por substância, o número da 4ª posição é "2", e o clínico deve registrar "transtorno por uso de [substância], moderado" ou "transtorno por uso de [substância], grave", dependendo da gravidade do transtorno por uso de substância comórbido. Se não houver transtorno por uso de substância comórbido (p. ex., após um único uso pesado da substância), o número da 4ª posição é "9", e o clínico deve registrar somente transtorno bipolar e transtorno relacionado induzido por substância.

	CID-10-MC		
	Com transtorno por uso, leve	Com transtorno por uso, moderado ou grave	Sem transtorno por uso
Álcool	F10.14	F10.24	F10.94
Fenciclidina	F16.14	F16.24	F16.94
Outro alucinógeno	F16.14	F16.24	F16.94
Sedativo, hipnótico ou ansiolítico	F13.14	F13.24	F13.94
Anfetamina (ou outro estimulante)	F15.14	F15.24	F15.94

Transtorno Bipolar e Transtorno Relacionado Induzido... **79**

	CID-10-MC		
	Com transtorno por uso, leve	Com transtorno por uso, moderado ou grave	Sem transtorno por uso
Cocaína	F14.14	F14.24	F14.94
Outra substância (ou substância desconhecida)	F19.14	F19.24	F19.94

Especificar se (ver a Tabela 1 no capítulo "Transtornos Relacionados a Substâncias e Transtornos Aditivos", que indica se "com início durante a intoxicação" e/ou "com início durante a abstinência" se aplica a determinada classe de substância; ou *especificar* "com início após o uso de medicamento"):

Com início durante a intoxicação: Se os critérios são preenchidos para intoxicação pela substância, e os sintomas desenvolvem-se durante a intoxicação.

Com início durante a abstinência: Se os critérios são preenchidos para abstinência da substância, e os sintomas desenvolvem-se durante, ou logo após, a abstinência.

Com início após o uso de medicamento: Se os sintomas se desenvolveram com o início do uso, com uma mudança no uso ou durante a retirada do uso de medicamento.

Procedimentos para Registro

O nome do transtorno bipolar e transtorno relacionado induzido por substância/medicamento termina com o nome da substância (p. ex., cocaína, dexametasona) que supostamente causou os sintomas de humor bipolar. O código diagnóstico é selecionado da tabela, com base na classe da substância e na presença ou ausência de transtorno comórbido por uso de substância. No caso de substâncias que não se encaixam em nenhuma das classes (p. ex., dexametasona), o código para "outra substância (ou desconhecida)" deve ser usado; e, nos casos em que se acredita que uma substância seja o fator etiológico, embora sua classe seja desconhecida, o mesmo código deve ser utilizado.

Ao registrar o nome do transtorno, é listado primeiro o transtorno por uso de substância comórbido (se houver), seguido da palavra "com", seguido do nome do transtorno bipolar e transtorno relacionado induzido por substância, seguido da especificação do início (i. e., início durante a intoxicação, início durante a abstinência). Por exemplo, no caso de sintomas irritáveis que ocorrem durante a intoxicação em um homem com transtorno por uso de cocaína grave, o diagnóstico é F14.24, transtorno por uso de cocaína grave com transtorno bipolar e transtorno relacionado induzido por cocaína, com início durante a intoxicação. Não é feito um diagnóstico separado de transtorno comórbido e grave por intoxicação por cocaína. Se ocorre o transtorno bipolar e transtorno relacionado induzido por substância sem um transtorno comórbido por uso de substância (p. ex., após um único uso pesado da substância), não é anotado transtorno adicional por uso de substância (p. ex., transtorno bipolar e transtorno relacionado induzido por anfetamina com início durante a intoxicação F15.94). Quando se acredita que mais de uma substância tem papel importante no desenvolvimento de sintomas de humor bipolar, cada uma deve ser listada separadamente (p. ex., transtorno por uso de metilfenidato grave com transtorno bipolar e transtorno relacionado induzido por metilfenidato F15.24, com início durante a intoxicação; transtorno bipolar e transtorno relacionado induzido por dexametasona F19.94, com início durante a intoxicação).

Transtorno Bipolar e Transtorno Relacionado Devido a Outra Condição Médica

Critérios Diagnósticos

A. Uma perturbação acentuada e persistente no humor que predomina no quadro clínico, caracterizada por humor anormalmente elevado, expansivo ou irritável e atividade ou energia anormalmente aumentadas.

B. Há evidência, a partir da história, do exame físico ou de achados laboratoriais, de que a perturbação é a consequência fisiopatológica direta de outra condição médica.

C. A perturbação não é mais bem explicada por outro transtorno mental.

D. A perturbação não ocorre exclusivamente durante o curso de *delirium*.

E. A perturbação causa sofrimento ou prejuízo clinicamente significativo no funcionamento social, profissional ou em outras áreas importantes da vida do indivíduo, demanda hospitalização para prevenir lesão a si ou a outras pessoas, ou há características psicóticas.

Outro Transtorno Bipolar e Transtorno Relacionado... **81**

Nota para codificação: O código da CID-10-MC depende do especificador (ver adiante).

Especificar se:

F06.33 Com características maníacas: Não estão satisfeitos todos os critérios para um episódio maníaco ou hipomaníaco.

F06.33 Com episódio tipo maníaco ou hipomaníaco: Estão atendidos todos os critérios, exceto o Critério D para um episódio maníaco, ou exceto o Critério F para um episódio hipomaníaco.

F06.34 Com características mistas: Os sintomas de depressão também estão presentes, embora não predominem no quadro clínico.

Nota para codificação: Incluir o nome da outra condição médica no nome do transtorno mental (p. ex. F06.33 transtorno bipolar devido a hipertireoidismo, com características maníacas). A outra condição médica também deve ser codificada e listada em separado, imediatamente antes de transtorno bipolar e transtorno relacionado devido à condição médica (p. ex., E05.90 hipertireoidismo; F06.33 transtorno bipolar devido a hipertireoidismo, com características maníacas).

Outro Transtorno Bipolar e Transtorno Relacionado Especificado

F31.89

Esta categoria aplica-se a apresentações em que sintomas característicos de transtorno bipolar e transtorno relacionado que causam sofrimento clinicamente significativo ou prejuízo no funcionamento social, profissional ou em outras áreas importantes da vida do indivíduo predominam, mas não satisfazem todos os critérios para qualquer transtorno na classe diagnóstica de transtorno bipolar e transtornos relacionados. A categoria outro transtorno bipolar e transtorno relacionado especificado é usada em situações em que o clínico opta por comunicar a razão específica pela qual a apresentação não satisfaz os critérios para qualquer transtorno bipolar e transtorno relacionado específico. Isso é feito por meio do registro de "outro transtorno bipolar e transtorno relacionado especificado", seguido pela razão específica (p. ex., "ciclotimia de curta duração").

Exemplos de apresentações que podem ser especificadas usando a designação "outro transtorno bipolar e transtorno relacionado especificado" incluem:

1. **Episódios maníacos de curta duração (2 a 3 dias) e episódios depressivos maiores:** História de vida com um ou mais episódios depressivos maiores em pessoas cuja apresentação nunca atendeu a todos os critérios para um episódio maníaco ou hipomaníaco, embora tenham vivido dois ou mais episódios de hipomania de curta duração que atenderam a todos os critérios sintomáticos para um episódio maníaco, porém com duração de apenas 2 a 3 dias. Os episódios de sintomas hipomaníacos não se sobrepuseram no tempo aos episódios depressivos maiores, de modo que a perturbação de humor não atende a critérios para episódio depressivo maior, com características mistas.

2. **Episódios hipomaníacos com sintomas insuficientes e episódios depressivos maiores:** História de vida com um ou mais episódios depressivos maiores em pessoas cuja apresentação nunca atendeu a todos os critérios para um episódio maníaco ou hipomaníaco, embora tenham vivido um ou mais episódios de hipomania que não atenderam a todos os critérios de sintomas (i. e., um mínimo de quatro dias consecutivos de humor elevado e 1 ou 2 dos outros sintomas de um episódio hipomaníaco, ou humor irritável e 2 ou 3 dos outros sintomas de um episódio hipomaníaco). Os episódios de sintomas hipomaníacos não se sobrepuseram no tempo aos episódios depressivos maiores, de modo que a perturbação não atende a critérios para episódio depressivo maior, com características mistas.

3. **Episódio hipomaníaco sem episódio depressivo maior anterior:** Um ou mais episódios hipomaníacos em pessoa cuja apresentação nunca atendeu à totalidade dos critérios para um episódio depressivo maior ou um episódio maníaco.

4. **Ciclotimia de curta duração (menos de 24 meses):** Episódios múltiplos de sintomas hipomaníacos que não satisfazem os critérios para um episódio hipomaníaco e episódios múltiplos de sintomas depressivos que não satisfazem os critérios para um episódio depressivo maior que persistem por um período de menos de 24 meses (menos de 12 meses em crianças e adolescentes) em indivíduo cuja apresentação nunca satisfez todos os critérios para um episódio depressivo maior, maníaco ou hipomaníaco e que não atende aos critérios para nenhum transtorno psicótico. No curso do transtorno, os sintomas hipomaníacos ou depressivos estão presentes na maioria dos dias, a pessoa não ficou sem sintomas por mais de dois meses consecutivos, e os sintomas causam sofrimento ou prejuízo clinicamente significativo.

5. **Episódio maníaco sobreposto** a esquizofrenia, transtorno esquizofreniforme, transtorno delirante ou outro transtorno do espectro da

Transtorno Bipolar e Transtorno Relacionado...

> esquizofrenia e outros transtornos psicóticos especificado ou não especificado. **Nota:** Episódios maníacos que são parte do transtorno esquizoafetivo não exigem um diagnóstico adicional de outro transtorno bipolar e transtorno relacionado especificado.

Transtorno Bipolar e Transtorno Relacionado Não Especificado

F31.9

Esta categoria aplica-se a apresentações em que sintomas característicos de transtorno bipolar e transtorno relacionado que causam sofrimento clinicamente significativo ou prejuízo no funcionamento social, profissional ou em outras áreas importantes da vida do indivíduo predominam, mas não satisfazem todos os critérios para qualquer transtorno na classe diagnóstica de transtorno bipolar e transtornos relacionados. A categoria transtorno bipolar e transtorno relacionado não especificado é usada em situações em que o clínico opta por *não* especificar a razão pela qual os critérios para um transtorno bipolar e transtorno relacionado específico não são satisfeitos e inclui apresentações para as quais não há informações suficientes para que seja feito um diagnóstico mais específico (p. ex., em salas de emergência).

Transtorno do Humor Não Especificado

F39

Esta categoria aplica-se a apresentações em que sintomas característicos de transtornos do humor que causam sofrimento clinicamente significativo ou prejuízo no funcionamento social, profissional ou em outras áreas importantes da vida do indivíduo predominam, mas não satisfazem, no momento da avaliação, todos os critérios para qualquer transtorno na classe diagnóstica dos transtornos bipolares ou depressivos e nos quais é difícil escolher entre transtorno bipolar e transtorno relacionado não especificado e transtorno depressivo não especificado (p. ex., agitação aguda).

Especificadores para Transtorno Bipolar e Transtornos Relacionados

Especificar se:

Com sintomas ansiosos: A presença de pelo menos dois dos sintomas a seguir, durante a maioria dos dias do episódio maníaco, hipomaníaco ou depressivo maior atual no transtorno bipolar tipo I (ou do episódio mais recente se o transtorno bipolar tipo I estiver em remissão parcial ou total); ou do atual episódio hipomaníaco ou depressivo maior no transtorno bipolar tipo II (ou do episódio mais recente se o transtorno bipolar tipo II estiver em remissão parcial ou total); ou durante a maioria dos dias sintomáticos no transtorno ciclotímico:

1. Sentir-se nervoso ou tenso.
2. Sentir-se incomumente inquieto.
3. Dificuldade de concentrar-se por estar preocupado.
4. Medo de que algo terrível possa acontecer.
5. Sensação de que a pessoa pode perder o controle de si mesma.

Especificar a gravidade atual:
Leve: Dois sintomas.
Moderada: Três sintomas.
Moderada-grave: Quatro ou cinco sintomas.
Grave: Quatro ou cinco sintomas com agitação motora.

Nota: Foi observado que sintomas ansiosos são uma característica proeminente do transtorno bipolar e do transtorno depressivo maior em ambientes tanto de atenção primária quanto de cuidados especializados. Altos níveis de ansiedade têm sido associados a risco aumentado de suicídio, maior duração do transtorno e maior probabilidade de não resposta ao tratamento. Desse modo, é clinicamente útil especificar com precisão a presença e os níveis de gravidade dos sintomas ansiosos para o planejamento do tratamento e o monitoramento da resposta a ele.

Com características mistas: O especificador com características mistas pode se aplicar ao atual episódio maníaco, hipomaníaco ou depressivo nos transtornos bipolar tipo I (ou episódio mais recente se o transtorno bipolar tipo I estiver em remissão parcial ou completa) ou tipo II (ou episódio mais recente se o transtorno bipolar tipo II estiver em remissão parcial ou completa):

Especificadores para Transtorno Bipolar e Transtornos...

Episódio maníaco ou hipomaníaco, com características mistas:

A. São atendidos todos os critérios para um episódio maníaco ou hipomaníaco, e pelo menos três dos sintomas a seguir estão presentes durante a maioria dos dias do episódio atual ou mais recente de mania ou hipomania:

1. Disforia ou humor depressivo acentuado conforme indicado por relato subjetivo (p. ex., sente-se triste ou vazio) ou observação feita por outra pessoa (p. ex., parece chorar).
2. Interesse ou prazer diminuído em todas, ou quase todas, as atividades (conforme indicado por relato subjetivo ou observação feita por outra pessoa).
3. Retardo psicomotor quase diário (observável por outra pessoa; não são simples sensações subjetivas de estar mais lento).
4. Fadiga ou perda de energia.
5. Sentimentos de inutilidade ou de culpa excessiva ou inapropriada (não uma simples autorrecriminação ou culpa por estar doente).
6. Pensamentos recorrentes de morte (não somente medo de morrer), ideação suicida recorrente sem plano específico, um plano específico de suicídio ou tentativa de suicídio.

B. Sintomas mistos são observáveis por outras pessoas e representam uma mudança em relação ao comportamento habitual do indivíduo.

C. Para indivíduos cujos sintomas satisfazem todos os critérios de mania e depressão simultaneamente, o diagnóstico deve ser de episódio maníaco, com características mistas, devido ao prejuízo acentuado e à gravidade clínica da mania plena.

D. Os sintomas mistos não são atribuíveis aos efeitos fisiológicos de uma substância (p. ex., droga de abuso, medicamento ou outro tratamento).

Episódio depressivo, com características mistas:

A. São atendidos todos os critérios para um episódio depressivo maior, e pelo menos três dos sintomas maníacos/hipomaníacos a seguir estão presentes durante a maioria dos dias do episódio atual ou mais recente de depressão:

1. Humor elevado, expansivo.

86 Transtorno Bipolar e Transtornos Relacionados

2. Autoestima inflada ou grandiosidade.
3. Mais loquaz que o habitual ou pressão para continuar falando.
4. Fuga de ideias ou experiência subjetiva de que os pensamentos estão acelerados.
5. Aumento na energia ou na atividade dirigida a objetivos (seja socialmente, no trabalho ou escola, seja sexualmente).
6. Envolvimento aumentado ou excessivo em atividades com elevado potencial para consequências dolorosas (p. ex., envolvimento em surtos desenfreados de compras, indiscrições sexuais ou investimentos financeiros insensatos).
7. Redução da necessidade de sono (sente-se descansado apesar de dormir menos que o habitual; para ser contrastado com insônia).

B. Sintomas mistos são passíveis de observação por outras pessoas e representam uma mudança em relação ao comportamento habitual do indivíduo.

C. Para indivíduos cujos sintomas satisfazem todos os critérios do episódio para mania e depressão simultaneamente, o diagnóstico deve ser de episódio maníaco, com características mistas.

D. Os sintomas mistos não são atribuíveis aos efeitos fisiológicos de uma substância (p. ex., droga de abuso, medicamento ou outro tratamento).

Nota: As características mistas associadas a um episódio depressivo maior foram consideradas fatores de risco significativo para o desenvolvimento dos transtornos bipolar tipo I e tipo II. Assim, é clinicamente útil registrar a presença desse especificador para planejar o tratamento e monitorar a resposta a ele.

Com ciclagem rápida: Presença de pelo menos quatro episódios de humor nos 12 meses anteriores que atendam aos critérios de episódio maníaco, hipomaníaco ou depressivo maior no transtorno bipolar tipo I ou que atendam aos critérios de episódio hipomaníaco ou depressivo maior no transtorno bipolar tipo II.

Nota: Os episódios são demarcados por remissões parciais ou totais de pelo menos dois meses ou por troca para um episódio da polaridade oposta (p. ex., episódio depressivo maior para episódio maníaco).

Especificadores para Transtorno Bipolar e Transtornos... **87**

Nota: A característica essencial de um transtorno bipolar de ciclagem rápida é a ocorrência de pelo menos quatro episódios de humor durante os 12 meses anteriores. Esses episódios podem ocorrer em qualquer combinação e ordem e devem atender a critérios de duração e quantidade de sintomas para episódio depressivo maior, maníaco ou hipomaníaco, devendo também ser demarcados por um período de remissão completa ou por uma troca para um episódio da polaridade oposta. Episódios maníacos e hipomaníacos são contados como do mesmo polo. A não ser pelo fato de ocorrerem com mais frequência, os episódios que ocorrem em um padrão de ciclagem rápida não diferem daqueles que não ocorrem em um padrão de ciclagem rápida. Episódios de humor que contam para a definição de um padrão de ciclagem rápida excluem aqueles diretamente causados por uma substância (p. ex., cocaína, corticosteroides) ou outra condição médica.

Com características melancólicas:
A. Uma das seguintes está presente durante o período mais grave do episódio depressivo maior atual (ou mais recente se transtorno bipolar tipo I ou II estiver em remissão parcial ou completa):
1. Perda de prazer em todas ou quase todas as atividades.
2. Falta de reatividade a estímulos em geral prazerosos (não se sente muito bem, mesmo temporariamente, quando acontece alguma coisa boa).

B. Três (ou mais) das seguintes:
1. Uma qualidade distinta de humor depressivo caracterizada por prostração profunda, desespero e/ou morosidade ou pelo chamado humor vazio.
2. Depressão geralmente é pior pela manhã.
3. Despertar muito cedo pela manhã (i. e., pelo menos duas horas antes do habitual).
4. Agitação ou retardo psicomotor acentuados.
5. Anorexia ou perda de peso significativa.
6. Culpa excessiva ou inadequada.

Nota: O especificador "com características melancólicas" é aplicado se essas características estão presentes no estágio mais grave do episódio. Há ausência quase total da capacidade para o prazer, não meramente uma redução. Uma diretriz para a avaliação da falta de reatividade do humor é que mesmo os eventos muito desejados não estão associados a acentuada melhora do humor. O humor não mostra melhora alguma, ou a melhora é apenas parcial (p. ex., até 20 a 40% do normal por apenas alguns minutos de cada vez). A "qualidade distinta" de humor que é característica do especificador "com características melancólicas" é experimentada como qualitativamente diferente do que ocorre durante um episódio depressivo não melancólico. Um humor deprimido que é descrito como meramente mais grave, de maior duração, ou que se apresenta sem uma razão não é considerado distinto em qualidade. Alterações psicomotoras estão quase sempre presentes e são observáveis por outras pessoas.

As características melancólicas exibem apenas uma tendência modesta a se repetir em um mesmo indivíduo. Elas são mais frequentes em pacientes internados, em comparação com pacientes ambulatoriais; têm menos probabilidade de ocorrer em episódios depressivos maiores mais leves do que em episódios mais graves; e têm mais probabilidade de ocorrer naqueles com características psicóticas.

Com características atípicas: Esse especificador é aplicado quando essas características predominam durante a maioria dos dias do episódio depressivo maior atual (ou mais recente se transtorno bipolar tipo I ou II estiver em remissão parcial ou completa).

A. Reatividade do humor (i. e., o humor melhora em resposta a eventos positivos reais ou potenciais).

B. Duas (ou mais) das seguintes características:

1. Aumento significativo de peso ou do apetite.
2. Hipersonia.
3. Paralisia "de chumbo" (i. e., sensação de peso nos braços ou nas pernas).
4. Um padrão prolongado de sensibilidade à rejeição interpessoal (não limitado aos episódios de perturbação do humor) que resulta em prejuízo social ou profissional significativo.

C. Não são satisfeitos os critérios para "com características melancólicas" ou "com catatonia" durante o mesmo episódio.

Nota: "Depressão atípica" tem significado histórico (i. e., atípica em contraste com as apresentações agitadas "endógenas" mais clássicas de depressão que eram a norma quando a doença era raramente diagnosticada em pacientes ambulatoriais e quase nunca em adolescentes ou jovens adultos) e hoje não tem a co-

Especificadores para Transtorno Bipolar e Transtornos... **89**

notação de uma apresentação clínica incomum ou excepcional, como o termo pode implicar.

Reatividade do humor consiste na capacidade de se alegrar ante eventos positivos (p. ex., visita dos filhos, elogios de outras pessoas). O humor pode se tornar eutímico (não triste) até mesmo por longos períodos de tempo quando as circunstâncias externas permanecem favoráveis. O aumento do apetite pode se manifestar por clara elevação no consumo alimentar ou por ganho de peso. A hipersonia pode incluir um período prolongado de sono noturno ou cochilos diurnos que totalizam no mínimo 10 horas de sono por dia (ou pelo menos duas horas a mais do que quando não deprimido). A paralisia "de chumbo" é definida como sentir-se pesado, "de chumbo", ou com sobrecarga, geralmente nos braços ou pernas. Essa sensação costuma estar presente por pelo menos uma hora por dia, mas com frequência dura muitas horas seguidas. Diferentemente de outras características atípicas, a sensibilidade patológica à percepção de rejeição interpessoal é um traço de início precoce que persiste durante a maior parte da vida adulta. A sensibilidade à rejeição ocorre tanto quando a pessoa está ou não está deprimida, embora possa ser exacerbada durante os períodos depressivos.

Com características psicóticas: Delírios ou alucinações estão presentes a qualquer momento no atual episódio maníaco ou depressivo maior nos transtornos bipolar tipo I (ou episódio mais recente se o transtorno bipolar tipo I estiver em remissão parcial ou completa) ou no episódio depressivo maior atual no transtorno bipolar tipo II (ou episódio mais recente se o transtorno bipolar tipo II estiver em remissão parcial ou completa). Se as características psicóticas estão presentes, *especificar* se congruentes ou incongruentes com o humor:

Quando aplicado ao episódio maníaco atual ou mais recente (no transtorno bipolar tipo I):

Com características psicóticas congruentes com o humor: O conteúdo de todos os delírios e alucinações é consistente com os temas maníacos típicos de grandiosidade, invulnerabilidade, etc., embora possa incluir também temas de suspeita ou paranoia, especialmente em relação a dúvidas de outras pessoas sobre as capacidades e realizações do indivíduo.

Com características psicóticas incongruentes com o humor: O conteúdo dos delírios e das alucinações não envolve temas maníacos típicos descritos anteriormente, ou o conteúdo é uma mistura de temas incongruentes e congruentes com o humor.

Quando aplicado ao episódio depressivo maior atual ou mais recente (no transtorno bipolar I ou transtorno bipolar II):

Com características psicóticas congruentes com o humor: O conteúdo de todos os delírios e alucinações é consistente com os temas depressivos típicos de inadequação pessoal, culpa, doença, morte, niilismo ou punição merecida.

Com características psicóticas incongruentes com o humor: O conteúdo dos delírios e alucinações não envolve temas depressivos típicos ou inadequação pessoal, culpa, doença, morte, niilismo ou punição merecida, ou o conteúdo é uma mistura de temas incongruentes e congruentes com o humor.

Com catatonia: Este especificador é aplicado ao episódio maníaco ou depressivo maior atual no transtorno bipolar tipo I (ou episódio mais recente se o transtorno bipolar tipo I estiver em remissão parcial ou completa) ou no episódio depressivo maior atual no transtorno bipolar tipo II (ou episódio mais recente se o transtorno bipolar tipo II estiver em remissão parcial ou completa) se características catatônicas estiverem presentes durante a maior parte do episódio. Ver os critérios para catatonia associada a um transtorno mental no capítulo "Espectro da Esquizofrenia e Outros Transtornos Psicóticos".

Com início no periparto: Este especificador é aplicado ao atual episódio maníaco, hipomaníaco ou depressivo no transtorno bipolar tipo I (ou episódio mais recente se o transtorno bipolar tipo I estiver em remissão parcial ou completa) ou ao atual episódio hipomaníaco ou depressivo maior no transtorno bipolar tipo II (ou episódio mais recente se o transtorno bipolar tipo II estiver em remissão parcial ou completa) se o início dos sintomas de humor ocorre durante a gestação ou até 4 semanas após o parto.

Nota: Os episódios de humor podem ter seu início durante a gestação ou no pós-parto. Na verdade, 50% dos episódios depressivos maiores no "pós-parto" começam antes do parto. Assim, esses episódios são designados coletivamente como episódios no *periparto*.

Entre a concepção e o nascimento da criança, cerca de 9% das mulheres vivenciam um episódio depressivo maior. A melhor estimativa da prevalência de episódios depressivos maiores entre o parto e 12 meses após o parto é um pouco menos de 7%.

Os episódios de humor com início no periparto podem se apresentar com ou sem características psicóticas. O infanticídio está frequentemente associado a episódios psicóticos no pós-parto caracterizados por alucinações de comando para matar o bebê ou delírios de que este está possuído, mas os sintomas psicóticos também podem ocorrer em episódios de humor pós-parto graves sem delírios ou alucinações específicos.

Episódios de humor após o parto (depressivos maiores ou maníacos) com características psicóticas parecem ocorrer em 1 a cada 500 a 1 a cada 1.000 nascimentos e podem ser mais comuns em mulheres primíparas. O risco para episódios com características psicóticas no pós-parto é particularmente aumentado em mulheres com episódios de humor psicótico pós-parto anteriores, mas também é elevado entre as que têm história prévia de um transtorno depressivo ou bipolar (em especial transtorno bipolar tipo I) e entre aquelas com história familiar de transtornos bipolares.

Depois que uma mulher teve um episódio no pós-parto com características psicóticas, o risco de recorrência em cada parto subsequente situa-se entre 30 e 50%. Os episódios pós-parto devem ser distinguidos do *delirium* que pode ocorrer nesse período, o qual se diferencia por um nível flutuante de consciência ou atenção.

Transtornos depressivos com início no periparto devem ser diferenciados das muito mais comuns "*maternity blues*" ou, como é conhecida popularmente, "*baby blues*". "*Maternity blues*" não é considerada um transtorno mental e é caracterizada por mudanças repentinas no humor (p. ex., começar a chorar repentinamente com ausência de depressão) que não causam prejuízos funcionais e que são provavelmente causadas por mudanças fisiológicas que ocorrem após o parto. Elas são temporárias e autolimitadas, e em geral passam rapidamente (dentro de uma semana) sem necessidade de tratamento. Outros sintomas de "*maternity blues*" incluem perturbação do sono e até confusão que pode ocorrer pouco tempo após o parto.

Mulheres no período perinatal podem ter risco mais alto de transtornos depressivos devido a anormalidade na tireoide, assim como outras condições médicas que podem causar sintomas depressivos. Se os sintomas depressivos são julgados como devidos a outra condição médica relacionada ao período perinatal, deve ser diagnosticado transtorno depressivo devido a outra condição médica, em vez de episódio depressivo maior com início no periparto.

Com padrão sazonal: Este especificador aplica-se ao padrão ao longo da vida dos episódios de humor. A característica essencial é um padrão sazonal regular de pelo menos um tipo de episódio (i. e., mania, hipomania ou depressão). Os demais tipos de episódios podem não seguir esse padrão. Por exemplo, uma pessoa pode ter manias sazonais, mas suas depressões não ocorrem regularmente em determinada época do ano.

A. Há relação temporal regular entre o início dos episódios maníacos, hipomaníacos ou depressivos maiores e determinada época do ano (p. ex., outono ou inverno) nos transtornos bipolar tipo I ou tipo II.

   Nota: Não incluir casos nos quais existe um óbvio efeito de estressores psicossociais relacionados à sazonalidade (p. ex., estar regularmente desempregado a cada inverno).

B. Remissões completas (ou mudança de depressão maior para mania ou hipomania, ou vice-versa) também ocorrem em uma determinada época do ano (p. ex., a depressão desaparece na primavera).

C. Nos últimos dois anos, episódios maníacos, hipomaníacos ou depressivos maiores do indivíduo têm demonstrado uma relação temporal sazonal, como definido anteriormente, e não ocorreram episódios não sazonais daquela polaridade durante esse período de dois anos.

D. Manias, hipomanias ou depressões sazonais (conforme descrição anterior) ultrapassam substancialmente em quantidade todas as manias, hipomanias ou depressões não sazonais que possam ter ocorrido ao longo da vida de uma pessoa.

   Nota: Este especificador pode ser aplicado ao padrão de episódios depressivos maiores nos transtornos bipolares tipo I e tipo II, ao padrão de episódios maníacos e hipomaníacos no transtorno bipolar tipo I e ao padrão de episódios hipomaníacos no transtorno bipolar tipo II. A característica essencial é o início e a remissão de episódios depressivos maiores em épocas características do ano. Na maioria dos casos, os episódios iniciam no outono ou no inverno e remitem na primavera. Com menor frequência, pode haver episódios depressivos recorrentes no verão. Esse padrão de início e remissão dos episódios deve ter ocorrido durante pelo

Especificadores para Transtorno Bipolar e Transtornos... **93**

menos dois anos, sem quaisquer episódios não sazonais ocorrendo durante esse período. Além disso, os episódios depressivos sazonais devem superar em número substancial quaisquer episódios depressivos não sazonais durante o tempo de vida do indivíduo.

Este especificador não se aplica àquelas situações nas quais o padrão é mais bem explicado por estressores psicossociais ligados à sazonalidade (p. ex., desemprego ou compromissos escolares sazonais). Não está claro se um padrão sazonal é mais provável no transtorno depressivo maior recorrente ou em transtornos bipolares. No grupo dos transtornos bipolares, entretanto, parece ser mais provável um padrão sazonal no transtorno bipolar tipo II do que no transtorno bipolar tipo I. Em alguns indivíduos, o início de episódios maníacos ou hipomaníacos pode também estar associado a determinada estação do ano, com picos de sazonalidade de mania ou hipomania entre a primavera e o verão.

A prevalência do padrão sazonal do tipo inverno parece variar com a latitude, a idade e o sexo. A prevalência aumenta em latitudes mais elevadas. A idade também é um forte preditor de sazonalidade, estando as pessoas mais jovens em maior risco para episódios depressivos de inverno.

Especificar se:

Em remissão parcial: Sintomas do episódio maníaco, hipomaníaco ou depressivo imediatamente anterior estão presentes, mas não estão satisfeitos todos os critérios, ou há um período com duração inferior a dois meses sem nenhum sintoma importante de um episódio maníaco, hipomaníaco ou depressivo maior após o término desse episódio.

Em remissão completa: Durante os últimos dois meses, nenhum sinal ou sintoma significativo da perturbação do humor esteve presente.

Especificar a gravidade atual do episódio maníaco:

A gravidade baseia-se na quantidade de sintomas dos critérios, na gravidade desses sintomas e no grau de incapacidade funcional.

Leve: São satisfeitos critérios mínimos para episódio maníaco.

Moderada: Aumento muito significativo na atividade ou prejuízo no julgamento.

Grave: Supervisão praticamente contínua é necessária a fim de prevenir dano físico a si ou a outros.

Especificar a gravidade atual do episódio depressivo maior:

A gravidade baseia-se na quantidade de sintomas dos critérios, na gravidade desses sintomas e no grau de incapacidade funcional.

Leve: Estão presentes poucos sintomas, ou nenhum, que excedam os necessários para preenchimento dos critérios diagnósticos, a intensidade dos sintomas causa sofrimento, mas é manejável, e os sintomas resultam em prejuízo menor ao funcionamento social ou profissional.

Moderada: A quantidade de sintomas, sua intensidade e/ou o prejuízo funcional estão entre aqueles especificados para "leve" e "grave".

Grave: A quantidade de sintomas excede substancialmente aqueles necessários para fazer um diagnóstico, a intensidade deles causa sofrimento sério e de difícil manejo, e eles interferem no funcionamento social e profissional de forma acentuada.

Transtornos Depressivos

Transtorno Disruptivo da Desregulação do Humor

Critérios Diagnósticos   F34.81

A. Explosões de raiva recorrentes e graves manifestadas pela linguagem (p. ex., violência verbal) e/ou pelo comportamento (p. ex., agressão física a pessoas ou propriedade) que são consideravelmente desproporcionais em intensidade ou duração à situação ou provocação.

B. As explosões de raiva são inconsistentes com o nível de desenvolvimento.

C. As explosões de raiva ocorrem, em média, três ou mais vezes por semana.

D. O humor entre as explosões de raiva é persistentemente irritável ou zangado na maior parte do dia, quase todos os dias, e é observável por outras pessoas (p. ex., pais, professores, pares).

E. Os Critérios A-D estão presentes por 12 meses ou mais. Durante esse tempo, o indivíduo não teve um período que durou três ou mais meses consecutivos sem todos os sintomas dos Critérios A-D.

F. Os Critérios A e D estão presentes em pelo menos dois de três ambientes (p. ex., em casa, na escola, com os pares) e são graves em pelo menos um deles.

G. O diagnóstico não deve ser feito pela primeira vez antes dos 6 anos ou após os 18 anos de idade.

H. Por relato ou observação, a idade de início dos Critérios A-E é antes dos 10 anos.

I. Nunca houve um período distinto durando mais de um dia durante o qual foram satisfeitos todos os critérios de sintomas, exceto a duração, para um episódio maníaco ou hipomaníaco. **Nota:** Uma elevação do humor apropriada para o desenvolvimento, como a que ocorre no contexto de um evento altamente positivo ou de sua antecipação, não deve ser considerada como um sintoma de mania ou hipomania.

J. Os comportamentos não ocorrem exclusivamente durante um episódio de transtorno depressivo maior e não são mais bem explicados por outro transtorno mental (p. ex., transtorno do espectro autista, transtorno de estresse pós-traumático, transtorno de ansiedade de separação, transtorno depressivo persistente).
Nota: Este diagnóstico não pode coexistir com transtorno de oposição desafiante, transtorno explosivo intermitente ou transtorno bipolar, embora possa coexistir com outros, incluindo transtorno depressivo maior, transtorno de déficit de atenção/hiperatividade, transtorno da conduta e transtornos por uso de substância. Os indivíduos cujos sintomas satisfazem critérios para transtorno disruptivo da desregulação do humor e transtorno de oposição desafiante devem somente receber o diagnóstico de transtorno disruptivo da desregulação do humor. Se um indivíduo já experimentou um episódio maníaco ou hipomaníaco, o diagnóstico de transtorno disruptivo da desregulação do humor não deve ser atribuído.

K. Os sintomas não são consequência dos efeitos fisiológicos de uma substância ou de outra condição médica ou neurológica.

Transtorno Depressivo Maior

Critérios Diagnósticos

A. Cinco (ou mais) dos seguintes sintomas estiveram presentes durante o mesmo período de duas semanas e representam uma mudança no funcionamento anterior; pelo menos um dos sintomas é (1) humor deprimido ou (2) perda de interesse ou prazer.
Nota: Não incluir sintomas nitidamente devidos a outra condição médica.

1. Humor deprimido na maior parte do dia, quase todos os dias, conforme indicado por relato subjetivo (p. ex., sente-se triste, vazio, sem esperança) ou por observação feita por outras pessoas (p. ex., parece choroso). (**Nota:** Em crianças e adolescentes, pode ser humor irritável.)

2. Acentuada diminuição do interesse ou prazer em todas ou quase todas as atividades na maior parte do dia, quase todos os dias

Transtorno Depressivo Maior

(conforme indicado por relato subjetivo ou por observação feita por outras pessoas).

3. Perda ou ganho significativo de peso sem estar fazendo dieta (p. ex., uma alteração de mais de 5% do peso corporal em um mês), ou redução ou aumento do apetite quase todos os dias. (**Nota:** Em crianças, considerar o insucesso em obter o ganho de peso esperado.)
4. Insônia ou hipersonia quase todos os dias.
5. Agitação ou retardo psicomotor quase todos os dias (observáveis por outras pessoas; não meramente sensações subjetivas de inquietação ou de estar mais lento).
6. Fadiga ou perda de energia quase todos os dias.
7. Sentimentos de inutilidade ou culpa excessiva ou inapropriada (que podem ser delirantes) quase todos os dias (não meramente autorrecriminação ou culpa por estar doente).
8. Capacidade diminuída para pensar ou se concentrar, ou indecisão, quase todos os dias (por relato subjetivo ou observação feita por outras pessoas).
9. Pensamentos recorrentes de morte (não somente medo de morrer), ideação suicida recorrente, sem um plano específico, um plano específico de suicídio ou tentativa de suicídio.

B. Os sintomas causam sofrimento clinicamente significativo ou prejuízo no funcionamento social, profissional ou em outras áreas importantes da vida do indivíduo.

C. O episódio não é atribuível aos efeitos fisiológicos de uma substância ou a outra condição médica.

Nota: Os Critérios A-C representam um episódio depressivo maior.

Nota: Respostas a uma perda significativa (p. ex., luto, ruína financeira, perdas por desastre natural, doença médica grave ou incapacidade) podem incluir sentimentos de tristeza intensos, ruminação acerca da perda, insônia, falta de apetite e perda de peso observados no Critério A, que podem se assemelhar a um episódio depressivo. Embora tais sintomas possam ser entendidos ou considerados apropriados à perda, a presença de um episódio depressivo maior, além da resposta normal a uma perda significativa, também deve ser cuidadosamente considerada. Essa decisão requer inevitavelmente o exercício do julgamento clínico baseado na

98 Transtornos Depressivos

história do indivíduo e nas normas culturais para a expressão de sofrimento no contexto de uma perda.[1]

D. Pelo menos um episódio depressivo maior não é mais bem explicado pelo transtorno esquizoafetivo e não se sobrepõe a esquizofrenia, transtorno esquizofreniforme, transtorno delirante ou outro transtorno do espectro da esquizofrenia e outros transtornos psicóticos especificado ou não especificado.

E. Nunca houve um episódio maníaco ou um episódio hipomaníaco.

Nota: Essa exclusão não se aplica se todos os episódios do tipo maníaco ou do tipo hipomaníaco são induzidos por substância ou são atribuíveis aos efeitos fisiológicos de outra condição médica.

Procedimentos para Codificação e Registro

O código diagnóstico para transtorno depressivo maior está baseado em se este é um episódio único ou recorrente, gravidade atual, presença de características psicóticas e estado de remissão. A gravidade atual e as características psicóticas são indicadas apenas se todos os critérios são satisfeitos atualmente para um episódio depressivo maior. Os especificadores de remissão são indicados apenas se todos os critérios não estão atualmente presentes para episódio depressivo maior. Os códigos são descritos a seguir:

---

[1] Ao diferenciar luto de um episódio depressivo maior (EDM), é útil considerar que, no luto, o afeto predominante inclui sentimentos de vazio e perda, enquanto no EDM há humor deprimido persistente e incapacidade de antecipar felicidade ou prazer. A disforia no luto pode diminuir de intensidade ao longo de dias a semanas, ocorrendo em ondas, conhecidas como "dores do luto". Essas ondas tendem a estar associadas a pensamentos ou lembranças do falecido. O humor deprimido de um EDM é mais persistente e não está ligado a pensamentos ou preocupações específicos. A dor do luto pode vir acompanhada de emoções e humor positivos que não são característicos da infelicidade e angústia generalizadas de um EDM. O conteúdo do pensamento associado ao luto geralmente apresenta preocupação com pensamentos e lembranças do falecido, em vez das ruminações autocríticas ou pessimistas encontradas no EDM. No luto, a autoestima costuma estar preservada, ao passo que no EDM os sentimentos de desvalia e aversão a si mesmo são comuns. Se presente no luto, a ideação autodepreciativa costuma envolver a percepção de falhas em relação ao falecido (p. ex., não ter feito visitas com frequência suficiente, não dizer ao falecido o quanto o amava). Se um indivíduo enlutado pensa em morte e em morrer, tais pensamentos costumam ter o foco no falecido e possivelmente em "se unir" a ele, enquanto no EDM esses pensamentos têm o foco em acabar com a própria vida por causa dos sentimentos de desvalia, de não merecer estar vivo ou da incapacidade de enfrentar a dor da depressão.

Transtorno Depressivo Maior

Especificador de gravidade/curso	Episódio único	Episódio recorrente*
Leve (p. 116)	F32.0	F33.0
Moderada (p. 116)	F32.1	F33.1
Grave (p. 116)	F32.2	F33.2
Com características psicóticas** (p. 112)	F32.3	F33.3
Em remissão parcial (p. 115)	F32.4	F33.41
Em remissão completa (p. 115)	F32.5	F33.42
Não especificado	F32.9	F33.9

*Para que um episódio seja considerado recorrente, deve haver um intervalo de pelo menos dois meses consecutivos entre episódios separados em que não são satisfeitos os critérios para um episódio depressivo maior. As definições dos especificadores são encontradas nas páginas indicadas.

**Se estão presentes características psicóticas, codifique o especificador "com características psicóticas", independentemente da gravidade do episódio.

Ao registrar o nome de um diagnóstico, os termos devem ser listados na seguinte ordem: transtorno depressivo maior, episódio único ou recorrente, especificadores de gravidade/psicótico/remissão, seguidos pelos seguintes especificadores sem código que se aplicam ao episódio atual (ou episódio mais recente se o transtorno depressivo maior estiver em remissão parcial ou total). **Nota:** O especificador "com padrão sazonal" descreve o padrão de recorrência do transtorno depressivo maior.

Especificar se:
Com sintomas ansiosos (p. 109)
Com características mistas (p. 109-110)
Com características melancólicas (p. 110-111)
Com características atípicas (p. 111-112)
Com características psicóticas congruentes com o humor (p. 112-113)
Com características psicóticas incongruentes com o humor (p. 113)
Com catatonia (p. 113). **Nota para codificação:** Usar código adicional F06.1.

100 Transtornos Depressivos

Com início no periparto (p. 113-114)
Com padrão sazonal (se aplica ao padrão de recorrência do transtorno depressivo maior) (p. 114-115)

Transtorno Depressivo Persistente

Critérios Diagnósticos   F34.1

Este transtorno representa uma consolidação do transtorno depressivo maior crônico e do transtorno distímico definidos no DSM-IV.

A. Humor deprimido na maior parte do dia, na maioria dos dias, indicado por relato subjetivo ou por observação feita por outras pessoas, pelo período mínimo de dois anos.

   Nota: Em crianças e adolescentes, o humor pode ser irritável, com duração mínima de um ano.

B. Presença, enquanto deprimido, de duas (ou mais) das seguintes características:

   1. Apetite diminuído ou alimentação em excesso.
   2. Insônia ou hipersonia.
   3. Baixa energia ou fadiga.
   4. Baixa autoestima
   5. Concentração pobre ou dificuldade em tomar decisões.
   6. Sentimentos de desesperança.

C. Durante o período de dois anos (um ano para crianças ou adolescentes) de perturbação, o indivíduo jamais esteve sem os sintomas dos Critérios A e B por mais de dois meses.

D. Os critérios para um transtorno depressivo maior podem estar continuamente presentes por dois anos.

E. Nunca houve um episódio maníaco ou um episódio hipomaníaco.

F. A perturbação não é mais bem explicada por um transtorno esquizoafetivo persistente, esquizofrenia, transtorno delirante, outro transtorno do espectro da esquizofrenia e outro transtorno psicótico especificado ou transtorno do espectro da esquizofrenia e outro transtorno psicótico não especificado.

G. Os sintomas não se devem aos efeitos fisiológicos de uma substância (p. ex., droga de abuso, medicamento) ou a outra condição médica (p. ex., hipotireoidismo).

H. Os sintomas causam sofrimento clinicamente significativo ou prejuízo no funcionamento social, profissional ou em outras áreas importantes da vida do indivíduo.

Transtorno Depressivo Persistente

Nota: Se os critérios forem suficientes para o diagnóstico de episódio depressivo maior em qualquer momento durante o período de dois anos de humor depressivo, então um diagnóstico separado de depressão maior deve ser feito, além do diagnóstico de transtorno depressivo persistente, juntamente com o especificador relevante (p. ex., com episódios depressivos maiores intermitentes ou com episódio atual).

Especificar se:
   Com sintomas ansiosos (p. 109)
   Com características atípicas (p. 111-112)

Especificar se:
   Em remissão parcial (p. 115)
   Em remissão completa (p. 115)

Especificar se:
   Início precoce: Se o início ocorre antes dos 21 anos de idade.
   Início tardio: Se o início ocorre aos 21 anos ou mais.

Especificar se (para os dois anos mais recentes de transtorno depressivo persistente):
   Com síndrome distímica pura: Não foram satisfeitos todos os critérios para um episódio depressivo maior pelo menos nos dois anos precedentes.
   Com episódio depressivo maior persistente: Foram satisfeitos todos os critérios para um episódio depressivo maior durante o período precedente de dois anos.
   Com episódios depressivos maiores intermitentes, com episódio atual: São satisfeitos atualmente todos os critérios para um episódio depressivo maior, mas houve períodos de pelo menos oito semanas pelo menos nos dois anos precedentes com sintomas abaixo do limiar para um episódio depressivo maior completo.
   Com episódios depressivos maiores intermitentes, sem episódio atual: Não são satisfeitos atualmente todos os critérios para um episódio depressivo maior, mas houve um ou mais episódios depressivos maiores pelo menos nos dois anos precedentes.

Especificar a gravidade atual:
   Leve (p. 116)
   Moderada (p. 116)
   Grave (p. 116)

102 Transtornos Depressivos

Transtorno Disfórico Pré-menstrual

Critérios Diagnósticos F32.81

A. Na maioria dos ciclos menstruais, pelo menos cinco sintomas devem estar presentes na semana final antes do início da menstruação, começar a *melhorar* poucos dias depois do início da menstruação e tornar-se *mínimos* ou ausentes na semana pós-menstrual.

B. Um (ou mais) dos seguintes sintomas deve estar presente:

1. Labilidade afetiva acentuada (p. ex., mudanças de humor; sentir-se repentinamente triste ou chorosa ou sensibilidade aumentada à rejeição).
2. Irritabilidade ou raiva acentuadas ou aumento nos conflitos interpessoais.
3. Humor deprimido acentuado, sentimentos de desesperança ou pensamentos autodepreciativos.
4. Ansiedade acentuada, tensão e/ou sentimentos de estar nervosa ou no limite.

C. Um (ou mais) dos seguintes sintomas deve adicionalmente estar presente para atingir um total de *cinco* sintomas quando combinados com os sintomas do Critério B.

1. Interesse diminuído pelas atividades habituais (p. ex., trabalho, escola, amigos, passatempos).
2. Sentimento subjetivo de dificuldade em se concentrar.
3. Letargia, fadiga fácil ou falta de energia acentuada.
4. Alteração acentuada do apetite; comer em demasia; ou avidez por alimentos específicos.
5. Hipersonia ou insônia.
6. Sentir-se sobrecarregada ou fora de controle.
7. Sintomas físicos como sensibilidade ou inchaço das mamas, dor articular ou muscular, sensação de "inchaço" ou ganho de peso.

Nota: Os sintomas nos Critérios A-C devem ser satisfeitos para a maioria dos ciclos menstruais que ocorreram no ano precedente.

D. Os sintomas estão associados a sofrimento clinicamente significativo ou a interferência no trabalho, na escola, em atividades sociais habituais ou relações com outras pessoas (p. ex., esquiva de atividades sociais; diminuição da produtividade e eficiência no trabalho, na escola ou em casa).

E. A perturbação não é meramente uma exacerbação dos sintomas de outro transtorno, como transtorno depressivo maior, transtorno de pânico,

Transtorno Depressivo Induzido por Substância... **103**

> transtorno depressivo persistente ou um transtorno da personalidade (embora possa ser concomitante a qualquer um desses transtornos).
>
> F. O Critério A deve ser confirmado por avaliações prospectivas diárias durante pelo menos dois ciclos sintomáticos. (**Nota:** O diagnóstico pode ser feito provisoriamente antes dessa confirmação.)
>
> G. Os sintomas não são consequência dos efeitos fisiológicos de uma substância (p. ex., droga de abuso, medicamento, outro tratamento) ou de outra condição médica (p. ex., hipertireoidismo).

Procedimentos para Registro

Se os sintomas não foram confirmados por avaliações prospectivas diárias de pelo menos dois ciclos sintomáticos, "provisório" deve ser anotado depois do nome do diagnóstico (i. e., "transtorno disfórico pré-menstrual, provisório").

Transtorno Depressivo Induzido por Substância/Medicamento

Critérios Diagnósticos

A. Uma perturbação proeminente e persistente do humor que predomina no quadro clínico, caracterizada por humor depressivo ou diminuição acentuada de interesse ou prazer em todas ou quase todas as atividades.

B. Existem evidências, a partir da história, do exame físico ou de achados laboratoriais de (1) e (2):

1. Os sintomas no Critério A desenvolveram-se durante ou logo após intoxicação ou abstinência de substância ou após exposição a medicamento.

2. A substância/medicamento envolvida é capaz de produzir os sintomas mencionados no Critério A.

C. A perturbação não é mais bem explicada por um transtorno depressivo não induzido por substância/medicamento. Tais evidências de um transtorno depressivo independente podem incluir:

Os sintomas precedem o início do uso da substância/medicamento; os sintomas persistem por um período substancial (p. ex., cerca de um mês) após a cessação da abstinência aguda ou intoxicação grave; ou existem outras evidências sugerindo a existên-

104   Transtornos Depressivos

cia de um transtorno depressivo independente, não induzido por substância/medicamento (p. ex., história de episódios recorrentes não relacionados a substância/medicamento).

D. A perturbação não ocorre exclusivamente durante o curso de *delirium*.

E. A perturbação causa sofrimento clinicamente significativo ou prejuízo no funcionamento social, profissional ou em outras áreas importantes da vida do indivíduo.

Nota: Este diagnóstico deve ser feito, em vez de um diagnóstico de abstinência ou de intoxicação por substância, apenas quando os sintomas no Critério A predominam no quadro clínico e quando são suficientemente graves a ponto de justificar atenção clínica.

Nota para codificação: Os códigos da CID-10-MC para os transtornos depressivos induzidos por [substância/medicamento específico] são indicados na tabela a seguir. Observe que o código da CID-10-MC depende de haver ou não transtorno comórbido por uso de substância presente para a mesma classe de substância. De qualquer modo, não é dado um diagnóstico adicional separado de transtornos por uso de substâncias. Se o transtorno por uso de uma substância leve for comórbido com o transtorno depressivo induzido por substância, o dígito da 4ª posição é "1", e o clínico deve registrar "transtorno por uso de [substância], leve" antes do transtorno depressivo induzido por substância (p. ex., "transtorno por uso de cocaína, leve com transtorno depressivo induzido por cocaína"). Se um transtorno por uso de substância moderado ou grave for comórbido ao transtorno depressivo induzido por substância, o caractere da 4ª posição é "2", e o clínico deve registrar "transtorno por uso de [substância], moderado" ou "transtorno por uso de [substância], grave", dependendo da gravidade do transtorno por uso de substância comórbido. Se não houver nenhum transtorno por uso de substância comórbido (p. ex., depois do uso pesado da substância por uma vez), o dígito da 4ª posição é "9", e o clínico deve registrar somente o transtorno depressivo induzido por substância.

	CID-10-MC		
	Com transtorno por uso, leve	Com transtorno por uso, moderado ou grave	Sem transtorno por uso
Álcool	F10.14	F10.24	F10.94
Fenciclidina	F16.14	F16.24	F16.94

Transtorno Depressivo Induzido por Substância... **105**

	CID-10-MC		
	Com transtorno por uso, leve	Com transtorno por uso, moderado ou grave	Sem transtorno por uso
Outro alucinógeno	F16.14	F16.24	F16.94
Inalantes	F18.14	F18.24	F18.94
Opioides	F11.14	F11.24	F11.94
Sedativo, hipnótico ou ansiolítico	F13.14	F13.24	F13.94
Anfetamina (ou outro estimulante)	F15.14	F15.24	F15.94
Cocaína	F14.14	F14.24	F14.94
Outra substância (ou substância desconhecida)	F19.14	F19.24	F19.94

Especificar se (ver a Tabela 1 no capítulo "Transtornos Relacionados a Substâncias e Transtornos Aditivos", que indica se "com início durante a intoxicação" e/ou "com início durante a abstinência" se aplica a determinada classe de substância; ou *especificar* "com início após o uso de medicamento"):

Com início durante a intoxicação: Se são satisfeitos os critérios para intoxicação pela substância e os sintomas se desenvolvem durante a intoxicação.

Com início durante a abstinência: Se os critérios para abstinência da substância são preenchidos, e os sintomas se desenvolvem durante ou imediatamente após a abstinência.

Com início após o uso de medicamento: Se os sintomas se desenvolveram com o início de uso de medicamento, com uma mudança no uso de medicamento ou durante a retirada do uso de medicamento.

Procedimentos para Registro

O nome do transtorno depressivo induzido por substância/medicamento começa com a substância específica (p. ex., cocaína, dexametasona) que presumivelmente está causando os sintomas depressivos. O código diagnóstico é selecionado a partir da tabela inclusa no conjun-

106 Transtornos Depressivos

to de critérios, a qual está baseada na classe de drogas e na presença ou ausência de um transtorno por uso de substância comórbido. No caso de substâncias que não se enquadram em nenhuma classe (p. ex., dexametasona), o código para "outra substância (ou desconhecida)" deve ser usado; e, nos casos em que se acredita que uma substância seja o fator etiológico, embora sua classe seja desconhecida, o mesmo código deve ser utilizado.

Ao registrar o nome do transtorno, o transtorno por uso de substância comórbido (se houver) é listado primeiro, seguido pela palavra "com", seguida pelo nome do transtorno depressivo induzido por substância, seguido pela especificação do início (i. e., início durante a intoxicação, início durante a abstinência). Por exemplo, no caso de sintomas depressivos que ocorrem durante a intoxicação em um homem com um transtorno grave por uso de cocaína, o diagnóstico é o F14.24, transtorno por uso de cocaína grave com transtorno depressivo induzido por cocaína, com início durante a intoxicação. Um diagnóstico separado de transtorno por uso de cocaína grave comórbido não é dado. Se ocorre o transtorno depressivo induzido por substância sem um transtorno comórbido por uso de substância (p. ex., após um único uso pesado da substância), não é anotado transtorno adicional por uso de substância (p. ex., F16.94 transtorno depressivo induzido por fenciclidina com início durante a intoxicação). Quando se considera que mais de uma substância desempenha papel significativo no desenvolvimento de sintomas de humor depressivo, cada uma deve ser listada separadamente (p. ex., F15.24 transtorno depressivo induzido por metilfenidato com transtorno grave por uso de metilfenidato, com início durante a abstinência; F19.94 transtorno depressivo induzido por dexametasona, com início durante a intoxicação).

Transtorno Depressivo Devido a Outra Condição Médica

Critérios Diagnósticos

A. Uma perturbação proeminente e persistente do humor que predomina no quadro clínico, caracterizada por humor depressivo ou diminuição acentuada de interesse ou prazer em todas ou quase todas as atividades.

B. Existem evidências, a partir da história, do exame físico ou de achados laboratoriais, de que a perturbação é consequência fisiopatológica direta de outra condição médica.

Outro Transtorno Depressivo Especificado **107**

C. A perturbação não é mais bem explicada por outro transtorno mental (p. ex., transtorno de adaptação com humor depressivo em resposta ao estresse de ter uma condição médica grave).

D. A perturbação não ocorre exclusivamente durante o curso de *delirium*.

E. A perturbação causa sofrimento clinicamente significativo ou prejuízo no funcionamento social, profissional ou em outras áreas importantes da vida do indivíduo.

Nota para codificação: O código da CID-10-MC depende do especificador (ver a seguir).

Especificar se:

F06.31 Com características depressivas: Não são satisfeitos todos os critérios para um episódio depressivo maior.

F06.32 Com episódio do tipo depressivo maior: São satisfeitos todos os critérios (exceto o Critério C) para um episódio depressivo maior.

F06.34 Com características mistas: Sintomas de mania e hipomania também estão presentes, mas não predominam no quadro clínico.

Nota para codificação: Incluir o nome da outra condição médica no nome do transtorno mental (p. ex., F06.31 transtorno depressivo devido a hipotireoidismo, com características depressivas). A outra condição médica também deve ser codificada e listada em separado, imediatamente antes de transtorno depressivo devido à condição médica (p. ex., E03.9 hipertireoidismo; F06.31 transtorno depressivo devido a hipertireoidismo, com características depressivas).

Outro Transtorno Depressivo Especificado

F32.89

Esta categoria aplica-se a apresentações em que sintomas característicos de um transtorno depressivo que causa sofrimento clinicamente significativo ou prejuízo no funcionamento social, profissional ou em outras áreas importantes da vida do indivíduo predominam, mas não satisfazem todos os critérios para qualquer transtorno na classe diagnóstica dos transtornos depressivos ou para transtorno de adaptação com misto de ansiedade e humor deprimido. A categoria outro transtorno depressivo especificado é usada nas situações em que o clínico opta por comunicar a razão específica pela qual a apresentação não satisfaz os critérios para qualquer transtorno depressivo específico. Isso é feito por meio do registro de "outro transtorno depressivo especificado", seguido pela razão específica (p. ex., "episódio depressivo de curta duração").

Exemplos de apresentações que podem ser especificadas usando a designação "outro transtorno depressivo especificado" incluem:

1. **Depressão breve recorrente:** Presença concomitante de humor depressivo e pelo menos quatro outros sintomas de depressão por 2 a 13 dias pelo menos uma vez por mês (não associados ao ciclo menstrual) por pelo menos 12 meses consecutivos em um indivíduo cuja apresentação nunca satisfez os critérios para qualquer outro transtorno depressivo ou transtorno bipolar e atualmente não satisfaz critérios ativos ou residuais de qualquer transtorno psicótico.

2. **Episódio depressivo de curta duração (4 a 13 dias):** Afeto depressivo e pelo menos quatro dos outros oito sintomas de um episódio depressivo maior associados a sofrimento clinicamente significativo ou prejuízo que persiste por mais de quatro dias, porém menos de 14 dias, em um indivíduo cuja apresentação nunca satisfez critérios para qualquer outro transtorno depressivo ou transtorno bipolar, atualmente não satisfaz critérios ativos ou residuais para qualquer transtorno psicótico e não satisfaz critérios para depressão breve recorrente.

3. **Episódio depressivo com sintomas insuficientes:** Afeto depressivo e pelo menos um dos outros oito sintomas de um episódio depressivo maior associados a sofrimento ou prejuízo clinicamente significativo que persiste por pelo menos duas semanas em um indivíduo cuja apresentação nunca satisfez critérios para qualquer outro transtorno depressivo ou transtorno bipolar, atualmente não satisfaz critérios ativos ou residuais para qualquer transtorno psicótico e não satisfaz critérios para transtorno de adaptação com sintomas mistos de ansiedade e depressão.

4. **Episódio depressivo maior sobreposto** a esquizofrenia, transtorno esquizofreniforme, transtorno delirante ou outro transtorno especificado ou não especificado do espectro da esquizofrenia e outros transtornos psicóticos. **Nota:** Episódios depressivos maiores que são parte do transtorno esquizoafetivo não exigem um diagnóstico adicional de outro transtorno depressivo especificado.

Especificadores para Transtornos Depressivos **109**

Transtorno Depressivo Não Especificado

F32.A

Esta categoria aplica-se a apresentações em que sintomas característicos de um transtorno depressivo que causa sofrimento clinicamente significativo ou prejuízo no funcionamento social, profissional ou em outras áreas importantes da vida do indivíduo predominam, mas não satisfazem todos os critérios para qualquer transtorno na classe diagnóstica dos transtornos depressivos ou para transtorno de adaptação com humor deprimido ou transtorno de adaptação com misto de ansiedade e humor deprimido. A categoria transtorno depressivo não especificado é usada nas situações em que o clínico opta por *não* especificar a razão pela qual os critérios para um transtorno depressivo específico não são satisfeitos e inclui apresentações para as quais não há informações suficientes para fazer um diagnóstico mais específico (p. ex., em salas de emergência).

Transtorno do Humor Não Especificado

F39

Esta categoria aplica-se a apresentações em que sintomas característicos de um transtorno do humor que causem sofrimento clinicamente significativo ou prejuízo no funcionamento social, profissional ou em outras áreas importantes da vida do indivíduo predominem, mas não satisfaçam, no momento da avaliação, todos os critérios para qualquer transtorno na classe diagnóstica dos transtornos bipolares ou depressivos e nos quais seja difícil escolher entre transtorno bipolar e transtorno relacionado não especificado e transtorno depressivo não especificado (p. ex., agitação aguda).

Especificadores para Transtornos Depressivos

Especificar se:

Com sintomas ansiosos: Definido como a presença de pelo menos dois dos seguintes sintomas durante a maioria dos dias de um episódio depressivo maior (ou mais recente se o transtorno estiver em remissão parcial ou completa) ou transtorno depressivo persistente:

1. Sentir-se nervoso ou tenso.
2. Sentir-se incomumente inquieto.

Transtornos Depressivos

3. Dificuldade de se concentrar devido a preocupações.
4. Temor de que algo terrível aconteça.
5. Sentimento de que o indivíduo possa perder o controle de si mesmo.

Especificar a gravidade atual:

Leve: Dois sintomas.
Moderada: Três sintomas.
Moderada-grave: Quatro ou cinco sintomas.
Grave: Quatro ou cinco sintomas e com agitação motora.

Nota: Foi observado que sintomas ansiosos são uma característica proeminente do transtorno bipolar e do transtorno depressivo maior em ambientes tanto de atenção primária quanto de cuidados especializados. Altos níveis de ansiedade têm sido associados a risco aumentado de suicídio, maior duração do transtorno e maior probabilidade de não resposta ao tratamento. Desse modo, é clinicamente útil especificar com precisão a presença e os níveis de gravidade dos sintomas ansiosos para o planejamento do tratamento e o monitoramento da resposta a ele.

Com características mistas:

A. Esse especificador é aplicado quando pelo menos três dos sintomas maníacos/hipomaníacos a seguir predominam durante a maioria dos dias do episódio depressivo maior atual (ou mais recente se o transtorno estiver em remissão parcial ou completa):

1. Humor elevado, expansivo.
2. Autoestima inflada ou grandiosidade.
3. Mais loquaz que o habitual ou pressão para continuar falando.
4. Fuga de ideias ou experiência subjetiva de que os pensamentos estão acelerados.
5. Aumento na energia ou na atividade dirigida a objetivos (seja socialmente, no trabalho ou escola, seja sexualmente).
6. Envolvimento aumentado ou excessivo em atividades com elevado potencial para consequências prejudiciais (p. ex., envolvimento em surtos desenfreados de compras, indiscrições sexuais ou investimentos financeiros insensatos).
7. Redução da necessidade de sono (sente-se descansado apesar de dormir menos que o habitual; deve ser contrastado com insônia).

B. Sintomas mistos são passíveis de observação por outras pessoas e representam uma alteração em relação ao comportamento habitual do indivíduo.

Especificadores para Transtornos Depressivos

C. Para os indivíduos cujos sintomas satisfazem todos os critérios para mania ou hipomania, o diagnóstico deve ser transtorno bipolar tipo I ou bipolar tipo II.

D. Os sintomas mistos não são consequência de efeitos fisiológicos de uma substância (p. ex., droga de abuso, medicamento ou outro tratamento).

Nota: As características mistas associadas a um episódio depressivo maior se revelaram como fator de risco significativo para o desenvolvimento de transtorno bipolar tipo I ou bipolar tipo II. Desse modo, é clinicamente útil observar a presença desse especificador para o planejamento do tratamento e o monitoramento da resposta a ele.

Com características melancólicas:

A. Uma das características seguintes está presente durante o período mais grave do episódio depressivo maior atual (ou mais recente se o transtorno estiver em remissão parcial ou completa):

1. Perda de prazer em todas ou quase todas as atividades.
2. Falta de reatividade a estímulos em geral prazerosos (não se sente muito bem, mesmo temporariamente, quando acontece alguma coisa boa).

B. Três (ou mais) das seguintes:

1. Uma qualidade distinta de humor depressivo caracterizado por prostração profunda, desespero e/ou morosidade ou pelo chamado humor vazio.
2. Depressão regularmente pior pela manhã.
3. Despertar muito cedo pela manhã (i. e., pelo menos duas horas antes do despertar habitual).
4. Acentuada agitação ou retardo psicomotor.
5. Anorexia ou perda de peso significativa.
6. Culpa excessiva ou inadequada.

Nota: O especificador "com características melancólicas" é aplicado se essas características estão presentes no estágio mais grave do episódio. Existe ausência quase total da capacidade para o prazer, não meramente uma diminuição. Uma diretriz para a avaliação da falta de reatividade do humor é que mesmo os eventos muito desejados não estão associados a acentuada melhora do humor. O humor absolutamente não melhora, ou então melhora apenas de forma parcial (p. ex., até 20 a 40% do normal por apenas alguns minutos de cada vez).

A "qualidade distinta" de humor que é característica do especificador "com características melancólicas" é experimentada como qualitativamente diferente do que ocorre durante um episódio depressivo não melancólico. Um humor depressivo que é descrito como meramente mais grave, de maior duração, ou que se apresenta sem uma razão não é considerado distinto em qualidade. Alterações psicomotoras estão quase sempre presentes e são observáveis por outras pessoas.

As características melancólicas exibem apenas uma tendência modesta a se repetir em um mesmo indivíduo. Elas são mais frequentes em pacientes internados, em comparação com pacientes ambulatoriais; têm menos probabilidade de ocorrer em episódios depressivos maiores mais leves do que em episódios mais graves; e têm mais probabilidade de ocorrer naqueles com características psicóticas.

Com características atípicas: Este especificador é aplicado quando essas características predominam durante a maioria dos dias do episódio depressivo maior atual (ou mais recente se o transtorno estiver em remissão parcial ou completa) ou do transtorno depressivo persistente atual.

A. Reatividade do humor (i. e., o humor melhora em resposta a eventos positivos reais ou potenciais).

B. Duas (ou mais) das seguintes características:

1. Ganho de peso ou aumento do apetite significativos.
2. Hipersonia.
3. Paralisia "de chumbo" (i. e., sensação de peso nos braços ou nas pernas).
4. Um padrão persistente de sensibilidade à rejeição interpessoal (não limitado aos episódios de perturbação do humor) que resulta em prejuízo social ou profissional significativo.

C. Não são satisfeitos os critérios para "com características melancólicas" ou "com catatonia" durante o mesmo episódio.

Nota: "Depressão atípica" tem significado histórico (i. e., atípica em contraste com as apresentações agitadas "endógenas" mais clássicas de depressão que eram a norma quando a doença era raramente diagnosticada em pacientes ambulatoriais e quase nunca em adolescentes ou jovens adultos) e hoje não tem a conotação de uma apresentação clínica incomum ou excepcional, como o termo poderia implicar.

A reatividade do humor consiste na capacidade de se alegrar ante eventos positivos (p. ex., visita dos filhos, elogios de outras pessoas). O humor pode se tornar eutímico (não triste) até mesmo por longos

Especificadores para Transtornos Depressivos

períodos de tempo quando as circunstâncias externas permanecem favoráveis. O aumento do apetite pode ser manifestado por clara elevação no consumo alimentar ou por ganho de peso. A hipersonia pode incluir um período de sono noturno estendido ou cochilos diurnos que totalizam no mínimo 10 horas de sono por dia (ou pelo menos duas horas a mais do que quando não deprimido). A paralisia "de chumbo" é definida como sentir-se pesado, "de chumbo", ou com sobrecarga, geralmente nos braços ou pernas. Essa sensação costuma estar presente por pelo menos uma hora por dia, mas com frequência dura muitas horas seguidas. Diferentemente de outras características atípicas, a sensibilidade patológica à percepção de rejeição interpessoal é um traço de início precoce que persiste durante a maior parte da vida adulta. A sensibilidade à rejeição ocorre tanto quando a pessoa está quanto quando não está deprimida, embora possa ser exacerbada durante os períodos depressivos.

Com características psicóticas: Quando delírios e/ou alucinações estão presentes durante o período mais grave do episódio depressivo maior atual (ou mais recente se o transtorno estiver em remissão parcial ou completa). Se as características psicóticas estão presentes, *especificar* se congruentes ou incongruentes com o humor:

> **Com características psicóticas congruentes com o humor:** Delírios e alucinações cujo conteúdo é coerente com os temas depressivos típicos de inadequação pessoal, culpa, doença, morte, niilismo ou punição merecida.

> **Com características psicóticas incongruentes com o humor:** Delírios ou alucinações cujo conteúdo não envolve temas depressivos típicos ou inadequação pessoal, culpa, doença, morte, niilismo ou punição merecida ou cujo conteúdo é uma mistura de temas incongruentes e congruentes com o humor.

Com catatonia: Este especificador é aplicado ao episódio depressivo maior atual (ou mais recente se o transtorno estiver em remissão parcial ou completa) se características catatônicas estiverem presentes durante a maior parte do episódio. Ver os critérios para catatonia associada a um transtorno mental no capítulo "Espectro da Esquizofrenia e Outros Transtornos Psicóticos".

Com início no periparto: Este especificador é aplicado ao episódio depressivo maior atual (ou mais recente se o transtorno estiver em remissão parcial ou completa) se o início dos sintomas de humor ocorrerem durante a gravidez ou dentro de 4 semanas após o parto.

Nota: Os episódios de humor podem ter seu início durante a gravidez ou no pós-parto. Na verdade, 50% dos episódios depressivos maiores no "pós-parto" começam antes do parto. Assim, esses episódios são designados coletivamente como episódios no *periparto*.

Entre a concepção e o nascimento da criança, cerca de 9% das mulheres vivenciam um episódio depressivo maior. A melhor estimativa da prevalência de episódios depressivos maiores entre o parto e 12 meses após o parto é um pouco menos de 7%.

Os episódios de humor com início no periparto podem se apresentar com ou sem características psicóticas. O infanticídio (uma ocorrência rara) está frequentemente associado a episódios psicóticos no pós-parto caracterizados por alucinações de comando para matar o bebê ou delírios de que este está possuído, mas os sintomas psicóticos também podem ocorrer em episódios de humor pós-parto graves sem delírios ou alucinações específicos.

Os episódios de humor (depressivo ou maníaco) no pós-parto com características psicóticas parecem ocorrer de 1 em 500 a 1 em 1.000 partos e podem ser mais comuns em mulheres primíparas. O risco para episódios com características psicóticas no pós-parto é particularmente aumentado em mulheres com episódios de humor psicótico pós-parto, mas também é elevado entre as que têm a história prévia de um transtorno depressivo ou bipolar (em especial transtorno bipolar tipo I) e entre aquelas com história familiar de transtornos bipolares.

Depois que uma mulher teve um episódio no pós-parto com características psicóticas, o risco de recorrência em cada parto subsequente situa-se entre 30 e 50%. Os episódios pós-parto devem ser distinguidos do *delirium* que pode ocorrer nesse período, o qual se diferencia por um nível flutuante de consciência ou atenção.

Transtornos depressivos com início no periparto devem ser diferenciados dos muito mais comuns "*maternity blues*" ou, como é conhecido popularmente "*baby blues*". Os "*maternity blues*" não são considerados um transtorno mental e são caracterizados por mudanças repentinas no humor (p. ex., começar a chorar repentinamente com ausência de depressão) que não causam prejuízos funcionais e que são provavelmente causadas por mudanças fisiológicas que ocorrem após o parto. Eles são temporários e autolimitados, e normalmente passam rapidamente (dentro de uma semana) sem necessidade de tratamento. Outros sintomas

Especificadores para Transtornos Depressivos

de "*maternity blues*" incluem perturbação do sono e até confusão que pode ocorrer pouco tempo após o parto.

Mulheres em perinatal podem ter risco mais alto de transtornos depressivos devido a anormalidade na tireoide, assim como outras condições médicas que podem causar sintomas depressivos. Se os sintomas depressivos são julgados como sendo devidos a outra condição médica relacionada ao período perinatal, deve ser diagnosticado transtorno depressivo devido a outra condição médica, em vez de episódio depressivo maior com início no periparto.

Com padrão sazonal: Este especificador se aplica ao transtorno depressivo maior recorrente.

A. Há relação temporal regular entre o início dos episódios depressivos maiores no transtorno depressivo maior e determinada estação do ano (p. ex., no outono ou no inverno).

   Nota: Não incluir os casos nos quais existe um óbvio efeito de estressores psicossociais relacionados à estação (p. ex., estar regularmente desempregado a cada inverno).

B. Remissões completas também ocorrem em épocas características do ano (p. ex., a depressão desaparece na primavera).

C. Nos últimos dois anos, ocorreram dois episódios depressivos maiores, demonstrando as relações temporais sazonais definidas acima, e nenhum episódio depressivo maior não sazonal ocorreu durante o mesmo período.

D. Os episódios depressivos maiores sazonais (como já descritos) superam substancialmente em número os episódios depressivos maiores não sazonais que podem ter ocorrido durante a vida do indivíduo.

Nota: O especificador "com padrão sazonal" pode ser aplicado ao padrão de episódios depressivos maiores no transtorno depressivo maior, recorrente. A característica essencial é o início e a remissão de episódios depressivos maiores em épocas características do ano. Na maioria dos casos, os episódios iniciam no outono ou no inverno e remitem na primavera. Com menor frequência, pode haver episódios depressivos de verão recorrentes. Esse padrão de início e remissão dos episódios deve ter ocorrido durante pelo menos dois anos, sem quaisquer episódios não sazonais ocorrendo durante esse período. Além disso, os episódios depressivos sazonais devem superar em número substancial quaisquer episódios depressivos não sazonais durante o tempo de vida do indivíduo.

Este especificador não se aplica àquelas situações nas quais o padrão é mais bem explicado por estressores psicossociais ligados à estação do ano (p. ex., desemprego ou compromissos escolares sazonais). Os episódios depressivos maiores que ocorrem em um padrão sazonal frequentemente se caracterizam por diminuição da energia, hipersonia, hiperfagia, ganho de peso e avidez por carboidratos.

A prevalência do padrão sazonal do tipo inverno parece variar com a latitude, a idade e o sexo. A prevalência aumenta com maiores latitudes. A idade também é um forte preditor de sazonalidade, estando as pessoas mais jovens em maior risco para episódios depressivos de inverno.

Especificar se:

Em remissão parcial: Presença de sintomas do episódio depressivo maior imediatamente anterior, mas não são satisfeitos todos os critérios ou existe um período de menos de dois meses sem sintomas significativos de um episódio depressivo maior após o término desse episódio.

Em remissão completa: Durante os últimos dois meses, nenhum sinal ou sintoma significativo da perturbação esteve presente.

Especificar a gravidade atual:

A gravidade está baseada no número de sintomas dos critérios, em sua gravidade e no grau de incapacitação funcional.

Leve: Caso ocorram, são poucos os sintomas presentes além daqueles necessários para fazer o diagnóstico, a intensidade dos sintomas causa sofrimento, mas é manejável, e os sintomas resultam em pouco prejuízo no funcionamento social ou profissional.

Moderada: O número de sintomas, sua intensidade e/ou o prejuízo funcional estão entre aqueles especificados para "leve" e "grave".

Grave: O número de sintomas está substancialmente além do requerido para fazer o diagnóstico, sua intensidade causa grave sofrimento e não é manejável, e os sintomas interferem acentuadamente no funcionamento social e profissional.

Transtornos de Ansiedade

Transtorno de Ansiedade de Separação

Critérios Diagnósticos	F93.0

A. Medo ou ansiedade impróprios e excessivos em relação ao estágio de desenvolvimento, envolvendo a separação daqueles com quem o indivíduo tem apego, evidenciados por três (ou mais) dos seguintes aspectos:

1. Sofrimento excessivo e recorrente ante a ocorrência ou previsão de afastamento de casa ou de figuras importantes de apego.
2. Preocupação persistente e excessiva acerca da possível perda ou de perigos envolvendo figuras importantes de apego, tais como doença, ferimentos, desastres ou morte.
3. Preocupação persistente e excessiva de que um evento indesejado leve à separação de uma figura importante de apego (p. ex., perder-se, ser sequestrado, sofrer um acidente, ficar doente).
4. Relutância persistente ou recusa a sair, afastar-se de casa, ir para a escola, o trabalho ou a qualquer outro lugar, em virtude do medo da separação.
5. Temor persistente e excessivo ou relutância em ficar sozinho ou sem as figuras importantes de apego em casa ou em outros contextos.
6. Relutância ou recusa persistente em dormir longe de casa ou dormir sem estar próximo a uma figura importante de apego.
7. Pesadelos repetidos envolvendo o tema da separação.
8. Repetidas queixas de sintomas somáticos (p. ex., cefaleias, dores abdominais, náusea ou vômitos) quando a separação de figuras importantes de apego ocorre ou é prevista.

B. O medo, a ansiedade ou a esquiva é persistente, durante pelo menos quatro semanas em crianças e adolescentes e geralmente seis meses ou mais em adultos.

C. A perturbação causa sofrimento clinicamente significativo ou prejuízo no funcionamento social, acadêmico, profissional ou em outras áreas importantes da vida do indivíduo.

D. A perturbação não é mais bem explicada por outro transtorno mental, como a recusa em sair de casa devido à resistência excessiva à mudança no transtorno do espectro autista; delírios ou alucinações envolvendo a separação em transtornos psicóticos; recusa em sair sem um acompanhante confiável na agorafobia; preocupações com doença ou outros danos afetando pessoas significativas no transtorno de ansiedade generalizada; ou preocupações envolvendo ter uma doença no transtorno de ansiedade de doença.

Mutismo Seletivo

Critérios Diagnósticos · F94.0

A. Fracasso persistente para falar em situações sociais específicas nas quais existe a expectativa para tal (p. ex., na escola), apesar de falar em outras situações.
B. A perturbação interfere na realização educacional ou profissional ou na comunicação social.
C. A duração mínima da perturbação é um mês (não limitada ao primeiro mês de escola).
D. O fracasso para falar não se deve a um desconhecimento ou desconforto com o idioma exigido pela situação social.
E. A perturbação não é mais bem explicada por um transtorno da comunicação (p. ex., transtorno da fluência com início na infância) nem ocorre exclusivamente durante o curso de transtorno do espectro autista, esquizofrenia ou outro transtorno psicótico.

Fobia Específica

Critérios Diagnósticos

A. Medo ou ansiedade acentuados acerca de um objeto ou situação (p. ex., voar, alturas, animais, tomar uma injeção, ver sangue).
   Nota: Em crianças, o medo ou ansiedade pode ser expresso por choro, ataques de raiva, imobilidade ou comportamento de agarrar-se.
B. O objeto ou situação fóbica quase invariavelmente provoca uma resposta imediata de medo ou ansiedade.

Fobia Específica **119**

C. O objeto ou situação fóbica é ativamente evitado ou suportado com intensa ansiedade ou sofrimento.

D. O medo ou ansiedade é desproporcional em relação ao perigo real imposto pelo objeto ou situação específica e ao contexto sociocultural.

E. O medo, ansiedade ou esquiva é persistente, geralmente durando mais de seis meses.

F. O medo, ansiedade ou esquiva causa sofrimento clinicamente significativo ou prejuízo no funcionamento social, profissional ou em outras áreas importantes da vida do indivíduo.

G. A perturbação não é mais bem explicada pelos sintomas de outro transtorno mental, incluindo medo, ansiedade e esquiva de situações associadas a sintomas do tipo pânico ou outros sintomas incapacitantes (como na agorafobia); objetos ou situações relacionados a obsessões (como no transtorno obsessivo-compulsivo); evocação de eventos traumáticos (como no transtorno de estresse pós-traumático); separação de casa ou de figuras de apego (como no transtorno de ansiedade de separação); ou situações sociais (como no transtorno de ansiedade social).

Especificar se:
Código baseado no estímulo fóbico:
F40.218 Animal (p. ex., aranhas, insetos, cães).
F40.228 Ambiente natural (p. ex., alturas, tempestades, água).
F40.23x Sangue-injeção-ferimentos (p. ex., agulhas, procedimentos médicos invasivos).

> **Nota para codificação:** Escolher o código específico da CID-10-MC como segue: **F40.230** medo de sangue; **F40.231** medo de injeções e transfusões; **F40.232** medo de outros cuidados médicos; ou **F40.233** medo de ferimentos.

F40.248 Situacional (p. ex., aviões, elevadores, locais fechados).
F40.298 Outro (p. ex., situações que podem levar a asfixia ou vômitos; em crianças, p. ex., sons altos ou personagens vestidos com trajes de fantasia).

Nota para codificação: Quando está presente mais de um estímulo fóbico, codificar todos os códigos da CID-10-MC que se aplicam (p. ex., para medo de cobras e de voar, F40.218 fobia específica, animal e F40.248 fobia específica, situacional).

Transtorno de Ansiedade Social

Critérios Diagnósticos	F40.10

A. Medo ou ansiedade acentuados acerca de uma ou mais situações sociais em que o indivíduo é exposto a possível avaliação por outras pessoas. Exemplos incluem interações sociais (p. ex., manter uma conversa, encontrar pessoas que não são familiares), ser observado (p. ex., comendo ou bebendo) e situações de desempenho diante de outros (p. ex., proferir palestras).
Nota: Em crianças, a ansiedade deve ocorrer em contextos que envolvem seus pares, e não apenas em interações com adultos.

B. O indivíduo teme agir de forma a demonstrar sintomas de ansiedade que serão avaliados negativamente (i. e., será humilhante ou constrangedor; provocará a rejeição ou ofenderá a outros).

C. As situações sociais quase sempre provocam medo ou ansiedade.
Nota: Em crianças, o medo ou ansiedade pode ser expresso chorando, com ataques de raiva, imobilidade, comportamento de agarrar-se, encolhendo-se ou fracassando em falar em situações sociais.

D. As situações sociais são evitadas ou suportadas com intenso medo ou ansiedade.

E. O medo ou ansiedade é desproporcional à ameaça real apresentada pela situação social e o contexto sociocultural.

F. O medo, ansiedade ou esquiva é persistente, geralmente durando mais de seis meses.

G. O medo, ansiedade ou esquiva causa sofrimento clinicamente significativo ou prejuízo no funcionamento social, profissional ou em outras áreas importantes da vida do indivíduo.

H. O medo, ansiedade ou esquiva não é consequência dos efeitos fisiológicos de uma substância (p. ex., droga de abuso, medicamento) ou de outra condição médica.

I. O medo, ansiedade ou esquiva não é mais bem explicado pelos sintomas de outro transtorno mental, como transtorno de pânico, transtorno dismórfico corporal ou transtorno do espectro autista.

J. Se outra condição médica (p. ex., doença de Parkinson, obesidade, desfiguração por queimaduras ou ferimentos) está presente, o medo, ansiedade ou esquiva é claramente não relacionado ou é excessivo.

Especificar se:
Somente desempenho: Se o medo está restrito à fala ou ao desempenhar em público.

Transtorno de Pânico

Transtorno de Pânico

Critérios Diagnósticos F41.0

A. Ataques de pânico recorrentes e inesperados. Um ataque de pânico é um surto abrupto de medo intenso ou desconforto intenso que alcança um pico em minutos e durante o qual ocorrem quatro (ou mais) dos seguintes sintomas:

Nota: O surto abrupto pode ocorrer a partir de um estado calmo ou de um estado ansioso.

1. Palpitações, coração acelerado ou taquicardia.
2. Sudorese.
3. Tremores ou abalos.
4. Sensações de falta de ar ou sufocamento.
5. Sensações de asfixia.
6. Dor ou desconforto torácico.
7. Náusea ou desconforto abdominal.
8. Sensação de tontura, instabilidade, vertigem ou desmaio.
9. Calafrios ou ondas de calor.
10. Parestesias (anestesia ou sensações de formigamento).
11. Desrealização (sensações de irrealidade) ou despersonalização (sensação de estar distanciado de si mesmo).
12. Medo de perder o controle ou "enlouquecer".
13. Medo de morrer.

Nota: Podem ser vistos sintomas específicos da cultura (p. ex., tinido, dor na nuca, cefaleia, gritos ou choro incontrolável). Esses sintomas não devem contar como um dos quatro sintomas exigidos.

B. Pelo menos um dos ataques foi seguido de um mês (ou mais) de uma ou de ambas as seguintes características:

1. Apreensão ou preocupação persistente acerca de ataques de pânico adicionais ou sobre suas consequências (p. ex., perder o controle, ter um ataque cardíaco, "enlouquecer").
2. Uma mudança mal-adaptativa significativa no comportamento relacionada aos ataques (p. ex., comportamentos que têm por finalidade evitar ter ataques de pânico, como a esquiva de exercícios ou situações desconhecidas).

C. A perturbação não é consequência dos efeitos psicológicos de uma substância (p. ex., droga de abuso, medicamento) ou de outra condição médica (p. ex., hipertireoidismo, doenças cardiopulmonares).

Transtornos de Ansiedade

D. A perturbação não é mais bem explicada por outro transtorno mental (p. ex., os ataques de pânico não ocorrem apenas em resposta a situações sociais temidas, como no transtorno de ansiedade social; em resposta a objetos ou situações fóbicas circunscritas, como na fobia específica; em resposta a obsessões, como no transtorno obsessivo-compulsivo; em resposta à evocação de eventos traumáticos, como no transtorno de estresse pós-traumático; ou em resposta à separação de figuras de apego, como no transtorno de ansiedade de separação).

Especificador de Ataque de Pânico

Nota: Os sintomas são apresentados com o propósito de identificação de um ataque de pânico; no entanto, o ataque de pânico não é um transtorno mental e não pode ser codificado. Os ataques de pânico podem ocorrer no contexto de um transtorno de ansiedade, além de outros transtornos mentais (p. ex., transtornos depressivos, transtorno de estresse pós-traumático, transtornos por uso de substâncias) e algumas condições médicas (p. ex., cardíaca, respiratória, vestibular, gastrintestinal). Quando a presença de um ataque de pânico é identificada, ela deve ser anotada como um especificador (p. ex., "transtorno de estresse pós-traumático com ataques de pânico"). Para transtorno de pânico, a presença de ataque de pânico está inclusa nos critérios diagnósticos, e o ataque de pânico não é usado como especificador.

Um surto abrupto de medo ou de desconforto intenso que alcança um pico em minutos e durante o qual ocorrem quatro (ou mais) dos seguintes sintomas:

Nota: O surto abrupto pode ocorrer a partir de um estado calmo ou de um estado ansioso.

1. Palpitações, coração acelerado ou taquicardia.
2. Sudorese.
3. Tremores ou abalos.
4. Sensações de falta de ar ou sufocamento.
5. Sensações de asfixia.
6. Dor ou desconforto torácico.
7. Náusea ou desconforto abdominal.
8. Sensação de tontura, instabilidade, vertigem ou desmaio.
9. Calafrios ou ondas de calor.
10. Parestesias (anestesia ou sensações de formigamento).
11. Desrealização (sensações de irrealidade) ou despersonalização (sensação de estar distanciado de si mesmo).

Agorafobia

12. Medo de perder o controle ou "enlouquecer".

13. Medo de morrer.

Nota: Podem ser vistos sintomas específicos da cultura (p. ex., tinido, dor na nuca, cefaleia, gritos ou choro incontrolável). Esses sintomas não devem contar como um dos quatro sintomas exigidos.

Agorafobia

Critérios Diagnósticos   F40.00

A. Medo ou ansiedade marcantes acerca de duas (ou mais) das cinco situações seguintes:

1. Uso de transporte público (p. ex., automóveis, ônibus, trens, navios, aviões).

2. Permanecer em espaços abertos (p. ex., áreas de estacionamentos, mercados, pontes).

3. Permanecer em locais fechados (p. ex., lojas, teatros, cinemas).

4. Permanecer em uma fila ou ficar em meio a uma multidão.

5. Sair de casa sozinho.

B. O indivíduo tem medo ou evita essas situações devido a pensamentos de que pode ser difícil escapar ou de que o auxílio pode não estar disponível no caso de desenvolver sintomas do tipo pânico ou outros sintomas incapacitantes ou constrangedores (p. ex., medo de cair nos idosos; medo de incontinência).

C. As situações agorafóbicas quase sempre provocam medo ou ansiedade.

D. As situações agorafóbicas são ativamente evitadas, requerem a presença de uma companhia ou são suportadas com intenso medo ou ansiedade.

E. O medo ou ansiedade é desproporcional ao perigo real apresentado pelas situações agorafóbicas e ao contexto sociocultural.

F. O medo, ansiedade ou esquiva é persistente, geralmente durando mais de seis meses.

G. O medo, ansiedade ou esquiva causa sofrimento clinicamente significativo ou prejuízo no funcionamento social, profissional ou em outras áreas importantes da vida do indivíduo.

H. Se outra condição médica (p. ex., doença inflamatória intestinal, doença de Parkinson) está presente, o medo, ansiedade ou esquiva é claramente excessivo.

I. O medo, ansiedade ou esquiva não é mais bem explicado pelos sintomas de outro transtorno mental – por exemplo, os sintomas não estão restritos a fobia específica, tipo situacional; não envolvem apenas situações sociais (como no transtorno de ansiedade social); e não estão relacionados exclusivamente a obsessões (como no transtorno obsessivo-compulsivo), percepção de defeitos ou falhas na aparência física (como no transtorno dismórfico corporal) ou medo de separação (como no transtorno de ansiedade de separação).

Nota: A agorafobia é diagnosticada independentemente da presença de transtorno de pânico. Se a apresentação de um indivíduo satisfaz os critérios para transtorno de pânico e agorafobia, ambos os diagnósticos devem ser dados.

Transtorno de Ansiedade Generalizada

Critérios Diagnósticos   F41.1

A. Ansiedade e preocupação excessivas (expectativa apreensiva), ocorrendo na maioria dos dias por pelo menos seis meses, com diversos eventos ou atividades (tais como desempenho escolar ou profissional).

B. O indivíduo considera difícil controlar a preocupação.

C. A ansiedade e a preocupação estão associadas com três (ou mais) dos seguintes seis sintomas (com pelo menos alguns deles presentes na maioria dos dias nos últimos seis meses).

Nota: Apenas um dos itens é necessário para crianças.

1. Inquietação ou sensação de estar com os nervos à flor da pele.
2. Fatigabilidade.
3. Dificuldade em concentrar-se ou sensações de "branco" na mente.
4. Irritabilidade.
5. Tensão muscular.
6. Perturbação do sono (dificuldade em conciliar ou manter o sono, ou sono insatisfatório e inquieto).

D. A ansiedade, a preocupação ou os sintomas físicos causam sofrimento clinicamente significativo ou prejuízo no funcionamento social, profissional ou em outras áreas importantes da vida do indivíduo.

E. A perturbação não é atribuível aos efeitos fisiológicos de uma substância (p. ex., droga de abuso, medicamento) ou a outra condição médica (p. ex., hipertireoidismo).

Transtorno de Ansiedade Induzido por Substância...

F. A perturbação não é mais bem explicada por outro transtorno mental (p. ex., ansiedade ou preocupação quanto a ter ataques de pânico no transtorno de pânico, avaliação negativa no transtorno de ansiedade social, contaminação ou outras obsessões no transtorno obsessivo-compulsivo, separação das figuras de apego no transtorno de ansiedade de separação, lembranças de eventos traumáticos no transtorno de estresse pós-traumático, ganho de peso na anorexia nervosa, queixas físicas no transtorno de sintomas somáticos, percepção de problemas na aparência no transtorno dismórfico corporal, ter uma doença séria no transtorno de ansiedade de doença ou o conteúdo de crenças delirantes na esquizofrenia ou transtorno delirante).

Transtorno de Ansiedade Induzido por Substância/Medicamento

Critérios Diagnósticos

A. Ataques de pânico ou ansiedade proeminente predominam no quadro clínico.

B. Existem evidências, a partir da história, do exame físico ou de achados laboratoriais de (1) e (2):

1. Os sintomas no Critério A desenvolveram-se durante ou logo após a intoxicação ou abstinência de substância ou após exposição a um medicamento.
2. A substância/medicamento envolvida é capaz de produzir os sintomas mencionados no Critério A.

C. A perturbação não é mais bem explicada por um transtorno de ansiedade não induzido por substância/medicamento. As evidências de um transtorno de ansiedade independente podem incluir:

Os sintomas precedem o início do uso da substância/medicamento; os sintomas persistem por um período substancial de tempo (p. ex., cerca de um mês) após a cessação da abstinência aguda ou intoxicação grave; ou existem evidências sugerindo a existência de um transtorno de ansiedade independente, não induzido por substância/medicamento (p. ex., história de episódios recorrentes não relacionados a substância/medicamento).

D. A perturbação não ocorre exclusivamente durante o curso de *delirium*.

126　　　　　　　　　　　　　　　　　　　Transtornos de Ansiedade

E. A perturbação causa sofrimento clinicamente significativo ou prejuízo no funcionamento social, profissional ou em outras áreas importantes da vida do indivíduo.

Nota: Este diagnóstico deve ser feito em vez de um diagnóstico de intoxicação por substância ou abstinência de substância apenas quando os sintomas no Critério A predominam no quadro clínico e são suficientemente graves a ponto de indicar atenção clínica.

Nota para codificação: Os códigos da CID-10-MC para os transtornos de ansiedade induzidos por [substância/medicamento específico] são indicados na tabela a seguir. Observe que o código da CID-10-MC depende de haver ou não transtorno comórbido por uso de substância presente para a mesma classe de substância. De qualquer modo, não é dado um diagnóstico de transtornos por uso de substâncias adicional separado. Se um transtorno por uso de substância leve é comórbido com o transtorno de ansiedade induzido por substância/medicamento, o caractere da 4ª posição é "1", e o clínico deve registrar "transtorno por uso de [substância], leve" antes de transtorno de ansiedade induzido por substância (p. ex., "transtorno por uso de cocaína, leve, com transtorno de ansiedade induzido por cocaína"). Se um transtorno por uso de substância moderado ou grave é comórbido ao transtorno de ansiedade induzido por substância, o caractere da 4ª posição é "2", e o clínico deve registrar "transtorno por uso de [substância], moderado" ou "transtorno por uso de [substância], grave", dependendo da gravidade do transtorno por uso de substância comórbido. Se não há transtorno por uso de substância comórbido (p. ex., após uma vez de uso pesado da substância), então o caractere da 4ª posição é "9", e o clínico deve registrar apenas transtorno de ansiedade induzido por substância.

	CID-10-MC		
	Com transtorno por uso, leve	Com transtorno por uso, moderado ou grave	Sem transtorno por uso
Álcool	F10.180	F10.280	F10.980
Cafeína	NA	NA	F15.980
Cannabis	F12.180	F12.280	F12.980

Transtorno de Ansiedade Induzido por Substância...

CID-10-MC		
Com transtorno por uso, leve	Com transtorno por uso, moderado ou grave	Sem transtorno por uso
Fenciclidina		
F16.180	F16.280	F16.980
Outro alucinógeno		
F16.180	F16.280	F16.980
Inalante		
F18.180	F18.280	F18.980
Opioide		
F11.188	F11.288	F11.988
Sedativo, hipnótico ou ansiolítico		
F13.180	F13.280	F13.980
Substância do tipo anfetamina (ou outro estimulante)		
F15.180	F15.280	F15.980
Cocaína		
F14.180	F14.280	F14.980
Outra substância (ou substância desconhecida)		
F19.180	F19.280	F19.980

Especificar se (ver a Tabela 1 no capítulo "Transtornos Relacionados a Substâncias e Transtornos Aditivos", que indica se "com início durante a intoxicação" e/ou "com início durante a abstinência" se aplica a determinada classe de substância; ou *especificar* "com início após o uso de medicamento"):

Com início durante a intoxicação: Se são satisfeitos os critérios para intoxicação pela substância e os sintomas se desenvolvem durante a intoxicação.

Com início durante a abstinência: Se os critérios para abstinência da substância são preenchidos, e os sintomas se desenvolvem durante ou imediatamente após a abstinência.

Com início após o uso de medicamento: Se os sintomas se desenvolveram com o início de medicação, com uma mudança no uso de medicação ou durante a retirada do uso de medicação.

128 Transtornos de Ansiedade

Procedimentos para Registro

O nome do transtorno de ansiedade induzido por substância/medicamento começa com a substância específica (p. ex., cocaína, salbutamol) presumivelmente causadora dos sintomas de ansiedade. O código diagnóstico é escolhido na tabela incluída no conjunto de critérios, com base na classe da substância e na presença ou ausência de um transtorno comórbido por uso de substância. No caso de substâncias que não se enquadram em nenhuma classe (p. ex., dexametasona), o código para "outra substância (ou desconhecida)" deve ser usado; e, nos casos em que se acredita que uma substância seja o fator etiológico, embora sua classe seja desconhecida, o mesmo código deve ser utilizado.

Ao registrar o nome do transtorno, o transtorno por uso de substância comórbido (se houver) é listado primeiro, seguido pela palavra "com transtorno de ansiedade induzido por substância/medicamento" (incorporando o nome da substância/medicamento etiológica específica), seguido pela especificação do início (i. e., com início durante a intoxicação, com início durante a abstinência, com início durante o uso de medicamento). Por exemplo, no caso dos sintomas de ansiedade que ocorrem durante a retirada de um medicamento em um homem com um transtorno grave por uso de lorazepam, o diagnóstico é o F13.280, transtorno de uso de lorazepam grave, com transtorno de ansiedade induzido por lorazepam, com início durante a retirada. Não há um diagnóstico específico de transtorno comórbido grave por uso de lorazepam. Se ocorre o transtorno de ansiedade induzido por substância sem um transtorno comórbido por uso de substância (p. ex., após um único uso pesado da substância), não é anotado transtorno adicional por uso de substância (p. ex., transtorno de ansiedade induzido por psilocibina com início durante a intoxicação F16.980). Quando mais de uma substância é considerada como desempenhando um papel significativo no desenvolvimento dos sintomas de ansiedade, cada uma deve ser listada separadamente (p. ex., F15.280 transtorno de ansiedade induzido por metilfenidato, com início durante a intoxicação; F19.280 transtorno de ansiedade induzido por salbutamol, com início após o uso do medicamento).

Outro Transtorno de Ansiedade Especificado **129**

Transtorno de Ansiedade Devido a Outra Condição Médica

Critérios Diagnósticos F06.4

A. Ataques de pânico ou ansiedade predominam no quadro clínico.

B. Existem evidências, a partir da história, do exame físico ou de achados laboratoriais, de que a perturbação é a consequência fisiopatológica direta de outra condição médica.

C. A perturbação não é mais bem explicada por outro transtorno mental.

D. A perturbação não ocorre exclusivamente durante o curso de *delirium*.

E. A perturbação causa sofrimento clinicamente significativo ou prejuízo no funcionamento social, profissional ou em outras áreas importantes da vida do indivíduo.

Nota para codificação: Incluir o nome da outra condição médica no nome do transtorno mental (p. ex., F06.4 transtorno de ansiedade devido a feocromocitoma). A outra condição médica também deve ser codificada e listada em separado, imediatamente antes transtorno de ansiedade devido a outra condição médica (p. ex., D35.00 feocromocitoma; F06.4 transtorno de ansiedade devido a feocromocitoma).

Outro Transtorno de Ansiedade Especificado

F41.8

Esta categoria aplica-se a apresentações em que sintomas característicos de um transtorno de ansiedade que causam sofrimento clinicamente significativo ou prejuízo no funcionamento social, profissional ou em outras áreas importantes da vida do indivíduo predominam, mas não satisfazem todos os critérios para qualquer transtorno na classe diagnóstica dos transtornos de ansiedade ou para transtorno de adaptação misto de ansioso e humor deprimido. A categoria outro transtorno de ansiedade especificado é usada nas situações em que o clínico opta por comunicar a razão específica pela qual a apresentação não satisfaz os critérios para qualquer transtorno de ansiedade específico. Isso é feito por meio do registro de "outro transtorno de ansiedade especificado", seguido pela razão específica (p. ex., "ansiedade generalizada não ocorrendo na maioria dos dias").

Exemplos de apresentações que podem ser especificadas usando a designação "outro transtorno de ansiedade especificado" incluem:

1. **Ataques com sintomas limitados.**
2. **Ansiedade generalizada não ocorrendo na maioria dos dias.**
3. *Khyâl cap* (ataques de vento): Ver "Diagnósticos Culturais e Psiquiátricos" na Seção III do DSM-5-TR.
4. *Ataque de nervios* (ataque de nervos): Ver "Diagnósticos Culturais e Psiquiátricos" na Seção III do DSM-5-TR.

Transtorno de Ansiedade Não Especificado

F41.9

Esta categoria aplica-se a apresentações em que sintomas característicos de um transtorno de ansiedade que causam sofrimento clinicamente significativo ou prejuízo no funcionamento social, profissional ou em outras áreas importantes da vida do indivíduo predominam, mas não satisfazem todos os critérios para qualquer transtorno na classe diagnóstica dos transtornos de ansiedade ou para transtorno de adaptação ou transtorno de adaptação com humor deprimido e ansioso mistos. A categoria transtorno de ansiedade não especificado é usada nas situações em que o clínico opta por *não* especificar a razão pela qual os critérios para um transtorno de ansiedade específico não são satisfeitos e inclui apresentações para as quais não há informações suficientes para que seja feito um diagnóstico mais específico (p. ex., em salas de emergência).

Transtorno Obsessivo--compulsivo e Transtornos Relacionados

Transtorno Obsessivo-compulsivo

Critérios Diagnósticos   F42.2

A. Presença de obsessões, compulsões ou ambas:

Obsessões são definidas por (1) e (2):

1. Pensamentos, impulsos ou imagens recorrentes e persistentes que são vivenciados, em algum momento durante a perturbação, como intrusivos e indesejados e que na maioria dos indivíduos causam acentuada ansiedade ou sofrimento.
2. O indivíduo tenta ignorar ou suprimir tais pensamentos, impulsos ou imagens ou neutralizá-los com algum outro pensamento ou ação (i. e., executando uma compulsão).

As compulsões são definidas por (1) e (2):

1. Comportamentos repetitivos (p. ex., lavar as mãos, organizar, verificar) ou atos mentais (p. ex., orar, contar ou repetir palavras em silêncio) que o indivíduo se sente compelido a executar em resposta a uma obsessão ou de acordo com regras que devem ser rigidamente aplicadas.
2. Os comportamentos ou os atos mentais visam a prevenir ou reduzir a ansiedade ou o sofrimento ou evitar algum evento ou situação temida; entretanto, esses comportamentos ou atos mentais não têm uma conexão realista com o que visam a neutralizar ou evitar ou são claramente excessivos.

    Nota: Crianças pequenas podem não ser capazes de enunciar os objetivos desses comportamentos ou atos mentais.

B. As obsessões ou compulsões tomam tempo (p. ex., tomam mais de uma hora por dia) ou causam sofrimento clinicamente significativo ou prejuízo no funcionamento social, profissional ou em outras áreas importantes da vida do indivíduo.

132 Transtorno Obsessivo-compulsivo e Transtornos...

C. Os sintomas obsessivo-compulsivos não se devem aos efeitos fisiológicos de uma substância (p. ex., droga de abuso, medicamento) ou a outra condição médica.

D. A perturbação não é mais bem explicada pelos sintomas de outro transtorno mental (p. ex., preocupações excessivas, como no transtorno de ansiedade generalizada; preocupação com a aparência, como no transtorno dismórfico corporal; dificuldade de descartar ou se desfazer de pertences, como no transtorno de acumulação; arrancar os cabelos, como na tricotilomania [transtorno de arrancar o cabelo]; beliscar a pele, como no transtorno de escoriação [skin-picking]; estereotipias, como no transtorno de movimento estereotipado; comportamento alimentar ritualizado, como nos transtornos alimentares; preocupação com substâncias ou jogo, como nos transtornos relacionados a substâncias e transtornos aditivos; preocupação com ter uma doença, como no transtorno de ansiedade de doença; impulsos ou fantasias sexuais, como nos transtornos parafílicos; impulsos, como nos transtornos disruptivos, do controle de impulsos e da conduta; ruminações de culpa, como no transtorno depressivo maior; inserção de pensamento ou preocupações delirantes, como nos transtornos do espectro da esquizofrenia e outros transtornos psicóticos; ou padrões repetitivos de comportamento, como no transtorno do espectro autista).

Especificar se:
   Com *insight* bom ou razoável: O indivíduo reconhece que as crenças do transtorno obsessivo-compulsivo são definitiva ou provavelmente não verdadeiras ou que podem ou não ser verdadeiras.
   Com *insight* pobre: O indivíduo acredita que as crenças do transtorno obsessivo-compulsivo são provavelmente verdadeiras.
   Com *insight* ausente/crenças delirantes: O indivíduo está completamente convencido de que as crenças do transtorno obsessivo-compulsivo são verdadeiras.

Especificar se:
   Relacionado a tiques: O indivíduo tem história atual ou passada de um transtorno de tique.

Transtorno Dismórfico Corporal

Critérios Diagnósticos	F45.22

A. Preocupação com um ou mais defeitos ou falhas percebidas na aparência física que não são observáveis ou que parecem leves para os outros.

B. Em algum momento durante o curso do transtorno, o indivíduo executou comportamentos repetitivos (p. ex., verificar-se no espelho, arrumar-se excessivamente, beliscar a pele, buscar tranquilização) ou atos mentais (p. ex., comparando sua aparência com a de outros) em resposta às preocupações com a aparência.

C. A preocupação causa sofrimento clinicamente significativo ou prejuízo no funcionamento social, profissional ou em outras áreas importantes da vida do indivíduo.

D. A preocupação com a aparência não é mais bem explicada por preocupações com a gordura ou o peso corporal em um indivíduo cujos sintomas satisfazem os critérios diagnósticos para um transtorno alimentar.

Especificar se:

Com dismorfia muscular: O indivíduo está preocupado com a ideia de que sua estrutura corporal é muito pequena ou insuficientemente musculosa. O especificador é usado mesmo que o indivíduo esteja preocupado com outras áreas do corpo, o que com frequência é o caso.

Especificar se:

Indicar o grau de *insight* em relação às crenças do transtorno dismórfico corporal (p. ex., "Eu pareço feio" ou "Eu pareço deformado").

Com *insight* bom ou razoável: O indivíduo reconhece que as crenças do transtorno dismórfico corporal são definitiva ou provavelmente não verdadeiras ou que podem ou não ser verdadeiras.

Com *insight* pobre: O indivíduo acredita que as crenças do transtorno dismórfico corporal são provavelmente verdadeiras.

Com *insight* ausente/crenças delirantes: O indivíduo está completamente convencido de que as crenças do transtorno dismórfico corporal são verdadeiras.

Transtorno de Acumulação

Critérios Diagnósticos — F42.3

A. Dificuldade persistente de descartar ou de se desfazer de pertences, independentemente do seu valor real.

B. Esta dificuldade se deve a uma necessidade percebida de guardar os itens e ao sofrimento associado a descartá-los.

C. A dificuldade de descartar os pertences resulta na acumulação de itens que congestionam e obstruem as áreas em uso e comprometem substancialmente o uso pretendido. Se as áreas de estar não estão obstruídas, é somente devido a intervenções de outras pessoas (p. ex., membros da família, funcionários de limpeza, autoridades).

D. A acumulação causa sofrimento significativo ou prejuízo no funcionamento social, profissional ou em outras áreas importantes da vida do indivíduo (incluindo a manutenção de um ambiente seguro para si e para os outros).

E. A acumulação não é devida a outra condição médica (p. ex., lesão cerebral, doença cerebrovascular, síndrome de Prader-Willi).

F. A acumulação não é mais bem explicada pelos sintomas de outro transtorno mental (p. ex., obsessões no transtorno obsessivo-compulsivo, energia reduzida no transtorno depressivo maior, delírios na esquizofrenia ou outro transtorno psicótico, déficits cognitivos no transtorno neurocognitivo maior, interesses restritos no transtorno do espectro autista).

Especificar se:

Com aquisição excessiva: Se a dificuldade de descartar os pertences está acompanhada pela aquisição excessiva de itens que não são necessários ou para os quais não existe espaço disponível.

Especificar se:

Com *insight* bom ou razoável: O indivíduo reconhece que as crenças e os comportamentos relacionados à acumulação (relativos à dificuldade de descartar itens, à obstrução ou à aquisição excessiva) são problemáticos.

Com *insight* pobre: O indivíduo acredita que as crenças e os comportamentos relacionados à acumulação (relativos à dificuldade de descartar itens, à obstrução ou à aquisição excessiva) não são problemáticos apesar das evidências em contrário.

Com *insight* ausente/crenças delirantes: O indivíduo está completamente convencido de que as crenças e os comportamentos rela-

Transtorno de Escoriação (*Skin-picking*)

cionados à acumulação (relativos à dificuldade de descartar itens, à obstrução ou à aquisição excessiva) não são problemáticos apesar das evidências em contrário.

Tricotilomania (Transtorno de Arrancar o Cabelo)

Critérios Diagnósticos — F63.3

A. Arrancar o próprio cabelo de forma recorrente, resultando em perda de cabelo.

B. Tentativas repetidas de reduzir ou parar o comportamento de arrancar o cabelo.

C. O ato de arrancar cabelo causa sofrimento clinicamente significativo ou prejuízo no funcionamento social, profissional ou em outras áreas importantes da vida do indivíduo.

D. O ato de arrancar cabelo ou a perda de cabelo não se deve a outra condição médica (p. ex., uma condição dermatológica).

E. O ato de arrancar cabelo não é mais bem explicado pelos sintomas de outro transtorno mental (p. ex., tentativas de melhorar um defeito ou falha percebidos na aparência, no transtorno dismórfico corporal).

Transtorno de Escoriação (*Skin-picking*)

Critérios Diagnósticos — F42.4

A. Beliscar a pele de forma recorrente, resultando em lesões.

B. Tentativas repetidas de reduzir ou parar o comportamento de beliscar a pele.

C. O ato de beliscar a pele causa sofrimento clinicamente significativo ou prejuízo no funcionamento social, profissional ou em outras áreas importantes da vida do indivíduo.

D. O ato de beliscar a pele não se deve aos efeitos fisiológicos de uma substância (p. ex., cocaína) ou a outra condição médica (p. ex., escabiose).

E. O ato de beliscar a pele não é mais bem explicado pelos sintomas de outro transtorno mental (p. ex., delírios ou alucinações táteis em um transtorno psicótico, tentativas de melhorar um defeito ou falha percebida na aparência no transtorno dismórfico corporal, estereotipias no transtorno de movimento estereotipado ou intenção de causar danos a si mesmo na autolesão não suicida).

Transtorno Obsessivo-compulsivo e Transtorno Relacionado Induzido por Substância/Medicamento

Critérios Diagnósticos

A. Obsessões, compulsões, beliscar a pele, arrancar o cabelo, outros comportamentos repetitivos focados no corpo ou outros sintomas característicos do transtorno obsessivo-compulsivo e transtornos relacionados predominam no quadro clínico.

B. Existem evidências, a partir da história, do exame físico ou de achados laboratoriais de (1) e (2):

1. Os sintomas do Critério A desenvolveram-se durante ou logo após intoxicação ou abstinência de substância ou após exposição a um medicamento.

2. A substância/medicamento envolvido é capaz de produzir os sintomas do Critério A.

C. A perturbação não é mais bem explicada por um transtorno obsessivo-compulsivo e transtorno relacionado não induzido por substância/medicamento. Tais evidências de um transtorno obsessivo-compulsivo e transtorno relacionado podem incluir as seguintes:

Os sintomas precedem o início do uso da substância/medicamento; os sintomas persistem por um período de tempo substancial (p. ex., cerca de um mês) após a cessação da abstinência aguda ou intoxicação grave; ou existem outras evidências sugerindo a existência de um transtorno obsessivo-compulsivo e transtorno relacionado independente não induzido por substância/medicamento (p. ex., história de episódios recorrentes não relacionados a substância/medicamento).

D. A perturbação não ocorre exclusivamente durante o curso de *delirium*.

E. A perturbação causa sofrimento clinicamente significativo ou prejuízo no funcionamento social, profissional ou em outras áreas importantes da vida do indivíduo.

Nota: Este diagnóstico deve ser feito, além de um diagnóstico de intoxicação por substância ou abstinência de substância, quando os sintomas do Critério A predominam no quadro clínico e são suficientemente graves para indicar atenção clínica.

Nota para codificação: Os códigos da CID-10-MC para o transtorno obsessivo-compulsivo induzido por [substância/medicamento espe-

Transtorno Obsessivo-compulsivo e Transtorno...

cífico] estão indicados na tabela a seguir. Observar que o código da CID-10-MC depende de haver ou não transtorno comórbido por uso de substância presente para a mesma classe de substância. De qualquer modo, não é dado um diagnóstico de transtornos por uso de substâncias adicional separado. Se um transtorno por uso de substância leve é comórbido com o transtorno obsessivo-compulsivo e transtorno relacionado induzido por substância, o caractere da 4ª posição é "1", e o clínico deve registrar "transtorno por uso de [substância], leve" antes do transtorno obsessivo-compulsivo e transtorno relacionado induzido por substância (p. ex., "transtorno por uso de cocaína leve com transtorno obsessivo-compulsivo e transtorno relacionado induzido por cocaína"). Se um transtorno por uso de substância for moderado ou grave, o caractere da 4ª posição é "2", e o clínico deve registrar "transtorno por uso de [substância], moderado" ou "transtorno por uso de [substância], grave", dependendo da gravidade do transtorno por uso de substância comórbido. Se não existe transtorno por uso de substância comórbido (p. ex., após uma vez de uso pesado da substância), então o caractere da 4ª posição é "9" e o clínico deve registrar apenas transtorno obsessivo-compulsivo e transtorno relacionado induzido por substância.

	CID-10-MC		
	Com transtorno por uso, leve	Com transtorno por uso, moderado ou grave	Sem transtorno por uso
Substância do tipo anfetamina (ou outro estimulante)	F15.188	F15.288	F15.988
Cocaína	F14.188	F14.288	F14.988
Outra substância (ou substância desconhecida)	F19.188	F19.288	F19.988

Especificar se (ver a Tabela 1 no capítulo "Transtornos Relacionados a Substâncias e Transtornos Aditivos", que indica se "com início durante a intoxicação" e/ou "com início durante a abstinência" se aplica a determinada classe de substância; ou *especificar* "com início após o uso de medicamento"):

138 Transtorno Obsessivo-compulsivo e Transtornos...

> **Com início durante a intoxicação:** Se são satisfeitos os critérios para intoxicação pela substância e os sintomas se desenvolvem durante a intoxicação.
> **Com início durante a abstinência:** Se os critérios para abstinência da substância são preenchidos, e os sintomas se desenvolvem durante ou imediatamente após a abstinência.
> **Com início após o uso de medicamento:** Se os sintomas se desenvolveram com o início de uso de medicamento, com uma mudança no uso de medicamento ou durante a retirada do uso de medicamento.

Procedimentos para Registro

O nome do transtorno obsessivo-compulsivo e transtorno relacionado induzido por substância/medicamento começa com a substância específica (p. ex., cocaína) que presumivelmente está causando os sintomas obsessivo-compulsivos e transtornos relacionados. O código diagnóstico é escolhido na tabela inclusa no conjunto de critérios, que está baseado na classe das substâncias e na presença ou ausência de um transtorno por uso de substância comórbido. No caso de substâncias que não se enquadram em nenhuma classe (p. ex., dexametasona), o código para "outra substância (ou desconhecida)" deve ser usado; e, nos casos em que se acredita que uma substância seja o fator etiológico, embora sua classe seja desconhecida, o mesmo código deve ser utilizado.

Ao registrar o nome do transtorno, o transtorno por uso de substância comórbido (se houver) é listado primeiro, seguido pela palavra "com transtorno obsessivo-compulsivo induzido por substância/medicamento" (incorporando o nome da substância/medicamento etiológica específica), seguido pela especificação do início (i. e., início durante a intoxicação, início durante a abstinência, com início durante o uso de medicamento). Por exemplo, no caso de escoriação repetitiva que ocorre durante a intoxicação em um homem com um transtorno grave por uso de cocaína, o diagnóstico é o F14.288, transtorno de uso de cocaína grave com transtorno obsessivo-compulsivo e transtorno relacionado induzido por cocaína, com início durante a intoxicação. Não é feito um diagnóstico separado de transtorno comórbido e grave por intoxicação por cocaína. Se ocorre o transtorno obsessivo-compulsivo e transtorno relacionado induzido por substância sem um transtorno comórbido por uso de substância (p. ex., após um único uso pesado da substância), não é anotado transtorno adicional por uso de substância (p. ex., transtorno

Transtorno Obsessivo-compulsivo e Transtorno... **139**

obsessivo-compulsivo e transtorno relacionado induzido por anfetamina com início durante a intoxicação F15.988). Quando mais de uma substância é considerada como tendo um papel significativo no desenvolvimento do transtorno obsessivo-compulsivo e transtorno relacionado, cada uma deve ser listada separadamente.

Transtorno Obsessivo-compulsivo e Transtorno Relacionado Devido a Outra Condição Médica

Critérios Diagnósticos	F06.8

A. Obsessões, compulsões, preocupações com a aparência, acumulação, beliscar a pele, arrancar o cabelo, outros comportamentos repetitivos focados no corpo ou outros sintomas característicos do transtorno obsessivo-compulsivo e transtorno relacionado predominam no quadro clínico.

B. Existem evidências, a partir da história, do exame físico ou de achados laboratoriais, de que a perturbação é consequência fisiopatológica direta de outra condição médica.

C. A perturbação não é mais bem explicada por outro transtorno mental.

D. A perturbação não ocorre exclusivamente durante o curso de *delirium*.

E. A perturbação causa sofrimento clinicamente significativo ou prejuízo no funcionamento social, profissional ou em outras áreas importantes da vida do indivíduo.

Especificar se:

Com sintomas semelhantes ao transtorno obsessivo-compulsivo: Se sintomas semelhantes ao transtorno obsessivo-compulsivo predominam na apresentação clínica.

Com preocupações com a aparência: Se a preocupação com defeitos ou falhas percebidas na aparência predomina na apresentação clínica.

Com sintomas de acumulação: Se a acumulação predomina na apresentação clínica.

Com sintomas de arrancar o cabelo: Se arrancar o cabelo predomina na apresentação clínica.

Com sintomas de beliscar a pele: Se beliscar a pele predomina na apresentação clínica.

Nota para codificação: Incluir o nome da outra condição médica no nome do transtorno mental (p. ex., F06.8 transtorno obsessivo-compul-

Transtorno Obsessivo-compulsivo e Transtornos...

sivo e transtorno relacionado devido a infarto cerebral). A outra condição médica deve ser codificada e listada em separado imediatamente antes do transtorno obsessivo-compulsivo e transtorno relacionado devido a outra condição médica (p. ex., I69.398 infarto cerebral; F06.8 transtorno obsessivo-compulsivo e transtorno relacionado devido a infarto cerebral).

Outro Transtorno Obsessivo-compulsivo e Transtorno Relacionado Especificado

F42.8

Esta categoria aplica-se a apresentações em que sintomas característicos de um transtorno obsessivo-compulsivo e transtorno relacionado que causam sofrimento clinicamente significativo ou prejuízo no funcionamento social, profissional ou em outras áreas importantes da vida do indivíduo predominam, mas não satisfazem todos os critérios para qualquer transtorno na classe diagnóstica de transtorno obsessivo-compulsivo e transtornos relacionados. A categoria outro transtorno obsessivo-compulsivo e transtorno relacionado especificado é usada nas situações em que o clínico opta por comunicar a razão específica pela qual a apresentação não satisfaz os critérios para qualquer transtorno obsessivo-compulsivo e transtorno relacionado específico. Isso é feito por meio do registro de "outro transtorno obsessivo-compulsivo e transtorno relacionado especificado", seguido pela razão específica (p. ex., "ciúme obsessivo").

Exemplos de apresentações que podem ser especificadas usando a designação "outro transtorno obsessivo-compulsivo especificado" incluem:

1. **Transtorno tipo dismórfico corporal com defeitos reais:** Este é semelhante ao transtorno dismórfico corporal, exceto pelo fato de os defeitos ou imperfeições na aparência física serem claramente observáveis pelos outros (i. e., eles são mais observáveis do que "leves"). Nesses casos, a preocupação com tais defeitos é claramente excessiva e causa prejuízo significativo ou sofrimento.
2. **Transtorno tipo dismórfico corporal sem comportamentos repetitivos:** Apresentações que satisfazem os critérios para transtorno dismórfico corporal, exceto pelo fato de o indivíduo não realizar comportamentos repetitivos ou atos mentais em resposta às preocupações com a aparência.

Outro Transtorno Obsessivo-compulsivo e Transtorno... **141**

3. **Outro transtorno de comportamento repetitivo focado no corpo:** Apresentações envolvendo comportamentos repetitivos recorrentes focados no corpo, além de puxar o cabelo e escoriar a pele (p. ex., roer unhas, morder os lábios, mastigar a bochecha) que são acompanhados por tentativas repetidas de diminuir ou parar os comportamentos e que causam sofrimento clinicamente significativo ou prejuízo social, ocupacional ou em outras áreas importantes de funcionamento.

4. **Ciúme obsessivo:** Caracterizado pela preocupação não delirante com a infidelidade percebida do parceiro. As preocupações podem levar a comportamentos ou atos mentais repetitivos em resposta às preocupações com a infidelidade; elas causam sofrimento clinicamente significativo ou prejuízo no funcionamento social, profissional ou em outras áreas importantes da vida do indivíduo e não são mais bem explicadas por outro transtorno mental, como transtorno delirante, tipo ciumento, ou transtorno da personalidade paranoide.

5. **Transtorno de referência olfativa (síndrome de referência olfativa):** Este transtorno é caracterizado pela preocupação persistente do indivíduo com a crença de que emite um odor corporal desagradável ou ofensivo que é imperceptível ou apenas levemente perceptível aos outros; em resposta a essa preocupação, esses indivíduos geralmente se envolvem em comportamentos repetitivos e excessivos, como verificar repetidamente o odor corporal, tomar banhos excessivamente ou buscar segurança, bem como tentativas excessivas de camuflar o odor percebido. Os sintomas causam sofrimento clinicamente significativo ou prejuízo social, profissional ou em outras áreas importantes do funcionamento. Na psiquiatria japonesa tradicional, é conhecido como *jikoshu-kyofu*, uma variação do *taijin kyofusho* (ver "Diagnósticos Culturais e Psiquiátricos" na Seção III do DSM-5-TR).

6. ***Shubo-kyofu:*** Uma variante do *taijin kyofusho* (ver o "Diagnósticos Culturais e Psiquiátricos" na Seção III do DSM-5-TR) que é semelhante ao transtorno dismórfico corporal e caracterizada pelo medo excessivo de ter uma deformidade corporal.

7. ***Koro:*** Relacionado à síndrome *dhat* (ver "Diagnósticos Culturais e Psiquiátricos" na Seção III do DSM-5-TR), um episódio de ansiedade abrupta e intensa de que o pênis (ou a vulva e os mamilos, nas mulheres) se retrai para dentro do corpo, possivelmente levando à morte.

Transtorno Obsessivo-compulsivo e Transtorno Relacionado Não Especificado

F42.9

Esta categoria aplica-se a apresentações em que sintomas característicos de um transtorno obsessivo-compulsivo e transtorno relacionado que causam sofrimento clinicamente significativo ou prejuízo no funcionamento social, profissional ou em outras áreas importantes da vida do indivíduo predominam, mas não satisfazem todos os critérios para qualquer transtorno na classe diagnóstica de transtorno obsessivo-compulsivo e transtornos relacionados. A categoria transtorno obsessivo-compulsivo e transtorno relacionado não especificado é usada nas situações em que o clínico opta por *não* especificar a razão pela qual os critérios para um transtorno obsessivo-compulsivo e transtorno relacionado específico não são satisfeitos e inclui apresentações para as quais não há informações suficientes para que seja feito um diagnóstico mais específico (p. ex., em salas de emergência).

Transtornos Relacionados a Trauma e a Estressores

Transtorno de Apego Reativo

Critérios Diagnósticos — F94.1

A. Um padrão consistente de comportamento inibido e emocionalmente retraído em relação ao cuidador adulto, manifestado por dois aspectos:

1. A criança rara ou minimamente busca conforto quando aflita.
2. A criança rara ou minimamente responde a medidas de conforto quando aflita.

B. Perturbação social e emocional persistente caracterizada por pelo menos dois dos seguintes aspectos:

1. Responsividade social e emocional mínima a outras pessoas.
2. Afeto positivo limitado.
3. Episódios de irritabilidade, tristeza ou temor inexplicados, evidentes até mesmo durante interações não ameaçadoras com cuidadores adultos.

C. A criança vivenciou um padrão de extremos de cuidado insuficiente evidenciado por pelo menos um dos seguintes aspectos:

1. Negligência ou privação social na forma de ausência persistente de atendimento às suas necessidades emocionais básicas de conforto, estimulação e afeto por parte de cuidadores adultos.
2. Mudanças repetidas de cuidadores, limitando as oportunidades de formar vínculos estáveis (p. ex., trocas frequentes de lares adotivos temporários).
3. Criação em contextos peculiares que limitam gravemente oportunidades de formar vínculos seletivos (p. ex., instituições com alta proporção de crianças por cuidador).

D. Presume-se que o cuidado do Critério C seja responsável pela perturbação comportamental do Critério A (p. ex., as perturbações do Critério A iniciam após a ausência de cuidado adequado do Critério C).

E. Não são preenchidos os critérios para transtorno do espectro autista.

F. A perturbação é evidente antes dos 5 anos de idade.

G. A criança tem uma idade de desenvolvimento mínima de 9 meses.

Especificar se:

Persistente: O transtorno está presente há mais de 12 meses.

Especificar a gravidade atual:

O transtorno de apego reativo é especificado como **grave** quando a criança exibe todos os sintomas do transtorno, e cada sintoma se manifesta em níveis relativamente elevados.

Transtorno de Interação Social Desinibida

Critérios Diagnósticos · F94.2

A. Um padrão de comportamento no qual uma criança aborda e interage com adultos desconhecidos e exibe pelo menos dois dos seguintes comportamentos:

1. Discrição reduzida ou ausente em abordar e interagir com adultos desconhecidos.
2. Comportamento verbal ou físico excessivamente familiar (não compatível com limites sociais culturalmente aceitos ou apropriados à idade).
3. Diminuição ou ausência de retorno ao cuidador adulto depois de aventurar-se, mesmo em contextos não familiares.
4. Vontade de sair com um adulto estranho com mínima ou nenhuma hesitação.

B. Os comportamentos do Critério A não se limitam a impulsividade (como no transtorno de déficit de atenção/hiperatividade), incluindo comportamento socialmente desinibido.

C. A criança sofreu um padrão de extremos de cuidado insuficiente evidenciado por pelo menos um dos seguintes aspectos:

1. Negligência ou privação social na forma de ausência persistente de atendimento às suas necessidades emocionais básicas de conforto, estimulação e afeto por parte de cuidadores adultos.
2. Mudanças repetidas de cuidadores, limitando as oportunidades de formar vínculos estáveis (p. ex., trocas frequentes de lares adotivos temporários).
3. Criação em contextos peculiares que limitam gravemente as oportunidades de formar vínculos seletivos (p. ex., instituições com alta proporção de crianças por cuidador).

Transtorno de Estresse Pós-traumático

D. Presume-se que o cuidado do Critério C seja responsável pela perturbação comportamental do Critério A (p. ex., as perturbações do Critério A começam depois do cuidado patogênico do Critério C).

E. A criança tem uma idade de desenvolvimento mínima de 9 meses.

Especificar se:

Persistente: O transtorno está presente há mais de 12 meses.

Especificar a gravidade atual:

O transtorno de interação social desinibida é especificado como **grave** quando a criança exibe todos os sintomas do transtorno, e cada sintoma se manifesta em níveis relativamente elevados.

Transtorno de Estresse Pós-traumático

Critérios Diagnósticos	F43.10

Transtorno de Estresse Pós-traumático em Indivíduos com Mais de 6 Anos

Nota: Os critérios a seguir aplicam-se a adultos, adolescentes e crianças acima de 6 anos de idade. Para crianças com menos de 6 anos, consulte os critérios correspondentes a seguir.

A. Exposição a episódio concreto ou ameaça de morte, lesão grave ou violência sexual em uma (ou mais) das seguintes formas:

1. Vivenciar diretamente o evento traumático.
2. Testemunhar pessoalmente o evento ocorrido a outras pessoas.
3. Saber que o evento traumático ocorreu com familiar ou amigo próximo. Nos casos de episódio concreto ou ameaça de morte envolvendo um familiar ou amigo, é preciso que o evento tenha sido violento ou acidental.
4. Ser exposto de forma repetida ou extrema a detalhes aversivos do evento traumático (p. ex., socorristas que recolhem restos de corpos humanos; policiais repetidamente expostos a detalhes de abuso infantil).

   Nota: O Critério A4 não se aplica à exposição por meio de mídia eletrônica, televisão, filmes ou fotografias, a menos que tal exposição esteja relacionada ao trabalho.

B. Presença de um (ou mais) dos seguintes sintomas intrusivos associados ao evento traumático, começando depois de sua ocorrência:

146 Transtornos Relacionados a Trauma e a Estressores

1. Lembranças intrusivas angustiantes, recorrentes e involuntárias do evento traumático.

   Nota: Em crianças acima de 6 anos de idade, pode ocorrer brincadeira repetitiva na qual temas ou aspectos do evento traumático são expressos.

2. Sonhos angustiantes recorrentes nos quais o conteúdo e/ou o sentimento do sonho estão relacionados ao evento traumático.

   Nota: Em crianças, pode haver pesadelos sem conteúdo identificável.

3. Reações dissociativas (p. ex., *flashbacks*) nas quais o indivíduo sente ou age como se o evento traumático estivesse ocorrendo novamente. (Essas reações podem ocorrer em um *continuum*, com a expressão mais extrema na forma de uma perda completa de percepção do ambiente ao redor.)

   Nota: Em crianças, a reencenação específica do trauma pode ocorrer nas brincadeiras.

4. Sofrimento psicológico intenso ou prolongado ante a exposição a sinais internos ou externos que simbolizem ou se assemelhem a algum aspecto do evento traumático.

5. Reações fisiológicas intensas a sinais internos ou externos que simbolizem ou se assemelhem a algum aspecto do evento traumático.

C. Evitação persistente de estímulos associados ao evento traumático, começando após a ocorrência do evento, conforme evidenciado por um ou ambos dos seguintes aspectos:

1. Evitação ou esforços para evitar recordações, pensamentos ou sentimentos angustiantes acerca de ou associados de perto ao evento traumático.

2. Evitação ou esforços para evitar lembranças externas (pessoas, lugares, conversas, atividades, objetos, situações) que despertem recordações, pensamentos ou sentimentos angustiantes acerca de ou associados de perto ao evento traumático.

D. Alterações negativas em cognições e no humor associadas ao evento traumático começando ou piorando depois da ocorrência de tal evento, conforme evidenciado por dois (ou mais) dos seguintes aspectos:

1. Incapacidade de recordar algum aspecto importante do evento traumático (geralmente devido a amnésia dissociativa, e não a outros fatores, como traumatismo craniano, álcool ou drogas).

Transtorno de Estresse Pós-traumático

2. Crenças ou expectativas negativas persistentes e exageradas a respeito de si mesmo, dos outros e do mundo (p. ex., "Sou mau", "Não se deve confiar em ninguém", "O mundo é perigoso", "Todo o meu sistema nervoso está arruinado para sempre").
3. Cognições distorcidas persistentes a respeito da causa ou das consequências do evento traumático que levam o indivíduo a culpar a si mesmo ou os outros.
4. Estado emocional negativo persistente (p. ex., medo, pavor, raiva, culpa ou vergonha).
5. Interesse ou participação bastante diminuída em atividades significativas.
6. Sentimentos de distanciamento e alienação em relação aos outros.
7. Incapacidade persistente de sentir emoções positivas (p. ex., incapacidade de vivenciar sentimentos de felicidade, satisfação ou amor).

E. Alterações marcantes na excitação e na reatividade associadas ao evento traumático, começando ou piorando após o evento, conforme evidenciado por dois (ou mais) dos seguintes aspectos:

1. Comportamento irritadiço e surtos de raiva (com pouca ou nenhuma provocação) geralmente expressos sob a forma de agressão verbal ou física em relação a pessoas e objetos.
2. Comportamento imprudente ou autodestrutivo.
3. Hipervigilância.
4. Respostas de sobressalto exageradas.
5. Problemas de concentração.
6. Perturbação do sono (p. ex., dificuldade em iniciar ou manter o sono, ou sono agitado).

F. A perturbação (Critérios B, C, D e E) dura mais de um mês.

G. A perturbação causa sofrimento clinicamente significativo e prejuízo social, profissional ou em outras áreas importantes da vida do indivíduo.

H. A perturbação não se deve aos efeitos fisiológicos de uma substância (p. ex., medicamento, álcool) ou a outra condição médica.

Determinar o subtipo:

Com sintomas dissociativos: Os sintomas do indivíduo satisfazem os critérios de transtorno de estresse pós-traumático, e, além disso, em resposta ao estressor, o indivíduo tem sintomas persistentes ou recorrentes de:

148   Transtornos Relacionados a Trauma e a Estressores

1. **Despersonalização:** Experiências persistentes ou recorrentes de sentir-se separado e como se fosse um observador externo dos processos mentais ou do corpo (p. ex., sensação de estar em um sonho; sensação de irrealidade de si mesmo ou do corpo ou como se estivesse em câmera lenta).
2. **Desrealização:** Experiências persistentes ou recorrentes de irrealidade do ambiente ao redor (p. ex., o mundo ao redor do indivíduo é sentido como irreal, onírico, distante ou distorcido).

Nota: Para usar esse subtipo, os sintomas dissociativos não podem ser atribuíveis aos efeitos fisiológicos de uma substância (p. ex., apagões, comportamento durante intoxicação alcoólica) ou a outra condição médica (p. ex., convulsões parciais complexas).

Especificar se:

Com expressão tardia: Se todos os critérios diagnósticos não forem atendidos até pelo menos seis meses depois do evento (embora a manifestação inicial e a expressão de alguns sintomas possam ser imediatas).

Transtorno de Estresse Pós-traumático em Crianças com 6 Anos ou Menos

A. Em crianças de 6 anos ou menos, exposição a episódio concreto ou ameaça de morte, lesão grave ou violência sexual em uma (ou mais) das seguintes formas:

1. Vivenciar diretamente o evento traumático.
2. Testemunhar pessoalmente o evento ocorrido com outras pessoas, especialmente cuidadores primários.
3. Saber que o evento traumático ocorreu com pai/mãe ou cuidador.

B. Presença de um (ou mais) dos seguintes sintomas intrusivos associados ao evento traumático, começando depois de sua ocorrência:

1. Lembranças intrusivas angustiantes, recorrentes e involuntárias do evento traumático.

   Nota: Lembranças espontâneas e intrusivas podem não parecer necessariamente angustiantes e podem ser expressas como reencenação em brincadeiras.

2. Sonhos angustiantes recorrentes nos quais o conteúdo e/ou a emoção do sonho estão relacionados ao evento traumático.

   Nota: Pode não ser possível determinar que o conteúdo assustador está relacionado ao evento traumático.

Transtorno de Estresse Pós-traumático

3. Reações dissociativas (p. ex., *flashbacks*) nas quais a criança sente ou age como se o evento traumático estivesse acontecendo novamente. (Essas reações podem ocorrer em um *continuum*, com a expressão mais extrema manifestada como uma perda completa da percepção do ambiente ao redor.) Essa reencenação específica do trauma pode ocorrer na brincadeira.
4. Sofrimento psicológico intenso ou prolongado ante a exposição a sinais internos ou externos que simbolizem ou se assemelhem a algum aspecto do evento traumático.
5. Reações fisiológicas intensas a lembranças do evento traumático.

C. Um (ou mais) dos seguintes sintomas, representando evitação persistente de estímulos associados ao evento traumático ou alterações negativas em cognições e no humor associadas ao evento traumático, deve estar presente, começando depois do evento ou piorando após sua ocorrência.

Evitação Persistente de Estímulos

1. Evitação ou esforços para evitar atividades, lugares ou lembranças físicas que despertem recordações do evento traumático.
2. Evitação ou esforços para evitar pessoas, conversas ou situações interpessoais que despertem recordações do evento traumático.

Alterações Negativas em Cognições

3. Frequência substancialmente maior de estados emocionais negativos (p. ex., medo, culpa, tristeza, vergonha, confusão).
4. Interesse ou participação bastante diminuídos em atividades significativas, incluindo redução do brincar.
5. Comportamento socialmente retraído.
6. Redução persistente na expressão de emoções positivas.

D. Alterações na excitação e na reatividade associadas ao evento traumático, começando ou piorando depois de sua ocorrência, conforme evidenciado por dois (ou mais) dos seguintes aspectos:

1. Comportamento irritadiço ou surtos de raiva (com pouca ou nenhuma provocação) geralmente manifestados como agressão verbal ou física em relação a pessoas ou objetos (incluindo acessos de raiva extremos).
2. Hipervigilância.
3. Respostas de sobressalto exageradas.
4. Problemas de concentração.

150 Transtornos Relacionados a Trauma e a Estressores

5. Perturbação do sono (p. ex., dificuldade em iniciar ou manter o sono, ou sono agitado).

E. A perturbação dura mais de um mês.

F. A perturbação causa sofrimento clinicamente significativo ou prejuízo nas relações com pais, irmãos, amigos ou outros cuidadores ou no comportamento na escola.

G. A perturbação não se deve aos efeitos fisiológicos de uma substância (p. ex., medicamento ou álcool) ou a outra condição médica.

Determinar o subtipo:

Com sintomas dissociativos: Os sintomas do indivíduo satisfazem os critérios para transtorno de estresse pós-traumático, e o indivíduo sofre sintomas persistentes ou recorrentes de:

1. **Despersonalização:** Experiências persistentes ou recorrentes de sentir-se separado e como se fosse um observador externo dos processos mentais ou do corpo (p. ex., sensação de estar em um sonho; sensação de irrealidade de si mesmo ou do corpo ou como se estivesse em câmera lenta).

2. **Desrealização:** Experiências persistentes ou recorrentes de irrealidade do ambiente ao redor (p. ex., o mundo ao redor do indivíduo é sentido como irreal, onírico, distante ou distorcido).

Nota: Para usar esse subtipo, é preciso que os sintomas dissociativos não sejam atribuíveis aos efeitos fisiológicos de uma substância (p. ex., apagões) ou a outra condição médica (p. ex., convulsões parciais complexas).

Especificar se:

Com expressão tardia: Se todos os critérios diagnósticos não forem atendidos até pelo menos seis meses depois do evento (embora a manifestação inicial e a expressão de alguns sintomas possam ser imediatas).

Transtorno de Estresse Agudo

Critérios Diagnósticos   F43.0

A. Exposição a episódio concreto ou ameaça de morte, lesão grave ou violência sexual em uma (ou mais) das seguintes formas:

1. Vivenciar diretamente o evento traumático.
2. Testemunhar pessoalmente o evento ocorrido a outras pessoas.

Transtorno de Estresse Agudo

3. Saber que o evento ocorreu com familiar ou amigo próximo. **Nota:** Nos casos de morte ou ameaça de morte de um familiar ou amigo, é preciso que o evento tenha sido violento ou acidental.

4. Ser exposto de forma repetida ou extrema a detalhes aversivos do evento traumático (p. ex., socorristas que recolhem restos de corpos humanos, policiais repetidamente expostos a detalhes de abuso infantil).

   Nota: Isso não se aplica à exposição por intermédio de mídia eletrônica, televisão, filmes ou fotografias, a menos que tal exposição esteja relacionada ao trabalho.

B. Presença de nove (ou mais) dos seguintes sintomas de qualquer uma das cinco categorias de intrusão, humor negativo, dissociação, evitação e excitação, começando ou piorando depois da ocorrência do evento traumático:

Sintomas de Intrusão

1. Lembranças angustiantes recorrentes, involuntárias e intrusivas do evento traumático. **Nota:** Em crianças, pode ocorrer a brincadeira repetitiva na qual temas ou aspectos do evento traumático são expressos.

2. Sonhos angustiantes recorrentes nos quais o conteúdo e/ou o afeto do sonho estão relacionados ao evento. **Nota:** Em crianças, pode haver pesadelos sem conteúdo identificável.

3. Reações dissociativas (p. ex., *flashbacks*) nas quais o indivíduo sente ou age como se o evento traumático estivesse acontecendo novamente. (Essas reações podem ocorrer em um *continuum*, com a expressão mais extrema sendo uma perda completa de percepção do ambiente ao redor.) **Nota:** Em crianças, a reencenação específica do trauma pode ocorrer nas brincadeiras.

4. Sofrimento psicológico intenso ou prolongado ou reações fisiológicas acentuadas em resposta a sinais internos ou externos que simbolizem ou se assemelhem a algum aspecto do evento traumático.

Humor Negativo

5. Incapacidade persistente de vivenciar emoções positivas (p. ex., incapacidade de vivenciar sentimentos de felicidade, satisfação ou amor).

Sintomas Dissociativos

6. Senso de realidade alterado acerca de si mesmo ou do ambiente ao redor (p. ex., ver-se a partir da perspectiva de outra pessoa, estar entorpecido, sentir-se como se estivesse em câmera lenta).
7. Incapacidade de recordar um aspecto importante do evento traumático (geralmente devido a amnésia dissociativa, e não a outros fatores, como traumatismo craniano, álcool ou drogas).

Sintomas de Evitação

8. Esforços para evitar recordações, pensamentos ou sentimentos angustiantes acerca do, ou fortemente relacionados ao, evento traumático.
9. Esforços para evitar lembranças (pessoas, lugares, conversas, atividades, objetos, situações) que despertem recordações, pensamentos ou sentimentos angustiantes acerca do, ou fortemente relacionados ao, evento traumático.

Sintomas de Excitação

10. Perturbação do sono (p. ex., dificuldade de iniciar ou manter o sono, sono agitado).
11. Comportamento irritadiço e surtos de raiva (com pouca ou nenhuma provocação) geralmente expressos como agressão verbal ou física em relação a pessoas ou objetos.
12. Hipervigilância.
13. Problemas de concentração.
14. Resposta de sobressalto exagerada.

C. A duração da perturbação (sintomas do Critério B) é de três dias a um mês depois do trauma.

Nota: Os sintomas começam geralmente logo após o trauma, mas é preciso que persistam no mínimo três dias e até um mês para satisfazerem os critérios do transtorno.

D. A perturbação causa sofrimento clinicamente significativo e prejuízo no funcionamento social, profissional ou em outras áreas importantes da vida do indivíduo.

E. A perturbação não se deve aos efeitos fisiológicos de uma substância (p. ex., medicamento ou álcool) ou a outra condição médica (p. ex., lesão cerebral traumática leve) e não é mais bem explicada por um transtorno psicótico breve.

Transtornos de Adaptação

Transtornos de Adaptação

Critérios Diagnósticos

A. Desenvolvimento de sintomas emocionais ou comportamentais em resposta a um estressor ou estressores identificáveis ocorrendo dentro de três meses do início do estressor ou estressores.

B. Esses sintomas ou comportamentos são clinicamente significativos, conforme evidenciado por um ou mais dos seguintes aspectos:

1. Sofrimento intenso desproporcional à gravidade ou à intensidade do estressor, considerando-se o contexto cultural e os fatores culturais que poderiam influenciar a gravidade e a apresentação dos sintomas.

2. Prejuízo significativo no funcionamento social, profissional ou em outras áreas importantes da vida do indivíduo.

C. A perturbação relacionada ao estresse não satisfaz os critérios para outro transtorno mental e não é meramente uma exacerbação de um transtorno mental preexistente.

D. Os sintomas não representam luto normal e não são mais bem explicados por transtorno do luto prolongado.

E. Uma vez que o estressor ou suas consequências tenham cedido, os sintomas não persistem por mais de seis meses.

Determinar o subtipo:

F43.21 Com humor deprimido: Humor deprimido, choro fácil ou sentimentos de desesperança são predominantes.

F43.22 Com ansiedade: Nervosismo, preocupação, inquietação ou ansiedade de separação são predominantes.

F43.23 Com misto de ansiedade e humor deprimido: Predomina uma combinação de depressão e ansiedade.

F43.24 Com perturbação da conduta: Predomina a perturbação da conduta.

F43.25 Com perturbação mista das emoções e da conduta: Tanto sintomas emocionais (p. ex., depressão, ansiedade) quanto a perturbação de conduta são predominantes.

F43.20 Não especificado: Para reações mal-adaptativas que não são classificáveis como um dos subtipos específicos do transtorno de adaptação.

Especificar se:

Agudo: Esse especificador pode ser usado para indicar a persistência de sintomas por menos de 6 meses.

154 Transtornos Relacionados a Trauma e a Estressores

> **Persistente (crônico):** Esse especificador pode ser usado para indicar a persistência de sintomas por 6 meses ou mais. Por definição, os sintomas não podem persistir por mais de 6 meses depois do fim do estressor ou de suas consequências. O especificador "persistente", portanto, é aplicado quando a duração da perturbação é mais longa do que 6 meses em resposta a um estressor crônico ou a um estressor com consequências duradouras.

Transtorno do Luto Prolongado

Critérios Diagnósticos   F43.81

A. Morte, há pelo menos 12 meses, de uma pessoa próxima ao indivíduo em luto (para crianças e adolescentes, há pelo menos 6 meses).

B. Desde a morte, o desenvolvimento de uma resposta de luto persistente caracterizada por um ou ambos dos seguintes sintomas, presentes na maioria dos dias em um nível clinicamente significativo. Além disso, os sintomas ocorreram quase todos os dias pelo menos no último mês:

1. Saudade intensa da pessoa falecida.
2. Preocupação com pensamentos ou memórias da pessoa falecida (em crianças e adolescentes, a preocupação pode centrar-se nas circunstâncias do falecimento).

C. Desde a morte, pelo menos três dos seguintes sintomas, presentes na maioria dos dias em um nível clinicamente significativo. Além disso, os sintomas ocorreram quase todos os dias pelo menos no último mês:

1. Perturbação na identidade (p. ex., sentir como se uma parte de si tivesse morrido) desde o falecimento.
2. Senso acentuado de descrença sobre o falecimento.
3. Evitação de lembranças de que a pessoa está morta (em crianças e adolescentes, pode ser caracterizado por esforços em evitar situações que lembrem a pessoa falecida).
4. Dor emocional intensa (p. ex., raiva, amargura e tristeza) relacionada ao falecimento.
5. Dificuldades de reintegração aos relacionamentos e atividades após o falecimento (p. ex., problemas para se relacionar com amigos, buscar interesses ou planejar o futuro).
6. Apatia emocional (ausência ou redução marcada de experiência emocional) em decorrência do falecimento.

Outro Transtorno Relacionado a Trauma e a Estressores...

7. Sentimento de que a vida perdeu o sentido em decorrência do falecimento.
8. Solidão intensa em decorrência do falecimento.

D. A perturbação causa sofrimento clinicamente significativo ou prejuízo no funcionamento social, profissional ou de outras áreas importantes.

E. A duração e a gravidade da reação de luto claramente excedem as normas sociais, culturais ou religiosas esperadas para o contexto e cultura do indivíduo.

F. O(s) sintoma(s) não é(são) mais bem explicado(s) por outro transtorno mental, como transtorno depressivo maior ou transtorno de estresse pós-traumático e não é(são) atribuído(s) aos efeitos fisiológicos de uma substância (p. ex., medicamentos ou álcool) ou a outra condição médica.

Outro Transtorno Relacionado a Trauma e a Estressores Especificado

F43.89

Esta categoria aplica-se a apresentações em que sintomas característicos de um transtorno relacionado a trauma e a estressores que causam sofrimento clinicamente significativo ou prejuízo no funcionamento social, profissional ou em outras áreas importantes da vida do indivíduo predominam, mas não satisfazem todos os critérios para qualquer transtorno na classe diagnóstica de transtornos relacionados a trauma e a estressores. A categoria "outro transtorno especificado" relacionado a trauma e a estressores é usada nas situações em que o clínico opta por comunicar a razão específica pela qual a apresentação não satisfaz os critérios para qualquer transtorno relacionado a trauma e a estressores especificado. Isso é feito por meio do registro de "outro transtorno relacionado a trauma e a estressores especificado", seguido pela razão específica (p. ex., "resposta persistente ao trauma com sintomas semelhantes aos de TEPT").

Exemplos de apresentações que podem ser especificadas usando a designação "outro transtorno relacionado a trama e a estressores especificado" incluem:

1. **Transtornos similares ao de adaptação com início tardio de sintomas ocorrendo mais de três meses após o estressor.**

2. **Transtornos similares ao de adaptação com duração acima de seis meses sem duração prolongada do estressor.**
3. **Resposta persistente ao trauma com sintomas semelhantes ao TEPT** (i. e., sintomas que ocorrem em resposta a um evento traumático que ficam aquém do limiar diagnóstico para TEPT e que persistem por mais de 6 meses, às vezes referido como "TEPT parcial/subclínico").
4. *Ataque de nervios:* Ver "Diagnósticos Culturais e Psiquiátricos" na Seção III do DSM-5-TR.
5. **Outras síndromes culturais:** Ver "Diagnósticos Culturais e Psiquiátricos" na Seção III do DSM-5-TR.

Transtorno Relacionado a Trauma e a Estressores Não Especificado

F43.9

Esta categoria aplica-se a apresentações em que sintomas característicos de um transtorno relacionado a trauma e a estressores que causam sofrimento clinicamente significativo ou prejuízo no funcionamento social, profissional ou em outras áreas importantes da vida do indivíduo predominam, mas não satisfazem todos os critérios para qualquer transtorno na classe diagnóstica de transtornos relacionados a trauma e a estressores. A categoria transtorno relacionado a trauma e a estressores não especificado é usada nas situações em que o clínico opta por *não* especificar a razão pela qual os critérios para um transtorno específico relacionado a trauma e estressores não são satisfeitos e inclui apresentações para as quais não há informações suficientes para que seja feito um diagnóstico mais específico (p. ex., em salas de emergência).

Transtornos Dissociativos

Transtorno Dissociativo de Identidade

Critérios Diagnósticos	F44.81

A. Ruptura da identidade caracterizada pela presença de dois ou mais estados de personalidade distintos, descrita em algumas culturas como uma experiência de possessão. A ruptura na identidade envolve descontinuidade acentuada no senso de si mesmo e de domínio das próprias ações, acompanhada por alterações relacionadas no afeto, no comportamento, na consciência, na memória, na percepção, na cognição e/ou no funcionamento sensório-motor. Esses sinais e sintomas podem ser observados por outros ou relatados pelo indivíduo.

B. Lacunas recorrentes na recordação de eventos cotidianos, informações pessoais importantes e/ou eventos traumáticos que são incompatíveis com o esquecimento comum.

C. Os sintomas causam sofrimento clinicamente significativo e prejuízo no funcionamento social, profissional ou em outras áreas importantes da vida do indivíduo.

D. A perturbação não é parte normal de uma prática religiosa ou cultural amplamente aceita.

   Nota: Em crianças, os sintomas não são mais bem explicados por amigos imaginários ou outros jogos de fantasia.

E. Os sintomas não são atribuíveis aos efeitos fisiológicos de uma substância (p. ex., apagões ou comportamento caótico durante intoxicação alcoólica) ou a outra condição médica (p. ex., convulsões parciais complexas).

Amnésia Dissociativa

Critérios Diagnósticos — F44.0

A. Incapacidade de recordar informações autobiográficas importantes, geralmente de natureza traumática ou estressante, incompatível com o esquecimento normal.

Nota: A amnésia dissociativa consiste mais frequentemente em amnésia localizada ou seletiva de um evento ou eventos específicos ou amnésia generalizada da identidade e da história de vida.

B. Os sintomas causam sofrimento clinicamente significativo ou prejuízo no funcionamento social, profissional ou em outras áreas importantes do funcionamento.

C. A perturbação não é atribuível aos efeitos fisiológicos de uma substância (p. ex., álcool ou outra droga de abuso, um medicamento) ou a uma condição neurológica ou médica (p. ex., convulsões complexas parciais, amnésia global transitória, sequelas de traumatismo craniano/lesão cerebral traumática, outra condição neurológica).

D. A perturbação não é mais bem explicada por transtorno dissociativo de identidade, transtorno de estresse pós-traumático, transtorno de estresse agudo, transtorno de sintomas somáticos ou transtorno neurocognitivo maior ou menor.

Nota para codificação: O código para amnésia dissociativa sem fuga dissociativa é **F44.0**. O código para amnésia com fuga dissociativa é **F44.1**.

Especificar se:

F44.1 Com fuga dissociativa: Viagem aparentemente proposital ou perambulação sem rumo associada à amnésia de identidade ou de outras informações autobiográficas importantes.

Transtorno de Despersonalização/Desrealização

Critérios Diagnósticos — F48.1

A. Presença de experiências persistentes ou recorrentes de despersonalização, desrealização ou ambas:

1. **Despersonalização:** Experiências de irrealidade, distanciamento ou de ser um observador externo dos próprios pensamentos, sentimentos, sensações, corpo ou ações (p. ex., alterações da percepção, senso distorcido do tempo, sensação de irrealidade ou senso de si mesmo irreal ou ausente, anestesia emocional e/ou física).

Outro Transtorno Dissociativo Especificado **159**

2. **Desrealização:** Experiências de irrealidade ou distanciamento em relação ao ambiente ao redor (p. ex., indivíduos ou objetos são vivenciados como irreais, oníricos, nebulosos, inertes ou visualmente distorcidos).

B. Durante as experiências de despersonalização ou desrealização, o teste de realidade permanece intacto.

C. Os sintomas causam sofrimento clinicamente significativo ou prejuízo no funcionamento social, profissional ou em outras áreas importantes da vida do indivíduo.

D. A perturbação não é atribuível aos efeitos fisiológicos de uma substância (p. ex., droga de abuso, medicamento) ou a outra condição médica (p. ex., convulsões).

E. A perturbação não é mais bem explicada por outro transtorno mental, como esquizofrenia, transtorno de pânico, transtorno depressivo maior, transtorno de estresse agudo, transtorno de estresse pós-traumático ou outro transtorno dissociativo.

Outro Transtorno Dissociativo Especificado

F44.89

Esta categoria aplica-se a apresentações em que sintomas característicos de um transtorno dissociativo que causam sofrimento clinicamente significativo ou prejuízo no funcionamento social, profissional ou em outras áreas importantes da vida do indivíduo predominam, mas não satisfazem todos os critérios para qualquer transtorno na classe diagnóstica dos transtornos dissociativos. A categoria outro transtorno dissociativo especificado é usada nas situações em que o clínico opta por comunicar a razão específica pela qual a apresentação não satisfaz os critérios para qualquer transtorno dissociativo específico. Isso é feito por meio do registro de "outro transtorno dissociativo especificado", seguido pela razão específica (p. ex., "transe dissociativo").

Exemplos de apresentações que podem ser especificadas usando a designação "outro transtorno dissociativo especificado" incluem os seguintes:

1. **Síndromes crônicas e recorrentes de sintomas dissociativos mistos:** Esta categoria inclui perturbação da identidade associada a alterações brandas no senso de si mesmo e no senso de domínio das próprias ações ou alterações da identidade ou episódios de possessão em um indivíduo que relata não ter amnésia dissociativa.

160   Transtornos Dissociativos

2. **Perturbação da identidade devido a persuasão coercitiva prolongada e intensa:** Indivíduos sujeitos a persuasão coercitiva intensa (p. ex., lavagem cerebral, reforma de pensamentos, doutrinação em cativeiro, tortura, prisão política prolongada, recrutamento por seitas/cultos ou organizações terroristas) podem apresentar mudanças prolongadas na, ou questionamento consciente da, própria identidade.

3. **Reações dissociativas agudas a eventos estressantes:** Esta categoria inclui condições transitórias agudas que geralmente duram menos de um mês e às vezes apenas poucas horas ou dias. Essas condições são caracterizadas por estreitamento da consciência; despersonalização; desrealização; perturbações da percepção (p. ex., lentificação do tempo, macropsia); microamnésias; estupor transitório; e/ou alterações no funcionamento sensório-motor (p. ex., analgesia, paralisia).

4. **Transe dissociativo:** Esta condição é caracterizada por estreitamento ou perda completa da consciência do ambiente que se manifesta como ausência profunda de responsividade ou insensibilidade a estímulos ambientais. A ausência de responsividade pode estar acompanhada por comportamentos estereotipados menores (p. ex., movimentos dos dedos) que o indivíduo não percebe e/ou não consegue controlar, bem como paralisia transitória ou perda da consciência. O transe dissociativo não é parte habitual de práticas culturais ou religiosas coletivas amplamente aceitas.

Transtorno Dissociativo Não Especificado

F44.9

Esta categoria aplica-se a apresentações em que sintomas característicos de um transtorno dissociativo que causam sofrimento clinicamente significativo ou prejuízo no funcionamento social, profissional ou em outras áreas importantes da vida do indivíduo predominam, mas não satisfazem todos os critérios para qualquer transtorno na classe diagnóstica dos transtornos dissociativos. A categoria transtorno dissociativo não especificado é usada nas situações em que o clínico opta por *não* especificar a razão pela qual os critérios para um transtorno dissociativo específico não são satisfeitos e inclui apresentações para as quais não há informação suficiente para que seja feito um diagnóstico mais específico (p. ex., em salas de emergência).

Transtorno de Sintomas Somáticos e Transtornos Relacionados

Transtorno de Sintomas Somáticos

Critérios Diagnósticos   F45.1

A. Um ou mais sintomas somáticos que causam aflição ou resultam em perturbação significativa da vida diária.

B. Pensamentos, sentimentos ou comportamentos excessivos relacionados aos sintomas somáticos ou associados a preocupações com a saúde manifestados por pelo menos um dos seguintes:

1. Pensamentos desproporcionais e persistentes acerca da gravidade dos próprios sintomas.
2. Nível de ansiedade persistentemente elevado acerca da saúde e dos sintomas.
3. Tempo e energia excessivos dedicados a esses sintomas ou a preocupações a respeito da saúde.

C. Embora algum dos sintomas somáticos possa não estar continuamente presente, a condição de estar sintomático é persistente (em geral mais de 6 meses).

Especificar se:

Com dor predominante (anteriormente transtorno doloroso): Este especificador é para indivíduos cujos sintomas somáticos envolvem predominantemente dor.

Especificar se:

Persistente: Um curso persistente é caracterizado por sintomas graves, prejuízo marcante e longa duração (mais de 6 meses).

Especificar a gravidade atual:

Leve: Apenas um dos sintomas especificados no Critério B é satisfeito.

Moderada: Dois ou mais sintomas especificados no Critério B são satisfeitos.

162 Transtorno de Sintomas Somáticos e Transtornos Relacionados

> **Grave:** Dois ou mais sintomas especificados no Critério B são satisfeitos, além da presença de múltiplas queixas somáticas (ou um sintoma somático muito grave).

Transtorno de Ansiedade de Doença

Critérios Diagnósticos — F45.21

A. Preocupação em ter ou contrair uma doença grave.

B. Sintomas somáticos não estão presentes ou, se estiverem, são de intensidade apenas leve. Se uma outra condição médica está presente ou há risco elevado de desenvolver uma condição médica (p. ex., presença de forte história familiar), a preocupação é claramente excessiva ou desproporcional.

C. Há alto nível de ansiedade com relação à saúde, e o indivíduo é facilmente alarmado a respeito do estado de saúde pessoal.

D. O indivíduo tem comportamentos excessivos relacionados à saúde (p. ex., verificações repetidas do corpo procurando sinais de doença) ou exibe evitação mal-adaptativa (p. ex., evita consultas médicas e hospitais).

E. Preocupação relacionada a doença presente há pelo menos 6 meses, mas a doença específica que é temida pode mudar nesse período.

F. A preocupação relacionada a doença não é mais bem explicada por outro transtorno mental, como transtorno de sintomas somáticos, transtorno de pânico, transtorno de ansiedade generalizada, transtorno dismórfico corporal, transtorno obsessivo-compulsivo ou transtorno delirante, tipo somático.

Determinar o subtipo:

Tipo busca de cuidado: O cuidado médico, incluindo consultas ao médico ou realização de exames e procedimentos, é utilizado com frequência.

Tipo evitação de cuidado: O cuidado médico raramente é utilizado.

Transtorno de Sintomas Neurológicos Funcionais (Transtorno Conversivo)

Critérios Diagnósticos

A. Um ou mais sintomas de função motora ou sensorial alterada.

B. Achados físicos evidenciam incompatibilidade entre o sintoma e as condições médicas ou neurológicas encontradas.

C. O sintoma ou déficit não é mais bem explicado por outro transtorno mental ou médico.

D. O sintoma ou déficit causa sofrimento clinicamente significativo ou prejuízo no funcionamento social, profissional ou em outras áreas importantes da vida do indivíduo ou requer avaliação médica.

Nota para codificação: O código da CID-10-MC depende do tipo de sintoma (ver a seguir).

Especificar o tipo de sintoma:

F44.4 Com fraqueza ou paralisia

F44.4 Com movimento anormal (p. ex., tremor, movimento distônico, mioclonia, distúrbio da marcha)

F44.4 Com sintomas de deglutição

F44.4 Com sintoma de fala (p. ex., disfonia, fala arrastada)

F44.5 Com ataques ou convulsões

F44.6 Com anestesia ou perda sensorial

F44.6 Com sintoma sensorial especial (p. ex., perturbação visual, olfatória ou auditiva)

F44.7 Com sintomas mistos

Especificar se:

Episódio agudo: Sintomas presentes por menos de 6 meses.

Persistente: Sintomas ocorrendo há 6 meses ou mais.

Especificar se:

Com estressor psicológico (*especificar estressor*)

Sem estressor psicológico

164 Transtorno de Sintomas Somáticos e Transtornos Relacionados

Fatores Psicológicos que Afetam
Outras Condições Médicas

Critérios Diagnósticos F54

A. Um sintoma ou condição médica (que não um transtorno mental) está presente.

B. Fatores psicológicos ou comportamentais afetam de maneira adversa a condição médica em uma das seguintes maneiras:

1. Os fatores influenciaram o curso da condição médica conforme demonstrado por uma associação temporal próxima entre os fatores psicológicos e o desenvolvimento, a exacerbação ou a demora na recuperação da condição médica.
2. Os fatores interferem no tratamento da condição médica (p. ex., má adesão).
3. Os fatores constituem riscos de saúde adicionais bem estabelecidos ao indivíduo.
4. Os fatores influenciam a fisiopatologia subjacente, precipitando ou exacerbando sintomas e demandando atenção médica.

C. Os fatores psicológicos e comportamentais do Critério B não são mais bem explicados por um transtorno mental (p. ex., transtorno de pânico, transtorno depressivo maior, transtorno de estresse pós--traumático).

Especificar a gravidade atual:

Leve: Aumenta o risco médico (p. ex., adesão inconsistente ao tratamento anti-hipertensivo).

Moderada: Agrava a condição médica subjacente (p. ex., ansiedade agravando a asma).

Grave: Resulta em hospitalização ou consulta em emergência.

Extrema: Resulta em risco grave potencialmente fatal (p. ex., ignora sintomas de infarto agudo do miocárdio).

Transtorno Factício

Critérios Diagnósticos

Transtorno Factício Autoimposto F68.10

A. Falsificação de sinais ou sintomas físicos ou psicológicos, ou indução de lesão ou doença, associada a fraude identificada.

Transtorno Factício

B. O indivíduo se apresenta a outros como doente, incapacitado ou lesionado.

C. O comportamento fraudulento é evidente mesmo na ausência de recompensas externas óbvias.

D. O comportamento não é mais bem explicado por outro transtorno mental, como transtorno delirante ou outra condição psicótica.

Especificar:

Episódio único

Episódios recorrentes (dois ou mais eventos de falsificação de doença e/ou indução de lesão)

Transtorno Factício Imposto a Outro
(Antes Transtorno Factício por Procuração)   F68.A

A. Falsificação de sinais ou sintomas físicos ou psicológicos, ou indução de lesão ou doença em outro, associada a fraude identificada.

B. O indivíduo apresenta outro (vítima) a terceiros como doente, incapacitado ou lesionado.

C. O comportamento fraudulento é evidente até mesmo na ausência de recompensas externas óbvias.

D. O comportamento não é mais bem explicado por outro transtorno mental, como transtorno delirante ou outro transtorno psicótico.

Nota: O agente, não a vítima, recebe esse diagnóstico.

Especificar:

Episódio único

Episódios recorrentes (dois ou mais eventos de falsificação de doença e/ou indução de lesão)

Procedimentos para Registro

Quando um indivíduo falsifica uma doença em outro (p. ex., crianças, adultos, animais de estimação), o diagnóstico é de transtorno factício imposto a outro. O agente, não a vítima, recebe o diagnóstico. A vítima pode receber um diagnóstico de abuso (p. ex., T74.12X; ver o capítulo "Outras Condições que Podem Ser Foco da Atenção Clínica"). Se um indivíduo com transtorno factício imposto a outro também estiver representando enganosamente a própria doença ou lesão, tanto transtorno factício imposto a outro quanto transtorno factício autoimposto podem ser diagnosticados.

Outro Transtorno de Sintomas Somáticos e Transtorno Relacionado Especificado

F45.8

Esta categoria aplica-se a apresentações em que sintomas característicos de um transtorno de sintomas somáticos e transtorno relacionado que causam sofrimento clinicamente significativo ou prejuízo no funcionamento social, profissional ou em outras áreas importantes da vida do indivíduo predominam, mas não satisfazem todos os critérios para qualquer transtorno na classe diagnóstica de transtorno de sintomas somáticos e transtornos relacionados.

Exemplos de apresentações que podem ser especificadas usando a designação "outro transtorno de sintomas somáticos e transtorno relacionado especificado" incluem:

1. **Transtorno de sintomas somáticos breve:** Duração dos sintomas inferior a 6 meses.
2. **Transtorno de ansiedade de doença breve:** Duração dos sintomas inferior a 6 meses.
3. **Transtorno de ansiedade de doença sem comportamentos excessivos relacionados à saúde ou evitação mal-adaptativa:** O Critério D para transtorno de ansiedade de doença não é atendido.
4. **Pseudociese:** Falsa crença de estar grávida associada a sinais objetivos e sintomas relatados de gravidez.

Transtorno de Sintomas Somáticos e Transtorno Relacionado Não Especificado

F45.9

Esta categoria aplica-se a apresentações em que sintomas característicos de um transtorno de sintomas somáticos e transtorno relacionado que causam sofrimento clinicamente significativo ou prejuízo no funcionamento social, profissional ou em outras áreas importantes da vida do indivíduo predominam, mas não satisfazem todos os critérios para qualquer transtorno na classe diagnóstica de transtorno de sintomas somáticos e transtornos relacionados. A categoria transtorno de sintomas somáticos e transtorno relacionado não especificado não deverá ser usada a menos que haja situações definitivamente incomuns sem informação suficiente para se fazer um diagnóstico mais específico.

Transtornos Alimentares

Pica

Critérios Diagnósticos

A. Ingestão persistente de substâncias não nutritivas, não alimentares, durante um período mínimo de um mês.

B. A ingestão de substâncias não nutritivas, não alimentares, é inapropriada ao estágio de desenvolvimento do indivíduo.

C. O comportamento alimentar não faz parte de uma prática culturalmente aceita.

D. Se o comportamento alimentar ocorrer no contexto de outro transtorno mental (p. ex., transtorno do desenvolvimento intelectual [deficiência intelectual], transtorno do espectro autista, esquizofrenia) ou condição médica (incluindo gestação), é suficientemente grave a ponto de necessitar de atenção clínica adicional.

Nota para codificação: O código da CID-10-MC para pica é F98.3 em crianças e F50.89 em adultos.

Especificar se:

Em remissão: Depois de terem sido preenchidos os critérios para pica, esses critérios não foram mais preenchidos por um período de tempo sustentado.

Transtorno de Ruminação

Critérios Diagnósticos   F98.21

A. Regurgitação repetida de alimento durante um período mínimo de um mês. O alimento regurgitado pode ser remastigado, novamente deglutido ou cuspido.

B. A regurgitação repetida não é atribuível a uma condição gastrintestinal ou a outra condição médica (p. ex., refluxo gastroesofágico, estenose do piloro).

168 Transtornos Alimentares

C. A perturbação alimentar não ocorre exclusivamente durante o curso de anorexia nervosa, bulimia nervosa, transtorno de compulsão alimentar ou transtorno alimentar restritivo/evitativo.

D. Se os sintomas ocorrerem no contexto de outro transtorno mental (p. ex., transtorno do desenvolvimento intelectual [deficiência intelectual] ou outro transtorno do neurodesenvolvimento), eles são suficientemente graves para justificar atenção clínica adicional.

Especificar se:

Em remissão: Depois de terem sido preenchidos os critérios para transtorno de ruminação, esses critérios não foram mais preenchidos por um período de tempo sustentado.

Transtorno Alimentar Restritivo/Evitativo

Critérios Diagnósticos	F50.82

A. Uma perturbação alimentar (p. ex., falta aparente de interesse na alimentação ou em alimentos; esquiva baseada nas características sensoriais do alimento; preocupação acerca de consequências aversivas alimentares) associada a um (ou mais) dos seguintes aspectos:

1. Perda de peso significativa (ou insucesso em obter o ganho de peso esperado ou atraso de crescimento em crianças).
2. Deficiência nutricional significativa.
3. Dependência de alimentação enteral ou suplementos nutricionais orais.
4. Interferência marcante no funcionamento psicossocial.

B. A perturbação não é mais bem explicada por indisponibilidade de alimento ou por uma prática culturalmente aceita.

C. A perturbação alimentar não ocorre exclusivamente durante o curso de anorexia nervosa ou bulimia nervosa, e não há evidência de perturbação na maneira como o peso ou a forma corporal é vivenciada.

D. A perturbação alimentar não é atribuível a uma condição médica concomitante ou mais bem explicada por outro transtorno mental. Quando a perturbação alimentar ocorre no contexto de uma outra condição ou transtorno, sua gravidade excede a habitualmente associada à condição ou ao transtorno e justifica atenção clínica adicional.

Anorexia Nervosa

Especificar se:
Em remissão: Depois de terem sido preenchidos os critérios para transtorno alimentar restritivo/evitativo, esses critérios não foram mais preenchidos por um período de tempo sustentado.

Anorexia Nervosa

Critérios Diagnósticos

A. Restrição da ingesta calórica em relação às necessidades, levando a um peso corporal significativamente baixo no contexto de idade, gênero, trajetória do desenvolvimento e saúde física. *Peso significativamente baixo* é definido como um peso inferior ao peso mínimo normal ou, no caso de crianças e adolescentes, menor do que o minimamente esperado.

B. Medo intenso de ganhar peso ou de engordar, ou comportamento persistente que interfere no ganho de peso, mesmo estando com peso significativamente baixo.

C. Perturbação no modo como o próprio peso ou a forma corporal são vivenciados, influência indevida do peso ou da forma corporal na autoavaliação ou ausência persistente de reconhecimento da gravidade do baixo peso corporal atual.

Nota para codificação: O código da CID-10-MC depende do subtipo (ver a seguir).

Determinar o subtipo:
F50.01 Tipo restritivo: Durante os últimos três meses, o indivíduo não se envolveu em episódios recorrentes de compulsão alimentar ou comportamento purgativo (i.e., vômitos autoinduzidos ou uso indevido de laxantes, diuréticos ou enemas). Esse subtipo descreve apresentações nas quais a perda de peso seja conseguida essencialmente por meio de dieta, jejum e/ou exercício excessivo.
F50.02 Tipo compulsão alimentar purgativa: Nos últimos três meses, o indivíduo se envolveu em episódios recorrentes de compulsão alimentar purgativa (i.e., vômitos autoinduzidos ou uso indevido de laxantes, diuréticos ou enemas).

Especificar se:
Em remissão parcial: Depois de terem sido preenchidos previamente todos os critérios para anorexia nervosa, o Critério A (baixo peso corporal) não foi mais satisfeito por um período de tempo sustentado,

porém ou o Critério B (medo intenso de ganhar peso ou de engordar ou comportamento que interfere no ganho de peso), ou o Critério C (perturbações na autopercepção do peso e da forma) ainda está presente.

Em remissão completa: Depois de terem sido satisfeitos previamente todos os critérios para anorexia nervosa, nenhum dos critérios foi mais satisfeito por um período sustentado.

Especificar a gravidade atual:

O nível mínimo de gravidade baseia-se, em adultos, no índice de massa corporal (IMC) atual (ver a seguir) ou, para crianças e adolescentes, no percentil do IMC. Os intervalos abaixo são derivados das categorias da Organização Mundial da Saúde para baixo peso em adultos; para crianças e adolescentes, os percentis do IMC correspondentes devem ser usados. O nível de gravidade pode ser aumentado de maneira a refletir sintomas clínicos, o grau de incapacidade funcional e a necessidade de supervisão.

Leve: IMC ≥ 17 kg/m²
Moderada: IMC ≥ 16-16,99 kg/m²
Grave: IMC ≥ 15-15,99 kg/m²
Extrema: IMC < 15 kg/m²

Bulimia Nervosa

Critérios Diagnósticos   F50.2

A. Episódios recorrentes de compulsão alimentar. Um episódio de compulsão alimentar é caracterizado pelos seguintes aspectos:

1. Ingestão, em um período de tempo determinado (p. ex., dentro de cada período de duas horas), de uma quantidade de alimento definitivamente maior do que a maioria dos indivíduos consumiria no mesmo período sob circunstâncias semelhantes.

2. Sensação de falta de controle sobre a ingestão durante o episódio (p. ex., sentimento de não conseguir parar de comer ou controlar o que e o quanto se está ingerindo).

B. Comportamentos compensatórios inapropriados recorrentes a fim de impedir o ganho de peso, como vômitos autoinduzidos; uso indevido de laxantes, diuréticos ou outros medicamentos; jejum; ou exercício em excesso.

C. A compulsão alimentar e os comportamentos compensatórios inapropriados ocorrem, em média, no mínimo uma vez por semana durante três meses.

Transtorno de Compulsão Alimentar

D. A autoavaliação é indevidamente influenciada pela forma e pelo peso corporais.
E. A perturbação não ocorre exclusivamente durante episódios de anorexia nervosa.

Especificar se:

Em remissão parcial: Depois de todos os critérios para bulimia nervosa terem sido previamente preenchidos, alguns, mas não todos os critérios, foram preenchidos por um período de tempo sustentado.

Em remissão completa: Depois de todos os critérios para bulimia nervosa terem sido previamente preenchidos, nenhum dos critérios foi preenchido por um período de tempo sustentado.

Especificar a gravidade atual:

O nível mínimo de gravidade baseia-se na frequência dos comportamentos compensatórios inapropriados (ver a seguir). O nível de gravidade pode ser elevado de maneira a refletir outros sintomas e o grau de incapacidade funcional.

Leve: Média de 1 a 3 episódios de comportamentos compensatórios inapropriados por semana.

Moderada: Média de 4 a 7 episódios de comportamentos compensatórios inapropriados por semana.

Grave: Média de 8 a 13 episódios de comportamentos compensatórios inapropriados por semana.

Extrema: Média de 14 ou mais comportamentos compensatórios inapropriados por semana.

Transtorno de Compulsão Alimentar

Critérios Diagnósticos   **F50.81**

A. Episódios recorrentes de compulsão alimentar. Um episódio de compulsão alimentar é caracterizado pelos seguintes aspectos:

1. Ingestão, em um período determinado (p. ex., dentro de cada período de duas horas), de uma quantidade de alimento definitivamente maior do que a maioria das pessoas consumiria no mesmo período sob circunstâncias semelhantes.

2. Sensação de falta de controle sobre a ingestão durante o episódio (p. ex., sentimento de não conseguir parar de comer ou controlar o que e o quanto se está ingerindo).

B. Os episódios de compulsão alimentar estão associados a três (ou mais) dos seguintes aspectos:
   1. Comer mais rapidamente do que o normal.
   2. Comer até se sentir desconfortavelmente cheio.
   3. Comer grandes quantidades de alimento na ausência da sensação física de fome.
   4. Comer sozinho por vergonha do quanto se está comendo.
   5. Sentir-se desgostoso de si mesmo, deprimido ou muito culpado em seguida.
C. Sofrimento marcante em virtude da compulsão alimentar.
D. Os episódios de compulsão alimentar ocorrem, em média, ao menos uma vez por semana durante três meses.
E. A compulsão alimentar não está associada ao uso recorrente de comportamento compensatório inapropriado como na bulimia nervosa e não ocorre exclusivamente durante o curso de bulimia nervosa ou anorexia nervosa.

Especificar se:

Em remissão parcial: Depois de terem sido previamente satisfeitos os critérios plenos do transtorno de compulsão alimentar, a hiperfagia ocorre em uma frequência média inferior a um episódio por semana por um período de tempo sustentado.

Em remissão completa: Depois de terem sido previamente satisfeitos os critérios plenos do transtorno de compulsão alimentar, nenhum dos critérios é mais satisfeito por um período de tempo sustentado.

Especificar a gravidade atual:

O nível mínimo de gravidade baseia-se na frequência de episódios de compulsão alimentar (ver a seguir). O nível de gravidade pode ser ampliado de maneira a refletir outros sintomas e o grau de incapacidade funcional.

Leve: 1 a 3 episódios de compulsão alimentar por semana.
Moderada: 4 a 7 episódios de compulsão alimentar por semana.
Grave: 8 a 13 episódios de compulsão alimentar por semana.
Extrema: 14 ou mais episódios de compulsão alimentar por semana.

Outro Transtorno Alimentar Especificado

Outro Transtorno Alimentar Especificado

F50.89

Esta categoria aplica-se a apresentações em que sintomas característicos de um transtorno alimentar que causam sofrimento clinicamente significativo ou prejuízo no funcionamento social, profissional ou em outras áreas importantes da vida do indivíduo predominam, mas não satisfazem todos os critérios para qualquer transtorno na classe diagnóstica de transtornos alimentares. A categoria outro transtorno alimentar especificado é usada nas situações em que o clínico opta por comunicar a razão específica pela qual a apresentação não satisfaz os critérios para qualquer transtorno alimentar específico. Isso é feito por meio do registro de "outro transtorno alimentar especificado", seguido da razão específica (p. ex., "bulimia nervosa de baixa frequência").

Exemplos de apresentações que podem ser especificadas usando a designação "outro transtorno alimentar especificado" incluem os seguintes:

1. **Anorexia nervosa atípica:** Todos os critérios para anorexia nervosa são preenchidos, exceto que, apesar da perda de peso significativa, o peso do indivíduo está dentro ou acima da faixa normal. Indivíduos com anorexia nervosa atípica podem experimentar muitas das complicações fisiológicas associadas com a anorexia nervosa.

2. **Bulimia nervosa (de baixa frequência e/ou duração limitada):** Todos os critérios para bulimia nervosa são atendidos, exceto que a compulsão alimentar e comportamentos compensatórios indevidos ocorrem, em média, menos de uma vez por semana e/ou por menos de três meses.

3. **Transtorno de compulsão alimentar (de baixa frequência e/ou duração limitada):** Todos os critérios para transtorno de compulsão alimentar são preenchidos, exceto que a hiperfagia ocorre, em média, menos de uma vez por semana e/ou por menos de três meses.

4. **Transtorno de purgação:** Comportamento de purgação recorrente para influenciar o peso ou a forma do corpo (p. ex., vômitos autoinduzidos; uso indevido de laxantes, diuréticos ou outros medicamentos) na ausência de compulsão alimentar.

5. **Síndrome do comer noturno:** Episódios recorrentes de ingestão noturna, manifestados pela ingestão ao despertar do sono noturno ou pelo consumo excessivo de alimentos depois de uma refeição noturna. Há consciência e recordação da ingesta. A ingestão noturna não é mais bem explicada por influências externas, como mudanças no ciclo

de sono-vigília do indivíduo, ou por normas sociais locais. A ingestão noturna causa sofrimento significativo e/ou prejuízo no funcionamento. O padrão desordenado de ingestão não é mais bem explicado por transtorno de compulsão alimentar ou outro transtorno mental, incluindo uso de substâncias, e não é atribuível a outro distúrbio médico ou ao efeito de uma medicação.

Transtorno Alimentar Não Especificado

F50.9

Esta categoria aplica-se a apresentações em que sintomas característicos de um transtorno alimentar que causam sofrimento clinicamente significativo ou prejuízo no funcionamento social, profissional ou em outras áreas importantes da vida do indivíduo predominam, mas não satisfazem todos os critérios para qualquer transtorno na classe diagnóstica de transtornos alimentares. A categoria transtorno alimentar não especificado é usada nas situações em que o clínico opta por *não* especificar a razão pela qual os critérios para um transtorno alimentar específico não são satisfeitos e inclui apresentações para as quais não há informações suficientes para que seja feito um diagnóstico mais específico (p. ex., em salas de emergência).

Transtornos da Eliminação

Enurese

Critérios Diagnósticos — F98.0

A. Eliminação repetida de urina na cama ou na roupa, voluntária ou involuntária.

B. O comportamento é clinicamente significativo conforme manifestado por uma frequência de no mínimo duas vezes por semana durante pelo menos três meses consecutivos ou pela presença de sofrimento clinicamente significativo ou prejuízo no funcionamento social, acadêmico (profissional) ou em outras áreas importantes da vida do indivíduo.

C. A idade cronológica mínima é de 5 anos (ou nível de desenvolvimento equivalente).

D. O comportamento não é atribuível aos efeitos fisiológicos de uma substância (p. ex., diurético, medicamento antipsicótico) ou a outra condição médica (p. ex., diabetes, espinha bífida, transtorno convulsivo).

Determinar o subtipo:

Exclusivamente noturna: Eliminação de urina apenas durante o sono noturno.

Exclusivamente diurna: Eliminação de urina durante as horas de vigília.

Noturna e diurna: Combinação dos dois subtipos.

Encoprese

Critérios Diagnósticos — F98.1

A. Eliminação intestinal repetida de fezes em locais inapropriados (p. ex., roupa, chão), voluntária ou involuntária.

B. Pelo menos um evento desse tipo ocorre a cada mês por pelo menos três meses.

C. A idade cronológica mínima é de 4 anos (ou nível de desenvolvimento equivalente).

D. O comportamento não é atribuível aos efeitos fisiológicos de uma substância (p. ex., laxantes) ou a outra condição médica, exceto por um mecanismo envolvendo constipação.

> *Determinar* o subtipo:
> **Com constipação e incontinência por extravasamento:** Há evidência de constipação no exame físico ou pela história.
> **Sem constipação e incontinência por extravasamento:** Não há evidência de constipação no exame físico ou pela história.

Outro Transtorno da Eliminação Especificado

Esta categoria aplica-se a apresentações em que sintomas característicos de um transtorno da eliminação que causam sofrimento clinicamente significativo ou prejuízo no funcionamento social, profissional ou em outras áreas importantes da vida do indivíduo predominam, mas não satisfazem todos os critérios para qualquer transtorno na classe diagnóstica de transtornos da eliminação. A categoria outro transtorno da eliminação especificado é usada nas situações em que o clínico opta por comunicar a razão específica pela qual a apresentação não satisfaz os critérios para qualquer transtorno da eliminação específico. Isso é feito por meio do registro de "outro transtorno da eliminação especificado", seguido pela razão específica (p. ex., "enurese de baixa frequência").

Nota para codificação: Código **N39.498** para outro transtorno da eliminação especificado com sintomas urinários; **R15.9** para outro transtorno da eliminação especificado com sintomas fecais.

Transtorno da Eliminação Não Especificado

Esta categoria aplica-se a apresentações em que sintomas característicos de um transtorno da eliminação que causam prejuízo no funcionamento social, profissional ou em outras áreas importantes da vida do indivíduo predominam, mas não satisfazem todos os critérios para qualquer transtorno na classe diagnóstica de transtornos da eliminação. A categoria transtorno da eliminação não especificado é usada nas situações em que o clínico opta por *não* especificar a razão pela qual os critérios para um transtorno da eliminação específico não são satisfeitos e inclui apresentações para as quais não há informações suficientes para que seja feito um diagnóstico mais específico (p. ex., em salas de emergência).

Nota para codificação: Código **R32** para transtorno da eliminação não especificado com sintomas urinários; **R15.9** para transtorno da eliminação não especificado com sintomas fecais.

Transtornos do Sono-Vigília

Transtorno de Insônia

Critérios Diagnósticos — F51.01

A. Queixas de insatisfação predominantes com a quantidade ou a qualidade do sono associadas a um (ou mais) dos seguintes sintomas:

1. Dificuldade para iniciar o sono. (Em crianças, pode se manifestar como dificuldade para iniciar o sono sem intervenção de cuidadores.)
2. Dificuldade para manter o sono, que se caracteriza por despertares frequentes ou por problemas para retornar ao sono depois de cada despertar. (Em crianças, pode se manifestar como dificuldade para retornar ao sono sem intervenção de cuidadores.)
3. Despertar antes do horário habitual com incapacidade de retornar ao sono.

B. A perturbação do sono causa sofrimento clinicamente significativo e prejuízo no funcionamento social, profissional, educacional, acadêmico, comportamental ou em outras áreas importantes da vida do indivíduo.

C. As dificuldades relacionadas ao sono ocorrem pelo menos três noites por semana.

D. As dificuldades relacionadas ao sono permanecem durante pelo menos três meses.

E. As dificuldades relacionadas ao sono ocorrem a despeito de oportunidades adequadas para dormir.

F. A insônia não é mais bem explicada ou não ocorre exclusivamente durante o curso de outro transtorno do sono-vigília (p. ex., narcolepsia, transtorno do sono relacionado à respiração, transtorno do sono-vigília do ritmo circadiano, parassonia).

G. A insônia não é atribuída aos efeitos fisiológicos de alguma substância (p. ex., abuso de drogas ilícitas, medicamentos).

H. A coexistência de transtornos mentais e de condições médicas não explica adequadamente a queixa predominante de insônia.

178 — Transtornos do Sono-Vigília

> *Especificar* se:
>
> **Com transtorno mental,** incluindo transtornos por de substâncias.
> **Com condição médica**
> **Com outro transtorno do sono**
>
> **Nota para codificação:** O código F51.01 aplica-se a todos os três especificadores. Codificar também o transtorno mental associado relevante, condição médica ou qualquer outro transtorno do sono imediatamente depois do código do transtorno de insônia, a fim de indicar a associação.
>
> *Especificar* se:
>
> **Episódico:** Os sintomas duram pelo menos um mês, porém menos de três meses.
> **Persistente:** Os sintomas duram três meses ou mais.
> **Recorrente:** Dois (ou mais) episódios dentro do espaço de um ano.
>
> **Nota:** Insônia aguda e insônia de curto prazo (p. ex., sintomas durando menos de três meses, porém que atendem todos os critérios relacionados a frequência, intensidade, sofrimento e/ou prejuízos) devem ser codifica-das como outro transtorno de insônia especificado.

Procedimentos para Registro

Os especificadores "com transtorno mental, incluindo transtornos por uso de substâncias", "com condição médica" e "com outro transtorno do sono" estão disponíveis para que o clínico registre comorbidades clinicamen-te relevantes. Nesses casos, registrar F51.01 transtorno de insônia, com [nome da(s) condição(ões) ou transtorno(s) comórbido(s)], seguido pe-lo(s) código(s) diagnóstico(s) das condições ou transtornos comórbidos (p. ex., F51.01 transtorno de insônia, com transtorno devido ao uso de cocaína, moderado e neuralgia do trigêmeo; F14.20 transtorno devido ao uso de cocaína, moderado; G50.0 neuralgia do trigêmeo).

Transtorno de Hipersonolência

Critérios Diagnósticos	**F51.11**

A. Relato do próprio indivíduo de sonolência excessiva (hipersonolên-cia) apesar de o período principal do sono durar no mínimo 7 horas, com pelo menos um entre os seguintes sintomas:

   1. Períodos recorrentes de sono ou de cair no sono no mesmo dia.

Transtorno de Hipersonolência

2. Um episódio de sono principal prolongado de mais de 9 horas por dia que não é reparador (i. e., não é revigorante).
3. Dificuldade de estar totalmente acordado depois de um despertar abrupto.

B. A hipersonolência ocorre pelo menos três vezes por semana, durante pelo menos três meses.

C. A hipersonolência é acompanhada de sofrimento significativo ou de prejuízo no funcionamento cognitivo, social, profissional ou em outras áreas importantes da vida do indivíduo.

D. A hipersonolência não é mais bem explicada por e nem ocorre exclusivamente durante o curso de outro transtorno do sono (p. ex., narcolepsia, transtorno do sono relacionado à respiração, transtorno do sono-vigília do ritmo circadiano ou parassonia).

E. A hipersonolência não é atribuída aos efeitos fisiológicos de alguma substância (p. ex., abuso de drogas, medicamentos).

F. A coexistência de transtornos mentais e de condições médicas não explica adequadamente a queixa predominante de hipersonolência.

Especificar se:
Com transtorno mental, incluindo transtornos por uso de substâncias
Com condição médica
Com outro transtorno do sono

Nota para codificação: O código F51.11 aplica-se a todos os três especificadores. Codificar também condições associadas relevantes, como transtorno mental, condição médica ou outro transtorno do sono, imediatamente depois do código do transtorno de hipersonolência, cuja finalidade é indicar a associação.

Especificar se:
Agudo: Duração de menos de 1 mês.
Subagudo: Duração de 1 a 3 meses.
Persistente: Duração de mais de 3 meses.

Especificar a gravidade atual:
Especificar a gravidade com base no grau de dificuldade para manter o estado de alerta durante o dia, manifestado pela ocorrência de ataques múltiplos de sonolência incontrolável em um determinado dia, ocorrendo, por exemplo, enquanto o indivíduo estiver sentado, dirigindo, visitando amigos ou trabalhando.

Leve: Dificuldade em manter o estado de alerta durante o dia por um período de 1 a 2 dias por semana.

> **Moderada:** Dificuldade em manter o estado de alerta durante o dia por um período de 3 a 4 dias por semana.
> **Grave:** Dificuldade em manter o estado de alerta durante o dia por um período 5 a 7 dias por semana.

Procedimentos para Registro

Os especificadores "com transtorno mental, incluindo transtornos por uso de substâncias", "com condição médica" e "com outro transtorno do sono" estão disponíveis para que o clínico possa registrar comorbidades clinicamente relevantes. Nesses casos, registrar F51.11 transtorno de hipersonolência, com [nome da(s) condição(ões) ou transtorno(s) comórbido(s)] seguido pelos(s) código(s) diagnóstico(s) das condições ou transtornos comórbidos (p. ex., F51.11 transtorno de hipersonolência, com transtorno depressivo maior; F33.1 transtorno depressivo maior recorrente, episódio atual moderado).

Narcolepsia

Critérios Diagnósticos

A. Períodos recorrentes de necessidade irresistível de dormir, cair no sono ou cochilar em um mesmo dia. Esses períodos devem estar ocorrendo pelo menos três vezes por semana nos últimos três meses.

B. Presença de pelo menos um entre os seguintes sintomas:

1. Episódio de cataplexia, definido como (a) ou (b), que ocorre pelo menos algumas vezes por mês:

   a. Em indivíduos com doença de longa duração, episódios breves (variando de segundos a minutos) de perda bilateral de tônus muscular, com manutenção da consciência, precipitados por risadas ou brincadeiras.

   b. Em crianças ou em indivíduos dentro de seis meses a partir do início, episódios espontâneos de caretas ou abertura da mandíbula com projeção da língua ou hipotonia global, sem nenhum desencadeante emocional óbvio.

2. Deficiência de hipocretina, medida usando os valores de imunorreatividade da hipocretina-1 no líquido cerebrospinal (LCS) (inferior ou igual a um terço dos valores obtidos em testes feitos em

Narcolepsia

indivíduos saudáveis usando o mesmo teste ou inferior ou igual a 110 pg/ mL). Níveis baixos de hipocretina-1 no LCS não devem ser observados no contexto de inflamação, infecção ou lesão cerebral aguda.

3. Polissonografia do sono noturno demonstrando latência do sono REM inferior ou igual a 15 minutos ou teste de latência múltipla do sono demonstrando média de latência do sono inferior ou igual a 8 minutos e dois ou mais períodos de REM no início do sono.

Determinar o subtipo:

G47.411 Narcolepsia com cataplexia ou com deficiência de hipocretina (tipo 1): O Critério B1 (episódios de cataplexia) ou o Critério B2 (níveis baixos de hipocreina-1 no LCS) é atendido.

G47.419 Narcolepsia sem cataplexia e sem deficiência de hipocretina ou hipocretina não medida (tipo 2): O Critério B3 (resultado positivo na polissonografia/teste de latência múltipla do sono) é atendido, porém o Critério B1 não é atendido (i. e., cataplexia não está presente) e o Critério B2 não é atendido (i. e., os níveis de hipocretina-1 no LCS não são baixos ou não foram medidos).

G47.421 Narcolepsia com cataplexia ou deficiência de hipocretina devido a uma condição médica

G47.429 Narcolepsia sem cataplexia e sem deficiência de hipocretina devido a uma condição médica

Nota para codificação: Para o subtipo narcolepsia com cataplexia ou com deficiência de hipocretina devido a uma condição médica e o subtipo narcolepsia sem cataplexia e sem deficiência de hipocretina devido a uma condição médica, codificar primeiro a condição médica subjacente (p. ex., G71.11 distrofia miotônica; G47.429 narcolepsia sem cataplexia e sem deficiência de hipocretina devido à distrofia miotônica).

Especificar a gravidade atual:

Leve: Necessidade de cochilos somente uma ou duas vezes por dia. Perturbação do sono, se presente, é leve. A cataplexia, quando presente, é infrequente (ocorrendo menos de uma vez por semana).

Moderada: Necessidade de vários cochilos diariamente. O sono pode ser moderadamente perturbado. Cataplexia, quando presente, ocorre diariamente ou a cada poucos dias.

Grave: Sonolência quase constante e, com frequência, sono noturno altamente perturbado (o que pode incluir movimento corporal excessivo e sonhos vívidos). A cataplexia, quando presente, é resistente a drogas, com múltiplos ataques diariamente.

Transtornos do Sono Relacionados à Respiração

Apneia e Hipopneia Obstrutivas do Sono

Critérios Diagnósticos   G47.33

A. Alternativamente (1) ou (2):
   1. Evidências polissonográficas de pelo menos cinco apneias ou hipopneias obstrutivas por hora de sono e qualquer um entre os seguintes sintomas do sono:
      a. Perturbações na respiração noturna: ronco, respiração difícil/ofegante ou pausas respiratórias durante o sono.
      b. Sintomas como sonolência diurna, fadiga ou sono não reparador a despeito de oportunidades suficientes para dormir que não podem ser mais bem explicados por qualquer outro transtorno mental (incluindo um transtorno do sono) nem ser atribuídos a alguma outra condição médica.
   2. Evidências polissonográficas de 15 ou mais apneias e/ou hipopneias obstrutivas por hora de sono, independentemente da presença de sintomas.

Especificar a gravidade atual:
   Leve: O índice de apneia e hipopneia é menor que 15.
   Moderada: O índice de apneia e hipopneia varia de 15 a 30.
   Grave: O índice de apneia e hipopneia é maior que 30.

Apneia Central do Sono

Critérios Diagnósticos

A. Evidências polissonográficas de cinco ou mais apneias centrais por hora de sono.
B. O transtorno não é mais bem explicado por nenhum outro transtorno do sono atual.

Determinar o subtipo:
   G47.31 Apneia central do sono tipo idiopática: Caracteriza-se pela repetição de episódios de apneias e de hipopneias durante o sono

Hipoventilação Relacionada ao Sono **183**

causados pela variação no esforço respiratório, porém sem evidências de obstrução nas vias aéreas.

R06.3 Respiração de Cheyne-Stokes: Padrão de variação periódica crescendo-decrescendo no volume corrente resultando em apneias centrais e hipopneias com frequência de pelo menos cinco eventos por hora, acompanhados de despertares frequentes.

G47.37 Apneia central do sono comórbida com uso de opioide: A patogênese deste subtipo é atribuída aos efeitos de opioides nos geradores do ritmo respiratório na medula, assim como aos efeitos diferenciais da hipoxia *versus* a hipercapnia sobre a estimulação respiratória.

Nota para codificação (somente para o código G47.37): Na presença de transtornos por uso de opioides, codifica-se em primeiro lugar o transtorno por uso de opioides: F11.10 transtorno por uso de opioide leve ou F11.20 transtorno por uso de opioide moderado ou grave; a seguir, codifica-se G47.37 apneia central do sono comórbida com o uso de opioides. No caso da ausência de algum transtorno por uso de opioides (p. ex., depois do uso de uma dose pesada da substância), codifica-se apenas G47.37 apneia central do sono comórbida com o uso de opioides.

Especificar a gravidade atual:

A gravidade da apneia central do sono é classificada de acordo com a frequência das perturbações respiratórias, com a extensão da dessaturação de oxigênio associada e com a fragmentação do sono que ocorrem como consequência de perturbações respiratórias repetidas.

Hipoventilação Relacionada ao Sono

Critérios Diagnósticos

A. A polissonografia demonstra episódios de respiração reduzida associada a níveis elevados de CO_2. (Nota: Na ausência de medições objetivas do CO_2, níveis baixos persistentes de saturação de oxigênio na hemoglobina não associados com eventos apneicos/hipopneicos podem ser uma indicação de hipoventilação).

B. A perturbação não é mais bem explicada por nenhum outro transtorno do sono em curso.

Determinar o subtipo:

G47.34 Hipoventilação idiopática: Este subtipo não é atribuído a nenhuma condição prontamente identificável.

G47.35 Hipoventilação alveolar central congênita: Este subtipo é um transtorno congênito raro no qual, geralmente, o indivíduo se apresenta no período perinatal com respiração fraca ou cianose e apneia durante o sono.

G47.36 Hipoventilação relacionada ao sono comórbida: Este subtipo é consequência de alguma condição médica, como, por exemplo, um distúrbio pulmonar (p. ex., doença pulmonar intersticial, doença pulmonar obstrutiva crônica) ou um distúrbio neuromuscular ou da parede torácica (p. ex., distrofias musculares, síndrome pós-poliomielite, lesão medular cervical, cifoescoliose), ou de medicamentos (p. ex., benzodiazepínicos, opiáceos). Pode ocorrer também com obesidade (transtorno de hipoventilação por obesidade), na qual reflete uma combinação de trabalho respiratório aumentado, causada por complacência reduzida da parede torácica, descompasso entre ventilação e perfusão e estimulação ventilatória variavelmente reduzida. Em geral, esses indivíduos se caracterizam por índices de massa corporal acima de 30 e hipercapnia durante a vigília (com pCO_2 superior a 45), sem outras evidências de hipoventilação.

Especificar a gravidade atual:

A gravidade é classificada de acordo com o grau de hipoxemia e de hipercarbia durante o sono e com evidências de alterações em órgãos terminais causadas por essas anormalidades (p. ex., insuficiência cardíaca no lado direito). A presença de anormalidades nos gases sanguíneos durante a vigília é um indicador de gravidade maior.

Transtornos do Sono-Vigília do Ritmo Circadiano

Critérios Diagnósticos

A. Padrão persistente ou recorrente de interrupção do sono devido, principalmente, a alteração no sistema circadiano ou a desequilíbrio entre o ritmo circadiano endógeno e os horários de sono-vigília impostos pelos horários dos ambientes físico, social ou profissional do indivíduo.

B. A interrupção do sono leva a sonolência excessiva ou insônia, ou ambas.

C. A perturbação do sono causa sofrimento clinicamente significativo ou prejuízo no funcionamento social, profissional ou em outras áreas importantes da vida do indivíduo.

Transtornos do Sono-Vigília do Ritmo Circadiano

Determinar o subtipo:

G47.21 Tipo fase do sono atrasada: Padrão de atraso nos horários de início do sono e de acordar, com incapacidade de conciliar o sono ou de acordar no horário mais cedo desejado ou convencionalmente aceitável.

Especificar se:

Familiar: Presença de história familiar de fase do sono atrasada.

Especificar se:

Sobrepondo-se com o tipo sono-vigília não de 24 horas: O tipo fase do sono atrasada pode se sobrepor a outro transtorno do sono-vigília do ritmo circadiano, tipo sono-vigília não de 24 horas.

G47.22 Tipo fase do sono avançada: Padrão de adiantamento nos horários de início do sono e de vigília, com incapacidade de permanecer acordado ou adormecido até os horários desejados ou convencionalmente aceitos para dormir ou acordar.

Especificar se:

Familiar: Presença de história familiar de fase avançada do sono.

G47.23 Tipo sono-vigília irregular: Padrão de sono-vigília desorganizado temporariamente, de forma que o horário dos períodos de dormir e de acordar sejam variáveis ao longo de um período de 24 horas.

G47.24 Tipo sono-vigília não de 24 horas: Padrão de ciclos de sono-vigília que não são sincronizados ao ambiente de 24 horas, com um desvio consistente (em geral em horários cada vez mais tarde) nos horários de início do sono e de acordar.

G47.26 Tipo trabalho em turnos: Insônia durante o período principal de sono e/ou sonolência excessiva (incluindo sono inadvertido) durante o período principal de sono associada a um regime de trabalho em turnos (i. e., que exige horas de trabalho não convencionais).

G47.20 Tipo não especificado

Especificar se:

Episódico: Os sintomas duram pelo menos um mês, porém menos de três meses.

Persistente: Os sintomas duram três meses ou mais.

Recorrente: Dois ou mais episódios ocorrem no intervalo de um ano.

Parassonias

Transtornos de Despertar do Sono Não REM

Critérios Diagnósticos

A. Episódios recorrentes de despertares incompletos, em geral ocorrendo durante o primeiro terço do episódio de sono principal, acompanhados de uma entre as seguintes alternativas:

1. **Sonambulismo:** Episódios repetidos de levantar-se da cama durante o sono e deambular. Durante o sonambulismo, o indivíduo se apresenta com o olhar fixo e o rosto vazio, praticamente não responde aos esforços de comunicação por parte de outras pessoas e pode ser acordado apenas com muita dificuldade.

2. **Terrores noturnos:** Em geral, episódios recorrentes de despertares súbitos provocados por terror que iniciam com um grito de pânico. O medo é intenso, com sinais de estimulação autonômica como midríase, taquicardia, respiração rápida e sudorese durante cada episódio. Há relativa ausência de resposta aos esforços de outras pessoas para confortar o indivíduo durante os episódios.

B. Há pouca ou nenhuma lembrança de imagens oníricas (p. ex., apenas uma cena visual).

C. Presença de amnésia em relação ao episódio.

D. Os episódios causam sofrimento clinicamente significativo ou prejuízo no funcionamento social, profissional ou em outras áreas importantes da vida do indivíduo.

E. A perturbação não é atribuída aos efeitos fisiológicos de alguma substância (p. ex., abuso de drogas ou uso de algum medicamento).

F. A coexistência de outros transtornos mentais e médicos não explica os episódios de sonambulismo ou de terrores noturnos.

Determinar o subtipo:

F51.3 Tipo sonambulismo

Especificar se:

Com alimentação relacionada a sono

Com comportamento sexual relacionado ao sono (sexsônia)

F51.4 Tipo terror noturno

Transtorno do Pesadelo

Transtorno do Pesadelo

Critérios Diagnósticos   F51.5

A. Ocorrências repetidas de sonhos prolongados, extremamente disfóricos e bem lembrados que, em geral, envolvem esforços para evitar ameaças à sobrevivência, à segurança ou à integridade física e que tipicamente ocorrem na segunda metade do episódio principal do sono.

B. Ao despertar de sonhos disfóricos, o indivíduo torna-se rapidamente orientado e alerta.

C. A perturbação do sono causa sofrimento clinicamente significativo ou prejuízo no funcionamento social, profissional ou em outras áreas importantes da vida do indivíduo.

D. Os sintomas de pesadelo não são atribuíveis aos efeitos fisiológicos de alguma substância (p. ex., drogas de abuso, medicamentos).

E. A coexistência de transtornos médicos e mentais não explica adequadamente a queixa predominante de sonhos disfóricos.

Especificar se:
Durante início do sono

Especificar se:
Com transtorno mental, incluindo transtornos por uso de substâncias
Com condição médica
Com outro transtorno do sono

Nota para codificação: O código F51.5 aplica-se a todos os três especificadores. Deve-se codificar também o transtorno mental associado relevante, a condição médica ou outro transtorno do sono imediatamente depois do código do transtorno do pesadelo, para indicar a associação.

Especificar se:
Agudo: O tempo de duração dos pesadelos é igual ou inferior a um mês.
Subagudo: O tempo de duração dos pesadelos é superior a um mês e inferior a seis meses.
Persistente: O tempo de duração dos pesadelos é igual ou superior a seis meses.

Especificar a gravidade atual:
A gravidade pode ser classificada pela frequência com que ocorrem os pesadelos.

188 Transtornos do Sono-Vigília

> **Leve:** Menos de um episódio por semana em média.
> **Moderada:** Um ou mais episódios por semana, porém menos do que todas as noites.
> **Grave:** Episódios todas as noites.

Procedimentos para Registro

Os especificadores "com transtorno mental, incluindo transtornos por uso de substâncias", "com condição médica" e "com outro transtorno do sono" estão disponíveis para que o clínico registre comorbidades clinicamente relevantes. Nesses casos, registrar F51.5 transtorno do pesadelo com [nome da(s) condição(ões) ou transtorno(s) comórbido(s)] seguido pelo(s) código(s) diagnóstico(s) para as condições ou transtornos comórbidos (p. ex., F51.5 transtorno do pesadelo com transtorno por uso de álcool, moderado, e transtorno comportamental do sono REM; F10.20 transtorno por uso de álcool, moderado; F47.52 transtorno comportamental do sono REM).

Transtorno Comportamental do Sono REM

Critérios Diagnósticos	G47.52

A. Episódios repetidos de despertar durante o sono associados a vocalização e/ou a comportamentos complexos.

B. Esses comportamentos surgem durante o sono com movimentos rápidos dos olhos (REM), portanto, em geral, mais de 90 minutos depois do início do sono, são mais frequentes durante as porções finais do período de sono e ocorrem raramente durante os cochilos diurnos.

C. Ao acordar desses episódios, o indivíduo está completamente desperto, alerta e não permanece confuso nem desorientado.

D. Qualquer uma das seguintes situações:

1. Sono REM sem atonia nos registros polissonográficos.
2. História sugestiva de transtorno comportamental do sono REM e um diagnóstico estabelecido de sinucleinopatia (p. ex., doença de Parkinson, atrofias sistêmicas múltiplas).

E. Os comportamentos causam sofrimento clinicamente significativo ou prejuízo no funcionamento social, profissional ou em outras áreas

Síndrome das Pernas Inquietas

importantes da vida do indivíduo (que poderão incluir lesão em si próprio[a] ou no[a] parceiro[a] no leito).

F. A perturbação não é atribuível aos efeitos fisiológicos de alguma substância (p. ex., drogas de abuso, medicamentos) ou a outra condição médica.

G. Coexistência de transtornos mentais e condições médicas que não explicam os episódios.

Síndrome das Pernas Inquietas

Critérios Diagnósticos   G25.81

A. Necessidade de movimentar as pernas, em geral acompanhada por, ou em resposta a, sensações desconfortáveis e desagradáveis nas pernas, que se caracteriza por todas as circunstâncias a seguir:

1. A necessidade de movimentar as pernas inicia-se e agrava-se durante períodos de repouso ou de inatividade.
2. A necessidade de movimentar as pernas é aliviada, completa ou parcialmente, pelo movimento.
3. A necessidade de movimentar as pernas é maior no fim da tarde ou durante a noite do que durante o dia ou ocorre somente no fim da tarde ou à noite.

B. Os sintomas do Critério A ocorrem pelo menos três vezes por semana e persistiram durante no mínimo três meses.

C. Os sintomas do Critério A são acompanhados de sofrimento significativo ou prejuízo no funcionamento social, profissional, educacional, acadêmico, comportamental ou em outras áreas importantes da vida do indivíduo.

D. Os sintomas do Critério A não são atribuíveis a nenhum outro transtorno mental ou condição médica (p. ex., artrite, edema nas pernas, isquemia periférica, cãibras nas pernas) e não são mais bem explicados por uma condição comportamental (p. ex., desconforto postural, batida habitual dos pés).

E. Os sintomas não são atribuíveis aos efeitos fisiológicos do consumo de drogas ou do uso de medicamentos (p. ex., acatisia).

Transtornos do Sono-Vigília

Transtorno do Sono Induzido por Substância/Medicamento

Critérios Diagnósticos

A. Um transtorno do sono proeminente e grave.

B. Evidências da história, do exame físico ou de achados laboratoriais de (1) e (2):

1. Os sintomas do Critério A se desenvolveram durante ou logo após a intoxicação ou a descontinuação de uma substância ou após a exposição ou a descontinuação de um medicamento.
2. A substância ou medicamento envolvido é capaz de produzir os sintomas mencionados no Critério A.

C. A perturbação não é mais bem explicada por um transtorno do sono que não seja induzido por substância ou medicamento. Tais evidências de um transtorno independente do sono podem incluir o seguinte:

Os sintomas precedem o início do uso da substância ou medicamento; os sintomas persistem por um período substancial de tempo (p. ex., cerca de um mês) após a cessação de abstinência aguda ou de intoxicação grave; ou existe outra evidência sugerindo a existência de um transtorno do sono independente não induzido por substância ou medicamento (p. ex., história de recorrência de episódios não relacionados ao uso de substância ou medicamento).

D. A perturbação não ocorre exclusivamente durante o curso de *delirium*.

E. A perturbação causa sofrimento clinicamente significativo ou prejuízo no funcionamento social, profissional ou em outras áreas importantes da vida do indivíduo.

Nota: O diagnóstico deve ser feito, em vez de um diagnóstico de abstinência ou de intoxicação por substância, somente quando houver predominância dos sintomas mencionados no Critério A no quadro clínico e quando forem suficientemente graves para justificar atenção clínica.

Nota para codificação: Os códigos da CID-10-MC para os transtornos do sono induzidos por [substância/medicamento específico] estão indicados na tabela a seguir. Observar que o código da CID-10-MC depende de haver ou não transtorno comórbido por uso de substância presente para a mesma classe de substância. De qualquer forma, um diagnóstico adicional separado de um transtorno por uso de substância não é dado. Se o trans-

Transtorno do Sono Induzido por Substância... **191**

torno por uso de uma substância, leve for comórbido com o transtorno do sono induzido por substância, o número da 4ª posição é "1", e o clínico deve registrar "transtorno por uso de [substância], leve" antes do transtorno do sono induzido por substância (p. ex., "transtorno por uso de cocaína, leve com transtorno do sono induzido por cocaína"). Se o transtorno por uso de uma substância, moderado ou grave, for comórbido com o transtorno do sono induzido por substância, o número da 4ª posição é "2", e o clínico deve registrar "transtorno por uso de [substância], moderado" ou "transtorno por uso de [substância], grave", dependendo da gravidade do transtorno por uso de substância comórbido. Se não existe transtorno por uso de substância comórbido (p. ex., depois de uma ocorrência de uso pesado da substância), então o número da 4ª posição é "9", e o clínico deve registrar apenas o transtorno do sono induzido por substância.

Há duas exceções a essa convenção para codificação quando se aplica a transtornos do sono induzidos por cafeína e tabaco. Como transtorno por uso de cafeína não é uma categoria oficial no DSM-5, há apenas um código na CID-10-MC para transtorno do sono induzido por cafeína: F15.982. Além disso, como a CID-10-MC assume que o transtorno do sono induzido por tabaco pode ocorrer somente no contexto de transtorno por uso de tabaco, moderado ou grave, o código da CID-10-CM para transtorno do sono induzido por tabaco é F17.208.

	CID-10-MC		
	Com transtorno por uso, leve	Com transtorno por uso, moderado ou grave	Sem transtorno por uso
Álcool	F10.182	F10.282	F10.982
Cafeína	NA	NA	F15.982
Cannabis	F12.188	F12.288	F12.988
Opioide	F11.182	F11.282	F11.982
Sedativos, hipnóticos ou ansiolíticos	F13.182	F13.282	F13.982
Substância tipo anfetamina (ou outro estimulante)	F15.182	F15.282	F15.982

	CID-10-MC		
	Com transtorno por uso, leve	Com transtorno por uso, moderado ou grave	Sem transtorno por uso
Cocaína	F14.182	F14.282	F14.982
Tabaco	NA	F17.208	NA
Outra substância (ou substância desconhecida)	F19.182	F19.282	F19.982

Determinar o subtipo:

Tipo insônia: Caracterizado pela dificuldade de conciliar ou manter o sono, por despertares noturnos frequentes ou por sono não reparador.

Tipo sonolência diurna: Caracterizado pela queixa predominante de sonolência/fadiga excessiva durante as horas de vigília ou, menos comumente, um longo período de sono.

Tipo parassonia: Caracterizado por eventos comportamentais anormais durante o sono.

Tipo misto: Caracterizado por um problema de sono induzido por substância/medicamento que se apresenta com múltiplos tipos de sintomas do sono, mas sem predominância clara de nenhum sintoma.

Especificar (ver a Tabela 1 no capítulo "Transtornos Relacionados a Substâncias e Transtornos Aditivos", que indica se "com início durante a intoxicação" e/ou "com início durante a descontinuação/abstinência" se aplica a uma determinada classe de substância; ou especificar "com início após o uso de medicamento"):

Com início durante a intoxicação: Se os critérios para intoxicação com a substância forem preenchidos e os sintomas se desenvolverem durante a intoxicação.

Com início durante a descontinuação/abstinência: Se os critérios para abstinência da substância forem preenchidos e os sintomas se desenvolverem durante ou logo após a abstinência.

Com início após o uso de medicamento: Se os sintomas se desenvolverem no início do uso do medicamento, com uma mudança no uso do medicamento ou durante a descontinuação do medicamento.

Transtorno do Sono Induzido por Substância...

Procedimentos para Registro

O nome do transtorno do sono induzido por substância/medicamento inicia com a substância específica (p. ex., álcool) que presumivelmente esteja causando a perturbação do sono. O código da CID-10-MC que corresponde à classe de substância aplicável é selecionado na tabela incluída no grupo de critérios. No caso de substâncias que não se enquadram em nenhuma classe (p. ex., fluoxetina), deve-se utilizar o código da CID-10-MC para outras substâncias (ou substâncias desconhecidas) e o nome da substância específica registrado (p. ex., F19.982 transtorno do sono induzido por fluoxetina, tipo insônia). Nos casos em que uma substância é considerada um fator etiológico, mas sua classe específica é desconhecida, deve-se utilizar o código da CID-10-MC para outras substâncias (ou substâncias desconhecidas), devendo ser registrado que a substância é desconhecida (p. ex., F19.982 transtorno do sono induzido por substância desconhecida, tipo hipersonia).

Ao registrar o nome do transtorno, o transtorno comórbido por uso de substância (caso exista algum) deverá ser listado em primeiro lugar, seguido por "com transtorno do sono induzido por substância/medicamento" (incorporando o nome da substância/medicamento etiológico específico), seguido pela especificação do início (i. e., com início durante a intoxicação, com início durante a abstinência, com início após o uso de medicamento), seguida pela designação do subtipo (i. e., tipo insônia, tipo sonolência diurna, tipo parassonia, tipo misto). Por exemplo, no caso de insônia que ocorre durante a abstinência em um homem com transtorno grave por uso de lorazepam, o diagnóstico é F13.282 transtorno por uso de lorazepam, com transtorno do sono induzido por lorazepam, grave, com início durante a abstinência, tipo insônia. Não há um diagnóstico específico de transtorno comórbido por uso de lorazepam, grave. Se o transtorno do sono induzido por substância ocorrer sem um transtorno comórbido por uso de substância (p. ex., com uso de medicamento conforme prescrito), não se registra a coexistência de nenhum transtorno por uso de substância (p. ex., F19.982 transtorno do sono induzido por bupropiona, com início durante o uso do medicamento, tipo insônia). Quando mais de uma substância estiver desempenhando um papel importante no desenvolvimento da perturbação do sono, deve-se listar cada uma delas separadamente (p. ex., F10.282 transtorno grave por uso de álcool com transtorno do sono induzido por álcool, com início durante a intoxicação, tipo insônia; F14.282 trans-

194 Transtornos do Sono-Vigília

torno grave por uso de cocaína com transtorno do sono induzido por cocaína, com início durante a intoxicação, tipo insônia).

Outro Transtorno de Insônia Especificado

G47.09

Esta categoria aplica-se a apresentações em que sintomas característicos do transtorno de insônia que causam sofrimento clinicamente significativo ou prejuízo no funcionamento social, profissional ou em outras áreas importantes da vida do indivíduo predominam, mas não satisfazem todos os critérios para transtorno de insônia ou qualquer transtorno na classe diagnóstica dos transtornos do sono-vigília. A categoria outro transtorno de insônia especificado é usada nas situações em que o clínico opta por comunicar a razão específica pela qual a apresentação não satisfaz os critérios para o transtorno de insônia ou qualquer transtorno do sono-vigília específico. Isso é feito por meio do registro de "outro transtorno de insônia especificado", seguido pela razão específica (p. ex., "transtorno de insônia breve").

Exemplos de apresentações que podem ser especificadas usando a designação "outro transtorno de insônia especificado" incluem:

1. **Transtorno de insônia breve.** A duração é inferior a três meses.
2. **Restrito a sono não reparador:** A queixa predominante é de sono não reparador não acompanhado de outros sintomas do sono, como dificuldade para conciliar o sono ou permanecer adormecido.

Transtorno de Insônia Não Especificado

G47.00

Esta categoria aplica-se a apresentações em que sintomas característicos do transtorno de insônia que causam sofrimento clinicamente significativo ou prejuízo no funcionamento social, profissional ou em outras áreas importantes da vida do indivíduo predominam, mas não satisfazem todos os critérios para transtorno de insônia ou qualquer transtorno na classe diagnóstica dos transtornos do sono-vigília. A categoria transtorno de insônia não especificado é usada nas situações em que o clínico opta por *não* especificar a razão pela qual os critérios para o transtorno de insônia ou qualquer transtorno do sono-vigília específico não são satisfeitos e

Transtorno de Hipersonolência Não Especificado **195**

> inclui apresentações para as quais não há informações suficientes para que seja feito um diagnóstico mais específico.

Outro Transtorno de Hipersonolência Especificado

G47.19

Esta categoria aplica-se a apresentações em que sintomas característicos do transtorno de hipersonolência que causam sofrimento clinicamente significativo ou prejuízo no funcionamento social, profissional ou em outras áreas importantes da vida do indivíduo predominam, mas não satisfazem todos os critérios para o transtorno de hipersonolência ou qualquer transtorno na classe diagnóstica dos transtornos do sono-vigília. A categoria outro transtorno de hipersonolência especificado é usada nas situações em que o clínico opta por comunicar a razão específica pela qual a apresentação não satisfaz os critérios para o transtorno de hipersonolência ou qualquer transtorno do sono-vigília específico. Isso é feito por meio do registro de "outro transtorno de hipersonolência especificado", seguido pela razão específica (p. ex., "hipersonolência de breve duração", como na síndrome de Kleine-Levin).

Transtorno de Hipersonolência Não Especificado

G47.10

Esta categoria aplica-se a apresentações em que sintomas característicos do transtorno de hipersonolência que causam sofrimento clinicamente significativo ou prejuízo no funcionamento social, profissional ou em outras áreas importantes da vida do indivíduo predominam, mas não satisfazem todos os critérios para o transtorno de hipersonolência ou qualquer transtorno na classe diagnóstica dos transtornos do sono-vigília. A categoria transtorno de hipersonolência não especificado é usada nas situações em que o clínico opta por *não* especificar a razão pela qual os critérios para o transtorno de hipersonolência ou qualquer transtorno do sono-vigília específico não são satisfeitos e inclui apresentações para as quais não há informações suficientes para que seja feito um diagnóstico mais específico.

Outro Transtorno do Sono-Vigília Especificado

G47.8

Esta categoria aplica-se a apresentações em que sintomas característicos do transtorno do sono-vigília que causam sofrimento clinicamente significativo ou prejuízo no funcionamento social, profissional ou em outras áreas importantes da vida do indivíduo predominam, mas não satisfazem todos os critérios para qualquer transtorno na classe diagnóstica dos transtornos do sono-vigília e não se qualificam para um diagnóstico de outro transtorno de insônia especificado ou outro transtorno de hipersonolência especificado. A categoria outro transtorno do sono-vigília especificado é usada nas situações em que o clínico opta por comunicar a razão específica pela qual a apresentação não satisfaz os critérios para qualquer transtorno do sono-vigília específico. Isso é feito por meio do registro de "outro transtorno do sono-vigília especificado", seguido da razão específica (p. ex., "despertares repetidos durante o sono com movimentos rápidos dos olhos sem polissonografia ou história de doença de Parkinson ou de outra sinucleinopatia").

Transtorno do Sono-Vigília Não Especificado

G47.9

Esta categoria aplica-se a apresentações em que sintomas característicos do transtorno do sono-vigília que causam sofrimento clinicamente significativo ou prejuízo no funcionamento social, profissional ou em outras áreas importantes da vida do indivíduo predominam, mas não satisfazem todos os critérios para qualquer transtorno na classe diagnóstica dos transtornos do sono-vigília e não se qualificam para um diagnóstico de outro transtorno de insônia não especificado ou transtorno de hipersonolência não especificado. A categoria transtorno do sono-vigília não especificado é usada nas situações em que o clínico opta por *não* especificar a razão pela qual os critérios para um transtorno do sono-vigília específico não são satisfeitos e inclui apresentações para as quais não há informações suficientes para que seja feito um diagnóstico mais específico.

Disfunções Sexuais

Ejaculação Retardada

Critérios Diagnósticos — F52.32

A. Qualquer um dos seguintes sintomas deve ser vivenciado em quase todas ou em todas as ocasiões (aproximadamente 75 a 100%) da atividade sexual com parceria (em contextos situacionais identificados ou, se generalizada, em todos os contextos), sem que o indivíduo deseje o retardo:

1. Retardo acentuado na ejaculação.
2. Baixa frequência marcante ou ausência de ejaculação.

B. Os sintomas do Critério A persistem por um período mínimo de aproximadamente seis meses.

C. Os sintomas do Critério A causam sofrimento clinicamente significativo para o indivíduo.

D. A disfunção sexual não é mais bem explicada por um transtorno mental não sexual ou como consequência de uma perturbação grave do relacionamento ou de outros estressores importantes e não é atribuível aos efeitos de alguma substância/medicamento ou a outra condição médica.

Determinar o subtipo:

Ao longo da vida: A perturbação esteve presente desde que o indivíduo se tornou sexualmente ativo.

Adquirido: A perturbação iniciou depois de um período de função sexual relativamente normal.

Determinar o subtipo:

Generalizado: Não se limita a determinados tipos de estimulação, situações ou parceiras(os).

Situacional: Ocorre somente com determinados tipos de estimulação, situações ou parceiras(os).

Especificar a gravidade atual:

Leve: Evidência de sofrimento leve em relação aos sintomas do Critério A.

198 Disfunções Sexuais

> **Moderada:** Evidência de sofrimento moderado em relação aos sintomas do Critério A.
> **Grave:** Evidência de sofrimento grave ou extremo em relação aos sintomas do Critério A.

Transtorno Erétil

Critérios Diagnósticos F52.21

A. Pelo menos um dos três sintomas a seguir deve ser vivenciado em quase todas ou em todas as ocasiões (aproximadamente 75 a 100%) de atividade sexual (em contextos situacionais identificados ou, se generalizado, em todos os contextos):

1. Dificuldade acentuada em obter ereção durante a atividade sexual.
2. Dificuldade acentuada em manter uma ereção até o fim da atividade sexual.
3. Diminuição acentuada na rigidez erétil.

B. Os sintomas do Critério A persistem por um período mínimo de aproximadamente seis meses.

C. Os sintomas do Critério A causam sofrimento clinicamente significativo para o indivíduo.

D. A disfunção sexual não é mais bem explicada por um transtorno mental não sexual ou como consequência de uma perturbação grave do relacionamento ou de outros estressores importantes e não é atribuível aos efeitos de alguma substância/medicamento ou a outra condição médica.

Determinar o subtipo:

Ao longo da vida: A perturbação esteve presente desde que o indivíduo se tornou sexualmente ativo.

Adquirido: A perturbação iniciou depois de um período de função sexual relativamente normal.

Determinar o subtipo:

Generalizado: Não se limita a determinados tipos de estimulação, situações ou parceiras(os).

Situacional: Ocorre somente com determinados tipos de estimulação, situações ou parceiras(os).

Transtorno do Orgasmo Feminino

Especificar a gravidade atual:
Leve: Evidência de sofrimento leve em relação aos sintomas do Critério A.
Moderada: Evidência de sofrimento moderado em relação aos sintomas do Critério A.
Grave: Evidência de sofrimento grave ou extremo em relação aos sintomas do Critério A.

Transtorno do Orgasmo Feminino

Critérios Diagnósticos — F52.31

A. Presença de qualquer um dos sintomas a seguir, vivenciados em quase todas ou em todas as ocasiões (aproximadamente 75 a 100%) de atividade sexual (em contextos situacionais identificados ou, se generalizado, em todos os contextos):

1. Retardo acentuado, infrequência acentuada ou ausência de orgasmo.
2. Intensidade muito reduzida de sensações orgásmicas.

B. Os sintomas do Critério A persistem por um período mínimo de aproximadamente seis meses.

C. Os sintomas do Critério A causam sofrimento clinicamente significativo para o indivíduo.

D. A disfunção sexual não é mais bem explicada por um transtorno mental não sexual ou como consequência de uma perturbação grave do relacionamento (p. ex., violência do[a] parceiro[a]) ou de outros estressores importantes e não é atribuível aos efeitos de alguma substância/medicamento ou a outra condição médica.

Determinar o subtipo:
Ao longo da vida: A perturbação esteve presente desde que a pessoa se tornou sexualmente ativa.
Adquirido: A perturbação iniciou depois de um período de função sexual relativamente normal.

Determinar o subtipo:
Generalizado: Não se limita a determinados tipos de estimulação, situações ou parceiros(as).
Situacional: Ocorre somente com determinados tipos de estimulação, situações ou parceiros(as).

200 Disfunções Sexuais

Especificar se:
Nunca experimentou um orgasmo em nenhuma situação.
Especificar a gravidade atual:
Leve: Evidência de sofrimento leve em relação aos sintomas do Critério A.
Moderada: Evidência de sofrimento moderado em relação aos sintomas do Critério A.
Grave: Evidência de sofrimento grave ou extremo em relação aos sintomas do Critério A.

Transtorno do Interesse/Excitação Sexual Feminino

Critérios Diagnósticos F52.22

A. Ausência ou redução significativa do interesse ou da excitação sexual, manifestada por pelo menos três dos seguintes:

1. Ausência ou redução do interesse pela atividade sexual.
2. Ausência ou redução dos pensamentos ou fantasias sexuais/eróticas.
3. Nenhuma iniciativa ou iniciativa reduzida de atividade sexual e, geralmente, ausência de receptividade às tentativas de iniciativa feitas pelo(a) parceiro(a).
4. Ausência ou redução na excitação/prazer sexual durante a atividade sexual em quase todos ou em todos (aproximadamente 75 a 100%) os encontros sexuais (em contextos situacionais identificados ou, se generalizado, em todos os contextos).
5. Ausência ou redução do interesse/excitação sexual em resposta a quaisquer indicações sexuais ou eróticas, internas ou externas (p. ex., escritas, verbais, visuais).
6. Ausência ou redução de sensações genitais ou não genitais durante a atividade sexual em quase todos ou em todos (aproximadamente 75 a 100%) os encontros sexuais (em contextos situacionais identificados ou, se generalizado, em todos os contextos).

B. Os sintomas do Critério A persistem por um período mínimo de aproximadamente seis meses.

C. Os sintomas do Critério A causam sofrimento clinicamente significativo para a pessoa.

D. A disfunção sexual não é mais bem explicada por um transtorno mental não sexual ou como consequência de uma perturbação grave do

Transtorno da Dor Gênito-pélvica/Penetração **201**

relacionamento (p. ex., violência do[a] parceiro[a]) ou de outros estressores importantes e não é atribuível aos efeitos de alguma substância/medicamento ou a outra condição médica.

Determinar o subtipo:

Ao longo da vida: A perturbação esteve presente desde que a pessoa se tornou sexualmente ativa.

Adquirido: A perturbação iniciou depois de um período de função sexual relativamente normal.

Determinar o subtipo:

Generalizado: Não se limita a determinados tipos de estimulação, situações ou parceiros(as).

Situacional: Ocorre somente com determinados tipos de estimulação, situações ou parceiros(as).

Especificar a gravidade atual:

Leve: Evidência de sofrimento leve em relação aos sintomas do Critério A.

Moderada: Evidência de sofrimento moderado em relação aos sintomas do Critério A.

Grave: Evidência de sofrimento grave ou extremo em relação aos sintomas do Critério A.

Transtorno da Dor Gênito-pélvica/Penetração

Critérios Diagnósticos   F52.6

A. Dificuldades persistentes ou recorrentes com um (ou mais) dos seguintes:

1. Penetração vaginal durante a relação sexual.
2. Dor vulvovaginal ou pélvica intensa durante a relação sexual vaginal ou nas tentativas de penetração.
3. Medo ou ansiedade intensa de dor vulvovaginal ou pélvica em antecipação a, durante ou como resultado de penetração vaginal.
4. Tensão ou contração acentuada dos músculos do assoalho pélvico durante tentativas de penetração vaginal.

B. Os sintomas do Critério A persistem por um período mínimo de aproximadamente seis meses.

C. Os sintomas do Critério A causam sofrimento clinicamente significativo para a pessoa.

D. A disfunção sexual não é mais bem explicada por um transtorno mental não sexual ou como consequência de uma perturbação grave do relacionamento (p. ex., violência do[a] parceiro[a]) ou de outros estressores importantes e não é atribuível aos efeitos de alguma substância ou medicamento ou a outra condição médica.

Determinar o subtipo:

Ao longo da vida: A perturbação esteve presente desde que a pessoa se tornou sexualmente ativa.

Adquirido: A perturbação iniciou depois de um período de função sexual relativamente normal.

Especificar a gravidade atual:

Leve: Evidência de sofrimento leve em relação aos sintomas do Critério A.

Moderada: Evidência de sofrimento moderado em relação aos sintomas do Critério A.

Grave: Evidência de sofrimento grave ou extremo em relação aos sintomas do Critério A.

Transtorno do Desejo Sexual Masculino Hipoativo

Critérios Diagnósticos	**F52.0**

A. Pensamentos ou fantasias sexuais/eróticas e desejo para atividade sexual deficientes (ou ausentes) de forma persistente ou recorrente. O julgamento da deficiência é feito pelo clínico, levando em conta fatores que afetam o funcionamento sexual, tais como idade e contextos gerais e socioculturais da vida do indivíduo.

B. Os sintomas do Critério A persistem por um período mínimo de aproximadamente seis meses.

C. Os sintomas do Critério A causam sofrimento clinicamente significativo para o indivíduo.

D. A disfunção sexual não é mais bem explicada por um transtorno mental não sexual ou como consequência de uma perturbação grave do relacionamento ou de outros estressores importantes e não é atribuível aos efeitos de alguma substância ou medicamento ou a outra condição médica.

Determinar o subtipo:

Ao longo da vida: A perturbação esteve presente desde que o indivíduo se tornou sexualmente ativo.

Ejaculação Prematura (Precoce) **203**

> **Adquirido:** A perturbação iniciou depois de um período de função sexual relativamente normal.

Determinar o subtipo:
> **Generalizado:** Não se limita a determinados tipos de estimulação, situações ou parceiras(os).
> **Situacional:** Ocorre somente com determinados tipos de estimulação, situações ou parceiras(os).

Especificar a gravidade atual:
> **Leve:** Evidência de sofrimento leve em relação aos sintomas do Critério A.
> **Moderada:** Evidência de sofrimento moderado em relação aos sintomas do Critério A.
> **Grave:** Evidência de sofrimento grave ou extremo em relação aos sintomas do Critério A.

Ejaculação Prematura (Precoce)

Critérios Diagnósticos   F52.4

A. Padrão persistente ou recorrente de ejaculação que ocorre durante a atividade sexual com parceria dentro de aproximadamente um minuto após a penetração vaginal e antes do momento desejado pelo indivíduo.
   Nota: Embora o diagnóstico de ejaculação prematura (precoce) também possa ser aplicado a indivíduos envolvidos em atividades sexuais não vaginais, não foram estabelecidos critérios específicos para o tempo de duração dessas atividades.

B. Os sintomas do Critério A devem estar presentes por pelo menos seis meses e devem ser experimentados em quase todas ou todas as ocasiões (aproximadamente 75 a 100%) de atividade sexual (em contextos situacionais identificados ou, caso generalizada, em todos os contextos).

C. Os sintomas do Critério A causam sofrimento clinicamente significativo para o indivíduo.

D. A disfunção sexual não é mais bem explicada por um transtorno mental não sexual ou como consequência de uma perturbação grave do relacionamento ou de outros estressores importantes e não é atribuível aos efeitos de alguma substância ou medicamento ou a outra condição médica.

Determinar o subtipo:

Ao longo da vida: A perturbação esteve presente desde que o indivíduo se tornou sexualmente ativo.

Adquirido: A perturbação iniciou depois de um período de função sexual relativamente normal.

Determinar o subtipo:

Generalizado: Não se limita a determinados tipos de estimulação, situações ou parceiros.

Situacional: Ocorre somente com determinados tipos de estimulação, situações ou parceiros.

Especificar a gravidade atual:

Leve: A ejaculação ocorre dentro de aproximadamente 30 segundos a 1 minuto após a penetração vaginal.

Moderada: A ejaculação ocorre dentro de aproximadamente 15 a 30 segundos após a penetração vaginal.

Grave: A ejaculação ocorre antes da atividade sexual, no início da atividade sexual ou dentro de aproximadamente 15 segundos após a penetração vaginal.

Disfunção Sexual Induzida por Substância/Medicamento

Critérios Diagnósticos

A. Uma perturbação clinicamente significativa na função sexual é predominante no quadro clínico.

B. Há evidências a partir da história, do exame físico ou de achados laboratoriais de ambos (1) e (2):

1. Os sintomas no Critério A desenvolveram-se durante ou logo após a intoxicação ou abstinência de substância ou após exposição ou abstinência a um medicamento.

2. A substância ou medicamento envolvido é capaz de produzir os sintomas do Critério A.

C. A perturbação não é mais bem explicada por uma disfunção sexual que não é induzida por substância/medicamento. A evidência de uma disfunção sexual independente pode incluir o seguinte:

Disfunção Sexual Induzida por Substância/Medicamento

> Os sintomas precedem o início do uso da substância ou medicamento; os sintomas persistem por um período substancial de tempo (p. ex., em torno de um mês) após a cessação de abstinência aguda ou de intoxicação grave; ou há outras evidências sugerindo a existência de uma disfunção sexual independente não induzida por substância/medicamento (p. ex., história de episódios recorrentes não relacionados ao uso de substância/medicamento).

D. A perturbação não ocorre exclusivamente durante o curso de *delirium*.

E. A perturbação causa sofrimento clinicamente significativo para o indivíduo.

Nota: Este diagnóstico deve ser feito em vez de um diagnóstico de intoxicação ou de abstinência de substância apenas quando os sintomas do Critério A predominarem no quadro clínico e forem suficientemente graves para justificar atenção clínica.

Nota para codificação: A tabela a seguir indica os códigos da CID-10-MC para as disfunções sexuais induzidas por [substância/medicamento específico]. Observar que o código da CID-10-MC depende de existir ou não transtorno comórbido por uso de substância presente para a mesma classe de substância. Em qualquer caso, não é dado um diagnóstico adicional separado de um transtorno por uso de substância. Se um transtorno leve por uso de substância for comórbido com a disfunção sexual induzida por substância, o número da 4ª posição é "1", e o clínico deverá registrar "transtorno por uso de [substância], leve" antes da disfunção sexual induzida por substância (p. ex., transtorno leve causado pelo uso de cocaína com disfunção sexual induzida por cocaína). Se o transtorno por uso de uma substância moderado ou grave for comórbido com disfunção sexual induzida por substância, o número da 4ª posição é "2", e o clínico deve registrar "transtorno por uso de [substância], moderado" ou "transtorno por uso de [substância], grave", dependendo da gravidade do transtorno por uso de substância comórbido. Se não houver nenhum transtorno comórbido por uso de substância (p. ex., depois do uso pesado isolado da substância), o número da 4ª posição é "9", e o clínico deverá registrar apenas a disfunção sexual induzida por substância.

	CID-10-MC		
	Com transtorno por uso, leve	Com transtorno por uso, moderado ou grave	Sem transtorno por uso
Álcool	F10.181	F10.281	F10.981
Opioide	F11.181	F11.281	F11.981
Sedativo, hipnótico ou ansiolítico	F13.181	F13.281	F13.981
Substância tipo anfetamina (ou outro estimulante)	F15.181	F15.281	F15.981
Cocaína	F14.181	F14.281	F14.981
Outra substância (ou substância desconhecida)	F19.181	F19.281	F19.981

Especificar (ver Tabela 1 no capítulo "Transtornos Relacionados a Substâncias e Transtornos Aditivos", que indica se "com início durante a intoxicação" e/ou "com início durante a abstinência" se aplica a uma determinada classe de substância; ou especificar "com início após o uso de medicamento"):

Com início durante a intoxicação: Se são satisfeitos os critérios para intoxicação pela substância e os sintomas se desenvolvem durante a intoxicação.

Com início durante a abstinência: Se os critérios para abstinência da substância são preenchidos, e os sintomas se desenvolvem durante ou imediatamente após a retirada.

Com início após o uso de medicamento: Se os sintomas se desenvolvem no início do uso do medicamento, com a mudança no uso do medicamento ou durante a abstinência do medicamento.

Especificar a gravidade atual:

Leve: Ocorre em 25 a 50% das ocasiões de atividade sexual.

Moderada: Ocorre em 50 a 75% das ocasiões de atividade sexual.

Grave: Ocorre em 75% ou mais das ocasiões de atividade sexual.

Disfunção Sexual Induzida por Substância/Medicamento **207**

Procedimentos para Registro

O nome da disfunção sexual induzida por substância/medicamento inicia com a substância específica (p. ex., álcool) que presumivelmente esteja causando a disfunção sexual. O código da CID-10-MC que corresponde à classe do medicamento em questão deve ser selecionado na tabela inclusa no grupo de critérios. Para substâncias que não se enquadram em nenhuma das classes (p. ex., fluoxetina), deve-se utilizar o código da CID-10-MC para outra classe de substância (ou substância desconhecida) e o nome da substância específica é registrado (p. ex., F19.981 disfunção sexual induzida por fluoxetina). Nos casos em que a substância for considerada um fator etiológico, mas a substância for desconhecida, o código da CID-10-MC para a outra classe de substância (ou substância desconhecida) é utilizado e o fato de a substância ser desconhecida é registrado (p. ex., F19.981 disfunção sexual induzida por substância desconhecida).

Ao registrar o nome do transtorno, o transtorno comórbido por uso de substância (caso exista algum) deve ser listado em primeiro lugar, seguido pela palavra "com", pelo nome da disfunção sexual induzida por substância, pela especificação do início (i. e., início durante a intoxicação, início durante a abstinência, início após o uso de medicamento) e pelo especificador da gravidade (p. ex., leve, moderada, grave). Por exemplo, no caso de disfunção erétil ocorrendo durante a intoxicação em homem com transtorno grave por uso de álcool, o diagnóstico é F10.281 transtorno grave por uso de álcool, com disfunção sexual induzida por álcool, com início durante a intoxicação, moderado. Não é feito um diagnóstico separado de transtorno grave por uso de álcool. Se ocorre disfunção sexual induzida por substância sem um transtorno comórbido por uso de substância (p. ex., após um episódio de uso pesado da substância), não é anotado transtorno adicional por uso de substância (p. ex., F15.981 disfunção sexual induzida por anfetamina, com início durante a intoxicação). Quando mais de uma substância for considerada como desempenhando um papel significativo no desenvolvimento de disfunção sexual, cada uma deve ser listada separadamente (p. ex., F14.181 transtorno leve por uso de cocaína com disfunção sexual induzida por cocaína, com início durante a intoxicação, moderado; F19.981 disfunção sexual induzida por fluoxetina, com início após o uso do medicamento, moderada).

Outra Disfunção Sexual Especificada

F52.8

Esta categoria aplica-se a apresentações em que sintomas característicos de disfunção sexual que causam sofrimento clinicamente significativo ao indivíduo predominam, mas não satisfazem todos os critérios para qualquer transtorno na classe diagnóstica das disfunções sexuais. A categoria outra disfunção sexual especificada é usada nas situações em que o clínico opta por comunicar a razão específica pela qual a apresentação não satisfaz os critérios para uma disfunção sexual específica. Isso é feito por meio do registro de "outra disfunção sexual especificada", seguido da razão específica (p. ex., "aversão sexual").

Disfunção Sexual Não Especificada

F52.9

Esta categoria aplica-se a apresentações em que sintomas característicos de disfunção sexual que causam sofrimento clinicamente significativo ao indivíduo predominam, mas não satisfazem todos os critérios para qualquer transtorno na classe diagnóstica das disfunções sexuais. A categoria disfunção sexual não especificada é usada nas situações em que o clínico opta por *não* especificar a razão pela qual os critérios para uma disfunção sexual específica não são satisfeitos e inclui apresentações para as quais não há informações suficientes para que seja feito um diagnóstico mais específico.

Disforia de Gênero

Disforia de Gênero

Critérios Diagnósticos

Disforia de Gênero em Crianças   F64.2

A. Incongruência acentuada entre o gênero experienciado/expressado e o gênero designado de uma pessoa, com duração de pelo menos seis meses, manifestada por no mínimo seis dos seguintes (um deles deve ser o Critério A1):

1. Forte desejo de pertencer ao outro gênero ou insistência de que um gênero é outro (ou algum gênero alternativo diferente do designado).

2. Em meninos (gênero designado), uma forte preferência por vestir roupas femininas típicas ou simular trajes femininos; em meninas (gênero designado), uma forte preferência por vestir somente roupas masculinas típicas e uma forte resistência a vestir roupas femininas típicas.

3. Forte preferência por papéis transgêneros em brincadeiras de faz de conta ou de fantasias.

4. Forte preferência por brinquedos, jogos ou atividades tipicamente usados ou preferidos pelo outro gênero.

5. Forte preferência por brincar com pares do outro gênero.

6. Em meninos (gênero designado), forte rejeição de brinquedos, jogos e atividades tipicamente masculinos e forte evitação de brincadeiras agressivas e competitivas; em meninas (gênero designado), forte rejeição de brinquedos, jogos e atividades tipicamente femininas.

7. Forte desgosto com a própria anatomia sexual.

8. Desejo intenso por características sexuais primárias e/ou secundárias compatíveis com o gênero experienciado.

B. A condição está associada a sofrimento clinicamente significativo ou a prejuízo no funcionamento social, acadêmico ou em outras áreas importantes da vida do indivíduo.

210   Disforia de Gênero

Especificar se:

Com um distúrbio/diferença do desenvolvimento sexual (p. ex., distúrbio adrenogenital congênito, como E25.0 hiperplasia adrenal congênita ou E34.50 síndrome de insensibilidade androgênica).

Nota para codificação: Codificar tanto o distúrbio/diferença do desenvolvimento sexual como a disforia de gênero.

Disforia de Gênero em Adolescentes e Adultos   F64.0

A. Incongruência acentuada entre o gênero experienciado/expressado e o gênero designado de uma pessoa, com duração de pelo menos seis meses, manifestada por no mínimo dois dos seguintes:

1. Incongruência acentuada entre o gênero experienciado/expressado e as características sexuais primárias e/ou secundárias (ou, em adolescentes jovens, as características sexuais secundárias previstas).
2. Forte desejo de livrar-se das próprias características sexuais primárias e/ou secundárias em razão de incongruência acentuada com o gênero experienciado/expressado (ou, em adolescentes jovens, desejo de impedir o desenvolvimento das características sexuais secundárias previstas).
3. Forte desejo pelas características sexuais primárias e/ou secundárias do outro gênero.
4. Forte desejo de pertencer ao outro gênero (ou a algum gênero alternativo diferente do designado).
5. Forte desejo de ser tratado como o outro gênero (ou como algum gênero alternativo diferente do designado).
6. Forte convicção de ter os sentimentos e reações típicos do outro gênero (ou de algum gênero alternativo diferente do designado).

B. A condição está associada a sofrimento clinicamente significativo ou prejuízo no funcionamento social, profissional ou em outras áreas importantes da vida do indivíduo.

Especificar se:

Com um distúrbio/diferença do desenvolvimento sexual (p. ex., distúrbio adrenogenital congênito, como E25.0 hiperplasia adrenal congênita ou E34.50 síndrome de insensibilidade androgênica).

Nota para codificação: Codificar tanto o distúrbio/diferença do desenvolvimento sexual como a disforia de gênero.

Especificar se:

Pós-transição: O indivíduo fez uma transição para uma vida em tempo integral no gênero experienciado (com ou sem legalização da mu-

Disforia de Gênero Não Especificada

dança de gênero) e fez (ou está se preparando para fazer) pelo menos um procedimento médico ou um regime de tratamento – a saber, tratamento hormonal transexual regular de afirmação de gênero ou cirurgia de redesignação de gênero confirmando o gênero experienciado (p. ex., cirurgia de aumento de mama e/ou vulvovaginoplastia em um indivíduo designado do sexo masculino no nascimento; cirurgia torácica transmasculina e/ou faloplastia ou metoidioplastia em um indivíduo designado do sexo feminino no nascimento).

Outra Disforia de Gênero Especificada

F64.8

Esta categoria aplica-se a apresentações em que sintomas característicos de disforia de gênero que causam sofrimento clinicamente significativo ou prejuízo no funcionamento social, profissional ou em outras áreas importantes da vida do indivíduo predominam, mas não satisfazem todos os critérios para disforia de gênero. A categoria outra disforia de gênero especificada é usada nas situações em que o clínico opta por comunicar a razão específica pela qual a apresentação não satisfaz os critérios para qualquer disforia de gênero. Isso é feito por meio do registro de "outra disforia de gênero especificada", seguido pela razão específica (p. ex., "disforia de gênero breve", em que os sintomas satisfazem todos os critérios para disforia de gênero, mas a duração é inferior aos 6 meses exigidos).

Disforia de Gênero Não Especificada

F64.9

Esta categoria aplica-se a apresentações em que sintomas característicos de disforia de gênero que causam sofrimento clinicamente significativo ou prejuízo no funcionamento social, profissional ou em outras áreas importantes da vida do indivíduo predominam, mas não satisfazem todos os critérios para disforia de gênero. A categoria disforia de gênero não especificada é usada nas situações em que o clínico opta por *não* especificar a razão pela qual os critérios para disforia de gênero não são satisfeitos e inclui apresentações para as quais não há informações suficientes para que seja feito um diagnóstico mais específico.

Transtornos Disruptivos, do Controle de Impulsos e da Conduta

Transtorno de Oposição Desafiante

Critérios Diagnósticos   F91.3

A. Um padrão de humor raivoso/irritável, de comportamento questionador/desafiante ou índole vingativa com duração de pelo menos seis meses, como evidenciado por pelo menos quatro sintomas de qualquer das categorias seguintes e exibido na interação com pelo menos um indivíduo que não seja um irmão.

Humor Raivoso/Irritável

1. Com frequência perde a calma.
2. Com frequência é sensível ou facilmente incomodado.
3. Com frequência é raivoso e ressentido.

Comportamento Questionador/Desafiante

4. Frequentemente questiona figuras de autoridade ou, no caso de crianças e adolescentes, adultos.
5. Frequentemente desafia acintosamente ou se recusa a obedecer a regras ou pedidos de figuras de autoridade.
6. Frequentemente incomoda deliberadamente outras pessoas.
7. Frequentemente culpa outros por seus erros ou mau comportamento.

Índole Vingativa

8. Foi malvado ou vingativo pelo menos duas vezes nos últimos seis meses.

Nota: A persistência e a frequência desses comportamentos devem ser utilizadas para fazer a distinção entre um comportamento dentro dos limites normais e um comportamento sintomático. No caso de crianças com menos de 5 anos, o comportamento deve ocorrer na maioria dos dias durante um período mínimo de seis meses, exceto

214   Transtornos Disruptivos, do Controle de Impulsos e da Conduta

se explicitado de outro modo (Critério A8). No caso de crianças com 5 anos ou mais, o comportamento deve ocorrer pelo menos uma vez por semana durante no mínimo seis meses, exceto se explicitado de outro modo (Critério A8). Embora tais critérios de frequência sirvam de orientação quanto a um nível mínimo de frequência para definir os sintomas, outros fatores também devem ser considerados, tais como se a frequência e a intensidade dos comportamentos estão fora de uma faixa normativa para o nível de desenvolvimento, o gênero e a cultura do indivíduo.

B. A perturbação no comportamento está associada a sofrimento para o indivíduo ou para os outros em seu contexto social imediato (p. ex., família, grupo de pares, colegas de trabalho) ou causa impactos negativos no funcionamento social, educacional, profissional ou outras áreas importantes da vida do indivíduo.

C. Os comportamentos não ocorrem exclusivamente durante o curso de um transtorno psicótico, por uso de substância, depressivo ou bipolar. Além disso, os critérios para transtorno disruptivo da desregulação do humor não são preenchidos.

Especificar a gravidade atual:

Leve: Os sintomas limitam-se a apenas um contexto (p. ex., em casa, na escola, no trabalho, com os colegas).

Moderada: Alguns sintomas estão presentes em pelo menos dois contextos.

Grave: Alguns sintomas estão presentes em três ou mais contextos.

Transtorno Explosivo Intermitente

Critérios Diagnósticos	F63.81

A. Explosões comportamentais recorrentes representando uma falha em controlar impulsos agressivos, conforme manifestado por um dos seguintes aspectos:

1. Agressão verbal (p. ex., acessos de raiva, injúrias, discussões ou agressões verbais) ou agressão física dirigida a propriedade, animais ou outros indivíduos, ocorrendo em uma média de duas vezes por semana, durante um período de três meses. A agressão física não resulta em danos ou destruição de propriedade nem em lesões físicas em animais ou em outros indivíduos.

2. Três explosões comportamentais envolvendo danos ou destruição de propriedade e/ou agressão física envolvendo lesões físicas

Transtorno da Conduta

contra animais ou outros indivíduos ocorrendo dentro de um período de 12 meses.

B. A magnitude da agressividade expressa durante as explosões recorrentes é grosseiramente desproporcional em relação à provocação ou a quaisquer estressores psicossociais precipitantes.

C. As explosões de agressividade recorrentes não são premeditadas (i. e., são impulsivas e/ou decorrentes de raiva) e não têm por finalidade atingir algum objetivo tangível (p. ex., dinheiro, poder, intimidação).

D. As explosões de agressividade recorrentes causam sofrimento acentuado ao indivíduo ou prejuízo no funcionamento profissional ou interpessoal ou estão associadas a consequências financeiras ou legais.

E. A idade cronológica é de pelo menos 6 anos (ou nível de desenvolvimento equivalente).

F. As explosões de agressividade recorrentes não são mais bem explicadas por outro transtorno mental (p. ex., transtorno depressivo maior, transtorno bipolar, transtorno disruptivo da desregulação do humor, um transtorno psicótico, transtorno da personalidade antissocial, transtorno da personalidade *borderline*) e não são atribuíveis a outra condição médica (p. ex., traumatismo craniano, doença de Alzheimer) ou aos efeitos fisiológicos de uma substância (p. ex., droga de abuso, medicamento). No caso de crianças e adolescentes com idade entre 6 e 18 anos, o comportamento agressivo que ocorre como parte do transtorno de adaptação não deve ser considerado para esse diagnóstico.

Nota: Este diagnóstico pode ser feito em adição ao diagnóstico de transtorno de déficit de atenção/hiperatividade, transtorno da conduta, transtorno de oposição desafiante ou transtorno do espectro autista nos casos em que as explosões de agressividade impulsiva recorrentes excederem aquelas normalmente observadas nesses transtornos e justificarem atenção clínica independente.

Transtorno da Conduta

Critérios Diagnósticos

A. Um padrão de comportamento repetitivo e persistente no qual são violados direitos básicos de outras pessoas ou normas ou regras sociais relevantes e apropriadas para a idade, tal como manifestado

216 Transtornos Disruptivos, do Controle de Impulsos e da Conduta

pela presença de ao menos três dos 15 critérios seguintes, nos últimos 12 meses, de qualquer uma das categorias a seguir, com ao menos um critério presente nos últimos seis meses:

Agressão a Pessoas e Animais

1. Frequentemente provoca, ameaça ou intimida outros.
2. Frequentemente inicia brigas físicas.
3. Usou alguma arma que pode causar danos físicos graves a outros (p. ex., bastão, tijolo, garrafa quebrada, faca, arma de fogo).
4. Foi fisicamente cruel com pessoas.
5. Foi fisicamente cruel com animais.
6. Roubou durante o confronto com uma vítima (p. ex., assalto, roubo de bolsa, extorsão, roubo à mão armada).
7. Forçou alguém a atividade sexual.

Destruição de Propriedade

8. Envolveu-se deliberadamente na provocação de incêndios com a intenção de causar danos graves.
9. Destruiu deliberadamente propriedade de outras pessoas (excluindo provocação de incêndios).

Falsidade ou Furto

10. Invadiu a casa, o edifício ou o carro de outra pessoa.
11. Frequentemente mente para obter bens materiais ou favores ou para evitar obrigações (i. e., "trapaceia").
12. Furtou itens de valores consideráveis sem confrontar a vítima (p. ex., furto em lojas, mas sem invadir ou forçar a entrada; falsificação).

Violações Graves de Regras

13. Frequentemente fica fora de casa à noite, apesar da proibição dos pais, com início antes dos 13 anos de idade.
14. Fugiu de casa, passando a noite fora, pelo menos duas vezes enquanto morando com os pais ou em lar substituto, ou uma vez sem retornar por um longo período.
15. Com frequência falta às aulas, com início antes dos 13 anos de idade.

B. A perturbação comportamental causa prejuízos clinicamente significativos no funcionamento social, acadêmico ou profissional.

Transtorno da Conduta

C. Se o indivíduo tem 18 anos ou mais, os critérios para transtorno da personalidade antissocial não são preenchidos.

Determinar o subtipo:

F91.1 Tipo com início na infância: Os indivíduos apresentam pelo menos um sintoma característico de transtorno da conduta antes dos 10 anos de idade.

F91.2 Tipo com início na adolescência: Os indivíduos não apresentam nenhum sintoma característico de transtorno da conduta antes dos 10 anos de idade.

F91.9 Início não especificado: Os critérios para o diagnóstico de transtorno da conduta são preenchidos, porém não há informações suficientes disponíveis para determinar se o início do primeiro sintoma ocorreu antes ou depois dos 10 anos.

Especificar se:

Com emoções pró-sociais limitadas: Para qualificar-se para este especificador, o indivíduo deve ter apresentado pelo menos duas das seguintes características de forma persistente durante, no mínimo, 12 meses e em múltiplos relacionamentos e ambientes. Essas características refletem o padrão típico de funcionamento interpessoal e emocional do indivíduo ao longo desse período, e não apenas ocorrências ocasionais em algumas situações. Consequentemente, para avaliar os critérios para o especificador, são necessárias várias fontes de informação. Além do autorrelato, é necessário considerar relatos de outras pessoas que conviveram com o indivíduo por longos períodos de tempo (p. ex., pais, professores, colegas de trabalho, membros da família estendida, pares).

Ausência de remorso ou culpa: O indivíduo não se sente mal ou culpado quando faz alguma coisa errada (excluindo o remorso expresso somente nas situações em que for pego e/ ou ao enfrentar alguma punição). O indivíduo demonstra falta geral de preocupação quanto às consequências negativas de suas ações. Por exemplo, não sente remorso depois de machucar alguém ou não se preocupa com as consequências de violar regras.

Insensível – falta de empatia: Ignora e não está preocupado com os sentimentos de outras pessoas. O indivíduo é descrito como frio e desinteressado. O indivíduo parece estar mais preocupado com os efeitos de suas ações sobre si mesmo do que sobre outras pessoas, mesmo que essas ações causem danos substanciais.

218 Transtornos Disruptivos, do Controle de Impulsos e da Conduta

> **Despreocupado com o desempenho:** Não demonstra preocupação com o desempenho fraco e problemático na escola, no trabalho ou em outras atividades importantes. Não se esforça o necessário para um bom desempenho, mesmo quando as expectativas são claras, e geralmente culpa os outros por seu mau desempenho.
>
> **Afeto superficial ou deficiente:** Não expressa sentimentos nem demonstra emoções para os outros, a não ser de uma maneira que parece superficial, insincera ou rasa (p. ex., as ações contradizem a emoção demonstrada; pode "ligar" ou "desligar" emoções rapidamente) ou quando as expressões emocionais são usadas para obter algum ganho (p. ex., emoções com a finalidade de manipular ou intimidar outras pessoas).
>
> *Especificar* a gravidade atual:
>
> **Leve:** Poucos, se algum, problemas de conduta estão presentes além daqueles necessários para fazer o diagnóstico, e estes causam danos relativamente pequenos a outros (p. ex., mentir, faltar aula, permanecer fora à noite sem autorização, outras violações de regras).
>
> **Moderada:** O número de problemas de conduta e o efeito sobre os outros estão entre aqueles especificados como "leves" e "graves" (p. ex., furtar sem confrontar a vítima, vandalismo).
>
> **Grave:** Muitos problemas de conduta, além daqueles necessários para fazer o diagnóstico, estão presentes, ou os problemas de conduta causam danos consideráveis a outros (p. ex., sexo forçado, crueldade física, uso de armas, roubo com confronto à vítima, arrombamento e invasão).

Transtorno da Personalidade Antissocial

Os critérios e o texto para transtorno da personalidade antissocial podem ser encontrados no capítulo "Transtornos da Personalidade". Levando-se em conta que esse transtorno está intimamente ligado ao espectro dos transtornos da conduta "externalizantes" deste capítulo, assim como aos transtornos discutidos no capítulo subsequente, "Transtornos Relacionados a Substâncias e Transtornos Aditivos", ele foi duplamente codificado neste capítulo e no capítulo "Transtornos da Personalidade".

Cleptomania   **219**

Piromania

Critérios Diagnósticos	F63.1

A. Atear fogo de forma deliberada e proposital em mais de uma ocasião.
B. Tensão ou excitação afetiva antes do ato.
C. Fascinação, interesse, curiosidade ou atração pelo fogo e seu contexto situacional (p. ex., equipamentos, usos, consequências).
D. Prazer, gratificação ou alívio ao atear fogo ou quando testemunhando ou participando de suas consequências.
E. O incêndio não é feito com fins monetários, como expressão de uma ideologia sociopolítica, para ocultar atividades criminosas, para expressar raiva ou vingança, para melhorar as circunstâncias de vida de uma pessoa, em resposta a um delírio ou alucinação ou como resultado de julgamento alterado (p. ex., no transtorno neurocognitivo maior, no transtorno do desenvolvimento intelectual [deficiência intelectual], na intoxicação por substâncias).
F. O atear fogo não é mais bem explicado por transtorno da conduta, por um episódio maníaco ou por transtorno da personalidade antissocial.

Cleptomania

Critérios Diagnósticos	F63.2

A. Falha recorrente em resistir aos impulsos de roubar objetos que não são necessários para uso pessoal ou em razão de seu valor monetário.
B. Sensação crescente de tensão imediatamente antes de cometer o furto.
C. Prazer, gratificação ou alívio no momento de cometer o furto.
D. O ato de furtar não é cometido para expressar raiva ou vingança e não ocorre em resposta a um delírio ou a uma alucinação.
E. O ato de roubar não é mais bem explicado por transtorno da conduta, por um episódio maníaco ou por transtorno da personalidade antissocial.

Outro Transtorno Disruptivo, do Controle de Impulsos e da Conduta Especificado

F91.8

Esta categoria aplica-se a apresentações em que sintomas característicos de um transtorno disruptivo, do controle de impulsos e da conduta que causam sofrimento clinicamente significativo ou prejuízo no funcionamento social, profissional ou em outras áreas importantes da vida do indivíduo predominam, mas não satisfazem todos os critérios para qualquer transtorno na classe diagnóstica dos transtornos disruptivos, do controle de impulsos e da conduta. A categoria outro transtorno disruptivo, do controle de impulsos e da conduta especificado é usada nas situações em que o clínico opta por comunicar a razão específica pela qual a apresentação não satisfaz os critérios para qualquer transtorno disruptivo, do controle de impulsos e da conduta. Isso é feito por meio do registro de "outro transtorno disruptivo, do controle de impulsos e da conduta especificado", seguido pela razão específica (p. ex., "explosões comportamentais recorrentes com frequência insuficiente").

Transtorno Disruptivo, do Controle de Impulsos e da Conduta Não Especificado

F91.9

Esta categoria aplica-se a apresentações em que sintomas característicos de um transtorno disruptivo, do controle de impulsos e da conduta que causam sofrimento clinicamente significativo ou prejuízo no funcionamento social, profissional ou em outras áreas importantes da vida do indivíduo predominam, mas não satisfazem todos os critérios para qualquer transtorno na classe diagnóstica dos transtornos disruptivos, do controle de impulsos e da conduta. A categoria transtorno disruptivo, do controle de impulsos e da conduta não especificado é usada nas situações em que o clínico opta por *não* especificar a razão pela qual os critérios para um transtorno disruptivo, do controle de impulsos e da conduta específico não são satisfeitos e inclui apresentações para as quais não há informações suficientes para que seja feito um diagnóstico mais específico (p. ex., em salas de emergência).

Transtornos Relacionados a Substâncias e Transtornos Aditivos

Os transtornos relacionados a substâncias abrangem 10 classes distintas de drogas: álcool; cafeína; *Cannabis*; alucinógenos (com categorias distintas para fenciclidina [ou arilciclo-hexilaminas de ação similar] e outros alucinógenos); inalantes; opioides; sedativos, hipnóticos ou ansiolíticos; estimulantes (substâncias tipo anfetamina, cocaína e outros estimulantes); tabaco; e outras substâncias (ou substâncias desconhecidas). Este capítulo também inclui o transtorno do jogo, o que reflete as evidências de que os comportamentos de jogo ativam sistemas de recompensa semelhantes aos ativados por drogas de abuso e produzem alguns sintomas comportamentais que podem ser comparados aos produzidos pelos transtornos por uso de substância.

Os transtornos relacionados a substâncias dividem-se em dois grupos: transtornos por uso de substância (padrão problemático de uso de substância levando a prejuízo clinicamente significativo) e transtornos induzidos por substância, que incluem intoxicação, abstinência e outros transtornos mentais induzidos por substância/medicamento (transtornos psicóticos, transtorno bipolar e transtornos relacionados, transtornos depressivos, transtornos de ansiedade, transtorno obsessivo-compulsivo e transtornos relacionados, transtornos do sono, disfunções sexuais, *delirium* e transtornos neurocognitivos induzidos por substância/medicamento). O termo *transtorno mental induzido por substância/medicamento* refere-se a apresentações sintomáticas que são devidas aos efeitos fisiológicos de uma substância exógena no sistema nervoso central e inclui intoxicantes típicos (p. ex., álcool, inalantes, cocaína), outros medicamentos (p. ex., esteroides) e toxinas ambientais (p. ex., inseticidas organofosforados). A fim de facilitar o diagnóstico diferencial, o texto e os critérios diagnósticos dos transtornos mentais induzidos por substância/medicamento remanescentes localizam-se junto aos transtornos com os quais compartilham fenomenologia (p. ex., transtorno depressivo induzido por substância/medicamento consta no capítulo

222 Transtornos Relacionados a Substâncias e Transtornos Aditivos

"Transtornos Depressivos"). Observe que somente certas classes de drogas são capazes de causar tipos particulares de transtornos induzidos por substância. As categorias diagnósticas mais abrangentes associadas a cada grupo específico de substâncias são apresentadas na Tabela 1.

Transtornos Relacionados a Substâncias

Transtornos por Uso de Substâncias

Procedimentos para Registro

O clínico deve usar o código que se aplica à classe de substâncias, mas registrar o nome da *substância específica*. Por exemplo, o clínico deve registrar F13.20 transtorno por uso de alprazolam, moderado (em vez de transtorno por uso de sedativos, hipnóticos ou ansiolíticos, moderado), ou F15.10 transtorno por uso de metanfetamina, leve (em vez de transtorno por uso de substância tipo anfetamina, leve). No caso de substâncias que não se encaixam em nenhuma das classes (p. ex., esteroides anabolizantes), o código adequado da CID-10-MC para outro transtorno por uso de substância (ou substância desconhecida) deve ser usado, e a substância específica deve ser indicada (p. ex., F19.10 transtorno por uso de esteroides anabolizantes, leve). Se a substância consumida pelo indivíduo for desconhecida, o mesmo código da CID-10-MC (i. e., para "outro transtorno por uso de substância [ou substância desconhecida]") deve ser usado (p. ex., F19.20 transtorno por uso de substância desconhecida, grave). Se os critérios forem satisfeitos para mais de um transtorno por uso de substância, todos eles devem ser diagnosticados (p. ex., F11.20 transtorno por uso de heroína, grave; F14.20 transtorno por uso de cocaína, moderado).

O código adequado da CID-10-MC para transtorno por uso de substância depende da presença de um transtorno induzido por substância comórbido (incluindo intoxicação e abstinência). No exemplo anterior, o código diagnóstico para transtorno por uso de alprazolam, moderado, F13.20, reflete a ausência de transtorno mental induzido por alprazolam comórbido. Como os códigos da CID-10-MC para transtornos induzidos por substâncias indicam tanto a presença (ou ausência) quanto a gravidade do transtorno por uso de substância, os códigos da

TABELA 1 Diagnósticos associados a classes de substâncias

	Trans- tornos psicóti- cos	Trans- torno bipolar e trans- tornos relacio- nados	Trans- tornos depres- sivos	Trans- tornos de ansie- dade	Trans- torno obses- sivo- -com- pulsivo e trans- tornos relacio- nados	Trans- tornos do sono	Disfun- ções sexuais	*Deli- rium*	Trans- tornos neuro- cogniti- vos	Trans- tornos por uso de subs- tância	Intoxi- cação com subs- tância	Absti- nência de subs- tância
Álcool	I/A	I/A	I/A	I/A		I/A	I/A	I/A	X (leve; maior)	X	X	X
Cafeína				I		I/A					X	X
Cannabis	I			I		I/A		I		X	X	X
Alucinógenos												
Fenciclidina	I	I	I	I				I		X	X	
Outros alucinógenos	I*	I	I	I				I		X	X	
Inalantes	I		I	I				I	X (leve; maior)	X	X	
Opioides			I/A	A		I/A	I/A	I/A		X	X	X

(Continua)

224 Transtornos Relacionados a Substâncias e Transtornos Aditivos

TABELA 1 Diagnósticos associados a classes de substâncias *(Continuação)*

	Transtornos psicóticos	Transtorno bipolar e transtornos relacionados	Transtornos depressivos	Transtornos de ansiedade	Transtorno obsessivo-compulsivo e transtornos relacionados	Transtornos do sono	Disfunções sexuais	Delirium	Transtornos neurocognitivos	Transtornos por uso de substância	Intoxicação com substância	Abstinência de substância
Sedativos, hipnóticos ou ansiolíticos	I/A	I/A	I/A	I/A		I/A	I/A	I/A	X (leve; maior)	X	X	X
Estimulantes**	I	I/A	I/A	I/A	I/A	I/A	I	I	X (leve)	X	X	X
Tabaco						A				X		X
Outro (ou desconhecido)	I/A	I/A	I/A	I/A	I/A	I/A	I/A	I/A	X (leve; maior)	X	X	X

Nota: X = A categoria é reconhecida no DSM-5.

I = O especificador "com início durante a intoxicação" pode ser indicado para a categoria.

A = O especificador "com início durante a abstinência" pode ser indicado para a categoria.

I/A = Tanto "com início durante a intoxicação" como "com início durante a abstinência" podem ser indicados para a categoria.

Maior = transtorno neurocognitivo maior; leve = transtorno neurocognitivo leve.

*Também transtorno persistente da percepção induzido por alucinógenos (*flashbacks*).

** Inclui substâncias tipo anfetamina, cocaína e outros estimulantes não especificados.

Transtornos Induzidos por Substâncias **225**

CID-10-MC para transtornos por uso de substâncias podem ser usados apenas na ausência de um transtorno induzido por substância. Consultar as seções próprias de substâncias específicas para mais informações sobre codificação.

Transtornos Induzidos por Substâncias

Procedimentos para Registro para Intoxicação e Abstinência de Substância

O clínico deve usar o código que se aplica à classe de substâncias, mas registrar o nome da *substância específica*. Por exemplo, o clínico deve registrar F13.230 abstinência de secobarbital (em vez de abstinência de sedativos, hipnóticos ou ansiolíticos) ou F15.120 intoxicação por anfetamina (em vez de intoxicação por substância tipo anfetamina). Repare que os códigos adequados da CID-10-MC para intoxicação por substância e abstinência de substância dependem de haver um transtorno por uso de substância comórbido. Nesse caso, o código F15.120 para intoxicação com metanfetamina indica a presença de um transtorno por uso de metanfetamina, leve comórbido. Caso não houvesse transtorno por uso de metanfetamina comórbido (e sem distúrbios perceptuais), o código diagnóstico teria sido F15.920. Ver a nota para codificação para intoxicação e para síndrome de abstinência de cada substância para as opções de codificação.

No caso de substâncias que não se encaixam em nenhuma das classes (p. ex., esteroides anabolizantes), o código da CID-10-MC para intoxicação por outra substância (ou substância desconhecida) ou abstinência de outra substância (ou substância desconhecida) deve ser usado, e a substância específica deve ser indicada (p. ex., F19.920 intoxicação por esteroide anabolizante). Caso a substância consumida pelo indivíduo seja desconhecida, o mesmo código (i. e., para a classe "outra substância [ou substância desconhecida]") deve ser usado (p. ex., F19.920 intoxicação por substância desconhecida). Se houver sintomas ou problemas associados a uma substância em particular, mas os critérios não forem satisfeitos para nenhum dos transtornos relacionados a substâncias específicas, pode-se usar a categoria não especificado (p. ex., F12.99 transtorno relacionado a *Cannabis* não especificado).

226   Transtornos Relacionados a Substâncias e Transtornos Aditivos

Conforme indicado, os códigos relacionados a substâncias na CID-10-MC combinam o aspecto de transtorno por uso de substância do quadro clínico e o aspecto induzido por substância em um único código. Portanto, caso estejam presentes tanto abstinência de heroína como transtorno por uso de heroína, moderado, o código único F11.23 para abstinência de heroína é fornecido para cobrir as duas apresentações. Consultar as seções próprias de substâncias específicas para mais informações sobre codificação.

Procedimentos para Registro para Transtornos Mentais Induzidos por Substância/Medicamento

Critérios diagnósticos, notas para codificação e procedimentos para registro para transtornos mentais induzidos por substância/medicamento específicos são fornecidos nos capítulos do Manual correspondentes aos transtornos de fenomenologia compartilhada (ver os transtornos mentais induzidos por substância/medicamento nesses capítulos: "Espectro da Esquizofrenia e Outros Transtornos Psicóticos", "Transtorno Bipolar e Transtornos Relacionados", "Transtornos Depressivos", "Transtornos de Ansiedade", "Transtorno Obsessivo-compulsivo e Transtornos Relacionados", "Transtornos do Sono-Vigília", "Disfunções Sexuais" e "Transtornos Neurocognitivos"). Quando é registrado um transtorno mental induzido por substância/medicamento comórbido com um transtorno por uso de substância, é dado apenas um diagnóstico que reflita tanto o tipo de substância como o tipo de transtorno mental induzido pela substância, além da gravidade do transtorno por uso de substância comórbido (p. ex., transtorno psicótico induzido por cocaína com transtorno por uso de cocaína, grave). Para um transtorno mental induzido por substância que ocorra na ausência de transtorno por uso de substância comórbido (p. ex., quando o transtorno é induzido pela única vez em que a substância ou o medicamento foi usado), apenas o transtorno mental induzido por substância/medicamento é registrado (p. ex., transtorno depressivo induzido por corticosteroide). Mais informações necessárias para registrar o nome do diagnóstico do transtorno mental induzido por substância/medicamento são fornecidas na seção "Procedimentos para Registro" de cada transtorno mental induzido por substância/medicamento em seu respectivo capítulo.

Transtorno por Uso de Álcool

Transtornos Relacionados ao Álcool

Transtorno por Uso de Álcool

Critérios Diagnósticos

A. Um padrão problemático de uso de álcool, levando a comprometimento ou sofrimento clinicamente significativos, manifestado por pelo menos dois dos seguintes critérios, ocorrendo durante um período de 12 meses:

1. Álcool é frequentemente consumido em maiores quantidades ou por um período mais longo do que o pretendido.
2. Existe um desejo persistente ou esforços malsucedidos no sentido de reduzir ou controlar o uso de álcool.
3. Muito tempo é gasto em atividades necessárias para a obtenção de álcool, na utilização de álcool ou na recuperação de seus efeitos.
4. Fissura ou um forte desejo ou necessidade de usar álcool.
5. Uso recorrente de álcool, resultando no fracasso em desempenhar papéis importantes no trabalho, na escola ou em casa.
6. Uso continuado de álcool, apesar de problemas sociais ou interpessoais persistentes ou recorrentes causados ou exacerbados por seus efeitos.
7. Importantes atividades sociais, profissionais ou recreacionais são abandonadas ou reduzidas em virtude do uso de álcool.
8. Uso recorrente de álcool em situações nas quais isso representa perigo para a integridade física.
9. O uso de álcool é mantido apesar da consciência de ter um problema físico ou psicológico persistente ou recorrente que tende a ser causado ou exacerbado pelo álcool.
10. Tolerância, definida por qualquer um dos seguintes aspectos:
    a. Necessidade de quantidades progressivamente maiores de álcool para atingir a intoxicação ou o efeito desejado.
    b. Efeito acentuadamente menor com o uso continuado da mesma quantidade de álcool.
11. Abstinência, conforme manifestada por um dos seguintes aspectos:
    a. Síndrome de abstinência característica de álcool (consultar os Critérios A e B do conjunto de critérios para abstinência de álcool).

228 Transtornos Relacionados a Substâncias e Transtornos Aditivos

> b. Álcool (ou uma substância estreitamente relacionada, como benzodiazepínicos) é consumido para aliviar ou evitar os sintomas de abstinência.

Especificar se:

Em remissão inicial: Após todos os critérios para transtorno por uso de álcool terem sido preenchidos anteriormente, nenhum dos critérios para transtorno por uso de álcool foi preenchido durante um período mínimo de três meses, porém inferior a 12 meses (com exceção de que o Critério A4, "Fissura ou um forte desejo ou necessidade de usar álcool", ainda pode ocorrer).

Em remissão sustentada: Após todos os critérios para transtorno por uso de álcool terem sido satisfeitos anteriormente, nenhum dos critérios para transtorno por uso de álcool foi satisfeito em qualquer momento durante um período igual ou superior a 12 meses (com exceção de que o Critério A4, "Fissura ou um forte desejo ou necessidade de usar álcool", ainda pode ocorrer).

Especificar se:

Em ambiente protegido: Este especificador adicional é usado se o indivíduo se encontra em um ambiente no qual o acesso a álcool é restrito.

Código baseado na gravidade atual/remissão: Se também houver intoxicação por álcool, abstinência de álcool ou outro transtorno mental induzido por álcool, não utilizar os códigos a seguir para transtorno por uso de álcool. No caso, o transtorno por uso de álcool comórbido é indicado pelo 4º caractere do código de transtorno induzido por álcool (ver a nota para codificação para intoxicação por álcool, abstinência de álcool ou um transtorno mental específico induzido por álcool). Por exemplo, se houver comorbidade de intoxicação por álcool e transtorno por uso de álcool, apenas o código para intoxicação por álcool é fornecido, sendo que o 4º caractere indica se o transtorno por uso de álcool comórbido é leve, moderado ou grave: F10.129 para transtorno por uso de álcool, leve com intoxicação por álcool, ou F10.229 para transtorno por uso de álcool, moderado ou grave com intoxicação por álcool.

Especificar a gravidade atual/remissão:

F10.10 Leve: Presença de 2 ou 3 sintomas.
F10.11 Leve, em remissão inicial
F10.11 Leve, em remissão sustentada
F10.20 Moderada: Presença de 4 ou 5 sintomas.
F10.21 Moderada, em remissão inicial

Abstinência de Álcool **229**

> **F10.21 Moderada, em remissão sustentada**
> **F10.20 Grave:** Presença de 6 ou mais sintomas.
> **F10.21 Grave, em remissão inicial**
> **F10.21 Grave, em remissão sustentada**

Intoxicação por Álcool

Critérios Diagnósticos

A. Ingestão recente de álcool.

B. Alterações comportamentais ou psicológicas clinicamente significativas e problemáticas (p. ex., comportamento sexual ou agressivo inadequado, humor instável, julgamento prejudicado) desenvolvidas durante ou logo após a ingestão de álcool.

C. Um (ou mais) dos seguintes sinais ou sintomas, desenvolvidos durante ou logo após o uso de álcool:
   1. Fala arrastada.
   2. Incoordenação.
   3. Marcha instável.
   4. Nistagmo.
   5. Comprometimento da atenção ou da memória.
   6. Estupor ou coma.

D. Os sinais ou sintomas não são atribuíveis a outra condição médica nem são mais bem explicados por outro transtorno mental, incluindo intoxicação por outra substância.

Nota para codificação: O código da CID-10-MC depende da existência de comorbidade com transtorno por uso de álcool. Se houver transtorno por uso de álcool, leve comórbido, o código da CID-10-MC é **F10.120**, e se houver transtorno por uso de álcool, moderado ou grave comórbido, o código da CID-10-MC é **F10.220**. Caso não haja comorbidade com transtorno por uso de álcool, então o código da CID-10-MC é **F10.920**.

Abstinência de Álcool

Critérios Diagnósticos

A. Cessação (ou redução) do uso de álcool que tenha sido intenso e prolongado.

230 Transtornos Relacionados a Substâncias e Transtornos Aditivos

B. Dois (ou mais) dos seguintes sintomas, desenvolvidos no período de algumas horas a alguns dias após a cessação (ou redução) do uso de álcool descrita no Critério A:
   1. Hiperatividade autonômica (p. ex., sudorese ou frequência cardíaca maior que 100 bpm).
   2. Tremor aumentado nas mãos.
   3. Insônia.
   4. Náusea ou vômitos.
   5. Alucinações ou ilusões visuais, táteis ou auditivas transitórias.
   6. Agitação psicomotora.
   7. Ansiedade.
   8. Convulsões tônico-clônicas generalizadas.
C. Os sinais ou sintomas do Critério B causam sofrimento clinicamente significativo ou prejuízo no funcionamento social, profissional ou em outras áreas importantes da vida do indivíduo.
D. Os sinais ou sintomas não são atribuíveis a outra condição médica nem são mais bem explicados por outro transtorno mental, incluindo intoxicação por ou abstinência de outra substância.

Especificar se:

Com perturbações da percepção: Este especificador aplica-se aos raros casos em que alucinações (geralmente visuais ou táteis) ocorrem com teste de realidade intacto ou quando ilusões auditivas, visuais ou táteis ocorrem na ausência de *delirium*.

Nota para codificação: O código da CID-10-MC depende da existência de comorbidade com transtorno por uso de álcool e da ocorrência de perturbações da percepção.

Para abstinência de álcool, sem perturbações da percepção: Se houver transtorno por uso de álcool, leve comórbido, o código da CID-10-MC é **F10.130**, e se houver transtorno por uso de álcool, moderado ou grave comórbido, o código da CID-10-MC é **F10.230**. Caso não haja comorbidade com transtorno por uso de álcool, então o código da CID-10-MC é **F10.930**.

Para abstinência de álcool, com perturbações da percepção: Se houver transtorno por uso de álcool, leve comórbido, o código da CID-10-MC é **F10.132**, e se houver transtorno por uso de álcool, moderado ou grave comórbido, o código da CID-10-MC é **F10.232**. Caso não haja comorbidade com transtorno por uso de álcool, então o código da CID-10-MC é **F10.932**.

Transtorno Relacionado ao Álcool Não Especificado **231**

Transtornos Mentais Induzidos por Álcool

Os seguintes transtornos mentais induzidos por álcool são descritos em outros capítulos do Manual, juntamente aos transtornos com os quais compartilham fenomenologia (ver transtornos mentais induzidos por substância/medicamento nesses capítulos): transtorno psicótico induzido por álcool ("Espectro da Esquizofrenia e Outros Transtornos Psicóticos"); transtorno bipolar induzido por álcool e transtornos relacionados ("Transtorno Bipolar e Transtornos Relacionados"); transtorno depressivo induzido por álcool ("Transtornos Depressivos"); transtorno de ansiedade induzido por álcool ("Transtornos de Ansiedade"); transtorno do sono induzido por álcool ("Transtornos do Sono-Vigília"); disfunção sexual induzida por álcool ("Disfunções Sexuais"); e transtorno neurocognitivo maior ou leve induzido por álcool ("Transtornos Neurocognitivos"). Para *delirium* por intoxicação por álcool e *delirium* por abstinência de álcool, ver os critérios e a discussão de *delirium* no capítulo "Transtornos Neurocognitivos". Esses transtornos induzidos por álcool são diagnosticados em lugar de intoxicação por álcool ou abstinência de álcool apenas quando os sintomas são suficientemente graves para justificar atenção clínica independente.

Transtorno Relacionado ao Álcool Não Especificado

F10.99

Esta categoria aplica-se a apresentações em que sintomas característicos de um transtorno relacionado ao álcool que causam sofrimento clinicamente significativo ou prejuízo no funcionamento social, profissional ou em outras áreas importantes da vida do indivíduo predominam, mas não satisfazem todos os critérios para qualquer transtorno relacionado ao álcool específico nem para outro transtorno na classe diagnóstica de transtornos relacionados a substâncias e transtornos aditivos.

Transtornos Relacionados à Cafeína

Intoxicação por Cafeína

Critérios Diagnósticos — F15.920

A. Consumo recente de cafeína (geralmente uma dose alta muito superior a 250 mg).

B. Cinco (ou mais) dos seguintes sinais ou sintomas, desenvolvidos durante ou logo após o uso de cafeína:
1. Inquietação.
2. Nervosismo.
3. Excitação.
4. Insônia.
5. Rubor facial.
6. Diurese.
7. Perturbação gastrintestinal.
8. Abalos musculares.
9. Fluxo errático do pensamento e do discurso.
10. Taquicardia ou arritmia cardíaca.
11. Períodos de energia inesgotável.
12. Agitação psicomotora.

C. Os sinais ou sintomas do Critério B causam sofrimento clinicamente significativo ou prejuízo no funcionamento social, profissional ou em outras áreas importantes da vida do indivíduo.

D. Os sinais ou sintomas não são atribuíveis a outra condição médica nem são mais bem explicados por outro transtorno mental, incluindo intoxicação por outra substância.

Abstinência de Cafeína

Critérios Diagnósticos — F15.93

A. Uso diário prolongado de cafeína.

B. Cessação ou redução abrupta do uso de cafeína, seguida, no período de 24 horas, de três (ou mais) dos seguintes sinais ou sintomas:
1. Cefaleia.
2. Fadiga ou sonolência acentuadas.

Transtorno Relacionado à Cafeína Não Especificado **233**

> 3. Humor disfórico, humor deprimido ou irritabilidade.
> 4. Dificuldade de concentração.
> 5. Sintomas gripais (náusea, vômitos ou dor/rigidez muscular).
> C. Os sinais ou sintomas do Critério B causam sofrimento clinicamente significativo ou prejuízo no funcionamento social, profissional ou em outras áreas importantes da vida do indivíduo.
> D. Os sinais ou sintomas não estão associados aos efeitos fisiológicos de outra condição médica (p. ex., enxaqueca, doença viral) nem são mais bem explicados por outro transtorno mental, incluindo intoxicação por ou abstinência de outra substância.

Transtornos Mentais Induzidos por Cafeína

Os seguintes transtornos mentais induzidos por cafeína são descritos em outros capítulos do Manual, juntamente aos transtornos com os quais compartilham fenomenologia (ver transtornos mentais induzidos por substância/medicamento nesses capítulos): transtorno de ansiedade induzido por cafeína ("Transtornos de Ansiedade") e transtorno do sono induzido por cafeína ("Transtornos do Sono-Vigília"). Esses transtornos mentais induzidos por cafeína são diagnosticados em lugar de intoxicação por cafeína ou abstinência de cafeína apenas quando os sintomas são suficientemente graves para justificar atenção clínica independente.

Transtorno Relacionado à Cafeína Não Especificado

F15.99

Esta categoria aplica-se a apresentações em que sintomas característicos de um transtorno relacionado à cafeína que causam sofrimento clinicamente significativo ou prejuízo no funcionamento social, profissional ou em outras áreas importantes da vida do indivíduo predominam, mas não satisfazem todos os critérios para qualquer transtorno relacionado à cafeína específico nem para outro transtorno na classe de transtornos relacionados a substâncias e transtornos aditivos.

234 Transtornos Relacionados a Substâncias e Transtornos Aditivos

Transtornos Relacionados a *Cannabis*

Transtorno por Uso de *Cannabis*

Critérios Diagnósticos

A. Um padrão problemático de uso de *Cannabis*, levando a comprometimento ou sofrimento clinicamente significativos, manifestado por pelo menos dois dos seguintes critérios, ocorrendo durante um período de 12 meses:
   1. *Cannabis* é frequentemente consumida em maiores quantidades ou por um período mais longo do que o pretendido.
   2. Existe um desejo persistente ou esforços malsucedidos no sentido de reduzir ou controlar o uso de *Cannabis*.
   3. Muito tempo é gasto em atividades necessárias para a obtenção de *Cannabis*, na utilização de *Cannabis* ou na recuperação de seus efeitos.
   4. Fissura ou um forte desejo ou necessidade de usar *Cannabis*.
   5. Uso recorrente de *Cannabis*, resultando em fracasso em desempenhar papéis importantes no trabalho, na escola ou em casa.
   6. Uso continuado de *Cannabis*, apesar de problemas sociais ou interpessoais persistentes ou recorrentes causados ou exacerbados pelos efeitos da substância.
   7. Importantes atividades sociais, profissionais ou recreacionais são abandonadas ou reduzidas em virtude do uso de *Cannabis*.
   8. Uso recorrente de *Cannabis* em situações nas quais isso representa perigo para a integridade física.
   9. O uso de *Cannabis* é mantido apesar da consciência de ter um problema físico ou psicológico persistente ou recorrente que tende a ser causado ou exacerbado pela substância.
   10. Tolerância, definida por qualquer um dos seguintes aspectos:
       a. Necessidade de quantidades progressivamente maiores de *Cannabis* para atingir a intoxicação ou o efeito desejado.
       b. Efeito acentuadamente menor com o uso continuado da mesma quantidade de *Cannabis*.
   11. Abstinência, conforme manifestada por um dos seguintes aspectos:
       a. Síndrome de abstinência característica de *Cannabis* (consultar os Critérios A e B do conjunto de critérios para abstinência de *Cannabis*).

Transtorno por Uso de *Cannabis* **235**

    b.   *Cannabis* (ou uma substância estreitamente relacionada) é consumida para aliviar ou evitar sintomas de abstinência.

Especificar se:

Em remissão inicial: Após todos os critérios para transtorno por uso de *Cannabis* terem sido preenchidos anteriormente, nenhum dos critérios para transtorno por uso de *Cannabis* foi preenchido durante um período mínimo de três meses, porém inferior a 12 meses (com exceção de que o Critério A4, "Fissura ou um forte desejo ou necessidade de usar *Cannabis*", ainda pode ocorrer).

Em remissão sustentada: Após todos os critérios para transtorno por uso de *Cannabis* terem sido preenchidos anteriormente, nenhum dos critérios para transtorno por uso de *Cannabis* foi preenchido em nenhum momento durante um período igual ou superior a 12 meses (com exceção de que o Critério A4, "Fissura ou um forte desejo ou necessidade de usar *Cannabis*", ainda pode ocorrer).

Especificar se:

Em ambiente protegido: Este especificador adicional é usado se o indivíduo se encontra em um ambiente no qual o acesso a *Cannabis* é restrito.

Código baseado na gravidade atual/remissão: Se também houver intoxicação por *Cannabis*, abstinência de *Cannabis* ou outro transtorno mental induzido por *Cannabis*, não utilizar os códigos abaixo para transtorno por uso de *Cannabis*. No caso, o transtorno por uso de *Cannabis* comórbido é indicado pelo 4º caractere do código de transtorno induzido por *Cannabis* (ver a nota para codificação para intoxicação por *Cannabis*, abstinência de *Cannabis* ou um transtorno mental induzido por *Cannabis* específico). Por exemplo, se houver comorbidade de transtorno de ansiedade induzido por *Cannabis* e transtorno por uso de *Cannabis*, apenas o código para transtorno de ansiedade induzido por *Cannabis* é fornecido, sendo que o 4º caractere indica se o transtorno por uso de *Cannabis* comórbido é leve, moderado ou grave: F12.180 para transtorno por uso de *Cannabis*, leve com transtorno de ansiedade induzido por *Cannabis*, ou F12.280 para transtorno por uso de *Cannabis*, moderado ou grave com transtorno de ansiedade induzido por *Cannabis*.

Especificar a gravidade atual/remissão:

F12.10 Leve: Presença de 2 ou 3 sintomas.

F12.11 Leve, em remissão inicial

F12.11 Leve, em remissão sustentada

236 Transtornos Relacionados a Substâncias e Transtornos Aditivos

> **F12.20 Moderada:** Presença de 4 ou 5 sintomas.
> **F12.21 Moderada, em remissão inicial**
> **F12.21 Moderada, em remissão sustentada**
>
> **F12.20 Grave:** Presença de 6 ou mais sintomas.
> **F12.21 Grave, em remissão inicial**
> **F12.21 Grave, em remissão sustentada**

Intoxicação por *Cannabis*

Critérios Diagnósticos

A. Uso recente de *Cannabis*.

B. Alterações comportamentais ou psicológicas clinicamente significativas e problemáticas (p. ex., prejuízo na coordenação motora, euforia, ansiedade, sensação de lentidão do tempo, julgamento prejudicado, retraimento social) desenvolvidas durante ou logo após o uso de *Cannabis*.

C. Dois (ou mais) dos seguintes sinais ou sintomas, desenvolvidos no período de 2 horas após o uso de *Cannabis*:
   1. Conjuntivas hiperemiadas.
   2. Apetite aumentado.
   3. Boca seca.
   4. Taquicardia.

D. Os sinais ou sintomas não são atribuíveis a outra condição médica nem são mais bem explicados por outro transtorno mental, incluindo intoxicação por outra substância.

Especificar se:

Com perturbações da percepção: Alucinações com teste de realidade intacto ou ilusões auditivas, visuais ou táteis ocorrem na ausência de *delirium*.

Nota para codificação: O código da CID-10-MC depende da existência de comorbidade com transtorno por uso de *Cannabis* e de haver ou não perturbações da percepção.

Para intoxicação por *Cannabis*, sem perturbações da percepção: Se houver transtorno por uso de *Cannabis*, leve comórbido, o código da CID-10-MC é **F12.120**, e se houver transtorno por uso de *Cannabis*, moderado ou grave comórbido, o código da CID-10-MC é **F12.220**. Caso não haja comorbidade com transtorno por uso de *Cannabis*, então o código da CID-10-MC é **F12.920**.

Abstinência de *Cannabis* **237**

> **Para intoxicação por *Cannabis*, com perturbações da percepção:** Se houver transtorno por uso de *Cannabis*, leve comórbido, o código da CID-10-MC é **F12.122**, e se houver transtorno por uso de *Cannabis*, moderado ou grave comórbido, o código da CID-10-MC é **F12.222**. Caso não haja comorbidade com transtorno por uso de *Cannabis*, então o código da CID-10-MC é **F12.922**.

Abstinência de *Cannabis*

Critérios Diagnósticos

A. Cessação do uso pesado e prolongado de *Cannabis* (i. e., normalmente uso diário ou quase diário durante um período mínimo de alguns meses).

B. Três (ou mais) dos seguintes sinais e sintomas, desenvolvidos no prazo de aproximadamente uma semana após o Critério A:
   1. Irritabilidade, raiva ou agressividade.
   2. Nervosismo ou ansiedade.
   3. Dificuldade em dormir (insônia, sonhos perturbadores).
   4. Apetite reduzido ou perda de peso.
   5. Inquietação.
   6. Humor deprimido.
   7. Pelo menos um dos seguintes sintomas físicos causa desconforto significativo: dor abdominal, tremor, sudorese, febre, calafrios ou cefaleia.

C. Os sinais ou sintomas do Critério B causam sofrimento clinicamente significativo ou prejuízo no funcionamento social, profissional ou em outras áreas importantes da vida do indivíduo.

D. Os sinais ou sintomas não são atribuíveis a outra condição médica nem são mais bem explicados por outro transtorno mental, incluindo intoxicação por ou abstinência de outra substância.

Nota para codificação: O código da CID-10-MC depende da existência de comorbidade com transtorno por uso de *Cannabis*. Se houver transtorno por uso de *Cannabis*, leve comórbido, o código da CID-10-MC é **F12.13**, e se houver transtorno por uso de *Cannabis*, moderado ou grave comórbido, o código da CID-10-MC é **F12.23**. Para abstinência de *Cannabis* ocorrendo na ausência de transtorno por uso de *Cannabis* (p. ex., em um paciente que usa *Cannabis* somente sob supervisão médica adequada), o código da CID-10-MC é **F12.93**.

238 Transtornos Relacionados a Substâncias e Transtornos Aditivos

Transtornos Mentais Induzidos por *Cannabis*

Os seguintes transtornos mentais induzidos por *Cannabis* são descritos em outros capítulos do Manual juntamente aos transtornos com os quais compartilham fenomenologia (ver transtornos mentais induzidos por substância/medicamento nesses capítulos): transtorno psicótico induzido por *Cannabis* ("Espectro da Esquizofrenia e Outros Transtornos Psicóticos"); transtorno de ansiedade induzido por *Cannabis* ("Transtornos de Ansiedade"); e transtorno do sono induzido por *Cannabis* ("Transtornos do Sono-Vigília"). Para *delirium* por intoxicação por *Cannabis* e *delirium* induzido por fármacos agonistas dos receptores canabinoides utilizados com prescrição médica, ver os critérios e discussão de *delirium* no capítulo "Transtornos Neurocognitivos". Esses transtornos mentais induzidos por *Cannabis* são diagnosticados em lugar de intoxicação por *Cannabis* ou abstinência de *Cannabis* quando os sintomas são suficientemente graves para justificar atenção clínica independente.

Transtorno Relacionado a *Cannabis* Não Especificado

F12.99

Esta categoria aplica-se a apresentações em que sintomas característicos de um transtorno relacionado a *Cannabis* que causam sofrimento clinicamente significativo ou prejuízo no funcionamento social, profissional ou em outras áreas importantes da vida do indivíduo predominam, mas não satisfazem todos os critérios para qualquer transtorno relacionado a *Cannabis* específico nem para outro transtorno na classe diagnóstica de transtornos relacionados a substâncias e transtornos aditivos.

Transtornos Relacionados a Alucinógenos

Transtorno por Uso de Fenciclidina

Critérios Diagnósticos

A. Um padrão de uso de fenciclidina (ou substância farmacologicamente similar), levando a prejuízo ou sofrimento clinicamente significati-

Transtorno por Uso de Fenciclidina

vo, manifestado por pelo menos dois dos seguintes critérios, ocorrendo durante um período de 12 meses:

1. Fenciclidina é frequentemente consumida em maiores quantidades ou por um período mais longo do que o pretendido.
2. Existe um desejo persistente ou esforços malsucedidos no sentido de reduzir ou controlar o uso de fenciclidina.
3. Muito tempo é gasto em atividades necessárias para a obtenção de fenciclidina, na sua utilização ou na recuperação de seus efeitos.
4. Fissura ou um forte desejo ou necessidade de usar fenciclidina.
5. Uso recorrente de fenciclidina acarretando fracasso em cumprir obrigações importantes no trabalho, na escola ou em casa (p. ex., ausências repetidas ao trabalho ou baixo desempenho profissional relacionados ao uso de fenciclidina; ausências, suspensões ou expulsões da escola relacionadas à fenciclidina; negligência dos filhos ou dos afazeres domésticos).
6. Uso continuado de fenciclidina apesar de problemas sociais ou interpessoais persistentes ou recorrentes causados ou exacerbados pelos seus efeitos (p. ex., discussões com o cônjuge sobre as consequências da intoxicação; agressões físicas).
7. Importantes atividades sociais, profissionais ou recreacionais são abandonadas ou reduzidas em virtude do uso de fenciclidina.
8. Uso recorrente de fenciclidina em situações nas quais isso representa perigo para a integridade física (p. ex., condução de veículos ou operação de máquinas durante comprometimento decorrente do uso de fenciclidina).
9. O uso de fenciclidina é mantido apesar da consciência de ter um problema físico ou psicológico persistente ou recorrente que tende a ser causado ou exacerbado pela substância.
10. Tolerância, conforme definida por qualquer um dos seguintes aspectos:
    a. Necessidade de quantidades progressivamente maiores de fenciclidina para atingir a intoxicação ou o efeito desejado.
    b. Efeito acentuadamente menor com o uso continuado da mesma quantidade de fenciclidina.

Nota: Sinais e sintomas de abstinência não foram estabelecidos para fenciclidinas, portanto esse critério não se aplica. (Relatou-se abstinência de fenciclidinas em animais, mas não foi documentada em usuários humanos.)

240 Transtornos Relacionados a Substâncias e Transtornos Aditivos

Especificar se:

Em remissão inicial: Após todos os critérios para transtorno por uso de fenciclidina terem sido preenchidos anteriormente, nenhum dos critérios para transtorno por uso de fenciclidina foi satisfeito durante um período mínimo de três meses, porém inferior a 12 meses (com exceção de que o Critério A4, "Fissura ou um forte desejo ou necessidade de usar fenciclidina", ainda pode ocorrer).

Em remissão sustentada: Após todos os critérios para transtorno por uso de fenciclidina terem sido satisfeitos anteriormente, nenhum dos critérios para transtorno por uso de fenciclidina foi satisfeito em nenhum momento durante um período igual ou superior a 12 meses (com exceção de que o Critério A4, "Fissura ou um forte desejo ou necessidade de usar fenciclidina", ainda pode ocorrer).

Especificar se:

Em ambiente protegido: Este especificador adicional é usado se o indivíduo encontra-se em um ambiente no qual o acesso a fenciclidinas é restrito.

Código baseado na gravidade atual/remissão: Se também houver intoxicação por fenciclidina ou outro transtorno mental induzido por fenciclidina, não utilizar os códigos abaixo para transtorno por uso de fenciclidina. No caso, o transtorno por uso de fenciclidina comórbido é indicado pelo 4º caractere do código de transtorno induzido por fenciclidina (ver a nota para codificação para intoxicação por fenciclidina ou um transtorno mental induzido por fenciclidina específico). Por exemplo, se houver comorbidade com transtorno psicótico induzido por fenciclidina, apenas o código para transtorno psicótico induzido por fenciclidina é fornecido, sendo que o 4º caractere indica se o transtorno por uso de fenciclidina comórbido é leve, moderado ou grave: F16.159 para transtorno por uso de fenciclidina, leve com transtorno psicótico induzido por fenciclidina, ou F16.259 para transtorno por uso de fenciclidina, moderado ou grave com transtorno psicótico induzido por fenciclidina.

Especificar a gravidade atual/remissão:

F16.10 Leve: Presença de 2 ou 3 sintomas.
F16.11 Leve, em remissão inicial
F16.11 Leve, em remissão sustentada

F16.20 Moderada: Presença de 4 ou 5 sintomas.
F16.21 Moderada, em remissão inicial
F16.21 Moderada, em remissão sustentada

F16.20 Grave: Presença de 6 ou mais sintomas.

Transtorno por Uso de Outros Alucinógenos **241**

F16.21 Grave, em remissão inicial
F16.21 Grave, em remissão sustentada

Transtorno por Uso de Outros Alucinógenos

Critérios Diagnósticos

A. Um padrão problemático de uso de alucinógenos (que não fenciclidina), levando a comprometimento ou sofrimento clinicamente significativos, manifestado por pelo menos dois dos seguintes critérios, ocorrendo durante um período de 12 meses:
1. O alucinógeno é frequentemente consumido em maiores quantidades ou por um período mais longo do que o pretendido.
2. Existe um desejo persistente ou esforços malsucedidos no sentido de reduzir ou controlar o uso do alucinógeno.
3. Muito tempo é gasto em atividades necessárias para a obtenção do alucinógeno, na sua utilização ou na recuperação de seus efeitos.
4. Fissura ou um forte desejo ou necessidade de usar o alucinógeno.
5. Uso recorrente de alucinógenos resultando em fracasso em cumprir obrigações importantes no trabalho, na escola ou em casa (p. ex., ausências repetidas ao trabalho ou baixo desempenho profissional relacionados ao uso de alucinógenos; ausências, suspensões ou expulsões da escola relacionadas a alucinógenos; negligência dos filhos ou dos afazeres domésticos).
6. Uso continuado de alucinógenos apesar de problemas sociais ou interpessoais persistentes ou recorrentes causados ou exacerbados pelos seus efeitos (p. ex., discussões com o cônjuge sobre as consequências da intoxicação; agressões físicas).
7. Importantes atividades sociais, profissionais ou recreacionais são abandonadas ou reduzidas em virtude do uso de alucinógenos.
8. Uso recorrente de alucinógenos em situações nas quais isso representa perigo para a integridade física (p. ex., condução de veículos ou operação de máquinas durante comprometimento decorrente do uso de alucinógeno).
9. O uso de alucinógenos é mantido apesar da consciência de ter um problema físico ou psicológico persistente ou recorrente que tende a ser causado ou exacerbado pelo alucinógeno.
10. Tolerância, conforme definida por qualquer um dos seguintes aspectos:

242 Transtornos Relacionados a Substâncias e Transtornos Aditivos

    a.   Necessidade de quantidades progressivamente maiores do alucinógeno para atingir a intoxicação ou o efeito desejado.

    b.   Efeito acentuadamente menor com o uso continuado da mesma quantidade do alucinógeno.

Nota: Sinais e sintomas de abstinência não foram estabelecidos para alucinógenos, portanto esse critério não se aplica.

Especificar **o alucinógeno em questão.**

Especificar se:

Em remissão inicial: Após todos os critérios para transtorno por uso de outros alucinógenos terem sido preenchidos anteriormente, nenhum dos critérios para transtorno por uso de outros alucinógenos foi preenchido durante um período mínimo de três meses, porém inferior a 12 meses (com exceção de que o Critério A4, "Fissura ou um forte desejo ou necessidade de usar o alucinógeno", ainda pode ocorrer).

Em remissão sustentada: Após todos os critérios para transtorno por uso de outros alucinógenos terem sido preenchidos anteriormente, nenhum dos critérios para transtorno por uso de outros alucinógenos foi preenchido em nenhum momento durante um período igual ou superior a 12 meses (com exceção de que o Critério A4, "Fissura ou um forte desejo ou necessidade de usar o alucinógeno", ainda pode ocorrer).

Especificar se:

Em ambiente protegido: Este especificador adicional é usado se o indivíduo encontra-se em um ambiente no qual o acesso a alucinógenos é restrito.

Código baseado na gravidade atual/remissão: Se também houver intoxicação por alucinógenos ou outro transtorno mental induzido por alucinógenos, não utilizar os códigos abaixo para transtorno por uso de alucinógenos. No caso, o transtorno por uso de alucinógenos comórbido é indicado pelo 4º caractere do código de transtorno induzido por alucinógenos (ver a nota para codificação para intoxicação por alucinógenos ou um transtorno mental induzido por alucinógenos específico). Por exemplo, se houver comorbidade de transtorno psicótico induzido por alucinógenos com transtorno por uso de alucinógenos, apenas o código para transtorno psicótico induzido por alucinógenos é fornecido, sendo que o 4º caractere indica se o transtorno por uso de alucinógenos comórbido é leve, moderado ou grave: F16.159 para transtorno por uso de alucinógenos, leve com transtorno psicótico induzido por alucinógenos,

Intoxicação por Fenciclidina **243**

ou F16.259 para transtorno por uso de alucinógenos, moderado ou grave com transtorno psicótico induzido por alucinógenos.

Especificar a gravidade atual/remissão:

F16.10 Leve: Presença de 2 ou 3 sintomas.
F16.11 Leve, em remissão inicial
F16.11 Leve, em remissão sustentada

F16.20 Moderada: Presença de 4 ou 5 sintomas.
F16.21 Moderada, em remissão inicial
F16.21 Moderada, em remissão sustentada

F16.20 Grave: Presença de 6 ou mais sintomas.
F16.21 Grave, em remissão inicial
F16.21 Grave, em remissão sustentada

Intoxicação por Fenciclidina

Critérios Diagnósticos

A. Uso recente de fenciclidina (ou substância farmacologicamente semelhante).

B. Alterações comportamentais clinicamente significativas e problemáticas (p. ex., beligerância, agressividade, impulsividade, imprevisibilidade, agitação psicomotora, julgamento prejudicado) desenvolvidas durante ou logo após o uso de fenciclidina.

C. No prazo de 1 hora, dois (ou mais) dos seguintes sinais ou sintomas:
Nota: Quando a droga for fumada, cheirada ou usada na forma intravenosa, o início pode ser bem mais rápido.

1. Nistagmo vertical ou horizontal.
2. Hipertensão ou taquicardia.
3. Torpor ou resposta diminuída à dor.
4. Ataxia.
5. Disartria.
6. Rigidez muscular.
7. Convulsões ou coma.
8. Hiperacusia.

D. Os sinais ou sintomas não são atribuíveis a outra condição médica nem são mais bem explicados por outro transtorno mental, incluindo intoxicação por outra substância.

Nota para codificação: O código da CID-10-MC depende da existência de comorbidade com transtorno por uso de fenciclidina. Se houver trans-

244 Transtornos Relacionados a Substâncias e Transtornos Aditivos

torno por uso de fenciclidina, leve comórbido, o código da CID-10-MC é **F16.120**, e se houver transtorno por uso de fenciclidina, moderado ou grave comórbido, o código da CID-10-MC é **F16.220**. Caso não haja co-morbidade com transtorno por uso de fenciclidina, então o código da CID-10-MC é **F16.920**.

Intoxicação por Outros Alucinógenos

Critérios Diagnósticos

A. Uso recente de alucinógeno (que não fenciclidina).

B. Alterações comportamentais ou psicológicas clinicamente significativas e problemáticas (p. ex., ansiedade ou depressão acentuadas, ideias de referência, medo de perder o juízo, ideação paranoide, julgamento prejudicado) desenvolvidas durante ou logo após o uso de alucinógenos.

C. Alterações da percepção ocorrendo em um estado de plena vigília e alerta (p. ex., intensificação subjetiva de percepções, despersonalização, desrealização, ilusões, alucinações, sinestesias) que se desenvolveram durante ou logo após o uso de alucinógenos.

D. Dois (ou mais) dos seguintes sinais desenvolvidos durante ou logo após o uso de alucinógenos:
   1. Dilatação pupilar.
   2. Taquicardia.
   3. Sudorese.
   4. Palpitações.
   5. Visão borrada.
   6. Tremores.
   7. Incoordenação.

E. Os sinais ou sintomas não são atribuíveis a outra condição médica nem são mais bem explicados por outro transtorno mental, incluindo intoxicação por outra substância.

Nota para codificação: O código da CID-10-MC depende da existência de comorbidade com transtorno por uso de alucinógenos. Se houver transtorno por uso de alucinógenos, leve comórbido, o código da CID-10-MC é **F16.120**, e se houver transtorno por uso de alucinógenos, moderado ou grave comórbido, o código da CID-10-MC é **F16.220**. Caso não haja comorbidade com transtorno por uso de alucinógenos, então o código da CID-10-MC é **F16.920**.

Transtorno Persistente da Percepção Induzido por Alucinógenos

Critérios Diagnósticos F16.983

A. Após a cessação do uso de um alucinógeno, a revivência de no mínimo um dos sintomas perceptivos experimentados durante a intoxicação pelo alucinógeno (p. ex., alucinações geométricas, falsas percepções de movimento nos campos visuais periféricos, *flashes* coloridos, cores intensificadas, rastros de imagens de objetos em movimento, sensação de imagem vívida após o estímulo ter cessado [pós-imagem positiva], halos em torno dos objetos, macropsia e micropsia).

B. Os sintomas do Critério A causam sofrimento clinicamente significativo ou prejuízo no funcionamento social, profissional ou em outras áreas importantes da vida do indivíduo.

C. Os sintomas não são atribuíveis a outra condição médica (p. ex., lesões anatômicas e infecções cerebrais, epilepsias visuais) nem são mais bem explicados por outro transtorno mental (p. ex., *delirium*, transtorno neurocognitivo maior, esquizofrenia) ou por alucinações hipnopômpicas.

Transtornos Mentais Induzidos por Fenciclidina

Outros transtornos mentais induzidos por fenciclidina são descritos em outros capítulos do Manual, juntamente aos transtornos com os quais compartilham fenomenologia (consultar transtornos mentais induzidos por substância/medicamento nesses capítulos): transtorno psicótico induzido por fenciclidina ("Espectro da Esquizofrenia e Outros Transtornos Psicóticos"); transtorno bipolar induzido por fenciclidina e transtornos relacionados ("Transtorno Bipolar e Transtornos Relacionados"); transtorno depressivo induzido por fenciclidina ("Transtornos Depressivos"); e transtorno de ansiedade induzido por fenciclidina ("Transtornos de Ansiedade"). Para *delirium* induzido por intoxicação por fenciclidina e *delirium* induzido por ketamina consumida conforme prescrição, ver os critérios e a abordagem de *delirium* no capítulo "Transtornos Neurocognitivos". Esses transtornos mentais induzidos por fenciclidina são diagnosticados em lugar de intoxicação por fen-

246 Transtornos Relacionados a Substâncias e Transtornos Aditivos

ciclidina apenas quando os sintomas são suficientemente graves para justificar atenção clínica independente.

Transtornos Mentais Induzidos por Alucinógenos

Os seguintes transtornos mentais induzidos por outros alucinógenos são descritos em outros capítulos do Manual, juntamente aos transtornos com os quais compartilham fenomenologia (consultar transtornos mentais induzidos por substância/medicamento nesses capítulos): transtorno psicótico induzido por outros alucinógenos ("Espectro da Esquizofrenia e Outros Transtornos Psicóticos"); transtorno bipolar induzido por outros alucinógenos e transtornos relacionados ("Transtorno Bipolar e Transtornos Relacionados"); transtorno depressivo induzido por outros alucinógenos ("Transtornos Depressivos"); e transtorno de ansiedade induzido por outros alucinógenos ("Transtornos de Ansiedade"). Para *delirium* induzido por intoxicação por outros alucinógenos e *delirium* induzido por outros alucinógenos, ver os critérios e a abordagem de *delirium* no capítulo "Transtornos Neurocognitivos". Esses transtornos mentais induzidos por outros alucinógenos são diagnosticados em lugar de intoxicação por outros alucinógenos apenas quando os sintomas são suficientemente graves para justificar atenção clínica independente.

Transtorno Relacionado a Fenciclidina Não Especificado

F16.99

Esta categoria aplica-se a apresentações em que sintomas característicos de um transtorno relacionado à fenciclidina que causam sofrimento clinicamente significativo ou prejuízo no funcionamento social, profissional ou em outras áreas importantes da vida do indivíduo predominam, mas não satisfazem todos os critérios para qualquer transtorno relacionado à fenciclidina específico nem para outro transtorno na classe diagnóstica de transtornos relacionados a substâncias e transtornos aditivos.

Transtorno por Uso de Inalantes

Transtorno Relacionado a Alucinógenos
Não Especificado

F16.99

Esta categoria aplica-se a apresentações em que sintomas característicos de um transtorno relacionado a alucinógenos que causam sofrimento clinicamente significativo ou prejuízo no funcionamento social, profissional ou em outras áreas importantes da vida do indivíduo predominam, mas não satisfazem todos os critérios para qualquer transtorno relacionado a alucinógenos específico nem para outro transtorno na classe diagnóstica de transtornos relacionados a substâncias e transtornos aditivos.

Transtornos Relacionados a Inalantes

Transtorno por Uso de Inalantes

Critérios Diagnósticos

A. Um padrão problemático de uso de substância inalante baseada em hidrocarbonetos levando a comprometimento ou sofrimento clinicamente significativo, manifestado por pelo menos dois dos seguintes critérios, ocorrendo durante um período de 12 meses:

1. A substância inalante é frequentemente consumida em maiores quantidades ou por um período mais longo do que o pretendido.
2. Existe um desejo persistente ou esforços malsucedidos no sentido de reduzir ou controlar o uso da substância inalante.
3. Muito tempo é gasto em atividades necessárias para a obtenção da substância inalante, na sua utilização ou na recuperação de seus efeitos.
4. Fissura ou um forte desejo ou necessidade de usar a substância inalante.
5. Uso recorrente da substância inalante, resultando em fracasso em cumprir obrigações importantes no trabalho, na escola ou em casa.
6. Uso continuado da substância inalante apesar de problemas sociais ou interpessoais persistentes ou recorrentes causados ou exacerbados pelos efeitos de seu uso.

248 Transtornos Relacionados a Substâncias e Transtornos Aditivos

7. Importantes atividades sociais, profissionais ou recreacionais são abandonadas ou reduzidas em virtude do uso da substância inalante.
8. Uso recorrente da substância inalante em situações nas quais isso representa perigo para a integridade física.
9. O uso da substância inalante é mantido apesar da consciência de ter um problema físico ou psicológico persistente ou recorrente que tende a ser causado ou exacerbado por ela.
10. Tolerância, definida por qualquer um dos seguintes aspectos:
    a. Necessidade de quantidades progressivamente maiores da substância inalante para atingir a intoxicação ou o efeito desejado.
    b. Efeito acentuadamente menor com o uso continuado da mesma quantidade da substância inalante.

Especificar **o inalante em questão:** Quando possível, a substância específica envolvida deve ser nomeada (p. ex., "transtorno por uso de solvente").

Especificar se:

Em remissão inicial: Após todos os critérios para transtorno por uso de inalantes terem sido satisfeitos anteriormente, nenhum dos critérios para transtorno por uso de inalantes foi satisfeito durante um período mínimo de três meses, porém inferior a 12 meses (com exceção de que o Critério A4, "Fissura ou um forte desejo ou necessidade de usar a substância inalante", ainda pode ocorrer).

Em remissão sustentada: Após todos os critérios para transtorno por uso de inalantes terem sido satisfeitos anteriormente, nenhum dos critérios para transtorno por uso de inalantes foi satisfeito em nenhum momento durante um período igual ou superior a 12 meses (com exceção de que o Critério A4, "Fissura ou um forte desejo ou necessidade de usar a substância inalante", ainda pode ocorrer).

Especificar se:

Em ambiente protegido: Este especificador adicional é usado se o indivíduo encontra-se em um ambiente no qual o acesso a substâncias inalantes é restrito.

Código baseado na gravidade atual/remissão: Se também houver intoxicação por inalantes ou outro transtorno mental induzido por inalantes, não utilizar os códigos abaixo para transtorno por uso de inalantes. No caso, o transtorno por uso de inalantes comórbido é indicado pelo 4º caractere do código de transtorno induzido por inalantes (ver a nota para codificação para intoxicação por inalantes ou um transtorno mental induzido por inalantes específico). Por exemplo, se houver comorbida-

Intoxicação por Inalantes

de de transtorno depressivo induzido por inalantes e transtorno por uso de inalantes, apenas o código para transtorno depressivo induzido por inalantes é fornecido, sendo que o 4º caractere indica se o transtorno por uso de inalantes comórbido é leve, moderado ou grave: F18.14 para transtorno por uso de inalantes, leve com transtorno depressivo induzido por inalantes, ou F18.24 para transtorno por uso de inalantes, moderado ou grave com transtorno depressivo induzido por inalantes.

Especificar a gravidade atual/remissão:

F18.10 Leve: Presença de 2 ou 3 sintomas.
F18.11 Leve, em remissão inicial
F18.11 Leve, em remissão sustentada

F18.20 Moderada: Presença de 4 ou 5 sintomas.
F18.21 Moderada, em remissão inicial
F18.21 Moderada, em remissão sustentada

F18.20 Grave: Presença de 6 ou mais sintomas.
F18.21 Grave, em remissão inicial
F18.21 Grave, em remissão sustentada

Intoxicação por Inalantes

Critérios Diagnósticos

A. Exposição breve e recente, intencional ou não, a altas doses de substâncias inalantes, incluindo hidrocarbonetos voláteis como tolueno ou gasolina.

B. Alterações comportamentais ou psicológicas clinicamente significativas e problemáticas (p. ex., beligerância, agressividade, apatia, julgamento prejudicado) desenvolvidas durante ou logo após o uso ou a exposição a inalantes.

C. Dois (ou mais) dos seguintes sinais ou sintomas, desenvolvidos durante ou logo após o uso ou a exposição a inalantes:

1. Tontura.
2. Nistagmo.
3. Incoordenação.
4. Fala arrastada.
5. Instabilidade de marcha.
6. Letargia.
7. Reflexos deprimidos.
8. Retardo psicomotor.
9. Tremor.

250 Transtornos Relacionados a Substâncias e Transtornos Aditivos

10. Fraqueza muscular generalizada.
11. Visão borrada ou diplopia.
12. Estupor ou coma.
13. Euforia.

D. Os sinais e sintomas não são atribuíveis a outra condição médica nem são mais bem explicados por outro transtorno mental, incluindo intoxicação por outra substância.

Nota para codificação: O código da CID-10-MC depende da existência de comorbidade com transtorno por uso de inalantes. Se houver transtorno por uso de inalantes, leve comórbido, o código da CID-10-MC é **F18.120**, e se houver transtorno por uso de inalantes, moderado ou grave comórbido, o código da CID-10-MC é **F18.220**. Caso não haja comorbidade com transtorno por uso de inalantes, então o código da CID-10-MC é **F18.920**.

Transtornos Mentais Induzidos por Inalantes

Os seguintes transtornos induzidos por inalantes são descritos em outros capítulos do Manual, juntamente aos transtornos com os quais compartilham fenomenologia (consultar transtornos mentais induzidos por substância/medicamento nesses capítulos): transtorno psicótico induzido por inalantes ("Espectro da Esquizofrenia e Outros Transtornos Psicóticos"); transtorno depressivo induzido por inalantes ("Transtornos Depressivos"); transtorno de ansiedade induzido por inalantes ("Transtornos de Ansiedade"); e transtorno neurocognitivo maior ou leve induzido por inalantes ("Transtornos Neurocognitivos"). Para *delirium* induzido por intoxicação por inalantes, ver os critérios e a abordagem de *delirium* no capítulo "Transtornos Neurocognitivos". Esses transtornos mentais induzidos por inalantes são diagnosticados em lugar de intoxicação por inalantes apenas quando os sintomas são suficientemente graves para justificar atenção clínica independente.

Transtorno Relacionado a Inalantes Não Especificado

F18.99

Esta categoria aplica-se a apresentações em que sintomas característicos de um transtorno relacionado a inalantes que causam sofrimento clini-

Transtorno por Uso de Opioides

> camente significativo ou prejuízo no funcionamento social, profissional ou em outras áreas importantes da vida do indivíduo predominam, mas não satisfazem todos os critérios para qualquer transtorno relacionado a inalantes específico nem para outro transtorno na classe diagnóstica de transtornos relacionados a substâncias e transtornos aditivos.

Transtornos Relacionados a Opioides

Transtorno por Uso de Opioides

Critérios Diagnósticos

A. Um padrão problemático de uso de opioides, levando a comprometimento ou sofrimento clinicamente significativo, manifestado por pelo menos dois dos seguintes critérios, ocorrendo durante um período de 12 meses:

1. Os opioides são frequentemente consumidos em maiores quantidades ou por um período mais longo do que o pretendido.
2. Existe um desejo persistente ou esforços malsucedidos no sentido de reduzir ou controlar o uso de opioides.
3. Muito tempo é gasto em atividades necessárias para a obtenção do opioide, em sua utilização ou na recuperação de seus efeitos.
4. Fissura ou um forte desejo ou necessidade de usar opioides.
5. Uso recorrente de opioides resultando em fracasso em cumprir obrigações importantes no trabalho, na escola ou em casa.
6. Uso continuado de opioides apesar de problemas sociais ou interpessoais persistentes ou recorrentes causados ou exacerbados pelos seus efeitos.
7. Importantes atividades sociais, profissionais ou recreacionais são abandonadas ou reduzidas em virtude do uso de opioides.
8. Uso recorrente de opioides em situações nas quais isso representa perigo para a integridade física.
9. O uso de opioides é mantido apesar da consciência de ter um problema físico ou psicológico persistente ou recorrente que tende a ser causado ou exacerbado pela substância.
10. Tolerância, definida por qualquer um dos seguintes aspectos:
    a. Necessidade de quantidades progressivamente maiores de opioides para atingir a intoxicação ou o efeito desejado.

252 Transtornos Relacionados a Substâncias e Transtornos Aditivos

> b. Efeito acentuadamente menor com o uso continuado da mesma quantidade de opioide.
>
> **Nota:** Este critério é desconsiderado em indivíduos cujo uso de opioides se dá unicamente sob supervisão médica adequada.
>
> 11. Abstinência, conforme manifestada por qualquer um dos seguintes aspectos:
>
> a. Síndrome de abstinência característica de opioides (consultar os Critérios A e B do conjunto de critérios para abstinência de opioides).
>
> b. Opioides (ou uma substância estreitamente relacionada) são consumidos para aliviar ou evitar os sintomas de abstinência.
>
> **Nota:** Este critério é desconsiderado em indivíduos cujo uso de opioides se dá unicamente sob supervisão médica adequada.

Especificar se:

Em remissão inicial: Após todos os critérios para transtorno por uso de opioides terem sido preenchidos anteriormente, nenhum dos critérios para transtorno por uso de opioides foi preenchido durante um período mínimo de três meses, porém inferior a 12 meses (com exceção de que o Critério A4, "Fissura ou um forte desejo ou necessidade de usar opioides", ainda pode ocorrer).

Em remissão sustentada: Após todos os critérios para transtorno por uso de opioides terem sido preenchidos anteriormente, nenhum dos critérios para transtorno por uso de opioides foi preenchido em nenhum momento durante um período igual ou superior a 12 meses (com exceção de que o Critério A4, "Fissura ou um forte desejo ou necessidade de usar opioides", ainda pode ocorrer).

Especificar se:

Em terapia de manutenção: Este especificador adicional é usado se o indivíduo estiver usando medicamento agonista prescrito, como metadona ou buprenorfina, e nenhum dos critérios para transtorno por uso de opioides foi satisfeito para essa classe de medicamento (exceto tolerância ou abstinência do agonista). Esta categoria também se aplica aos indivíduos em manutenção com agonista parcial, agonista/antagonista ou antagonista total, como naltrexona oral ou de depósito.

Em ambiente protegido: Este especificador adicional é usado se o indivíduo encontra-se em um ambiente no qual o acesso a opioides é restrito.

Código baseado na gravidade atual/remissão: Se também houver intoxicação por opioides, abstinência de opioides ou outro transtorno mental

Intoxicação por Opioides   **253**

induzido por opioides, não utilizar os códigos abaixo para transtorno por uso de opioides. No caso, o transtorno por uso de opioides comórbido é indicado pelo 4º caractere do código de transtorno induzido por opioides (ver a nota para codificação para intoxicação por opioides, abstinência de opioides ou transtorno mental induzido por opioides específico). Por exemplo, se houver comorbidade de transtorno depressivo induzido por opioides com transtorno por uso de opioides, apenas o código para transtorno depressivo induzido por opioides é fornecido, sendo que o 4º caractere indica se o transtorno por uso de opioides comórbido é leve, moderado ou grave: F11.14 para transtorno por uso de opioides, leve com transtorno depressivo induzido por opioides, ou F11.24 para transtorno por uso de opioides, moderado ou grave com transtorno depressivo induzido por opioides.

Especificar a gravidade atual/remissão:

    F11.10 Leve: Presença de 2 ou 3 sintomas.
    F11.11 Leve, em remissão inicial
    F11.11 Leve, em remissão sustentada

    F11.20 Moderada: Presença de 4 ou 5 sintomas.
    F11.21 Moderada, em remissão inicial
    F11.21 Moderada, em remissão sustentada

    F11.20 Grave: Presença de 6 ou mais sintomas.
    F11.21 Grave, em remissão inicial
    F11.21 Grave, em remissão sustentada

Intoxicação por Opioides

Critérios Diagnósticos

A.   Uso recente de um opioide.

B.   Alterações comportamentais ou psicológicas clinicamente significativas e problemáticas (p. ex., euforia inicial seguida por apatia, disforia, agitação ou retardo psicomotor, julgamento prejudicado) desenvolvidas durante ou logo após o uso de opioides.

C.   Miose (ou midríase devido à anoxia decorrente de *overdose* grave) e um (ou mais) dos seguintes sinais ou sintomas, desenvolvidos durante ou logo após o uso de opioides.

    1. Torpor ou coma.
    2. Fala arrastada.
    3. Prejuízo na atenção ou na memória.

254 Transtornos Relacionados a Substâncias e Transtornos Aditivos

D. Os sinais ou sintomas não são atribuíveis a outra condição médica nem são mais bem explicados por outro transtorno mental, incluindo intoxicação por outra substância.

Especificar se:

Com perturbações da percepção: Este especificador pode ser indicado nos raros casos quando alucinações ocorrem com teste de realidade intacto ou quando ilusões auditivas, visuais ou táteis ocorrem na ausência de *delirium*.

Nota para codificação: O código da CID-10-MC depende da existência de comorbidade com transtorno por uso de opioides e da ocorrência de perturbações da percepção.

Para intoxicação por opioides, sem perturbações da percepção: Se houver transtorno por uso de opioides, leve comórbido, o código da CID-10-MC é **F11.120**, e se houver transtorno por uso de opioides, moderado ou grave comórbido, o código da CID-10-MC é **F11.220**. Caso não haja comorbidade com transtorno por uso de opioide, então o código da CID-10-MC é **F11.920**.

Para intoxicação por opioides, com perturbações da percepção: Se houver transtorno por uso de opioides, leve comórbido, o código da CID-10-MC é **F11.122**, e se houver transtorno por uso de opioides, moderado ou grave comórbido, o código da CID-10-MC é **F11.222**. Caso não haja comorbidade com transtorno por uso de opioides, então o código da CID-10-MC é **F11.922**.

Abstinência de Opioides

Critérios Diagnósticos

A. Presença de qualquer um dos seguintes:
1. Cessação (ou redução) do uso pesado e prolongado de opioides (i. e., algumas semanas ou mais).
2. Administração de um antagonista de opioides após um período de uso de opioides.

B. Três (ou mais) dos seguintes sintomas, desenvolvidos no prazo de alguns minutos a alguns dias após o Critério A:
1. Humor disfórico.
2. Náusea ou vômito.
3. Dores musculares.
4. Lacrimejamento ou rinorreia.
5. Midríase, piloereção ou sudorese.

Abstinência de Opioides **255**

6. Diarreia.
7. Bocejos.
8. Febre.
9. Insônia.

C. Os sinais ou sintomas do Critério B causam sofrimento clinicamente significativo ou prejuízo no funcionamento social, profissional ou em outras áreas importantes da vida do indivíduo.

D. Os sinais ou sintomas não são atribuíveis a outra condição médica nem são mais bem explicados por outro transtorno mental, incluindo intoxicação por ou abstinência de outra substância.

Nota para codificação: O código da CID-10-MC depende da existência de comorbidade com transtorno por uso de opioides. Se houver transtorno por uso de opioides, leve comórbido, o código da CID-10-MC é **F11.13**, e se houver transtorno por uso de opioides, moderado ou grave comórbido, o código da CID-10-MC é **F11.23**. Para abstinência de opioides ocorrendo na ausência de um transtorno por uso de opioides (p. ex., em um paciente que consome opioides unicamente sob supervisão médica adequada), o código da CID-10-MC é **F11.93**.

Transtornos Mentais Induzidos por Opioides

Os seguintes transtornos mentais induzidos por opioides são descritos em outros capítulos do Manual, juntamente aos transtornos com os quais compartilham fenomenologia (consultar transtornos mentais induzidos por substância/medicamento nesses capítulos): transtorno depressivo induzido por opioides ("Transtornos Depressivos"); transtorno de ansiedade induzido por opioides ("Transtornos de Ansiedade"); transtorno do sono induzido por opioides ("Transtornos do Sono-Vigília"); e disfunção sexual induzida por opioides ("Disfunções Sexuais"). Para *delirium* por intoxicação por opioides, *delirium* por abstinência de opioides e *delirium* induzido por opioides tomados conforme prescrito, ver os critérios e a abordagem de *delirium* no capítulo "Transtornos Neurocognitivos". Esses transtornos induzidos por opioides são diagnosticados em lugar de intoxicação por opioides ou abstinência de opioides apenas quando os sintomas são suficientemente graves para justificar atenção clínica independente.

Transtorno Relacionado a Opioides Não Especificado

F11.99

Esta categoria aplica-se a apresentações em que sintomas característicos de um transtorno relacionado a opioides que causam sofrimento clinicamente significativo ou prejuízo no funcionamento social, profissional ou em outras áreas importantes da vida do indivíduo predominam, mas não satisfazem todos os critérios para qualquer transtorno relacionado a opioides específico nem para outro transtorno na classe diagnóstica de transtornos relacionados a substâncias e transtornos aditivos.

Transtornos Relacionados a Sedativos, Hipnóticos ou Ansiolíticos

Transtorno por Uso de Sedativos, Hipnóticos ou Ansiolíticos

Critérios Diagnósticos

A. Um padrão problemático de uso de sedativos, hipnóticos ou ansiolíticos, levando a comprometimento ou sofrimento clinicamente significativo, manifestado por pelo menos dois dos seguintes critérios, ocorrendo durante um período de 12 meses:

1. Sedativos, hipnóticos ou ansiolíticos são frequentemente consumidos em maiores quantidades ou por um período mais longo do que o pretendido.

2. Existe um desejo persistente ou esforços malsucedidos no sentido de reduzir ou controlar o uso de sedativos, hipnóticos ou ansiolíticos.

3. Muito tempo é gasto em atividades necessárias para a obtenção do sedativo, hipnótico ou ansiolítico, na utilização dessas substâncias ou na recuperação de seus efeitos.

4. Fissura ou um forte desejo ou necessidade de usar o sedativo, hipnótico ou ansiolítico.

5. Uso recorrente de sedativos, hipnóticos ou ansiolíticos resultando em fracasso em cumprir obrigações importantes no trabalho, na escola ou em casa (p. ex., ausências constantes ao trabalho ou

Transtorno por Uso de Sedativos, Hipnóticos ou Ansiolíticos **257**

baixo rendimento do trabalho relacionado ao uso de sedativos, hipnóticos ou ansiolíticos; ausências, suspensões ou expulsões da escola relacionadas a sedativos, hipnóticos ou ansiolíticos; negligência dos filhos ou dos afazeres domésticos).

6. Uso continuado de sedativos, hipnóticos ou ansiolíticos apesar de problemas sociais ou interpessoais persistentes ou recorrentes causados ou exacerbados pelos efeitos dessas substâncias (p. ex., discussões com o cônjuge sobre as consequências da intoxicação; agressões físicas).

7. Importantes atividades sociais, profissionais ou recreacionais são abandonadas ou reduzidas em virtude do uso de sedativos, hipnóticos ou ansiolíticos.

8. Uso recorrente de sedativos, hipnóticos ou ansiolíticos em situações nas quais isso representa perigo para a integridade física (p. ex., condução de veículos ou operação de máquinas durante comprometimento decorrente do uso de sedativos, hipnóticos ou ansiolíticos).

9. O uso de sedativos, hipnóticos ou ansiolíticos é mantido apesar da consciência de ter um problema físico ou psicológico persistente ou recorrente provavelmente causado ou exacerbado por essas substâncias.

10. Tolerância, definida por qualquer um dos seguintes aspectos:
    a. Necessidade de quantidades progressivamente maiores do sedativo, hipnótico ou ansiolítico para atingir a intoxicação ou o efeito desejado.
    b. Efeito acentuadamente menor com o uso continuado da mesma quantidade do sedativo, hipnótico ou ansiolítico.

    Nota: Este critério é desconsiderado em indivíduos cujo uso de sedativo, hipnótico ou ansiolítico se dá sob supervisão médica.

11. Abstinência, conforme manifestada por qualquer um dos seguintes aspectos:
    a. Síndrome de abstinência característica de sedativos, hipnóticos ou ansiolíticos (consultar os Critérios A e B do conjunto de critérios para abstinência de sedativos, hipnóticos ou ansiolíticos).
    b. Sedativos, hipnóticos ou ansiolíticos (ou uma substância estreitamente relacionada, como álcool) são consumidos para aliviar ou evitar os sintomas de abstinência.

    Nota: Este critério é desconsiderado em indivíduos cujo uso de sedativo, hipnótico ou ansiolítico se dá sob supervisão médica.

258 Transtornos Relacionados a Substâncias e Transtornos Aditivos

Especificar se:

Em remissão inicial: Após todos os critérios para transtorno por uso de sedativos, hipnóticos ou ansiolíticos terem sido preenchidos anteriormente, nenhum dos critérios para transtorno por uso de sedativos, hipnóticos ou ansiolíticos foi preenchido durante um período mínimo de três meses, porém inferior a 12 meses (com exceção de que o Critério A4, "Fissura ou um forte desejo ou necessidade de usar o sedativo, hipnótico ou ansiolítico", ainda pode ocorrer).

Em remissão sustentada: Após todos os critérios para transtorno por uso de sedativos, hipnóticos ou ansiolíticos terem sido preenchidos anteriormente, nenhum dos critérios para transtorno por uso de sedativos, hipnóticos ou ansiolíticos foi preenchido em nenhum momento durante um período igual ou superior a 12 meses (com exceção de que o Critério A4, "Fissura ou um forte desejo ou necessidade de usar o sedativo, hipnótico ou ansiolítico", ainda pode ocorrer).

Especificar se:

Em ambiente protegido: Este especificador adicional é usado se o indivíduo encontra-se em um ambiente no qual o acesso a sedativos, hipnóticos ou ansiolíticos é restrito.

Código baseado na gravidade atual/remissão: Se também houver intoxicação por sedativos, hipnóticos ou ansiolíticos; abstinência de sedativos, hipnóticos ou ansiolíticos; ou outro transtorno mental induzido por sedativos, hipnóticos ou ansiolíticos, não utilizar os códigos abaixo para transtorno por uso de sedativos, hipnóticos ou ansiolíticos. No caso, o transtorno por uso de sedativos, hipnóticos ou ansiolíticos comórbido é indicado pelo 4º caractere do código de transtorno induzido por sedativos, hipnóticos ou ansiolíticos (ver a nota para codificação para intoxicação por sedativos, hipnóticos ou ansiolíticos; abstinência de sedativos, hipnóticos ou ansiolíticos; ou para um transtorno mental induzido por sedativos, hipnóticos ou ansiolíticos específico). Por exemplo, se houver comorbidade de transtorno depressivo induzido por sedativos, hipnóticos ou ansiolíticos com transtorno por uso de sedativos, hipnóticos ou ansiolíticos, apenas o código para transtorno depressivo induzido por sedativos, hipnóticos ou ansiolíticos é fornecido, sendo que o 4º caractere indica se o transtorno por uso de sedativos, hipnóticos ou ansiolíticos comórbido é leve, moderado ou grave: F13.14 para transtorno por uso de sedativos, hipnóticos ou ansiolíticos, leve com transtorno depressivo induzido por sedativos, hipnóticos ou ansiolíticos, ou F13.24 para transtorno por uso de sedativos, hipnóticos ou ansiolíticos, moderado ou grave com transtorno depressivo induzido por sedativos, hipnóticos ou ansiolíticos.

Intoxicação por Sedativos, Hipnóticos ou Ansiolíticos

Especificar a gravidade atual/remissão:
F13.10 Leve: Presença de 2 ou 3 sintomas.
F13.11 Leve, em remissão inicial
F13.11 Leve, em remissão sustentada

F13.20 Moderada: Presença de 4 ou 5 sintomas.
F13.21 Moderada, em remissão inicial
F13.21 Moderada, em remissão sustentada

F13.20 Grave: Presença de 6 ou mais sintomas.
F13.21 Grave, em remissão inicial
F13.21 Grave, em remissão sustentada

Intoxicação por Sedativos, Hipnóticos ou Ansiolíticos

Critérios Diagnósticos

A. Uso recente de um sedativo, hipnótico ou ansiolítico.

B. Alterações comportamentais ou psicológicas clinicamente significativas e mal-adaptativas (p. ex., comportamento sexual ou agressivo inadequado, humor instável, julgamento prejudicado) desenvolvidas durante ou logo após o uso de sedativos, hipnóticos ou ansiolíticos.

C. Um (ou mais) dos seguintes sinais ou sintomas, desenvolvidos durante ou logo após o uso de sedativos, hipnóticos ou ansiolíticos:
   1. Fala arrastada.
   2. Incoordenação.
   3. Marcha instável.
   4. Nistagmo.
   5. Prejuízo na cognição (p. ex., atenção, memória).
   6. Estupor ou coma.

D. Os sinais e sintomas não são atribuíveis a outra condição médica nem são mais bem explicados por outro transtorno mental, incluindo intoxicação por outra substância.

Nota para codificação: O código da CID-10-MC depende da existência de comorbidade com transtorno por uso de sedativos, hipnóticos ou ansiolíticos. Se houver transtorno por uso de sedativos, hipnóticos ou ansiolíticos, leve comórbido, o código da CID-10-MC é **F13.120**, e se houver transtorno por uso de sedativos, hipnóticos ou ansiolíticos, moderado ou grave comórbido, o código da CID-10-MC é **F13.220**. Caso não haja comorbidade com transtorno por uso de sedativos, hipnóticos ou ansiolíticos, então o código da CID-10-MC é **F13.920**.

Abstinência de Sedativos, Hipnóticos ou Ansiolíticos

Critérios Diagnósticos

A. Cessação (ou redução) do uso prolongado de sedativos, hipnóticos ou ansiolíticos.

B. Dois (ou mais) dos seguintes sintomas, desenvolvidos no período de algumas horas a alguns dias após a cessação (ou redução) do uso de sedativos, hipnóticos ou ansiolíticos descrita no Critério A:

   1. Hiperatividade autonômica (p. ex., sudorese ou frequência cardíaca superior a 100 bpm).
   2. Tremor nas mãos.
   3. Insônia.
   4. Náusea ou vômito.
   5. Alucinações ou ilusões visuais, táteis ou auditivas transitórias.
   6. Agitação psicomotora.
   7. Ansiedade.
   8. Convulsões do tipo grande mal.

C. Os sinais ou sintomas do Critério B causam sofrimento clinicamente significativo ou prejuízo no funcionamento social, profissional ou em outras áreas importantes da vida do indivíduo.

D. Os sinais ou sintomas não são atribuíveis a outra condição médica nem são mais bem explicados por outro transtorno mental, incluindo intoxicação por ou abstinência de outra substância.

Especificar se:

   Com perturbações da percepção: Este especificador pode ser indicado quando ocorrem alucinações com teste de realidade intacto ou ilusões auditivas, visuais ou táteis na ausência de *delirium*.

Nota para codificação: O código da CID-10-MC depende da existência de comorbidade com transtorno por uso de sedativos, hipnóticos ou ansiolíticos e da ocorrência de perturbações da percepção.

   Para abstinência de sedativos, hipnóticos ou ansiolíticos, sem perturbações da percepção: Se houver transtorno por uso de sedativos, hipnóticos ou ansiolíticos, leve comórbido, o código da CID-10-MC é **F13.130**, e se houver transtorno por uso de sedativos, hipnóticos ou ansiolíticos, moderado ou grave comórbido, o código da CID-10-MC é **F13.230**. Se não houver transtorno por uso de sedativos, hipnóticos ou ansiolíticos comórbido (p. ex., em um paciente que usa sedativos, hipnóticos ou ansiolíticos unicamente sob supervisão médica adequada), então o código da CID-10-MC é **F13.930**.

Abstinência de Sedativos, Hipnóticos ou Ansiolíticos **261**

> **Para abstinência de sedativos, hipnóticos ou ansiolíticos, com per-turbações da percepção:** Se houver transtorno por uso de sedativos, hipnóticos ou ansiolíticos, leve comórbido, o código da CID-10-MC é **F13.132**, e se houver transtorno por uso de sedativos, hipnóticos ou ansiolíticos, moderado ou grave comórbido, o código da CID-10-MC é **F13.232**. Se não houver transtorno por uso de sedativos, hipnóticos ou ansiolíticos comórbido (p. ex., em um paciente que usa sedativos, hipnóticos ou ansiolíticos unicamente sob supervisão médica adequada), então o código da CID-10-MC é **F13.932**.

Transtornos Mentais Induzidos por Sedativos, Hipnóticos ou Ansiolíticos

Os seguintes transtornos mentais induzidos por sedativos, hipnóticos ou ansiolíticos são descritos em outros capítulos do Manual, juntamente aos transtornos com os quais compartilham fenomenologia (ver transtornos mentais induzidos por substância/medicamento nesses capítulos): transtorno psicótico induzido por sedativos, hipnóticos ou ansiolíticos ("Espectro da Esquizofrenia e Outros Transtornos Psicóticos"); transtorno bipolar induzido por sedativos, hipnóticos ou ansiolíticos e transtornos relacionados ("Transtorno Bipolar e Transtornos Relacionados"); transtorno depressivo induzido por sedativos, hipnóticos ou ansiolíticos ("Transtornos Depressivos"); transtorno de ansiedade induzido por sedativos, hipnóticos ou ansiolíticos ("Transtornos de Ansiedade"); transtorno do sono induzido por sedativos, hipnóticos ou ansiolíticos ("Transtornos do Sono-Vigília"); disfunção sexual induzida por sedativos, hipnóticos ou ansiolíticos ("Disfunções Sexuais"); e transtorno neurocognitivo maior ou leve induzido por sedativos, hipnóticos ou ansiolíticos ("Transtornos Neurocognitivos"). Para *delirium* por intoxicação por sedativos, hipnóticos ou ansiolíticos; *delirium* por abstinência de sedativos, hipnóticos ou ansiolíticos; e *delirium* induzido por sedativos, hipnóticos ou ansiolíticos tomados conforme prescrito, ver os critérios e a abordagem de *delirium* no capítulo "Transtornos Neurocognitivos". Esses transtornos mentais induzidos por sedativos, hipnóticos ou ansiolíticos são diagnosticados em lugar de intoxicação por sedativos, hipnóticos ou ansiolíticos ou abstinência de sedativos, hipnóticos ou ansiolíticos apenas quando os sintomas são suficientemente graves para justificar atenção clínica independente.

262 Transtornos Relacionados a Substâncias e Transtornos Aditivos

Transtorno Relacionado a Sedativos, Hipnóticos ou Ansiolíticos Não Especificado

F13.99

Esta categoria aplica-se a apresentações em que sintomas característicos de um transtorno relacionado a sedativos, hipnóticos ou ansiolíticos que causam sofrimento clinicamente significativo ou prejuízo no funcionamento social, profissional ou em outras áreas importantes da vida do indivíduo predominam, mas não satisfazem todos os critérios para qualquer transtorno relacionado a sedativos, hipnóticos ou ansiolíticos específico nem para outro transtorno na classe diagnóstica de transtornos relacionados a substâncias e transtornos aditivos.

Transtornos Relacionados a Estimulantes

Transtorno por Uso de Estimulantes

Critérios Diagnósticos

A. Um padrão de uso de substância tipo anfetamina, cocaína ou outro estimulante levando a comprometimento ou sofrimento clinicamente significativo, manifestado por pelo menos dois dos seguintes critérios, ocorrendo durante um período de 12 meses:

1. O estimulante é frequentemente consumido em maiores quantidades ou por um período mais longo do que o pretendido.
2. Existe um desejo persistente ou esforços malsucedidos no sentido de reduzir ou controlar o uso de estimulantes.
3. Muito tempo é gasto em atividades necessárias para a obtenção do estimulante, em utilização, ou na recuperação de seus efeitos.
4. Fissura ou um forte desejo ou necessidade de usar o estimulante.
5. Uso recorrente de estimulantes resultando em fracasso em cumprir obrigações importantes no trabalho, na escola ou em casa.
6. Uso continuado de estimulantes apesar de problemas sociais ou interpessoais persistentes ou recorrentes causados ou exacerbados pelos efeitos do estimulante.
7. Importantes atividades sociais, profissionais ou recreacionais são abandonadas ou reduzidas em virtude do uso de estimulantes.

Transtorno por Uso de Estimulantes

8. Uso recorrente de estimulantes em situações nas quais isso representa perigo para a integridade física.
9. O uso de estimulantes é mantido apesar da consciência de ter um problema físico ou psicológico persistente ou recorrente que tende a ser causado ou exacerbado pelo estimulante.
10. Tolerância, definida por qualquer um dos seguintes aspectos:
    a. Necessidade de quantidades progressivamente maiores do estimulante para atingir a intoxicação ou o efeito desejado.
    b. Efeito acentuadamente menor com o uso continuado da mesma quantidade do estimulante.

    Nota: Este critério não é considerado em indivíduos cujo uso de medicamentos estimulantes se dá unicamente sob supervisão médica adequada, como no caso de medicação para transtorno de déficit de atenção/hiperatividade ou narcolepsia.
11. Abstinência, conforme manifestada por qualquer um dos seguintes aspectos:
    a. Síndrome de abstinência característica para o estimulante (consultar os Critérios A e B do conjunto de critérios para abstinência de estimulantes).
    b. O estimulante (ou uma substância estreitamente relacionada) é consumido para aliviar ou evitar os sintomas de abstinência.

    Nota: Este critério não é considerado em indivíduos cujo uso de medicamentos estimulantes se dá unicamente sob supervisão médica adequada, como no caso de medicação para transtorno de déficit de atenção/hiperatividade ou narcolepsia.

Especificar se:
Em remissão inicial: Após todos os critérios para transtorno por uso de estimulantes terem sido preenchidos anteriormente, nenhum dos critérios para transtorno por uso de estimulantes foi preenchido durante um período mínimo de três meses, porém inferior a 12 meses (com exceção de que o Critério A4, "Fissura ou um forte desejo ou necessidade de usar o estimulante", ainda pode ocorrer).
Em remissão sustentada: Após todos os critérios para transtorno por uso de estimulantes terem sido preenchidos anteriormente, nenhum dos critérios para transtorno por uso de estimulantes foi preenchido em nenhum momento durante um período igual ou superior a 12 meses (com exceção de que o Critério A4, "Fissura ou um forte desejo ou necessidade de usar o estimulante", ainda pode ocorrer).

264 Transtornos Relacionados a Substâncias e Transtornos Aditivos

Especificar se:

Em ambiente protegido: Este especificador adicional é usado se o indivíduo encontra-se em um ambiente no qual o acesso a estimulantes é restrito.

Código baseado na gravidade atual/remissão: Se também houver intoxicação por substância tipo anfetamina, abstinência de substância tipo anfetamina ou outro transtorno mental induzido por substância tipo anfetamina, não utilizar os códigos abaixo para transtorno por uso de anfetamina. No caso, o transtorno por uso de substância tipo anfetamina comórbido é indicado pelo 4º caractere do código de transtorno induzido por substância tipo anfetamina (ver a nota para codificação para intoxicação por substância tipo anfetamina, abstinência de substância tipo anfetamina ou um transtorno mental induzido por substância tipo anfetamina específico). Por exemplo, se houver comorbidade de transtorno depressivo induzido por anfetamina com transtorno por uso de anfetamina, apenas o código para transtorno depressivo induzido por anfetamina é fornecido, sendo que o 4º caractere indica se o transtorno por uso de anfetamina comórbido é leve, moderado ou grave: F15.14 para transtorno por uso de anfetamina, leve com transtorno depressivo induzido por anfetamina, ou F15.24 para transtorno por uso de anfetamina, moderado ou grave com transtorno depressivo induzido por anfetamina. (As instruções para substância tipo anfetamina também se aplicam à intoxicação por outro estimulante ou estimulante não especificado, abstinência de outro estimulante ou estimulante não especificado e transtorno mental induzido por outro estimulante ou estimulante não especificado.) De modo semelhante, se houver transtorno depressivo induzido por cocaína comórbido com transtorno por uso de cocaína, apenas o código para transtorno depressivo induzido por cocaína deve ser fornecido, sendo que o 4º caractere indica se o transtorno por uso de cocaína comórbido é leve, moderado ou grave: F14.14 para transtorno por uso de cocaína, leve com transtorno depressivo induzido por cocaína, ou F14.24 para transtorno por uso de cocaína, moderado ou grave com transtorno psicótico induzido por cocaína.

Especificar a gravidade atual/remissão:

Leve: Presença de 2 ou 3 sintomas.

F15.10 Substância tipo anfetamina
F14.10 Cocaína
F15.10 Outro estimulante ou estimulante não especificado

Transtorno por Uso de Estimulantes

Leve, em remissão inicial

F15.11 Substância tipo anfetamina
F14.11 Cocaína
F15.11 Outro estimulante ou estimulante não especificado

Leve, em remissão sustentada

F15.11 Substância tipo anfetamina
F14.11 Cocaína
F15.11 Outro estimulante ou estimulante não especificado

Moderada: Presença de 4 ou 5 sintomas.

F15.20 Substância tipo anfetamina
F14.20 Cocaína
F15.20 Outro estimulante ou estimulante não especificado

Moderada, em remissão inicial

F15.21 Substância tipo anfetamina
F14.21 Cocaína
F15.21 Outro estimulante ou estimulante não especificado

Moderada, em remissão sustentada

F15.21 Substância tipo anfetamina
F14.21 Cocaína
F15.21 Outro estimulante ou estimulante não especificado

Grave: Presença de 6 ou mais sintomas.

F15.20 Substância tipo anfetamina
F14.20 Cocaína
F15.20 Outro estimulante ou estimulante não especificado

Grave, em remissão inicial

F15.21 Substância tipo anfetamina
F14.21 Cocaína
F15.21 Outro estimulante ou estimulante não especificado

Grave, em remissão sustentada

F15.21 Substância tipo anfetamina
F14.21 Cocaína
F15.21 Outro estimulante ou estimulante não especificado

Intoxicação por Estimulantes

Critérios Diagnósticos

A. Uso recente de uma substância tipo anfetamina, cocaína ou outro estimulante.

B. Alterações comportamentais ou psicológicas clinicamente significativas e problemáticas (p. ex., euforia ou embotamento afetivo; alterações na sociabilidade; hipervigilância; sensibilidade interpessoal; ansiedade, tensão ou raiva; comportamentos estereotipados; julgamento prejudicado) desenvolvidas durante ou logo após o uso de um estimulante.

C. Dois (ou mais) dos seguintes sinais ou sintomas, desenvolvidos durante ou logo após o uso de estimulantes:
1. Taquicardia ou bradicardia.
2. Dilatação pupilar.
3. Pressão arterial elevada ou diminuída.
4. Transpiração ou calafrios.
5. Náusea ou vômito.
6. Evidências de perda de peso.
7. Agitação ou retardo psicomotor.
8. Fraqueza muscular, depressão respiratória, dor torácica ou arritmias cardíacas.
9. Confusão, convulsões, discinesias, distonias ou coma.

D. Os sinais ou sintomas não são atribuíveis a outra condição médica nem são mais bem explicados por outro transtorno mental, incluindo intoxicação por outra substância.

Especificar o intoxicante em questão (i. e., substância tipo anfetamina, cocaína ou outro estimulante).

Especificar se:

Com perturbações da percepção: Este especificador pode ser indicado quando alucinações ocorrem com teste de realidade intacto ou quando ilusões auditivas, visuais ou táteis ocorrem na ausência de *delirium*.

Nota para codificação: O código da CID-10-MC depende de o estimulante ser uma substância tipo anfetamina, cocaína ou outro estimulante; de haver comorbidade com transtorno por uso de substância tipo anfetamina, cocaína ou outro estimulante; e da ocorrência de perturbações da percepção.

Abstinência de Estimulantes

Para intoxicação por substância tipo anfetamina, cocaína ou outro estimulante, sem perturbações da percepção: Se houver transtorno por uso de substância tipo anfetamina, leve comórbido, o código da CID-10-MC é **F15.120**, e se houver transtorno por uso de substância tipo anfetamina, moderado ou grave comórbido, o código da CID-10-MC é **F15.220**. Caso não haja comorbidade com transtorno por uso de substância tipo anfetamina, então o código da CID-10-MC é **F15.920**. Igualmente, se houver transtorno por uso de cocaína, leve comórbido, o código da CID-10-MC é **F14.120**, e se houver transtorno por uso de cocaína, moderado ou grave comórbido, o código da CID-10-MC é **F14.220**. Caso não haja comorbidade com transtorno por uso de cocaína, então o código da CID-10-MC é **F14.920**.

Para intoxicação por substância tipo anfetamina, cocaína ou outro estimulante, com perturbações da percepção: Se houver transtorno por uso de substância tipo anfetamina, leve comórbido, o código da CID-10-MC é **F15.122**, e se houver transtorno por uso de substância tipo anfetamina, moderado ou grave comórbido, o código da CID-10-MC é **F15.222**. Caso não haja comorbidade com transtorno por uso de substância tipo anfetamina, então o código da CID-10-MC é **F15.922**. Igualmente, se houver transtorno por uso de cocaína, leve comórbido, o código da CID-10-MC é **F14.122**, e se houver transtorno por uso de cocaína, moderado ou grave comórbido, o código da CID-10-MC é **F14.222**. Caso não haja comorbidade com transtorno por uso de cocaína, então o código da CID-10-MC é **F14.922**.

Abstinência de Estimulantes

Critérios Diagnósticos

A. Cessação (ou redução) do uso prolongado de substância tipo anfetamina, cocaína ou outro estimulante.

B. Humor disfórico e duas (ou mais) das seguintes alterações fisiológicas, desenvolvidos no prazo de algumas horas a alguns dias após o Critério A:
1. Fadiga.
2. Sonhos vívidos e desagradáveis.
3. Insônia ou hipersonia.
4. Aumento do apetite.
5. Retardo ou agitação psicomotora.

268 Transtornos Relacionados a Substâncias e Transtornos Aditivos

C. Os sinais ou sintomas do Critério B causam sofrimento clinicamente significativo ou prejuízo no funcionamento social, profissional ou em outras áreas importantes da vida do indivíduo.

D. Os sinais ou sintomas não são atribuíveis a outra condição médica nem são mais bem explicados por outro transtorno mental, incluindo intoxicação por ou abstinência de outra substância.

Especificar **a substância específica que causa a síndrome de abstinência** (i. e., substância tipo anfetamina, cocaína ou outro estimulante).

Nota para codificação: O código da CID-10-MC depende de o estimulante ser uma substância tipo anfetamina, cocaína ou outro estimulante ou se existe ou não um transtorno por uso de substância tipo anfetamina, cocaína ou outro estimulante comórbido. Se houver transtorno por uso de substância tipo anfetamina ou outro estimulante, leve comórbido, o código da CID-10-MC é **F15.13**. Se houver transtorno por uso de substância tipo anfetamina ou outro estimulante, moderado ou grave, o código da CID-10-MC é **F15.23**. Para abstinência de substância tipo anfetamina ou outro estimulante ocorrendo na ausência de transtorno por uso de substância tipo anfetamina ou outro estimulante (p. ex., em um paciente que usa anfetamina unicamente sob supervisão médica adequada), o código da CID-10-MC é **F19.93**. Se houver transtorno por uso de cocaína, leve comórbido, o código da CID-10-MC é **F14.13**. Se houver transtorno por uso de cocaína, moderado ou grave comórbido, o código da CID-10-MC é **F14.23**. Para abstinência de cocaína ocorrendo na ausência de um transtorno por uso de cocaína, o código da CID-10-MC é **F14.93**.

Transtornos Mentais Induzidos por Estimulantes

Os seguintes transtornos mentais induzidos por estimulantes (que incluem transtornos induzidos por substâncias tipo anfetamina, cocaína e outros estimulantes) são descritos em outros capítulos do Manual, juntamente aos transtornos com os quais compartilham fenomenologia (consultar transtornos mentais induzidos por substância/medicamento nesses capítulos): transtorno psicótico induzido por estimulantes ("Espectro da Esquizofrenia e Outros Transtornos Psicóticos"); transtorno bipolar induzido por estimulantes e transtorno relacionado ("Transtorno Bipolar e Transtornos Relacionados"); transtorno depressivo in-

Transtorno por Uso de Tabaco **269**

duzido por estimulantes ("Transtornos Depressivos"); transtorno de ansiedade induzido por estimulantes ("Transtornos de Ansiedade"); transtorno obsessivo-compulsivo induzido por estimulantes (Transtorno Obsessivo-compulsivo e Transtornos Relacionados"); transtorno do sono induzido por estimulantes ("Transtornos do Sono-Vigília"); e disfunção sexual induzida por estimulantes ("Disfunções Sexuais"). Para *delirium* por intoxicação por opioides e *delirium* por abstinência de opioides consumidos conforme prescrição, ver os critérios e a abordagem de *delirium* no capítulo "Transtornos Neurocognitivos". Esses transtornos induzidos por estimulantes são diagnosticados em lugar de intoxicação por estimulantes ou abstinência de estimulantes apenas quando os sintomas são suficientemente graves para justificar atenção clínica independente.

Transtorno Relacionado a Estimulantes Não Especificado

Esta categoria aplica-se a apresentações em que sintomas característicos de um transtorno relacionado a estimulantes que causam sofrimento clinicamente significativo ou prejuízo no funcionamento social, profissional ou em outras áreas importantes da vida do indivíduo predominam, mas não satisfazem todos os critérios para qualquer transtorno relacionado a estimulantes específico nem para outro transtorno na classe diagnóstica de transtornos relacionados a substâncias e transtornos aditivos.

Nota para codificação: O código da CID-10-MC depende de o estimulante ser uma substância tipo anfetamina, cocaína ou outro estimulante. O código da CID-10-MC para uma substância tipo anfetamina não especificado ou outro transtorno relacionado a estimulantes é **F15.99**. O código da CID-10-MC para um transtorno relacionado à cocaína não especificado é **F14.99**.

Transtornos Relacionados ao Tabaco

Transtorno por Uso de Tabaco

Critérios Diagnósticos

A. Um padrão problemático de uso de tabaco, levando a comprometimento ou sofrimento clinicamente significativo, manifestado por pelo

270   Transtornos Relacionados a Substâncias e Transtornos Aditivos

menos dois dos seguintes critérios, ocorrendo durante um período de 12 meses:

1. Tabaco é frequentemente consumido em maiores quantidades ou por um período mais longo do que o pretendido.
2. Existe um desejo persistente ou esforços malsucedidos no sentido de reduzir ou controlar o uso de tabaco.
3. Muito tempo é gasto em atividades necessárias para a obtenção ou uso de tabaco.
4. Fissura ou um forte desejo ou necessidade de usar tabaco.
5. Uso recorrente de tabaco resultando em fracasso em cumprir obrigações importantes no trabalho, na escola ou em casa (p. ex., interferência no trabalho).
6. Uso continuado de tabaco apesar de problemas sociais ou interpessoais persistentes ou recorrentes causados ou exacerbados pelos seus efeitos (p. ex., discussões com os outros sobre o uso de tabaco).
7. Importantes atividades sociais, profissional ou recreacionais são abandonadas ou reduzidas em virtude do uso de tabaco.
8. Uso recorrente de tabaco em situações nas quais isso representa perigo para a integridade física (p. ex., fumar na cama).
9. O uso de tabaco é mantido apesar da consciência de ter um problema físico ou psicológico persistente ou recorrente que tende a ser causado ou exacerbado por ele.
10. Tolerância, definida por qualquer um dos seguintes aspectos:
    a. Necessidade de quantidades progressivamente maiores de tabaco para atingir o efeito desejado.
    b. Efeito acentuadamente menor com o uso continuado da mesma quantidade de tabaco.
11. Abstinência, conforme manifestada por qualquer um dos seguintes aspectos:
    a. Síndrome de abstinência característica de tabaco (consultar os Critérios A e B do conjunto de critérios para abstinência de tabaco).
    b. Tabaco (ou uma substância estreitamente relacionada, como nicotina) é consumido para aliviar ou evitar os sintomas de abstinência.

Especificar se:

Em remissão inicial: Após todos os critérios para transtorno por uso de tabaco terem sido preenchidos anteriormente, nenhum dos critérios para transtorno por uso de tabaco foi preenchido durante um

Transtorno por Uso de Tabaco

período mínimo de três meses, porém inferior a 12 meses (com exceção de que o Critério A4, "Fissura ou um forte desejo ou necessidade de usar tabaco", ainda pode ocorrer).

Em remissão sustentada: Após todos os critérios para transtorno por uso de tabaco terem sido preenchidos anteriormente, nenhum dos critérios para transtorno por uso de tabaco foi preenchido em nenhum momento durante um período igual ou superior a 12 meses (com exceção de que o Critério A4, "Fissura ou um forte desejo ou necessidade de usar tabaco", ainda pode ocorrer).

Especificar se:

Em terapia de manutenção: O indivíduo vem em uso de medicamentos de manutenção de longo prazo, como medicamentos de reposição de nicotina, e nenhum dos critérios para transtorno por uso de tabaco foi satisfeito para essa classe de medicamento (exceto tolerância ou abstinência do medicamento de reposição de nicotina).

Em ambiente protegido: Este especificador adicional é usado se o indivíduo encontra-se em um ambiente no qual o acesso ao tabaco é restrito.

Código baseado na gravidade atual/remissão: Se também houver abstinência de tabaco ou outro transtorno do sono induzido por tabaco, não utilizar os códigos abaixo para transtorno por uso de tabaco. No caso, o transtorno por uso de tabaco comórbido é indicado pelo 4º caractere do código de transtorno induzido por tabaco (ver a nota para codificação para abstinência de tabaco ou um transtorno do sono induzido por tabaco). Por exemplo, se houver comorbidade de transtorno do sono induzido por tabaco e transtorno por uso de tabaco, apenas o código para transtorno do sono induzido por tabaco é fornecido, sendo que o 4º caractere indica se o transtorno por uso de tabaco comórbido é moderado ou grave: F17.208 para transtorno por uso de tabaco, moderado ou grave com transtorno do sono induzido por tabaco. Não é permitido codificar um transtorno por uso de tabaco, leve comórbido com transtorno do sono induzido por tabaco.

Especificar a gravidade atual/remissão:

Z72.0 Leve: Presença de 2 ou 3 sintomas.

F17.200 Moderada: Presença de 4 ou 5 sintomas.
F17.201 Moderada, em remissão inicial
F17.201 Moderada, em remissão sustentada

F17.200 Grave: Presença de 6 ou mais sintomas.
F17.201 Grave, em remissão inicial
F17.201 Grave, em remissão sustentada

Abstinência de Tabaco

Critérios Diagnósticos	F17.203

A. Uso diário de tabaco durante um período mínimo de várias semanas.

B. Cessação abrupta do uso de tabaco, ou redução da quantidade de tabaco utilizada, seguida, no prazo de 24 horas, por quatro (ou mais) dos seguintes sinais ou sintomas:
   1. Irritabilidade, frustração ou raiva.
   2. Ansiedade.
   3. Dificuldade de concentração.
   4. Aumento do apetite.
   5. Inquietação.
   6. Humor deprimido.
   7. Insônia.

C. Os sinais ou sintomas do Critério B causam sofrimento clinicamente significativo ou prejuízo no funcionamento social, profissional ou em outras áreas importantes da vida do indivíduo.

D. Os sinais ou sintomas não são atribuíveis a outra condição médica nem são mais bem explicados por outro transtorno mental, incluindo intoxicação por ou abstinência de outra substância.

Nota para codificação: O código da CID-10-MC para abstinência de tabaco é **F17.203**. Observe que esse código indica a presença comórbida de um transtorno por uso de tabaco, moderado ou grave, refletindo o fato de que a abstinência de tabaco pode ocorrer apenas na presença de um transtorno por uso de tabaco, moderado ou grave.

Transtornos Mentais Induzidos por Tabaco

O transtorno do sono induzido por tabaco é abordado no capítulo "Transtornos do Sono-Vigília" (consultar "Transtorno do Sono Induzido por Substância/Medicamento").

Transtorno por Uso de Outra Substância...

Transtorno Relacionado ao Tabaco Não Especificado

F17.209

Esta categoria aplica-se a apresentações em que sintomas característicos de um transtorno relacionado ao tabaco que causam sofrimento clinicamente significativo ou prejuízo no funcionamento social, profissional ou em outras áreas importantes da vida do indivíduo predominam, mas não satisfazem todos os critérios para qualquer transtorno relacionado ao tabaco específico nem para outro transtorno na classe diagnóstica de transtornos relacionados a substâncias e transtornos aditivos.

Transtornos Relacionados a Outras Substâncias (ou Substâncias Desconhecidas)

Transtorno por Uso de Outra Substância (ou Substância Desconhecida)

Critérios Diagnósticos

A. Um padrão problemático de uso de uma substância intoxicante, a qual não pode ser classificada dentro das categorias de álcool; cafeína; *Cannabis*; alucinógenos (fenciclidina e outros); inalantes; opioides; sedativos, hipnóticos ou ansiolíticos; estimulantes; ou tabaco, levando a comprometimento ou sofrimento clinicamente significativo, manifestado por pelo menos dois dos seguintes critérios, ocorrendo durante um período de 12 meses:

1. A substância é frequentemente consumida em maiores quantidades ou por um período mais longo do que o pretendido.
2. Existe um desejo persistente ou esforços malsucedidos no sentido de reduzir ou controlar o uso da substância.
3. Muito tempo é gasto em atividades necessárias para a obtenção da substância, em sua utilização ou na recuperação de seus efeitos.
4. Fissura ou um forte desejo ou necessidade de usar a substância.
5. Uso recorrente da substância resultando em fracasso em cumprir obrigações importantes no trabalho, na escola ou em casa.

274 Transtornos Relacionados a Substâncias e Transtornos Aditivos

6. Uso continuado da substância apesar de problemas sociais ou interpessoais persistentes ou recorrentes causados ou exacerbados pelos efeitos de seu uso.
7. Importantes atividades sociais, profissionais ou recreacionais são abandonadas ou reduzidas em virtude do uso da substância.
8. Uso recorrente da substância em situações nas quais isso representa perigo para a integridade física.
9. O uso da substância é mantido apesar da consciência de ter um problema físico ou psicológico persistente ou recorrente que tende a ser causado ou exacerbado por ela.
10. Tolerância, definida por qualquer um dos seguintes aspectos:
    a. Necessidade de quantidades progressivamente maiores da substância para atingir a intoxicação ou o efeito desejado.
    b. Efeito acentuadamente menor com o uso continuado da mesma quantidade da substância.
11. Abstinência, conforme manifestada por qualquer um dos seguintes aspectos:
    a. Síndrome de abstinência característica de outra substância (ou substância desconhecida) (consultar os Critérios A e B do conjunto de critérios para abstinência de outra substância [ou substância desconhecida]).
    b. A substância (ou uma substância estreitamente relacionada) é consumida para aliviar ou evitar os sintomas de abstinência.

Especificar se:

Em remissão inicial: Após todos os critérios para transtorno por uso de outra substância (ou substância desconhecida) terem sido preenchidos anteriormente, nenhum dos critérios para transtorno por uso de outra substância (ou substância desconhecida) foi preenchido durante um período mínimo de três meses, porém inferior a 12 meses (com exceção de que o Critério A4, "Fissura ou um forte desejo ou necessidade de usar a substância", ainda pode ocorrer).

Em remissão sustentada: Após todos os critérios para transtorno por uso de outra substância (ou substância desconhecida) terem sido preenchidos anteriormente, nenhum dos critérios para transtorno por uso de outra substância (ou substância desconhecida) foi preenchido em nenhum momento durante um período igual ou superior a 12 meses (com exceção de que o Critério A4, "Fissura ou um forte desejo ou necessidade de usar a substância", ainda pode ocorrer).

Transtorno por Uso de Outra Substância...

Especificar se:

Em ambiente protegido: Este especificador adicional é usado se o indivíduo encontra-se em um ambiente no qual o acesso à substância é restrito.

Código baseado na gravidade atual/remissão: Se também houver intoxicação por outra substância (ou substância desconhecida), abstinência de outra substância (ou substância desconhecida) ou outro transtorno mental induzido por outra substância (ou substância desconhecida), não utilizar os códigos abaixo para transtorno por uso de outra substância (ou substância desconhecida). No caso, o transtorno por uso de outra substância (ou substância desconhecida) comórbido é indicado pelo 4° caractere do código de transtorno induzido por outra substância (ou substância desconhecida) (ver a nota para codificação para intoxicação por outra substância [ou substância desconhecida], abstinência de outra substância [ou substância desconhecida] ou um transtorno mental induzido por outra substância [ou substância desconhecida] específica). Por exemplo, se houver comorbidade de transtorno depressivo induzido por outra substância (ou substância desconhecida) e transtorno por uso de outra substância (ou substância desconhecida), apenas o código para transtorno depressivo induzido por outra substância (ou substância desconhecida) é fornecido, sendo que o 4° caractere indica se o transtorno por uso de outra substância (ou substância desconhecida) comórbido é leve, moderado ou grave: F19.14 para transtorno por uso de outra substância (ou substância desconhecida), leve com transtorno depressivo induzido por outra substância (ou substância desconhecida), ou F19.24 para transtorno por uso de outra substância (ou substância desconhecida), moderado ou grave com transtorno depressivo induzido por outra substância (ou substância desconhecida).

Especificar a gravidade atual/remissão:

F19.10 Leve: Presença de 2 ou 3 sintomas.
F19.11 Leve, em remissão inicial
F19.11 Leve, em remissão sustentada

F19.20 Moderada: Presença de 4 ou 5 sintomas.
F19.21 Moderada, em remissão inicial
F19.21 Moderada, em remissão sustentada

F19.20 Grave: Presença de 6 ou mais sintomas.
F19.21 Grave, em remissão inicial
F19.21 Grave, em remissão sustentada

Intoxicação por Outra Substância
(ou Substância Desconhecida)

Critérios Diagnósticos

A. Desenvolvimento de uma síndrome reversível específica atribuível à ingestão (ou exposição) recente de uma substância não listada em outra parte do Manual ou desconhecida.

B. Alterações comportamentais ou psicológicas clinicamente significativas e problemáticas que são atribuíveis ao efeito da substância sobre o sistema nervoso central (p. ex., comprometimento da coordenação motora, agitação ou retardo psicomotor, euforia, ansiedade, beligerância, instabilidade do humor, comprometimento cognitivo, julgamento prejudicado, retraimento social) desenvolvidas durante ou logo após o uso da substância.

C. Os sinais ou sintomas não são atribuíveis a outra condição médica nem são mais bem explicados por outro transtorno mental, incluindo intoxicação por outra substância.

Especificar se:

Com perturbações da percepção: Este especificador pode ser indicado quando ocorrem alucinações com teste de realidade intacto ou ilusões auditivas, visuais ou táteis na ausência de *delirium*.

Nota para codificação: O código da CID-10-MC depende da existência de comorbidade com transtorno por uso de outra substância (ou substância desconhecida) envolvendo a mesma substância e se há perturbações da percepção.

Para intoxicação por outra substância (ou substância desconhecida), sem perturbações da percepção: Se houver transtorno por uso de outra substância (ou substância desconhecida), leve comórbido, o código da CID-10-MC é **F19.120**, e se houver transtorno por uso de outra substância (ou substância desconhecida), moderado ou grave comórbido, o código da CID-10-MC é **F19.220**. Caso não haja comorbidade com transtorno por uso de outra substância (ou substância desconhecida), então o código da CID-10-MC é **F19.920**.

Para intoxicação por outra substância (ou substância desconhecida), com perturbações da percepção: Se houver transtorno por uso de outra substância (ou substância desconhecida), leve comórbido, o código da CID-10-MC é **F19.122**, e se houver transtorno por uso de outra substância (ou substância desconhecida), moderado ou grave comórbido, o código da CID-10-MC é **F19.222**. Caso não haja comor-

Abstinência de Outra Substância... **277**

bidade com transtorno por uso de outra substância (ou substância desconhecida), então o código da CID-10-MC é **F19.922**.

Abstinência de Outra Substância (ou Substância Desconhecida)

Critérios Diagnósticos

A. Cessação (ou redução) do uso intenso e prolongado de uma substância.

B. Desenvolvimento de uma síndrome específica da substância logo após a cessação (ou redução) do uso da substância.

C. A síndrome específica da substância causa sofrimento clinicamente significativo ou prejuízo no funcionamento social, profissional ou em outras áreas importantes da vida do indivíduo.

D. Os sintomas não são atribuíveis a outra condição médica nem são mais bem explicados por outro transtorno mental, incluindo abstinência de outra substância.

E. A substância envolvida não pode ser classificada em nenhuma das outras classes de substâncias (álcool; cafeína; *Cannabis*; opioides; sedativos, hipnóticos ou ansiolíticos; estimulantes; ou tabaco) ou é desconhecida.

Especificar se:

Com perturbações da percepção: Este especificador pode ser indicado quando ocorrem alucinações com teste de realidade intacto ou ilusões auditivas, visuais ou táteis na ausência de *delirium*.

Nota para codificação: O código da CID-10-MC depende da existência de comorbidade com transtorno por uso de outra substância (ou substância desconhecida) e da ocorrência de perturbações da percepção.

Para abstinência de outra substância (ou substância desconhecida), sem perturbações da percepção: Se houver transtorno por uso de outra substância (ou substância desconhecida), leve comórbido, o código da CID-10-MC é **F19.130**, e se houver transtorno por uso de outra substância (ou substância desconhecida), moderado ou grave comórbido, o código da CID-10-MC é **F19.230**. Se não houver transtorno por uso de outra substância (ou substância desconhecida) comórbido (p. ex., em um paciente que faz uso de outra substância [ou substância desconhecida] unicamente sob supervisão médica adequada), então o código da CID-10-MC é **F19.930**.

278 Transtornos Relacionados a Substâncias e Transtornos Aditivos

> **Para abstinência de outra substância (ou substância desconheci-da), com perturbações da percepção:** Se houver um transtorno por uso de outra substância (ou substância desconhecida), leve comórbido, o código da CID-10-MC é **F19.132**, e se houver um transtorno por uso de outra substância (ou substância desconhecida), moderado a grave comórbido, o código da CID-10-MC é **F19.232**. Se não houver transtorno por uso de outra substância (ou substância desconhecida) comórbido (p. ex., em um paciente que faz uso de outra substância [ou substância desconhecida] unicamente sob supervisão médica adequada), então o código da CID-10-MC é **F19.932**.

Transtornos Mentais Induzidos por Outra Substância (ou Substância Desconhecida)

Como a categoria de outras substâncias ou substâncias desconhecidas é inerentemente mal definida, a extensão desses transtornos mentais induzidos por substância é desconhecida. No entanto, transtornos mentais induzidos por outra substância (ou substância desconheci-da) são possíveis e estão descritos em outros capítulos do Manual com transtornos com os quais compartilham fenomenologia (consultar transtornos mentais induzidos por substância/medicamento nesses capítulos): transtorno psicótico induzido por outra substância (ou substância desconhecida) ("Espectro da Esquizofrenia e Outros Trans-tornos Psicóticos"); transtorno bipolar induzido por outra substância (ou substância desconhecida) e transtorno relacionado ("Transtorno Bipolar e Transtornos Relacionados"); transtorno depressivo induzi-do por outra substância (ou substância desconhecida) ("Transtornos Depressivos"); transtorno de ansiedade induzido por outra substância (ou substância desconhecida) ("Transtornos de Ansiedade"); transtor-no obsessivo-compulsivo induzido por outra substância (ou substân-cia desconhecida) ("Transtorno Obsessivo-compulsivo e Transtornos Relacionados"); transtorno do sono induzido por outra substância (ou substância desconhecida) ("Transtornos do Sono-Vigília"); disfunção sexual induzida por outra substância (ou substância desconhecida) ("Disfunções Sexuais"); e transtorno neurocognitivo maior ou leve in-duzido por outra substância/medicamento ("Transtornos Neurocog-nitivos"). Para *delirium* por intoxicação induzida por outra substância (ou substância desconhecida), *delirium* por abstinência induzida por outra substância (ou substância desconhecida) e *delirium* induzido por

Transtorno do Jogo

outra substância (ou substância desconhecida) usada conforme prescrito, ver os critérios e a abordagem de *delirium* no capítulo "Transtornos Neurocognitivos". Esses transtornos mentais induzidos por outra substância (ou substância desconhecida) são diagnosticados em lugar de intoxicação por outra substância (ou substância desconhecida) ou de abstinência de outra substância (ou substância desconhecida) apenas quando os sintomas são suficientemente graves para justificar atenção clínica independente.

Transtorno Relacionado a Outra Substância (ou Substância Desconhecida) Não Especificado

F19.99

Esta categoria aplica-se a apresentações em que sintomas característicos de um transtorno relacionado a outra substância (ou substância desconhecida) que causam sofrimento clinicamente significativo ou prejuízo no funcionamento social, profissional ou em outras áreas importantes da vida do indivíduo predominam, mas não satisfazem todos os critérios para qualquer transtorno relacionado a outra substância (ou substância desconhecida) específico nem para outro transtorno na classe diagnóstica de transtornos relacionados a substâncias.

Transtornos Não Relacionados a Substância

Transtorno do Jogo

Critérios Diagnósticos **F63.0**

A. Comportamento de jogo problemático persistente e recorrente levando a sofrimento ou comprometimento clinicamente significativo, conforme indicado pela apresentação de quatro (ou mais) dos seguintes aspectos em um período de 12 meses:

1. Necessidade de apostar quantias de dinheiro cada vez maiores a fim de atingir a excitação desejada.
2. Inquietude ou irritabilidade quando tenta reduzir ou interromper o hábito de jogar.

280 Transtornos Relacionados a Substâncias e Transtornos Aditivos

3. Fez esforços repetidos e malsucedidos no sentido de controlar, reduzir ou interromper o hábito de jogar.
4. Preocupação frequente com o jogo (p. ex., apresenta pensamentos persistentes sobre experiências de jogo passadas, avalia possibilidades ou planeja a próxima quantia a ser apostada, pensa em modos de obter dinheiro para jogar).
5. Frequentemente joga quando se sente angustiado (p. ex., sentimentos de impotência, culpa, ansiedade, depressão).
6. Após perder dinheiro no jogo, frequentemente volta outro dia para ficar quite ("recuperar o prejuízo").
7. Mente para esconder a extensão de seu envolvimento com o jogo.
8. Prejudicou ou perdeu um relacionamento significativo, o emprego ou uma oportunidade educacional ou profissional em razão do jogo.
9. Depende de outras pessoas para obter dinheiro a fim de saldar situações financeiras desesperadoras causadas pelo jogo.

B. O comportamento de jogo não é mais bem explicado por um episódio maníaco.

Especificar se:

Episódico: Satisfaz os critérios diagnósticos mais de uma única vez, sendo que os sintomas cedem entre períodos de transtorno do jogo durante um período mínimo de vários meses.

Persistente: Experiencia sintomas contínuos, satisfazendo os critérios diagnósticos por vários anos.

Especificar se:

Em remissão inicial: Após todos os critérios para transtorno do jogo terem sido preenchidos anteriormente, nenhum dos critérios para transtorno do jogo foi preenchido durante um período mínimo de três meses, porém inferior a 12 meses.

Em remissão sustentada: Após todos os critérios para transtorno do jogo terem sido preenchidos anteriormente, nenhum dos critérios para transtorno do jogo foi preenchido em nenhum momento durante um período igual ou superior a 12 meses.

Especificar a gravidade atual:

Leve: Preenche 4 ou 5 critérios.
Moderada: Preenche 6 ou 7 critérios.
Grave: Preenche 8 ou 9 critérios.

Transtornos Neurocognitivos

Domínios Neurocognitivos

Os critérios para os vários TNCs baseiam-se em domínios cognitivos definidos. A Tabela 1 traz uma definição de trabalho para cada um dos domínios principais, exemplos de sintomas ou observações relativas aos prejuízos em atividades cotidianas e exemplos de avaliações. Os domínios assim definidos, junto a diretrizes para limiares clínicos, compõem a base sobre a qual os TNCs, seus níveis e seus subtipos podem ser diagnosticados.

Delirium

Critérios Diagnósticos

A. Perturbação da atenção (i. e., capacidade reduzida para direcionar, focalizar, manter e mudar a atenção) acompanhada por uma consciência reduzida do ambiente.

B. A perturbação se desenvolve em um período breve de tempo (normalmente de horas a poucos dias), representa uma mudança da atenção e da consciência basais e tende a oscilar quanto à gravidade ao longo de um dia.

C. Perturbação adicional na cognição (p. ex., déficit de memória, desorientação, linguagem, capacidade visuoespacial ou percepção).

D. As perturbações dos Critérios A e C não são mais bem explicadas por outro transtorno neurocognitivo preexistente, estabelecido ou em desenvolvimento e não ocorrem no contexto de um nível gravemente diminuído de estimulação, como no coma.

E. Há evidências a partir da história, do exame físico ou de achados laboratoriais de que a perturbação é uma consequência fisiológica direta de outra condição médica, intoxicação ou abstinência de substância (i. e., devido a uma droga de abuso ou a um medicamento), de exposição a uma toxina ou de que ela se deva a múltiplas etiologias.

TABELA 1 Domínios neurocognitivos

Domínio cognitivo	Exemplos de sintomas ou observações	Exemplos de avaliações
Atenção complexa (atenção sustentada, atenção dividida, atenção seletiva, velocidade de processamento)	*Maior:* Passou a ter uma dificuldade maior em ambientes com múltiplos estímulos (TV, rádio, conversas); é distraído com facilidade por eventos concomitantes no meio ambiente. Não consegue participar a menos que a quantidade de estímulos seja limitada e simplificada. Tem dificuldade de manter novas informações, como relembrar números de telefone ou endereços recém-fornecidos, ou relatar o que acabou de ser dito. Não consegue fazer cálculos mentais. Todo pensamento leva mais tempo do que o normal, e os componentes a serem processados têm de ser simplificados para um ou poucos. *Leve:* Tarefas normais levam mais tempo do que anteriormente. Passa a cometer erros em tarefas rotineiras; acha que o trabalho necessita ser conferido de novo mais vezes do que anteriormente. Pensar é mais fácil quando não é concomitante com outras coisas (rádio, TV, outras conversas, telefone celular, dirigir).	*Atenção sustentada:* Manutenção da atenção ao longo do tempo (p. ex., pressionar um botão sempre que escuta um tom e durante certo tempo). *Atenção seletiva:* Manutenção da atenção apesar de estímulos concorrentes e/ou distratores: escutar a leitura de letras e números e repetir apenas as letras. *Atenção dividida:* Participar de duas tarefas no mesmo período de tempo: bater rapidamente enquanto aprende uma história que está sendo lida. A velocidade de processamento pode ser quantificada em qualquer tarefa cronometrando-a (p. ex., tempo para unir blocos em determinada forma; tempo para combinar símbolos com números; velocidade para responder, como a velocidade de contagem ou a velocidade de séries de 3).

(Continua)

TABELA 1 Domínios neurocognitivos *(Continuação)*

| Função executiva (planejamento, tomada de decisão, memória de trabalho, resposta a *feedback*/ correção de erros, substituição de hábitos/ inibição, flexibilidade mental) | *Maior:* Abandono de projetos complexos. Necessidade de concentrar-se em uma tarefa de cada vez. Necessidade de confiar em outros para planejar atividades importantes da vida diária ou tomar decisões.

Leve: Esforço maior é necessário para concluir projetos que tenham várias etapas. Maior dificuldade em multitarefas ou dificuldade de retomar uma tarefa interrompida por visita ou telefonema. Pode queixar-se de aumento da fadiga decorrente de esforço extra, necessário para organizar, planejar e tomar decisões. Pode relatar que grandes reuniões sociais são mais exaustivas e menos agradáveis devido ao aumento do esforço necessário para acompanhamento de conversas triviais. | *Planejamento:* Habilidade para encontrar a saída em um labirinto; interpreta uma combinação de figuras ou objetos em sequência.

Tomada de decisão: Desempenho de tarefas que avaliam o processo de decisão diante de alternativas (p. ex., simulação de aposta).

Memória de trabalho: Capacidade de manter informações por período curto e de manipulá-las (p. ex., aumento de uma lista de números ou repetição de uma série de números ou palavras, de trás para a frente).

Resposta a feedback/utilização de erros: Capacidade de beneficiar-se de *feedback* ou crítica para inferir as regras para resolver um problema.

Substituição de hábitos/inibição: Capacidade de escolher uma solução mais complexa e exigente para ser correto (p. ex., olhar além do rumo indicado por uma flecha; dar nome à cor da fonte de uma palavra e não nomear a palavra).

Flexibilidade mental/cognitiva: Capacidade de mudar entre dois conceitos, tarefas ou regras de resposta (p. ex., de número para letra, de resposta verbal para pressionamento de tecla, de soma de números para ordenamento de números, de ordenamento de objetos por tamanho para ordenamento por cor). |

(Continua)

TABELA 1 Domínios neurocognitivos *(Continuação)*

Domínio cognitivo	Exemplos de sintomas ou observações	Exemplos de avaliações
Aprendizagem e memória (memória imediata, memória recente [incluindo recordação livre, recordação por pistas e memória de reconhecimento], memória de muito longo prazo [semântica, autobiográfica], aprendizagem implícita)	*Maior:* Repete-se na conversação, frequentemente em uma mesma conversa. Não consegue se ater a uma lista curta de itens ao fazer compras ou lista de planos para o dia. Precisa de lembretes frequentes para orientar uma tarefa à mão. *Leve:* Tem dificuldades de recordar eventos recentes e cada vez conta mais com elaboração de listas ou calendário. Precisa de lembretes ocasionais ou de releitura para acompanhar os personagens em um filme ou romance. Ocasionalmente, pode repetir-se por várias semanas para uma mesma pessoa. Não sabe dizer se contas já foram pagas. **Nota:** A não ser em formas graves de transtorno neurocognitivo maior, as memórias semântica, autobiográfica e implícita ficam relativamente preservadas na comparação com a memória recente.	*Alcance da memória imediata:* Capacidade de repetir uma lista de palavras ou algarismos. **Nota:** A memória imediata às vezes é considerada "memória de trabalho" (ver "Função Executiva"). *Memória recente:* Avalia o processo de codificar novas informações (p. ex., listas de palavras, contos ou diagramas). Os aspectos da memória recente que podem ser testados incluem 1) evocação livre (pede-se à pessoa que relembre o máximo de palavras, diagramas ou elementos de uma história); 2) evocação com pistas (o examinador ajuda a recordar, dando pistas semânticas, como "Listar todos os itens alimentares em uma lista" ou "Citar todas as crianças da história"); e 3) memória de reconhecimento (o examinador solicita itens específicos — p. ex., ""Maçã" estava na lista?" ou "Você viu este diagrama ou figura?"). Outros aspectos da memória que podem ser avaliados incluem memória semântica (memória de fatos), memória autobiográfica (memória de eventos pessoais ou pessoas) e aprendizagem (aprendizagem inconsciente de habilidades) implícita (de procedimentos).

(Continua)

TABELA 1 Domínios neurocognitivos *(Continuação)*

| Linguagem (linguagem expressiva [inclui nomeação, encontrar palavras, fluência, gramática e sintaxe] e linguagem receptiva) | *Maior:* Tem dificuldades significativas com a linguagem expressiva ou receptiva. Costuma usar expressões de uso comum, como "aquela coisa" e "você sabe o que quero dizer", e prefere pronomes genéricos a nomes. Com prejuízo grave, pode até não lembrar nomes de amigos mais próximos e familiares. Ocorrem uso de palavras idiossincráticas, erros gramaticais e espontaneidade produtiva, bem como economia de comentários. Ocorrem estereótipos no discurso; ecolalia e discurso automático costumam anteceder o mutismo.

Leve: Apresenta dificuldade visível para encontrar as palavras. Pode substituir termos genéricos por específicos. Pode evitar uso de nomes específicos de pessoas conhecidas. Os erros gramaticais envolvem omissão sutil ou uso incorreto de artigos, preposições, verbos auxiliares etc. | *Linguagem expressiva:* Citação confrontativa (identificação de objetos ou figuras); fluência (p. ex., nomear tantos itens quanto possível em uma categoria semântica [p. ex., animais] ou fonêmica [p. ex., palavras que começam com "f"] em um minuto).

Gramática e sintaxe (p. ex., omissão ou uso incorreto de artigos, preposições, verbos auxiliares): Erros observados durante testes de nomeação e fluência são comparados aos padrões normais para avaliar a frequência de erros e comparados com pequenos erros normais da língua.

Linguagem receptiva: Compreensão (tarefas de definição de palavras e identificação de objetos envolvendo estímulos animados e inanimados): realização de ações/atividades conforme comando verbal. |

(Continua)

TABELA 1 Domínios neurocognitivos *(Continuação)*

Domínio cognitivo	Exemplos de sintomas ou observações	Exemplos de avaliações
Perceptomotor (inclui habilidades abrangidas por termos como *percepção visual, visuoconstrutiva, perceptomotora, práxis e gnosia*)	*Maior:* Apresenta grandes dificuldades com atividades antes familiares (uso de ferramentas, direção de veículo automotivo), navegação em ambientes conhecidos; costuma ficar confuso ao anoitecer, quando sombras e níveis reduzidos de luz mudam as percepções. *Leve:* Pode depender mais de mapas ou de outras pessoas para orientar-se. Usa anotações e acompanha os demais para chegar a outro local. Pode se achar perdido ou dando voltas quando não concentrado na tarefa. É menos preciso ao estacionar. Precisa de muito esforço para tarefas espaciais, como carpintaria, montagem, costura ou tricô.	*Percepção visual:* Tarefas lineares com duas seções podem ser usadas para a detecção de defeito visual básico ou deficiência da atenção. Tarefas perceptivas sem uso da motricidade (incluindo reconhecimento facial) necessitam de identificação e/ou combinação de figuras — melhor quando as tarefas não podem ser mediadas verbalmente (p. ex., figuras não são objetos); algumas exigem a decisão de se uma figura pode ser "real" ou não baseada na dimensionalidade. *Visuoconstrutiva:* Reunir itens com necessidade de coordenação dos olhos-mãos, como desenhar, copiar e montar blocos. *Perceptomotora:* Integrar a percepção com movimentos que têm um propósito (p. ex., inserção de blocos em uma placa sem pistas visuais; inserir, rapidamente, pinos em estrutura com orifícios). *Práxis:* Integridade de movimentos aprendidos, como habilidade de imitar gestos (abanar ao dar adeus), ou uso de pantomima para comandar objetos ("Mostre-me como você usaria um martelo"). *Gnosia:* Integridade perceptiva da conscientização e do reconhecimento, como o reconhecimento de faces e cores.

(Continua)

TABELA 1 Domínios neurocognitivos (Continuação)

Cognição social (reconhecimento de emoções, teoria da mente)	*Maior:* Comportamento claramente fora das variações sociais aceitáveis; mostra insensibilidade a padrões sociais quanto ao pudor no vestir-se ou em tópicos políticos, religiosos ou sexuais nas conversas. Concentra-se excessivamente em um tópico apesar do desinteresse ou retorno direto do grupo. Objetivo comportamental sem considerar família ou amigos. Toma decisões sem considerar a segurança (p. ex., roupas inadequadas ao clima ou ao contexto social). Comumente, tem pouco entendimento dessas mudanças.	*Reconhecimento de emoções:* Identificação de emoções em imagens de rostos que representam uma variedade de emoções positivas e negativas.
	Leve: Apresenta mudanças sutis no comportamento ou nas atitudes, comumente descritas como uma mudança de personalidade, tais como menos capacidade de reconhecer sinais sociais ou ler expressões faciais, menor empatia, aumento da extroversão ou da introversão, menos inibição, ou apatia ou inquietação episódica ou sutil.	*Teoria da mente:* Capacidade de considerar o estado mental de outra pessoa (pensamentos, desejos, intenções) ou sua experiência — cartões que contam uma história, com perguntas para provocar informações sobre o estado mental dos indivíduos retratados, tal como "Onde a garota procurará a bolsa perdida?" ou "Por que o garoto está triste?".

288   Transtornos Neurocognitivos

Especificar se:
Agudo: Duração de poucas horas a dias.
Persistente: Duração de semanas ou meses.

Especificar se:
Hiperativo: O indivíduo tem um nível hiperativo de atividade psico-motora que pode ser acompanhado de oscilação de humor, agitação e/ou recusa a cooperar com os cuidados médicos.
Hipoativo: O indivíduo tem um nível hipoativo de atividade psico-motora que pode estar acompanhado de lentidão e letargia que se aproxima do estupor.
Nível misto de atividade: O indivíduo tem um nível normal de ativi-dade psicomotora mesmo com perturbação da atenção e da percep-ção. Inclui ainda pessoas cujo nível de atividade oscila rapidamente.

Determinar o subtipo:
***Delirium* por intoxicação por substância:** Este diagnóstico deve ser feito em vez do diagnóstico de intoxicação por substância quando predominarem os sintomas dos Critérios A e C no quadro clínico e quando forem suficientemente graves para justificar atenção clínica.

Nota para codificação: Os códigos CID-10-MC para *delirium* por intoxicação por [substância específica] são indicados na tabela a seguir. Observar que o código da CID-10-MC depende de exis-tir ou não transtorno comórbido por uso de substância presente para a mesma classe de substância. Se um transtorno leve por uso de substância é comórbido com o *delirium* por intoxicação por substância, o número da 4ª posição é "1", e o clínico deve registrar "transtorno por uso de [substância], leve" antes de *deli-rium* por intoxicação por substância (p. ex., "transtorno por uso de cocaína, leve com *delirium* por intoxicação por cocaína"). Se um transtorno moderado a grave por uso de substância for comórbi-do com *delirium* por intoxicação por uso de substância, o número da 4ª posição é "2", e o clínico deve registrar "transtorno por uso de [substância], moderado" ou "transtorno por uso de [substân-cia], grave", dependendo da gravidade do transtorno comórbido por uso de substância. Não existindo transtorno comórbido por uso de substância (p. ex., após uso único e exagerado da subs-tância), o número da 4ª posição é "9", e o clínico deve registrar somente o *delirium* por intoxicação por substância.

Delirium **289**

Delirium por intoxicação por substância	CID-10-MC		
	Com transtorno por uso, leve	Com transtorno por uso, moderado ou grave	Sem transtorno por uso
Álcool	F10.121	F10.221	F10.921
Cannabis	F12.121	F12.221	F12.921
Fenciclidina	F16.121	F16.221	F16.921
Outro alucinógeno	F16.121	F16.221	F16.921
Inalante	F18.121	F18.221	F18.921
Opioide	F11.121	F11.221	F11.921
Sedativo, hipnótico ou ansiolítico	F13.121	F13.221	F13.921
Substância tipo anfetamina (ou outro estimulante)	F15.121	F15.221	F15.921
Cocaína	F14.121	F14.221	F14.921
Outra substância (ou substância desconhecida)	F19.121	F19.221	F19.921

Delirium **por abstinência de substância:** Este diagnóstico deve ser feito em vez de abstinência de substância quando os sintomas dos Critérios A e C predominarem no quadro clínico e quando forem suficientemente graves para justificar atenção clínica.

Nota para codificação: Os códigos CID-10-MC para o delírio por abstinência de [substância específica] são indicados na tabela a seguir. Observar que o código da CID-10-MC depende de haver ou não transtorno comórbido por uso de substância presente para a mesma classe de substância. Se um transtorno leve por uso de substância é comórbido com o *delirium* por abstinência de substância, o número da 4ª posição é "1", e o clínico deve registrar "transtorno por uso de [substância], leve" antes do *delirium* por abstinência de substância (p. ex., "transtorno por uso de álcool, leve com *delirium* por abstinência alcoólica"). Se um transtorno moderado a grave por uso de substância for comórbido com *delirium* por intoxicação por uso de substância, o número da 4ª posição é "2", e o clínico deve registrar "transtorno por uso de [substância], moderado", ou "transtorno por uso de [substância], grave", dependendo da gravidade do transtorno comórbido por uso de substância. Se não houver transtorno comórbido por uso de substância (p. ex., após o uso regular de uma substância ansiolítica tomada conforme prescrição), então o número da 4ª posição é "9", e o clínico deve registrar apenas o *delirium* por abstinência de substância.

Delirium por abstinência de substância	CID-10-MC		
	Com transtorno por uso, leve	Com transtorno por uso, moderado ou grave	Sem transtorno por uso
Álcool	F10.131	F10.231	F10.931
Opioide	F11.188	F11.288	F11.988
Sedativo, hipnótico ou ansiolítico	F13.131	F13.231	F13.931
Outra substância (ou substância desconhecida)	F19.131	F19.231	F19.931

Delirium induzido por medicamento: Este diagnóstico é aplicável quando os sintomas dos Critérios A e C aparecem como efeito colateral de um medicamento tomado conforme prescrição.

Código para *delirium* induzido por [medicamento específico]: **F11.921** opioide tomado conforme prescrição (ou **F11.988** se durante a abstinência do opioide tomado conforme prescrito); **F12.921** agonista do receptor de *Cannabis* farmacêutico tomado conforme prescrição; **F13.921** sedativo, hipnótico ou ansiolítico tomado conforme prescrição (ou **F13.931** se durante a abstinência de sedativos, hipnóticos ou ansiolíticos tomados conforme prescrito); **F15.921** substância do tipo anfetamina ou outro estimulante tomado conforme prescrição; **F16.921** cetamina ou

Delirium **291**

outro alucinógeno tomado conforme prescrição ou por razões médicas; **F19.921** para medicamentos que não se enquadram em nenhuma das classes (p. ex., dexametasona) e nos casos em que uma substância é considerada um fator etiológico, mas a classe específica da substância é desconhecida (ou **F19.931** se durante a abstinência de medicamentos que não se enquadram em nenhuma das classes, tomados conforme prescrição).

F05 *Delirium* **devido a outra condição médica:** Há evidências a partir da história, do exame físico ou de achados laboratoriais de que a perturbação é atribuível às consequências fisiológicas de outra condição médica.

> **Nota para codificação:** Incluir o nome da outra condição médica no nome do *delirium* (p. ex., **F05** *delirium* devido a encefalopatia hepática). A outra condição médica também deve ser codificada e listada em separado, imediatamente antes do *delirium* devido a outra condição médica (p. ex., **K76.82** encefalopatia hepática; **F05** *delirium* devido a encefalopatia hepática).

F05 *Delirium* **devido a múltiplas etiologias:** Há evidências da história, do exame físico ou de achados laboratoriais de que o *delirium* tem mais de uma etiologia (p. ex., mais de uma condição médica etiológica; outra condição médica mais intoxicação por substância ou efeito colateral de medicamento).

> **Nota para codificação:** Usar múltiplos códigos separados que reflitam etiologias específicas de *delirium* (p. ex., **K76.82** encefalopatia hepática; **F05** *delirium* devido a falha hepática; **F10.231** transtorno por uso de álcool grave, com *delirium* devido a abstinência de álcool). Observar que a condição médica etiológica aparece como um código separado que antecede o código do *delirium* e é substituído por *delirium* devido a condição médica de outra rubrica.

Procedimentos para Registro

***Delirium* por intoxicação por substância.** O nome do *delirium* por intoxicação por substância/medicamento termina com a substância específica (p. ex., cocaína) supostamente causadora do *delirium*. O código diagnóstico é escolhido na tabela incluída no conjunto de critérios, com base na classe da substância e na presença ou ausência de um transtorno comórbido por uso de substância. No caso de substân-

292   Transtornos Neurocognitivos

cias que não se enquadram em nenhuma classe (p. ex., dexametasona), o código para "outra substância" deve ser usado; e, nos casos em que se acredita que uma substância seja o fator etiológico, embora sua classe específica seja desconhecida, deve ser usada a categoria "substância desconhecida".

Ao registrar o nome do transtorno, o transtorno comórbido por uso de substância (se houver) é listado primeiro, seguido da palavra "com", seguida do nome do *delirium* por intoxicação por substância, seguido do curso (i. e., agudo, persistente), seguido do especificador indicando o nível de atividade psicomotora (i. e., nível de atividade hiperativo, hipoativo, misto). Por exemplo, no caso de *delirium* por intoxicação hiperativa aguda que ocorre em um homem com um transtorno por uso de cocaína, grave, o diagnóstico é F14.221 transtorno por uso de cocaína, grave com *delirium* por intoxicação por cocaína, agudo e hiperativo. Não é feito um diagnóstico separado de transtorno comórbido e grave por intoxicação por cocaína. Se o *delirium* por intoxicação ocorre sem transtorno por uso de substância comórbido (p. ex., após uso pesado e único da substância), não é registrado transtorno comórbido por uso de substância (p. ex., F16.921 *delirium* por intoxicação por fenciclidina, agudo e hipoativo).

Delirium por abstinência de substância.   O nome do *delirium* devido a abstinência de substância termina com a substância específica (p. ex., álcool) supostamente causadora do *delirium* devido a abstinência. O código diagnóstico é escolhido entre os códigos específicos para substâncias, incluídos na nota para codificação, que é parte do conjunto de critérios. Ao registrar o nome do transtorno, é listado primeiro o transtorno comórbido moderado ou grave devido a uso de substância (se houver), seguido da palavra "com", seguida de *delirium* devido a abstinência de substância, seguido do curso (i. e., agudo, persistente), seguido do especificador indicativo do nível de atividade psicomotora (i. e., hiperativo, hipoativo, misto). Por exemplo, no caso de *delirium* devido a abstinência agudo e hiperativo que ocorre em um homem com um transtorno grave devido a uso de álcool, o diagnóstico é F10.231 transtorno grave devido a uso de álcool, com *delirium* devido a abstinência de álcool, agudo e hiperativo. Não é feito um diagnóstico separado de transtorno comórbido e grave devido a uso de álcool.

Delirium induzido por medicamento.   O nome do *delirium* induzido por medicamento termina com a substância específica (p. ex., dexametasona) supostamente causadora do *delirium*. O nome do transtorno

Delirium Não Especificado **293**

é seguido do curso (i. e., agudo, persistente), seguido do especificador indicativo do nível de atividade psicomotora (i. e., hiperativo, hipoativo, misto). Por exemplo, no caso de *delirium* induzido por medicamento agudo e hiperativo que ocorre em um homem que usa dexametasona conforme prescrição, o diagnóstico é F19.921 *delirium* induzido por dexametasona, agudo e hiperativo.

Outro *Delirium* Especificado

F05

Esta categoria aplica-se a apresentações em que sintomas característicos de *delirium* que causam sofrimento clinicamente significativo ou prejuízo no funcionamento social, profissional ou em outras áreas importantes da vida do indivíduo predominam, mas não satisfazem a todos os critérios para *delirium* ou qualquer transtorno na classe diagnóstica de transtornos neurocognitivos. A categoria "outro *delirium* especificado" é usada nas situações em que o clínico opta por comunicar a razão específica pela qual a apresentação não satisfaz os critérios de *delirium* ou qualquer outro transtorno neurocognitivo específico. Isso é feito por meio do registro de "outro *delirium* especificado", seguido pela razão específica (p. ex., "síndrome de *delirium* atenuado").

Um exemplo de apresentação que pode ser especificada usando a designação "outro especificado" é o seguinte:

Síndrome de *delirium* atenuado: Uma apresentação do tipo *delirium* envolvendo perturbações na atenção, no pensamento de alto nível e no ritmo circadiano, em que a gravidade do comprometimento cognitivo fica aquém do necessário para o diagnóstico de *delirium*.

Delirium Não Especificado

F05

Esta categoria aplica-se a apresentações em que sintomas característicos de *delirium* que causam sofrimento clinicamente significativo ou prejuízo no funcionamento social, profissional ou em outras áreas importantes da vida do indivíduo predominam, mas não satisfazem todos os critérios para *delirium* ou qualquer transtorno na classe diagnóstica de transtornos neurocognitivos. A categoria *delirium* não especificado é usada nas situações em que o clínico opta por *não* especificar a razão pela qual os

294 Transtornos Neurocognitivos

critérios para *delirium* não são satisfeitos e inclui apresentações para as quais não há informações suficientes para que seja feito um diagnóstico mais específico (p. ex., em salas de emergência).

Transtornos Neurocognitivos Maiores e Leves
Transtorno Neurocognitivo Maior

Critérios Diagnósticos

A. Evidências de declínio cognitivo importante a partir de nível anterior de desempenho em um ou mais domínios cognitivos (atenção complexa, função executiva, aprendizagem e memória, linguagem, perceptomotor ou cognição social), com base em:
   1. Preocupação do indivíduo, de um informante com conhecimento ou do clínico de que há declínio significativo na função cognitiva; e
   2. Prejuízo substancial no desempenho cognitivo, de preferência documentado por teste neuropsicológico padronizado ou, em sua falta, por outra investigação clínica quantificada.
B. Os déficits cognitivos interferem na independência em atividades da vida diária (i. e., no mínimo, necessita de assistência em atividades instrumentais complexas da vida diária, tais como pagamento de contas ou controle medicamentoso).
C. Os déficits cognitivos não ocorrem exclusivamente no contexto de *delirium*.
D. Os déficits cognitivos não são mais bem explicados por outro transtorno mental (p. ex., transtorno depressivo maior, esquizofrenia).

Determinar o subtipo devido a:

Nota: Cada subtipo listado possui critérios diagnósticos específicos e texto correspondente, que seguem a discussão geral dos transtornos neurocognitivos maiores e leves.

   Doença de Alzheimer
   Degeneração frontotemporal
   Doença com corpos de Lewy
   Doença vascular
   Lesão cerebral traumática
   Uso de substância/medicamento
   Infecção por HIV
   Doença do príon

Transtorno Neurocognitivo Maior

Doença de Parkinson
Doença de Huntington
Outra condição médica
Múltiplas etiologias
Etiologia desconhecida

Nota de codificação: Código baseado na etiologia médica ou da substância. Um código adicional indicando a condição médica etiológica, se conhecida, deve preceder imediatamente o código diagnóstico para TNC maior na maioria dos casos, como orientado na tabela de codificação nas páginas 299-302. Um código adicional não é usado para etiologias médicas que são avaliadas como "possíveis" (i. e., TNC maior devido a possível doença de Alzheimer, devido a possível degeneração frontotemporal, devido a possível doença com corpos de Lewy, possivelmente devido a doença vascular ou possivelmente devido a doença de Parkinson).

Especificar o grau de gravidade atual:
Leve: Dificuldades com as atividades instrumentais da vida diária (p. ex., trabalho doméstico, controle do dinheiro).
Moderado: Dificuldades com as atividades básicas da vida diária (p. ex., alimentar-se, vestir-se).
Grave: Totalmente dependente.

Especificar (ver tabela de codificação para detalhes):
Com agitação: Se a perturbação cognitiva é acompanhada de agitação clinicamente significativa.
Com ansiedade: Se a perturbação cognitiva é acompanhada de ansiedade clinicamente significativa.
Com sintomas de humor: Se a perturbação cognitiva é acompanhada de sintomas de humor clinicamente significativos (p. ex., disforia, irritabilidade, euforia).
Com perturbação psicótica: Se a perturbação cognitiva é acompanhada de delírios ou alucinações.
Com outra perturbação comportamental ou psicológica: Se a perturbação cognitiva é acompanhada de outra perturbação comportamental ou psicológica clinicamente significativa (p. ex., apatia, agressividade, desinibição, comportamentos ou vocalizações disruptivas, perturbação do sono ou do apetite/alimentação).
Sem perturbação comportamental ou psicológica concomitante: Se a perturbação cognitiva não é acompanhada de qualquer perturbação comportamental ou psicológica clinicamente significativa.

296   Transtornos Neurocognitivos

Procedimentos para Codificação e Registro

A seguir, estão exemplos de codificação e registro de diferentes tipos de TNCs maiores. Em casos em que há mais de um tipo de perturbação comportamental ou psicológica, cada uma é codificada separadamente. (*Para mais informações, ver tabela de codificação nas páginas 299-302 e notas de codificação nos critérios diagnósticos específicos para cada subtipo de TNC maior e leve*):

Transtorno neurocognitivo maior devido à provável doença de Alzheimer, leve, com ansiedade: G30.9 doença de Alzheimer, **F02.A4** transtorno neurocognitivo maior devido à provável doença de Alzheimer, leve, com ansiedade.

Transtorno neurocognitivo maior devido à possível doença de Alzheimer, moderado, com sintomas de humor: F03.B3 transtorno neurocognitivo maior devido à possível doença de Alzheimer, moderado, com sintomas de humor.

Transtorno neurocognitivo maior devido a lesão cerebral traumática, moderado, com perturbação psicótica e agitação: S06.2XAS lesão cerebral traumática difusa com perda de consciência de duração não especificada, sequela; **F02.B2** transtorno neurocognitivo maior devido a lesão cerebral traumática, moderado, com perturbação psicótica; **F02.B11** transtorno neurocognitivo maior devido a lesão cerebral traumática, moderado, com agitação.

Transtorno neurocognitivo maior devido a etiologia desconhecida, grave, com sintomas de humor: F03.C3 transtorno neurocognitivo maior devido a etiologia desconhecida, grave, com sintomas de humor.

Transtorno Neurocognitivo Leve

Critérios Diagnósticos

A. Evidências de declínio cognitivo pequeno a partir de nível anterior de desempenho em um ou mais domínios cognitivos (atenção complexa, função executiva, aprendizagem e memória, linguagem, perceptomotor ou cognição social) com base em:

1. Preocupação do indivíduo, de um informante com conhecimento ou do clínico de que ocorreu declínio na função cognitiva; e

2. Prejuízo pequeno no desempenho cognitivo, de preferência documentado por teste neuropsicológico padronizado ou, em sua falta, outra avaliação clínica quantificada.

Transtorno Neurocognitivo Leve

B. Os déficits cognitivos não interferem na capacidade de ser independente nas atividades cotidianas (i. e., estão preservadas atividades instrumentais complexas da vida diária, como pagar contas ou controlar medicamentos, mas pode haver necessidade de mais esforço, estratégias compensatórias ou acomodação).

C. Os déficits cognitivos não ocorrem exclusivamente no contexto de *delirium*.

D. Os déficits cognitivos não são mais bem explicados por outro transtorno mental (p. ex., transtorno depressivo maior, esquizofrenia).

Determinar o subtipo devido a:

Nota: Cada subtipo listado possui critérios diagnósticos específicos e texto correspondente, que seguem a discussão geral dos transtornos neurocognitivos maiores e leves.

Doença de Alzheimer
Degeneração frontotemporal
Doença com corpos de Lewy
Doença vascular
Lesão cerebral traumática
Uso de substância/medicamento
Infecção por HIV
Doença do príon
Doença de Parkinson
Doença de Huntington
Outra condição médica
Múltiplas etiologias
Etiologia desconhecida

Nota de codificação: Código baseado na etiologia médica ou da substância. Um código adicional indicando a condição médica etiológica deve preceder imediatamente o código diagnóstico **F06.7z** para TNC leve devido a uma etiologia médica. Um código adicional não é usado para etiologias médicas que são avaliadas como "possíveis" (i. e., TNC leve devido à possível doença de Alzheimer, devido a possível degeneração frontotemporal, devido à possível doença com corpos de Lewy, possivelmente devido a doença vascular, possivelmente devido à doença de Parkinson). Ver tabela de codificação nas páginas 299-302. Para TNC leve induzido por substância/medicamento, o código se baseia no tipo de substância; ver "Transtorno Neurocognitivo Induzido por Substância/Medicamento". *Nota:* **G31.84** é usado para TNC leve devido a etiologia desconhecida e para TNC leve devido a possível etiologia médica (p. ex., possível doença de Alzheimer); nenhum código adicional para etiologia médica ou de substância é utilizado.

Especificar (ver tabela de codificação para detalhes):
Sem perturbação comportamental: Se a perturbação cognitiva não está acompanhada por alguma perturbação comportamental clinicamente significativa.

Com perturbação comportamental *(especificar a perturbação):* Se a perturbação cognitiva está acompanhada por alguma perturbação comportamental clinicamente significativa (p. ex., apatia, agitação, ansiedade, sintomas de humor, perturbação psicótica ou outros sintomas comportamentais).

Nota para codificação: Use código(s) adicional(is) para indicar sintomas psiquiátricos clinicamente significativos devido à mesma condição médica que causa o transtorno neurocognitivo leve (p. ex., **F06.2** transtorno psicótico devido a lesão cerebral traumática, com delírios; **F06.32** transtorno depressivo devido à infecção por HIV, com episódio tipo depressivo maior). **Nota:** Os transtornos mentais devidos a outra condição médica estão incluídos nos transtornos com os quais compartilham a fenomenologia (p. ex., para transtornos depressivos devidos a outra condição médica, consulte o capítulo "Transtornos Depressivos").

Procedimentos para Codificação e Registro

A seguir estão exemplos de codificação e registro para diferentes transtornos neurocognitivos leves. *(Para obter mais informações, consulte a tabela de codificação nas páginas 299-302 e as notas de codificação nos critérios diagnósticos específicos para cada subtipo de transtorno neurocognitivo maior e leve):*

Transtorno neurocognitivo leve devido à provável doença de Alzheimer, sem perturbação comportamental: G30.9 doença de Alzheimer, **F06.70** transtorno neurocognitivo leve devido à provável doença de Alzheimer, sem perturbação comportamental.

Transtorno neurocognitivo leve devido à possível doença de Alzheimer, sem perturbação comportamental: G31.84 transtorno neurocognitivo leve devido à possível doença de Alzheimer, sem perturbação comportamental.

Transtorno neurocognitivo leve devido a lesão cerebral traumática, com perturbação comportamental: S06.2XAS lesão cerebral traumática difusa com perda de consciência de duração não espe-

Transtorno Neurocognitivo Leve

cificada, sequela; **F06.71** transtorno neurocognitivo leve devido a lesão cerebral traumática, com perturbação comportamental *[com a perturbação sendo depressão]*; **F06.31** transtorno depressivo devido a lesão cerebral traumática, com características depressivas.

Subtipo etiológico	Código médico etiológico associado para transtorno neurocognitivo maior ou leve (TNC)	Código para TNC maior	Código para TNC leve
Doença de Alzheimer, provável	G30.9[a]	F02.xy[b,c]	F06.7z[d]
Doença de Alzheimer, possível	Nenhum código médico adicional	F03.xy[b,c]	G31.84
Degeneração frontotemporal, provável	G31.09[a]	F02.xy[b,c]	F06.7z[d]
Degeneração frontotemporal, possível	Nenhum código médico adicional	F03.xy[b,c]	G31.84
Doença com corpos de Lewy, provável	G31.83[a]	F02.xy[b,c]	F06.7z[d]
Doença com corpos de Lewy, possível	Nenhum código médico adicional	F03.xy[b,c]	G31.84
Doença vascular, provável	I67.9 (aplicado apenas para TNC vascular leve)	F01.xy[b,c] Não usar código médico adicional.	F06.7z[d]
Doença vascular, possível	Nenhum código médico adicional	F03.xy[b,c]	G31.84

Subtipo etiológico	Código médico etiológico associado para transtorno neurocognitivo maior ou leve (TNC)	Código para TNC maior	Código para TNC leve
Lesão cerebral traumática	S06.2XAS[a]	F02.xy[b,c]	F06.7z[d]
Induzido por substância/ medicamento	Nenhum código médico adicional	Código baseado no tipo de substância causadora do TNC maior.[e,f,g]	Código baseado no tipo de substância causadora do TNC leve.[e,g]
Infecção por HIV	B20[a]	F02.xy[b,c]	F06.7z[d]
Doença do príon	A81.9[a]	F02.xy[b,c]	F06.7z[d]
Doença de Parkinson, provável	G20[a]	F02.xy[b,c]	F06.7z[d]
Doença de Parkinson, possível	Nenhum código médico adicional	F03.xy[b,c]	G31.84
Doença de Huntington	G10[a]	F02.xy[b,c]	F06.7z[d]
Devido a outra condição médica	Codificar primeiramente a outra condição médica (p. ex., G35 esclerose múltipla).	F02.xy[b,c]	F06.7z[d]

Transtorno Neurocognitivo Leve

Subtipo etiológico	Código médico etiológico associado para transtorno neurocognitivo maior ou leve (TNC)	Código para TNC maior	Código para TNC leve
Devido a múltiplas etiologias	Codificar todas as condições médicas etiológicas primeiro. Se a doença vascular estiver contribuindo para o TNC leve, use o código I67.9 (doença cerebrovascular) juntamente com as outras condições médicas etiológicas; I67.9 não é usado para TNC vascular maior.	F02.xy[b,c] (use o código para TNC maior devido a todas as etiologias aplicáveis). Também use o código F01.xy[b,c] para TNC maior provavelmente devido a doença vascular se presente. Também codifique os TNCs maiores induzidos por substância/medicamento relevantes se as substâncias ou medicamentos tiverem um papel na etiologia.	F06.7z[d] (use o código uma vez para TNC leve devido a todas as etiologias aplicáveis, incluindo TNC provavelmente devido a doença vascular se presente). Também codifique os TNCs leves induzidos por substância/medicamento relevantes se substâncias ou medicamentos tiverem um papel na etiologia.
Devido a etiologia desconhecida	Nenhum código médico adicional	F03.xy[b,c]	G31.84

Nota: As notas de rodapé a–d não se aplicam a TNC induzido por substância/medicamento.

[a]Codificar em primeiro lugar a condição médica etiológica (i. e., antes do código para TNC maior ou leve).

[b] TNC maior: A seguir, codificar o grau de gravidade (quarto caractere, o "x" na tabela) da seguinte maneira: .Ay leve, .By moderado, .Cy grave. *(O lugar do "y" é utilizado para perturbações comportamentais ou psicológicas comórbidas, descritas na nota de rodapé c, a seguir.)*

302 Transtornos Neurocognitivos

^{c} TNC maior: Em seguida, codificar qualquer perturbação comportamental ou psicológica (quinto e sexto caracteres, o "y" na tabela): .x11 com agitação; .x4 com ansiedade; .x3 com sintomas de humor; .x2 com perturbação psicótica; .x18 com outra perturbação comportamental ou psicológica (p. ex., apatia); .x0 sem perturbação comportamental ou psicológica comórbida.

^{d} TNC leve: Codificação baseada na perturbação comportamental comórbida, se presente (quinto caractere, o "z" na tabela), ou F06.70 sem perturbação comportamental ou F06.71 com perturbação comportamental (p. ex., apatia, agitação, ansiedade, sintomas de humor, perturbação psicótica ou outros sintomas comportamentais).

^{e} Ver tabela de codificação em "Transtorno Neurocognitivo Maior ou Leve Induzido por Substância/Medicamento" para códigos da CID-10-MC.

^{f} Os especificadores de gravidade "leve", "moderado" e "grave" não devem ser codificados, mas ainda devem ser registrados para TNC maior induzido por substância/medicamento.

^{g} Os especificadores de sintomas acompanhantes "Com agitação", "Com ansiedade", "Com sintomas de humor", "Com perturbação comportamental", "Com outra perturbação comportamental ou psicológica" e "Sem perturbação comportamental ou psicológica comórbida" não devem ser codificados, mas ainda devem ser registrados.

Transtorno Neurocognitivo Maior ou Leve Devido à Doença de Alzheimer

Critérios Diagnósticos

A. São atendidos os critérios diagnósticos para transtorno neurocognitivo maior ou leve.

B. Há surgimento insidioso e progressão gradual de prejuízo em um ou mais domínios cognitivos (no caso de transtorno neurocognitivo maior, pelo menos dois domínios devem estar prejudicados).

C. Os critérios são atendidos para doença de Alzheimer provável ou possível, do seguinte modo:

Para transtorno neurocognitivo maior:

Provável doença de Alzheimer é diagnosticada se qualquer um dos seguintes está presente; caso contrário, deve ser diagnosticada **possível doença de Alzheimer.**

1. Evidência de uma mutação genética causadora de doença de Alzheimer a partir de história familiar ou teste genético.

Transtorno Neurocognitivo Maior ou Leve Devido... **303**

2. Todos os três a seguir estão presentes:
   a. Evidências claras de declínio na memória e na aprendizagem e em pelo menos outro domínio cognitivo (com base em história detalhada ou testes neuropsicológicos em série).
   b. Declínio constantemente progressivo e gradual na cognição, sem platôs prolongados.
   c. Ausência de evidências de etiologia mista (i. e., ausência de outra doença neurodegenerativa ou cerebrovascular ou de outra doença ou condição neurológica, mental ou sistêmica provavelmente contribuindo para o declínio cognitivo).

Para transtorno neurocognitivo leve:

Provável doença de Alzheimer é diagnosticada se há evidência de alguma mutação genética causadora de doença de Alzheimer, constatada em teste genético ou história familiar.

Possível doença de Alzheimer é diagnosticada se não há evidência de mutação genética causadora de doença de Alzheimer, de acordo com teste genético ou história familiar, com presença de todos os três a seguir:

1. Evidências claras de declínio na memória e na aprendizagem.
2. Declínio constantemente progressivo e gradual na cognição, sem platôs prolongados.
3. Ausência de evidências de etiologia mista (i. e., ausência de outra doença neurodegenerativa ou cerebrovascular ou de outra doença ou condição neurológica ou sistêmica provavelmente contribuindo para o declínio cognitivo).

D. A perturbação não é mais bem explicada por doença cerebrovascular, outra doença neurodegenerativa, efeitos de uma substância ou outro transtorno mental, neurológico ou sistêmico.

Nota para codificação (ver tabela de codificação nas páginas 299-302):

Para transtorno neurocognitivo (TNC) maior devido a provável doença de Alzheimer: 1) codificar primeiro **G30.9** doença de Alzheimer, 2) seguido por **F02**. 3) Depois, codificar o grau de gravidade atual da perturbação cognitiva (leve, moderado, grave) e 4) se há ou não uma perturbação comportamental ou psicológica concomitante. Por exemplo, para TNC maior devido a provável doença de Alzheimer, moderado, com perturbação psicótica, o código da CID-10-MC é **F02.B2**.

Para TNC maior devido a possível doença de Alzheimer: 1) codificar primeiro **F03** (não há código médico adicional). 2) Depois, codificar o grau

304 Transtornos Neurocognitivos

de gravidade atual da perturbação cognitiva (leve, moderado, grave) e 3) se há ou não uma perturbação comportamental ou psicológica concomitante. Por exemplo, para TNC maior devido a possível doença de Alzheimer, leve, com sintomas de humor, o código da CID-10-MC é **F03.A3**.

Para TNC leve devido a provável doença de Alzheimer: 1) codificar primeiro **G30.9** doença de Alzheimer, 2) seguido de **F06.70** para TNC leve devido à doença de Alzheimer sem perturbação comportamental ou **F06.71** para TNC leve devido à doença de Alzheimer com perturbação comportamental. Use códigos adicionais para indicar sintomas psiquiátricos clinicamente significativos também devidos à doença de Alzheimer (p. ex., **F06.2** transtorno psicótico devido à doença de Alzheimer, com delírios; **F06.32** transtorno depressivo devido à doença de Alzheimer, com episódio tipo depressivo maior).

Para TNC leve devido a possível doença de Alzheimer, use o código **G31.84**. (**Nota:** Não há código médico adicional. "Com perturbação comportamental" e "sem perturbação comportamental" não devem ser codificados, mas ainda devem ser registrados.)

Transtorno Neurocognitivo Frontotemporal Maior ou Leve

Critérios Diagnósticos

A. São atendidos os critérios diagnósticos para transtorno neurocognitivo maior ou leve.

B. A perturbação tem surgimento insidioso e progressão gradual.

C. Qualquer um entre (1) e (2):
1. Variante comportamental:
   a. Três ou mais dos sintomas comportamentais a seguir:
      i. Desinibição comportamental.
      ii. Apatia ou inércia.
      iii. Perda de simpatia ou empatia.
      iv. Comportamento perseverante, estereotipado ou compulsivo/ritualístico.
      v. Hiperoralidade e mudanças na dieta.
   b. Declínio proeminente na cognição social e/ou nas capacidades executivas.
2. Variante linguística:

Transtorno Neurocognitivo Frontotemporal Maior...

a. Declínio proeminente na capacidade linguística, na forma de produção da fala, no encontro de palavras, na nomeação de objetos, na gramática ou na compreensão de palavras.

D. Preservação relativa da aprendizagem e da memória e da função perceptomotora.

E. A perturbação não é mais bem explicada por doença cerebrovascular, outra doença neurodegenerativa, efeitos de uma substância ou outro transtorno mental, neurológico ou sistêmico.

Provável transtorno neurocognitivo frontotemporal é diagnosticado se algum dos seguintes está presente; caso contrário, deve ser diagnosticado **possível transtorno neurocognitivo frontotemporal**:

1. Evidências de uma mutação genética causadora de transtorno neurocognitivo frontotemporal, a partir da história familiar ou de testes genéticos.
2. Evidências de envolvimento desproporcional do lobo frontal e/ou lobo temporal, com base em neuroimagem.

Possível transtorno neurocognitivo frontotemporal é diagnosticado se não houver evidências de uma mutação genética e o exame de neuroimagem não tiver sido realizado.

Nota de codificação (ver tabela de codificação nas páginas 299-302):

Para transtorno neurocognitivo (TNC) maior devido à provável degeneração frontotemporal: 1) Codificar primeiro **G31.09** degeneração frontotemporal, 2) seguido por **F02**. 3) Depois, codificar o grau de gravidade atual da perturbação cognitiva (leve, moderado, grave) e 4) se há ou não uma perturbação comportamental ou psicológica concomitante. Por exemplo, para TNC maior devido a provável degeneração frontotemporal, moderado, com perturbação psicótica, o código da CID-10-MC é **F02.B2**.

Para TNC maior devido a possível degeneração frontotemporal: 1) Codificar primeiro **F03** (não há código médico adicional). 2) Depois, codificar o grau de gravidade atual da perturbação cognitiva (leve, moderado, grave) e 3) se há ou não uma perturbação comportamental ou psicológica concomitante. Por exemplo, para TNC maior com possível degeneração frontotemporal, leve, com sintomas de humor, o código da CID-10-MC é **F03.A3**.

Para TNC leve devido a provável degeneração frontotemporal: 1) Codificar primeiro **G31.09** degeneração frontotemporal, 2) seguido por **F06.70**

306   Transtornos Neurocognitivos

para TNC leve devido a degeneração frontotemporal sem perturbação comportamental ou por **F06.71** para TNC leve devido a degeneração frontotemporal com perturbação comportamental. Use códigos adicionais para indicar sintomas psiquiátricos clinicamente significativos também devidos a degeneração frontotemporal (p. ex., **F06.33** transtorno bipolar e transtorno relacionado devido a degeneração frontotemporal, com características maníacas; **F07.0** mudança de personalidade devido a degeneração frontotemporal, tipo desinibido).

Para TNC leve devido a possível degeneração frontotemporal, use o código **G31.84**. (**Nota:** Não há código médico adicional. "Com perturbação comportamental" e "sem perturbação comportamental" não devem ser codificados, mas ainda devem ser registrados.)

Transtorno Neurocognitivo Maior ou Leve com Corpos de Lewy

Critérios Diagnósticos

A. São atendidos os critérios diagnósticos para transtorno neurocognitivo maior ou leve.
B. O transtorno tem surgimento insidioso e progressão gradual.
C. O transtorno atende a uma combinação de características diagnósticas centrais e sugestivas para provável ou possível transtorno neurocognitivo com corpos de Lewy.
    Para transtorno neurocognitivo maior ou leve com provável corpos de Lewy, o indivíduo tem duas características centrais ou uma sugestiva com um ou mais aspectos principais.
    Para transtorno neurocognitivo maior ou leve com possível corpos de Lewy, o indivíduo tem apenas uma característica central ou um ou mais aspectos sugestivos.
    1. Características diagnósticas centrais:
        a. Cognição oscilante, com variações acentuadas na atenção e no estado de alerta.
        b. Alucinações visuais recorrentes, bem formadas e detalhadas.
        c. Características espontâneas de parkinsonismo, com aparecimento subsequente ao desenvolvimento do declínio cognitivo.

Transtorno Neurocognitivo Maior ou Leve com Corpos... **307**

2. Características diagnósticas sugestivas:
   a. Atende a critérios de transtorno comportamental do sono do movimento rápido dos olhos (ou sono REM – *rapid eye movement*).
   b. Sensibilidade neuroléptica grave.

D. A perturbação não é mais bem explicada por doença vascular cerebral, outra doença neurodegenerativa, efeitos de uma substância ou outro transtorno mental, neurológico ou sistêmico.

Nota para codificação (ver tabela de codificação nas páginas 299-302):

Para transtorno neurocognitivo (TNC) maior com provável corpos de Lewy: 1) Codificar primeiro **G31.83** doença com corpos de Lewy, 2) seguido por **F02**. 3) Depois, codificar o grau de gravidade atual da perturbação cognitiva (leve, moderado, grave) e 4) se há ou não uma perturbação comportamental ou psicológica concomitante. Por exemplo, para TNC maior com provável corpos de Lewy, moderado, com perturbação psicótica, o código da CID-10-MC é **F02.B2**.

Para TNC maior com possível corpos de Lewy: 1) Codificar primeiro **F03** (não há código médico adicional): 2) depois, codificar o grau de gravidade atual da perturbação cognitiva (leve, moderado, grave) e 3) se há ou não uma perturbação comportamental ou psicológica concomitante. Por exemplo, para TNC maior com possível corpos de Lewy, leve, com sintomas de humor, o código da CID-10-MC é **F03.A3**.

Para TNC leve com provável corpos de Lewy: 1) Codificar primeiro **G31.83** doença com corpos de Lewy, 2) seguido por **F06.70** para TNC leve com doença com corpos de Lewy sem perturbação comportamental ou por **F06.71** para TNC leve com doença de corpos de Lewy com perturbação comportamental. Use códigos adicionais para indicar sintomas psiquiátricos clinicamente significativos também devidos à doença com corpos de Lewy (p. ex., **F06.0** transtorno psicótico devido à doença com corpos de Lewy, com alucinações; **F06.31** transtorno depressivo devido a doença com corpos de Lewy, com características depressivas).

Para TNC leve com possível corpos de Lewy, use o código **G31.84**. (**Nota:** Não há código médico adicional. "Com perturbação comportamental" e "sem perturbação comportamental" não devem ser codificados, mas ainda devem ser registrados).

Transtorno Neurocognitivo Vascular Maior ou Leve

Critérios Diagnósticos

A. São atendidos os critérios diagnósticos para transtorno neurocognitivo maior ou leve.

B. Os aspectos clínicos são consistentes com uma etiologia vascular, conforme sugerido por um dos seguintes:
   1. O surgimento de déficits cognitivos está temporariamente relacionado com um ou mais de um evento cerebrovascular.
   2. Evidências de declínio são destacadas na atenção complexa (incluindo velocidade de processamento) e na função executiva frontal.

C. Há evidências da presença de doença cerebrovascular a partir da história, do exame físico e/ou de neuroimagem consideradas suficientes para responder pelos déficits cognitivos.

D. Os sintomas não são mais bem explicados por outra doença cerebral ou transtorno sistêmico.

Transtorno neurocognitivo maior provavelmente devido a lesão vascular é diagnosticado quando um dos seguintes está presente; caso contrário, deve ser diagnosticado **Transtorno neurocognitivo maior possivelmente devido a lesão vascular**:

1. Os critérios clínicos têm apoio de evidências de neuroimagem de lesão parenquimal significativa, atribuída a doença cerebrovascular (com apoio de neuroimagem).
2. A síndrome neurocognitiva é temporalmente relacionada com um ou mais eventos cerebrovasculares documentados.
3. Evidências clínicas e genéticas (p. ex., arteriopatia cerebral autossômica dominante, com infartos subcorticais e leucoencefalopatia) de doença cerebrovascular estão presentes.

Transtorno neurocognitivo maior possivelmente devido a lesão vascular é diagnosticado quando os critérios clínicos são atendidos, mas não está disponível neuroimagem, e a relação temporal da síndrome neurocognitiva com um ou mais de um evento cerebrovascular não está estabelecida.

Nota para codificação (ver tabela de codificação nas páginas 299-302):

Para transtorno neurocognitivo (TNC) maior provavelmente devido a doença vascular: 1) Codificar primeiro **F01** (não há código médico adi-

Transtorno Neurocognitivo Maior ou Leve Devido...

cional). 2) Em seguida, codificar o grau de gravidade atual da perturbação cognitiva (leve, moderado, grave) e 3) verificar se há ou não uma perturbação comportamental ou psicológica concomitante. Por exemplo, para TNC maior provavelmente devido a doença vascular, moderado, com perturbação psicótica, o código CID-10-MC é **F01.B2**.

Para TNC maior possivelmente devido a doença vascular: 1) Codificar primeiro **F03** (não há código médico adicional). 2) Depois, codificar o grau de gravidade atual da perturbação cognitiva (leve, moderado, grave) e 3) verificar se há ou não uma perturbação comportamental ou psicológica concomitante. Por exemplo, para TNC maior possivelmente devido a doença vascular, leve, com sintomas de humor, o código da CID-10-MC é **F03.A3**.

Para TNC leve provavelmente devido a doença vascular: 1) Codificar primeiro **I67.9** doença cerebrovascular, 2) seguido por **F06.70** para TNC vascular leve sem perturbação comportamental ou por **F06.71** para TNC vascular leve com perturbação comportamental. Use códigos adicionais para indicar sintomas psiquiátricos clinicamente significativos também devidos a doença cerebrovascular (p. ex., **F06.2** transtorno psicótico devido a doença cerebrovascular, com delírios; **F06.32** transtorno depressivo devido a doença cerebrovascular, com episódio tipo depressivo maior).

Para TNC leve possivelmente devido a doença vascular, use o código **G31.84**. (**Nota:** Não há código médico adicional. "Com perturbação comportamental" e "sem perturbação comportamental" não devem ser codificados, mas ainda devem ser registrados.)

Transtorno Neurocognitivo Maior ou Leve Devido a Lesão Cerebral Traumática

Critérios Diagnósticos

A. São atendidos os critérios diagnósticos para transtorno neurocognitivo maior ou leve.

B. Há evidências de uma lesão cerebral traumática – isto é, um impacto na cabeça ou outros mecanismos de movimento rápido ou deslocamento do cérebro dentro do crânio, com um ou mais dos seguintes:
   1. Perda de consciência.
   2. Amnésia pós-traumática.
   3. Desorientação e confusão.

310 Transtornos Neurocognitivos

4. Sinais neurológicos (p. ex., neuroimagem que mostra lesão; cortes no campo visual; anosmia; hemiparesia; perda hemissensorial; cegueira cortical; afasia; apraxia; fraqueza; perda de equilíbrio; outra perda sensorial que não pode ser explicada por causas periféricas ou outras).

C. O transtorno neurocognitivo apresenta-se imediatamente após a ocorrência da lesão cerebral traumática ou imediatamente após a recuperação da consciência, persistindo após o período agudo pós--lesão.

Nota para codificação (ver tabela de codificação nas páginas 299-302):

Para transtorno neurocognitivo (TNC) maior devido a lesão cerebral traumática: 1) Codificar primeiro **S06.2XAS** lesão cerebral traumática difusa com perda de consciência de duração não especificada, com sequela; 2) seguido de **F02**. 3) Depois, codificar o grau de gravidade atual da perturbação cognitiva (leve, moderado, grave) e 4) se há ou não perturbação comportamental ou psicológica concomitante. Por exemplo, para TNC maior devido a lesão cerebral traumática, moderado, com perturbação psicótica, o código da CID-10-MC é **F02.B2**.

Para TNC maior com perturbações comportamentais e psicológicas múltiplas clinicamente significativas, são necessários múltiplos códigos da CID--10-MC. Por exemplo, para TNC maior devido a lesão cerebral traumática, grave, acompanhado por agitação, delírios e depressão, são necessários quatro códigos. **S06.2XAS** lesão cerebral traumática difusa com perda de consciência de duração não especificada, com sequela; **F02.C11** (com agitação); **F02.C2** (com perturbação psicótica); e **F02.C3** (com sintomas de humor).

Para TNC leve devido a lesão cerebral traumática: 1) Codificar primeiro **S06.2XAS** lesão cerebral traumática difusa com perda de consciência de duração não especificada, com sequela; 2) seguido por **F06.70** para TNC leve devido a lesão cerebral traumática sem perturbação comportamental ou **F06.71** para TNC leve devido a lesão cerebral traumática com perturbação comportamental. Use códigos adicionais para indicar sintomas psiquiátricos clinicamente significativos também devidos a lesão cerebral traumática (p. ex., **F06.0** transtorno psicótico devido a lesão cerebral traumática, com alucinações; **F06.31** transtorno depressivo devido a lesão cerebral traumática, com características depressivas).

Transtorno Neurocognitivo Maior ou Leve Induzido...

Transtorno Neurocognitivo Maior ou Leve Induzido por Substância/Medicamento

Critérios Diagnósticos

A. São atendidos os critérios diagnósticos para transtorno neurocognitivo maior ou leve.

B. Os prejuízos neurocognitivos não ocorrem exclusivamente durante o curso de *delirium* e persistem além da duração habitual da intoxicação e da abstinência aguda.

C. A substância ou medicamento envolvido, bem como a duração e o alcance do uso, é capaz de produzir o prejuízo neurocognitivo.

D. O curso temporal dos déficits neurocognitivos é consistente com o período em que ocorreu o uso e a abstinência de uma substância ou medicamento (p. ex., os déficits continuam estáveis ou diminuem após um período de abstinência).

E. O transtorno neurocognitivo não é passível de atribuição a outra condição médica ou não é mais bem explicado por outro transtorno mental.

Nota para codificação (ver tabela de codificação nas páginas 299-302): Os códigos da CID-10-MC para os transtornos neurocognitivos induzidos por [substância/medicamento específico] estão indicados na tabela a seguir. Observar que o código da CID-10-MC depende de haver ou não transtorno comórbido por uso de substância presente para a mesma classe de substância. De qualquer forma, um diagnóstico separado adicional de um transtorno por uso de substância não é fornecido.

Transtorno neurocognitivo maior induzido por substância: Quando um transtorno leve por uso de substância é comórbido com o transtorno neurocognitivo induzido por substância, o número da 4ª posição é "1", e o clínico deve registrar "transtorno por uso de [substância], leve" antes de transtorno neurocognitivo induzido por substância (p. ex., "transtorno por uso de inalante, leve com transtorno neurocognitivo maior induzido por inalante"). Para álcool e substâncias sedativas, hipnóticas ou ansiolíticas, um transtorno leve por uso de substância é insuficiente para causar um transtorno neurocognitivo maior induzido por substância; assim, não há códigos da CID-10-MC disponíveis para essa combinação. Quando um transtorno moderado a grave por uso de substância é comórbido com o transtorno neurocognitivo induzido por substância, o número da 4ª posição é "2", e o clínico deve registrar "transtorno por uso de [substância], moderado", ou "transtorno por uso de [substância], grave", dependendo da gravidade do transtorno comórbido por uso de substância. Não existindo transtorno comórbido por uso de substância, o número da 4ª posição é "9", e o clínico deve registrar somente o transtorno neurocognitivo induzido por substância. **Nota:** *Os especificadores de gravidade "leve", "moderado" e "grave" não devem ser codificados para a gravidade do TNC, mas ainda devem ser registrados.*

Transtorno neurocognitivo leve induzido por substância: Se um transtorno leve por uso de substância for comórbido com o transtorno neurocognitivo leve induzido por substância, o número da 4ª posição é "1" e o médico deve registrar "transtorno por uso de [substância], leve" antes do transtorno neurocognitivo leve induzido por substância (p. ex., "transtorno por uso de cocaína, leve com transtorno neurocognitivo leve induzido por cocaína"). Quando um transtorno moderado a grave por uso de substância é comórbido com o transtorno neurocognitivo induzido por substância, o número da 4ª posição é "2", e o clínico deve registrar "transtorno por uso de [substância], moderado" ou "transtorno por uso de [substância], grave", dependendo da gravidade do transtorno comórbido por uso de substância. Não existindo transtorno comórbido por uso de substância, o número da 4ª posição é "9", e o clínico deve registrar somente o transtorno neurocognitivo induzido por substância.

Transtorno neurocognitivo maior ou leve induzido por substância: Os especificadores de sintomas acompanhantes "Com agitação", "Com ansiedade", "Com sintomas de humor", "Com perturbação psicótica", "Com outras perturbações comportamentais ou psicológicas" e "Sem perturbação comportamental ou psicológica concomitante" não devem ser codificados, mas ainda devem ser registrados.

	CID-10-MC		
	Com transtorno por uso, leve	Com transtorno por uso, moderado ou grave	Sem transtorno por uso
Transtorno neurocognitivo (TNC) maior induzido por substância			
Álcool (TNC maior), tipo não amnéstico confabulatório	NA	F10.27	F10.97

Transtorno Neurocognitivo Maior ou Leve Induzido...

	CID-10-MC		
	Com transtorno por uso, leve	Com transtorno por uso, moderado ou grave	Sem transtorno por uso
Álcool (TNC maior), tipo amnéstico confabulatório	NA	F10.26	F10.96
Inalante (TNC maior)	F18.17	F18.27	F18.97
Sedativo, hipnótico ou ansiolítico (TNC maior)	NA	F13.27	F13.97
Outra substância (ou desconhecida) (TNC maior)	F19.17	F19.27	F19.97
Transtorno neurocognitivo (TNC) leve induzido por substância			
Álcool (TNC leve)	F10.188	F10.288	F10.988
Inalante (TNC leve)	F18.188	F18.288	F18.988
Sedativo, hipnótico ou ansiolítico (TNC leve)	F13.188	F13.288	F13.988
Substância do tipo anfetamina (ou outro estimulante) (TNC leve)	F15.188	F15.288	F15.988
Cocaína (TNC leve)	F14.188	F14.288	F14.988
Outra substância (ou desconhecida) (TNC leve)	F19.188	F19.288	F19.988

Especificar se:
Persistente: O prejuízo neurocognitivo continua a ser significativo após longo período de abstinência.

314 Transtornos Neurocognitivos

Procedimentos para Registro

O nome do transtorno neurocognitivo induzido por substância/medicamento termina com a substância específica (p. ex., álcool) supostamente causadora dos sintomas neurocognitivos. O código CID-10-MC que corresponde à classe de medicamento é escolhido na tabela incluída no conjunto de critérios. No caso de substâncias que não se enquadram em nenhuma classe, o código da CID-10-MC para "outra substância" (ou substância desconhecida) deve ser usado, e o nome da substância específica, indicado (p. ex., F19.988 transtorno neurocognitivo leve induzido por metotrexato intratecal). Para os casos em que uma substância é considerada um fator etiológico, mas a substância específica é desconhecida, é usado o código CID-10-MC para outra classe de substância (ou desconhecida), e o fato de que a substância é desconhecida é indicado (p. ex., F19.97 transtorno neurocognitivo maior induzido por substância desconhecida).

Ao registrar o nome do transtorno, primeiro é listado o transtorno comórbido por uso de substância (se houver), seguido da palavra "com", seguida do nome do transtorno (i. e., transtorno neurocognitivo maior (ou leve) induzido por [substância específica], seguido do tipo, no caso do álcool (i. e., tipo não amnéstico confabulatório, tipo amnéstico/confabulatório), seguido da especificação da duração (i. e., persistente). Por exemplo, no caso de sintomas amnésticos/confabulatórios persistentes em homem com transtorno grave por uso de álcool, o diagnóstico é F10.26 transtorno por uso de álcool, grave com transtorno neurocognitivo maior induzido por álcool, tipo amnéstico/confabulatório, persistente. Não é feito um diagnóstico separado de transtorno por uso de álcool, grave. Se ocorre o transtorno neurocognitivo induzido por substância sem um transtorno comórbido por uso de substância (p. ex., após uso esporádico e pesado de inalantes), não é registrado transtorno adicional por uso de substância (p. ex., F18.988 transtorno neurocognitivo leve induzido por [inalante específico]).

Transtorno Neurocognitivo Maior ou Leve Devido à Infecção por HIV

Critérios Diagnósticos

A. São atendidos os critérios diagnósticos para transtorno neurocognitivo maior ou leve.

Transtorno Neurocognitivo Maior ou Leve Devido..

315

B. Há infecção documentada pelo vírus da imunodeficiência humana (HIV).

C. O transtorno neurocognitivo não é mais bem explicado por condições não HIV, incluindo doenças cerebrais secundárias, como leucoencefalopatia multifocal progressiva ou meningite criptocócica.

D. O transtorno neurocognitivo não é passível de atribuição a outra condição médica e não é mais bem explicado por um transtorno mental.

Nota para codificação (ver tabela de codificação nas páginas 299-302):

Para transtorno neurocognitivo (TNC) maior devido à infecção por HIV: 1) Codificar primeiro **B20** infecção por HIV, 2) seguido de **F02**. 3) Depois, codificar o grau de gravidade atual da perturbação cognitiva (leve, moderado, grave) e 4) verificar se há ou não uma perturbação comportamental ou psicológica concomitante. Por exemplo, para TNC maior devido à infecção por HIV, moderado, com perturbação psicótica, o código da CID-10-MC é **F02.B2**.

Para TNC maior com perturbações comportamentais e psicológicas múltiplas clinicamente significativas, são necessários múltiplos códigos da CID-10-MC. Por exemplo, para TNC maior devido à infecção por HIV, grave, acompanhado de agitação, delírios e depressão, são necessários quatro códigos. **B20** infecção por HIV; **F02.C11** (com agitação); **F02.C2** (com perturbação psicótica); e **F02.C3** (com sintomas de humor).

Para TNC leve devido à infecção por HIV: 1) Codificar primeiro **B20** infecção por HIV, 2) seguido por **F06.70** TNC leve devido à infecção por HIV sem perturbação comportamental ou por **F06.71** para TNC leve devido à infecção por HIV com perturbação comportamental. Use códigos adicionais para indicar sintomas psiquiátricos significativos também devidos à infecção por HIV (p. ex., **F06.34** transtorno bipolar e transtorno relacionado devido à infecção por HIV, com características mistas; **F07.0** mudança de personalidade devido à infecção por HIV, tipo apático).

Transtorno Neurocognitivo Maior ou Leve Devido à Doença do Príon

Critérios Diagnósticos

A. São atendidos os critérios diagnósticos para transtorno neurocognitivo maior ou leve.

316 Transtornos Neurocognitivos

B. Há surgimento insidioso, sendo comum a progressão rápida de prejuízos.

C. Há aspectos motores de doença do príon, como mioclonia ou ataxia, ou evidência de biomarcadores.

D. O transtorno neurocognitivo não é atribuível a outra condição médica, não sendo mais bem explicado por outro transtorno mental.

Nota para codificação (ver tabela de codificação nas páginas 299-302):

Para transtorno neurocognitivo (TNC) maior devido à doença do príon: 1) Codificar primeiro **A81.9** doença do príon, 2) seguido por **F02**. 3) Depois, codificar o grau de gravidade atual da perturbação cognitiva (leve, moderado, grave) e 4) se há ou não uma perturbação comportamental ou psicológica concomitante. Por exemplo, para TNC maior devido à doença do príon, moderado, com perturbação psicótica, o código da CID-10-MC é **F02.B2**.

Para TNC maior devido a perturbações comportamentais e psicológicas múltiplas clinicamente significativos, são necessários múltiplos códigos da CID-10-MC. Por exemplo, para TNC maior devido à doença do príon, grave, acompanhado por agitação, delírios e depressão, são necessários quatro códigos: **A81.9** doença do príon; **F02.C11** (com agitação); **F02.C2** (com perturbação psicótica); e **F02.C3** (com sintomas de humor).

Para TNC leve devido à doença do príon: 1) Codificar primeiro **A81.9** doença do príon; 2) seguido por **F06.70** para TNC leve devido à doença do príon sem perturbação comportamental ou por **F06.71** para TNC leve devido à doença do príon com perturbação comportamental. Use códigos adicionais para indicar sintomas psiquiátricos clinicamente significativos também devidos à doença do príon (p. ex., **F06.34** transtorno bipolar e transtorno relacionado devido à doença do príon, com características mistas; **F07.0** mudança de personalidade devido à doença do príon, tipo apático).

Transtorno Neurocognitivo Maior ou Leve Devido à Doença de Parkinson

Critérios Diagnósticos

A. São atendidos os critérios diagnósticos para transtorno neurocognitivo maior ou leve.

Transtorno Neurocognitivo Maior ou Leve Devido... **317**

B. A perturbação ocorre no cenário da doença de Parkinson estabelecida.

C. Há surgimento insidioso e progressão gradual do prejuízo.

D. O transtorno neurocognitivo não é atribuível a outra condição médica, não sendo mais bem explicado por outro transtorno mental.

Transtorno neurocognitivo maior ou leve provavelmente devido à doença de Parkinson deve ser diagnosticado se tanto 1 quanto 2 forem atendidos. **Transtorno neurocognitivo maior ou leve possivelmente devido à doença de Parkinson** deve ser diagnosticado se 1 ou 2 é encontrado:

1. Não há evidências de etiologia mista (i. e., ausência de outra doença neurodegenerativa ou cerebrovascular ou de outra doença ou condição neurológica, mental ou sistêmica possivelmente contribuindo para o declínio cognitivo).

2. A doença de Parkinson claramente antecede o aparecimento do transtorno neurocognitivo.

Nota para codificação (ver tabela de codificação nas páginas 299-302):

Para transtorno neurocognitivo (TNC) maior provavelmente devido à doença de Parkinson: 1) Codificar primeiro **G20** doença de Parkinson, 2) seguido por **F02**. 3) Depois, codificar o grau de gravidade atual da perturbação cognitiva (leve, moderado, grave) e 4) verificar se há ou não uma perturbação comportamental ou psicológica concomitante. Por exemplo, para TNC maior provavelmente devido à doença de Parkinson, moderado, com perturbação psicótica, o código da CID-10-MC é **F02.B2**.

Para TNC maior possivelmente devido à doença de Parkinson: 1) Codificar primeiro **F03** (não há código médico adicional). 2) Depois, codificar o grau de gravidade atual da perturbação cognitiva (leve, moderado, grave) e 3) verificar se há ou não uma perturbação comportamental ou psicológica concomitante. Por exemplo, para TNC maior possivelmente devido à doença de Parkinson, leve, com sintomas de humor, o código da CID-10-MC é **F03.A3**.

Para TNC leve provavelmente devido à doença de Parkinson: 1) Codificar primeiro **G20** doença de Parkinson, 2) seguido por **F06.70** para TNC leve devido à doença de Parkinson sem perturbação comportamental ou por **F06.71** para TNC leve devido à doença de Parkinson com perturbação comportamental. Use códigos adicionais para indicar sintomas psiquiátricos clinicamente significativos também devidos à doença de Parkinson

318   Transtornos Neurocognitivos

(p. ex., **F06.0** transtorno psicótico devido à doença de Parkinson, com alucinações; **F06.31** transtorno depressivo devido à doença de Parkinson, com características depressivas; **F07.0** mudança de personalidade devido à doença de Parkinson, tipo apático).

Para TNC possivelmente devido à doença de Parkinson, use o código **G31.84**. (**Nota:** Não há código médico adicional. "Com perturbação comportamental" e "sem perturbação comportamental" não devem ser codificados, mas ainda devem ser registrados.)

Transtorno Neurocognitivo Maior ou Leve Devido à Doença de Huntington

Critérios Diagnósticos

A. São atendidos os critérios diagnósticos para transtorno neurocognitivo maior ou leve.

B. Há surgimento insidioso e progressão gradual.

C. Há a doença de Huntington clinicamente estabelecida ou o risco dessa doença com base na história familiar ou em teste genético.

D. O transtorno neurocognitivo não pode ser atribuído a outra condição médica e não é mais bem explicado por outro transtorno mental.

Nota para codificação (ver tabela de codificação nas páginas 299-302):

Para transtorno neurocognitivo maior (TNC) devido à doença de Huntington: 1) Codificar primeiro **G10** doença de Huntington, 2) seguido por **F02**. 3) Depois, codificar o grau de gravidade atual da perturbação cognitiva (leve, moderado, grave) e 4) verificar se há ou não uma perturbação comportamental ou psicológica concomitante Por exemplo, para TNC devido à doença de Huntington, moderado, com perturbação psicótica, o código da CID-10-MC é **F02.B2**.

Para TNC maior com perturbações comportamentais e psicológicas múltiplas clinicamente significativas, são necessários múltiplos códigos da CID-10-MC. Por exemplo, para TNC maior com doença de Huntington, grave, acompanhado por agitação, delírios e depressão, são necessários quatro códigos: **G10** doença de Huntington; **F02.C11** (com agitação); **F02.C2** (com perturbação psicótica); e **F02.C3** (com sintomas de humor).

Para TNC leve devido à doença de Huntington: 1) Codificar primeiro **G10** doença de Huntington, 2) seguido por **F06.70** para TNC leve devido à

Transtorno Neurocognitivo Maior ou Leve Devido... **319**

doença de Huntington sem perturbação comportamental ou por **F06.71** para TNC leve devido à doença de Huntington com perturbação comportamental. Use códigos adicionais para indicar sintomas psiquiátricos clinicamente significativos também devidos à doença de Huntington (p. ex., **F06.31** transtorno depressivo devido à doença de Huntington, com características depressivas; **F06.4** transtorno de ansiedade devido à doença de Huntington).

Transtorno Neurocognitivo Maior ou Leve Devido a Outra Condição Médica

Critérios Diagnósticos

A. São atendidos os critérios diagnósticos para transtorno neurocognitivo maior ou leve.

B. Há evidências a partir da história, do exame físico ou de achados laboratoriais de que o transtorno neurocognitivo é a consequência fisiopatológica de outra condição médica (p. ex., esclerose múltipla).

C. Os déficits cognitivos não são mais bem explicados por outro transtorno mental ou outro transtorno neurocognitivo específico (p. ex., transtorno depressivo maior) ou outro transtorno neurocognitivo específico (p. ex., transtorno neurocognitivo maior devido à doença de Alzheimer).

Nota para codificação (ver tabela de codificação nas páginas 299-302):

Para transtorno neurocognitivo (TNC) maior devido a outra condição médica: 1) Codificar primeiro a condição médica (p. ex., **G35** esclerose múltipla), 2) seguida por **F02**. 3) Depois, codificar o grau de gravidade atual da perturbação cognitiva (leve, moderado, grave) e 4) verificar se há ou não uma perturbação comportamental ou psicológica concomitante. Por exemplo, para TNC maior devido à esclerose múltipla, moderado, com perturbação psicótica, o código da CID-10-MC é **F02.B2**.

Para TNC maior com perturbações comportamentais e psicológicas múltiplas clinicamente significativas, são necessários múltiplos códigos da CID-10-MC. Por exemplo, para TNC maior devido à esclerose múltipla, grave, acompanhada por agitação, delírios e depressão, são necessários quatro códigos: **G35** esclerose múltipla; **F02.C11** (com agitação); **F02.C2** (com perturbação psicótica); e **F02.C3** (com sintomas de humor).

320 Transtornos Neurocognitivos

> Para TNC leve devido a outra condição médica: 1) codificar primeiramente a condição médica (p. ex., **G35** esclerose múltipla), 2) seguida por **F06.70** para TNC leve devido à esclerose múltipla sem perturbação comportamental ou por **F06.71** para TNC leve devido à esclerose múltipla com perturbação comportamental. Use códigos adicionais para indicar sintomas psiquiátricos clinicamente significativos devido a mesma condição causadora do TNC leve (p. ex., **F06.31** transtorno depressivo devido à esclerose múltipla, com características depressivas; **F06.4** transtorno de ansiedade devido à esclerose múltipla).

Transtorno Neurocognitivo Maior ou Leve Devido a Múltiplas Etiologias

Critérios Diagnósticos

A. São atendidos os critérios diagnósticos para transtorno neurocognitivo maior ou leve.

B. Há evidências a partir da história, do exame físico ou de achados laboratoriais de que o transtorno neurocognitivo é a consequência fisiopatológica de mais de um processo etiológico, excluindo-se substâncias (p. ex., transtorno neurocognitivo devido à doença de Alzheimer, com desenvolvimento subsequente de transtorno neurocognitivo vascular). **Nota:** Consultar os critérios diagnósticos para os vários transtornos neurocognitivos devidos a condições médicas específicas em busca de orientação quanto ao estabelecimento dessas etiologias.

C. Os déficits cognitivos não são mais bem explicados por outro transtorno mental e não ocorrem exclusivamente durante o curso de *delirium*.

Nota para codificação (ver tabela de codificação nas páginas 299-302):

Para transtorno neurocognitivo (TNC) maior devido a múltiplas etiologias, incluindo etiologias prováveis: 1) codificar primeiro todas as condições médicas etiológicas (com exceção de doença cerebrovascular, que não é codificada), 2) seguidas por **F02**. 3) Depois, codificar o grau de gravidade atual da perturbação cognitiva (leve, moderado, grave) e 4) verificar se há ou não uma perturbação comportamental ou psicológica concomitante. 5) Se provável doença cerebrovascular estiver entre as múltiplas condições médicas etiológicas, use o código **F01** (não há um código médico

Transtorno Neurocognitivo Maior ou Leve Devido...

adicional), seguido por códigos do grau de gravidade atual da perturbação cognitiva (leve, moderado, grave) e se há ou não uma perturbação comportamental ou psicológica concomitante. Por exemplo, para uma apresentação de TNC maior, moderado, com perturbação psicótica que é avaliado como sendo devido à doença de Alzheimer, doença cerebrovascular e infecção por HIV, e em que uso pesado crônico de álcool é avaliado como sendo um fator contribuinte, codifique da seguinte maneira: **G30.9** doença de Alzheimer; **B20** infecção por HIV; **F02.B2** TNC maior devido à doença de Alzheimer e infecção por HIV, moderado, com perturbação psicótica; **F01.B2** TNC maior provavelmente devido a doença vascular, moderado, com perturbação psicótica; e **F10.27** TNC maior induzido por álcool, tipo não amnéstico confabulatório, com transtorno moderado por uso de álcool.

Para TNC leve devido a múltiplas etiologias, incluindo etiologias prováveis: 1) codifique primeiro todas as etiologias médicas (incluindo **I67.9** doença cerebrovascular, se presente), 2) seguidas por **F06.70** para TNC leve devido a múltiplas etiologias sem perturbação comportamental ou por **F06.71** para TNC leve devido a múltiplas etiologias com perturbação comportamental. Por exemplo, para uma apresentação de TNC leve sem perturbação comportamental devido tanto à doença de Alzheimer quanto a doença vascular, codifique da seguinte maneira: **G30.9** doença de Alzheimer, **I67.9** doença cerebrovascular; **F06.70** TNC leve devido à provável doença de Alzheimer e doença cerebrovascular, sem perturbação comportamental. Use códigos adicionais para indicar sintomas psiquiátricos clinicamente significativos devido às várias etiologias médicas (p. ex., **F06.31** transtorno depressivo devido a doença cerebrovascular, com características depressivas; **F06.4** transtorno de ansiedade devido a doença de Alzheimer).

Transtorno Neurocognitivo Maior ou Leve Devido a Etiologia Desconhecida

Critérios Diagnósticos

A. Os critérios são atendidos para transtorno neurocognitivo maior ou leve.

B. Há evidências da história, do exame físico ou de achados laboratoriais que sugerem que o transtorno neurocognitivo é consequência fisiopatológica de uma condição médica presumida, uma combinação de condições médicas ou uma combinação de condições médicas e substâncias ou medicamentos, mas não há informações suficientes para estabelecer uma causa específica.

C. Os déficits cognitivos não são mais bem explicados por outro transtorno mental ou transtorno neurocognitivo induzido por substância/medicamento e não ocorrem exclusivamente durante o curso de *delirium*.

Nota para codificação (ver tabela de codificação nas páginas 299-302):

Para transtorno neurocognitivo maior devido a etiologia desconhecida: 1) codificar primeiro **F03** (não há código médico adicional); 2) em seguida, codificar o grau de gravidade atual do transtorno cognitivo (leve, moderado, grave) e 3) se há ou não perturbação comportamental ou psicológica concomitante. Por exemplo, para TNC maior de etiologia desconhecida, moderado, com transtorno psicótico, o código CID-10-CM é **F03.B2**.

Para TNC maior com várias perturbações comportamentais e psicológicas clinicamente significativas, são necessários vários códigos CID-10-CM. Por exemplo, para TNC maior de etiologia desconhecida, grave, acompanhado de agitação, delírios e depressão, são necessários três códigos: **F03.C11** (com agitação); **F03.C2** (com transtorno psicótico); e **F03.C3** (com sintomas do humor).

Para TNC leve de etiologia desconhecida, código **G31.84**. (**Nota:** "Com perturbação comportamental" e "Sem perturbação comportamental" não podem ser codificados, mas ainda devem ser registrados.)

Transtorno Neurocognitivo Não Especificado

R41.9

Esta categoria aplica-se a apresentações em que sintomas característicos de um transtorno neurocognitivo que causam sofrimento clinicamente significativo ou prejuízo no funcionamento social, profissional ou em outras áreas importantes da vida do indivíduo predominam, mas não satisfazem todos os critérios para qualquer transtorno na classe diagnóstica de transtornos neurocognitivos.

Transtornos da Personalidade

Transtorno da Personalidade Geral

Critérios

A. Um padrão persistente de experiência interna e comportamento que se desvia acentuadamente das expectativas da cultura do indivíduo. Esse padrão manifesta-se em duas (ou mais) das seguintes áreas:
    1. Cognição (i. e., formas de perceber e interpretar a si mesmo, outras pessoas e eventos).
    2. Afetividade (i. e., variação, intensidade, labilidade e adequação da resposta emocional).
    3. Funcionamento interpessoal.
    4. Controle de impulsos.
B. O padrão persistente é inflexível e abrange uma faixa ampla de situações pessoais e sociais.
C. O padrão persistente provoca sofrimento clinicamente significativo e prejuízo no funcionamento social, profissional ou em outras áreas importantes da vida do indivíduo.
D. O padrão é estável e de longa duração, e seu surgimento ocorre pelo menos a partir da adolescência ou do início da fase adulta.
E. O padrão persistente não é mais bem explicado como uma manifestação ou consequência de outro transtorno mental.
F. O padrão persistente não é atribuível aos efeitos fisiológicos de uma substância (p. ex., droga de abuso, medicamento) ou a outra condição médica (p. ex., traumatismo cranioencefálico).

Transtornos da Personalidade do Grupo A

Transtorno da Personalidade Paranoide

Critérios Diagnósticos — F60.0

A. Um padrão de desconfiança e suspeita difusa dos outros, de modo que suas motivações são interpretadas como malévolas, que surge no início da vida adulta e está presente em vários contextos, conforme indicado por quatro (ou mais) dos seguintes:
  1. Suspeita, sem embasamento suficiente, de estar sendo explorado, maltratado ou enganado por outros.
  2. Preocupa-se com dúvidas injustificadas acerca da lealdade ou da confiabilidade de amigos ou sócios.
  3. Reluta em confiar nos outros devido a medo infundado de que as informações serão usadas maldosamente contra si.
  4. Percebe significados ocultos humilhantes ou ameaçadores em comentários ou eventos benignos.
  5. Guarda rancores de forma persistente (i. e., não perdoa insultos, injúrias ou desprezo).
  6. Percebe ataques a seu caráter ou reputação que não são percebidos pelos outros e reage com raiva ou contra-ataca rapidamente.
  7. Tem suspeitas recorrentes e injustificadas acerca da fidelidade do cônjuge ou parceiro sexual.
B. Não ocorre exclusivamente durante o curso de esquizofrenia, transtorno bipolar ou depressivo com sintomas psicóticos ou outro transtorno psicótico e não é atribuível aos efeitos fisiológicos de outra condição médica.

Nota: Se os critérios são atendidos antes do surgimento de esquizofrenia, acrescentar "pré-mórbido", isto é, "transtorno da personalidade paranoide (pré-mórbido)".

Transtorno da Personalidade Esquizoide

Critérios Diagnósticos — F60.1

A. Um padrão difuso de distanciamento das relações sociais e uma faixa restrita de expressão de emoções em contextos interpessoais que

Transtorno da Personalidade Esquizotípica

surgem no início da vida adulta e estão presentes em vários contextos, conforme indicado por quatro (ou mais) dos seguintes:

1. Não deseja nem desfruta de relações íntimas, inclusive ser parte de uma família.
2. Quase sempre opta por atividades solitárias.
3. Manifesta pouco ou nenhum interesse em ter experiências sexuais com outra pessoa.
4. Tem prazer em poucas atividades, por vezes em nenhuma.
5. Não tem amigos próximos ou confidentes que não sejam os familiares de primeiro grau.
6. Mostra-se indiferente ao elogio ou à crítica de outros.
7. Demonstra frieza emocional, distanciamento ou embotamento afetivo.

B. Não ocorre exclusivamente durante o curso de esquizofrenia, transtorno bipolar ou depressivo com sintomas psicóticos, outro transtorno psicótico ou transtorno do espectro autista e não é atribuível aos efeitos psicológicos de outra condição médica.

Nota: Se os critérios são atendidos antes do surgimento de esquizofrenia, acrescentar "pré-mórbido", isto é, "transtorno da personalidade esquizoide (pré-mórbido)".

Transtorno da Personalidade Esquizotípica

Critérios Diagnósticos	F21

A. Um padrão difuso de déficits sociais e interpessoais marcado por desconforto agudo e capacidade reduzida para relacionamentos íntimos, além de distorções cognitivas ou perceptivas e comportamento excêntrico, que surge no início da vida adulta e está presente em vários contextos, conforme indicado por cinco (ou mais) dos seguintes:

1. Ideias de referência (excluindo delírios de referência).
2. Crenças estranhas ou pensamento mágico que influenciam o comportamento e são inconsistentes com as normas subculturais (p. ex., superstições, crença em clarividência, telepatia ou "sexto sentido"; em crianças e adolescentes, fantasias ou preocupações bizarras).
3. Experiências perceptivas incomuns, incluindo ilusões corporais.
4. Pensamento e discurso estranhos (p. ex., vago, circunstancial, metafórico, excessivamente elaborado ou estereotipado).
5. Desconfiança ou ideação paranoide.

326 Transtornos da Personalidade

6. Afeto inadequado ou constrito.
7. Comportamento ou aparência estranha, excêntrica ou peculiar.
8. Ausência de amigos próximos ou confidentes que não sejam parentes de primeiro grau.
9. Ansiedade social excessiva que não diminui com o convívio e que tende a estar associada mais a temores paranoides do que a julgamentos negativos sobre si mesmo.

B. Não ocorre exclusivamente durante o curso de esquizofrenia, transtorno bipolar ou depressivo com sintomas psicóticos, outro transtorno psicótico ou transtorno do espectro autista.

Nota: Se os critérios são atendidos antes do surgimento de esquizofrenia, acrescentar "pré-mórbido", por exemplo, "transtorno da personalidade esquizotípica (pré-morbido)".

Transtornos da Personalidade do Grupo B

Transtorno da Personalidade Antissocial

Critérios Diagnósticos	F60.2

A. Um padrão difuso de desconsideração e violação dos direitos das outras pessoas que ocorre desde os 15 anos de idade, conforme indicado por três (ou mais) dos seguintes:
1. Fracasso em ajustar-se às normas sociais relativas a comportamentos legais, conforme indicado pela repetição de atos que constituem motivos de detenção.
2. Tendência à falsidade, conforme indicado por mentiras repetidas, uso de nomes falsos ou de trapaça para ganho ou prazer pessoal.
3. Impulsividade ou fracasso em fazer planos para o futuro.
4. Irritabilidade e agressividade, conforme indicado por repetidas lutas corporais ou agressões físicas.
5. Desrespeito imprudente pela segurança própria ou de outros.
6. Irresponsabilidade reiterada, conforme indicado por falha repetida em manter uma conduta consistente no trabalho ou honrar obrigações financeiras.
7. Ausência de remorso, conforme indicado pela indiferença ou racionalização em relação a ter ferido, maltratado ou roubado outras pessoas.

Transtorno da Personalidade *Borderline* **327**

B. O indivíduo tem no mínimo 18 anos de idade.

C. Há evidências de transtorno da conduta com surgimento anterior aos 15 anos de idade.

D. A ocorrência de comportamento antissocial não se dá exclusivamente durante o curso de esquizofrenia ou transtorno bipolar.

Transtorno da Personalidade *Borderline*

Critérios Diagnósticos   F60.3

Um padrão difuso de instabilidade das relações interpessoais, autoimagem e afetos e de impulsividade acentuada que surge no início da vida adulta e está presente em vários contextos, conforme indicado por cinco (ou mais) dos seguintes:

1. Esforços desesperados para evitar abandono real ou imaginado. (**Nota:** Não incluir comportamento suicida ou de automutilação, coberto pelo Critério 5.)

2. Um padrão de relacionamentos interpessoais instáveis e intensos caracterizado pela alternância entre extremos de idealização e desvalorização.

3. Perturbação da identidade: instabilidade acentuada e persistente da autoimagem ou da percepção de si mesmo.

4. Impulsividade em pelo menos duas áreas potencialmente autodestrutivas (p. ex., gastos, sexo, abuso de substância, direção imprudente, compulsão alimentar). (**Nota:** Não incluir comportamento suicida ou de automutilação, coberto pelo Critério 5.)

5. Recorrência de comportamento, gestos ou ameaças suicidas ou de comportamento automutilante.

6. Instabilidade afetiva devida a uma acentuada reatividade de humor (p. ex., disforia episódica, irritabilidade ou ansiedade intensa com duração geralmente de poucas horas e apenas raramente de mais de alguns dias).

7. Sentimentos crônicos de vazio.

8. Raiva intensa e inapropriada ou dificuldade em controlá-la (p. ex., mostras frequentes de irritação, raiva constante, brigas físicas recorrentes).

9. Ideação paranoide transitória associada a estresse ou sintomas dissociativos intensos.

Transtornos da Personalidade

Transtorno da Personalidade Histriônica

Critérios Diagnósticos   F60.4

Um padrão difuso de emocionalidade e busca de atenção em excesso que surge no início da vida adulta e está presente em vários contextos, conforme indicado por cinco (ou mais) dos seguintes:

1. Desconforto em situações em que a pessoa não é o centro das atenções.
2. A interação com os outros é frequentemente caracterizada por comportamento sexualmente sedutor inadequado ou provocativo.
3. Exibe mudanças rápidas e expressão superficial das emoções.
4. Usa reiteradamente a aparência física para atrair a atenção para si.
5. Tem um estilo de discurso que é excessivamente impressionista e carente de detalhes.
6. Mostra autodramatização, teatralidade e expressão exagerada das emoções.
7. É sugestionável (i. e., facilmente influenciado pelos outros ou pelas circunstâncias).
8. Considera as relações pessoais mais íntimas do que na realidade são.

Transtorno da Personalidade Narcisista

Critérios Diagnósticos   F60.81

Um padrão difuso de grandiosidade (em fantasia ou comportamento), necessidade de admiração e falta de empatia que surge no início da vida adulta e está presente em vários contextos, conforme indicado por cinco (ou mais) dos seguintes:

1. Tem uma sensação grandiosa da própria importância (p. ex., exagera conquistas e talentos, espera ser reconhecido como superior sem que tenha as conquistas correspondentes).
2. É preocupado com fantasias de sucesso ilimitado, poder, brilho, beleza ou amor ideal.
3. Acredita ser "especial" e único e que pode ser somente compreendido por, ou associado a, outras pessoas (ou instituições) especiais ou com condição elevada.
4. Demanda admiração excessiva.

Transtorno da Personalidade Evitativa

5. Apresenta um sentimento de possuir direitos (i. e., expectativas irracionais de tratamento especialmente favorável ou que estejam automaticamente de acordo com as próprias expectativas).
6. É explorador em relações interpessoais (i. e., tira vantagem de outros para atingir os próprios fins).
7. Carece de empatia: reluta em reconhecer ou identificar-se com os sentimentos e as necessidades dos outros.
8. É frequentemente invejoso em relação aos outros ou acredita que os outros o invejam.
9. Demonstra comportamentos ou atitudes arrogantes e insolentes.

Transtornos da Personalidade do Grupo C

Transtorno da Personalidade Evitativa

Critérios Diagnósticos   **F60.6**

Um padrão difuso de inibição social, sentimentos de inadequação e hipersensibilidade a avaliação negativa que surge no início da vida adulta e está presente em vários contextos, conforme indicado por quatro (ou mais) dos seguintes:

1. Evita atividades profissionais que envolvam contato interpessoal significativo por medo de crítica, desaprovação ou rejeição.
2. Não se dispõe a envolver-se com pessoas, a menos que tenha certeza de que será recebido de forma positiva.
3. Mostra-se reservado em relacionamentos íntimos devido a medo de passar vergonha ou de ser ridicularizado.
4. Preocupa-se com críticas ou rejeição em situações sociais.
5. Inibe-se em situações interpessoais novas em razão de sentimentos de inadequação.
6. Vê a si mesmo como socialmente incapaz, sem atrativos pessoais ou inferior aos outros.
7. Reluta de forma incomum em assumir riscos pessoais ou se envolver em quaisquer novas atividades, pois estas podem ser constrangedoras.

Transtorno da Personalidade Dependente

Critérios Diagnósticos F60.7

Uma necessidade difusa e excessiva de ser cuidado que leva a comportamento de submissão e apego que surge no início da vida adulta e está presente em vários contextos, conforme indicado por cinco (ou mais) dos seguintes:

1. Tem dificuldades em tomar decisões cotidianas sem uma quantidade excessiva de conselhos e reasseguramento de outros.
2. Precisa que outros assumam responsabilidade pela maior parte das principais áreas de sua vida.
3. Tem dificuldades em manifestar desacordo com outros devido a medo de perder apoio ou aprovação. (**Nota:** Não incluir os medos reais de retaliação.)
4. Apresenta dificuldade em iniciar projetos ou fazer coisas por conta própria (devido mais a falta de autoconfiança em seu julgamento ou em suas capacidades do que a falta de motivação ou energia).
5. Vai a extremos para obter carinho e apoio de outros, a ponto de voluntariar-se para fazer coisas desagradáveis.
6. Sente-se desconfortável ou desamparado quando sozinho devido a temores exagerados de ser incapaz de cuidar de si mesmo.
7. Busca com urgência outro relacionamento como fonte de cuidado e amparo logo após o término de um relacionamento íntimo.
8. Tem preocupações irreais com medos de ser abandonado à própria sorte.

Transtorno da Personalidade Obsessivo-compulsiva

Critérios Diagnósticos F60.5

Um padrão difuso de preocupação com ordem, perfeccionismo e controle mental e interpessoal à custa de flexibilidade, abertura e eficiência que surge no início da vida adulta e está presente em vários contextos, conforme indicado por quatro (ou mais) dos seguintes:

1. É tão preocupado com detalhes, regras, listas, ordem, organização ou horários a ponto de o objetivo principal da atividade ser perdido.
2. Demonstra perfeccionismo que interfere na conclusão de tarefas (p. ex., não consegue completar um projeto porque seus padrões próprios demasiadamente rígidos não são atingidos).

Mudança de Personalidade Devido a Outra Condição... **331**

3. É excessivamente dedicado ao trabalho e à produtividade em detrimento de atividades de lazer e amizades (não explicado por uma óbvia necessidade financeira).
4. É excessivamente consciencioso, escrupuloso e inflexível quanto a assuntos de moralidade, ética ou valores (não explicado por identificação cultural ou religiosa).
5. É incapaz de descartar objetos usados ou sem valor mesmo quando não têm valor sentimental.
6. Reluta em delegar tarefas ou trabalhar com outras pessoas a menos que elas se submetam à sua forma exata de fazer as coisas.
7. Adota um estilo miserável de gastos em relação a si e a outros; o dinheiro é visto como algo a ser acumulado para futuras catástrofes.
8. Exibe rigidez e teimosia.

Outros Transtornos da Personalidade

Mudança de Personalidade Devido a Outra Condição Médica

Critérios Diagnósticos   **F07.0**

A. Uma perturbação persistente da personalidade que representa uma mudança do padrão característico prévio da personalidade do indivíduo.
Nota: Em crianças, a perturbação envolve um desvio acentuado do desenvolvimento normal ou uma mudança significativa nos padrões habituais de comportamento da criança, com duração de pelo menos um ano.
B. Há evidência, a partir da história, do exame físico ou de achados laboratoriais, de que a perturbação é a consequência fisiopatológica direta de outra condição médica.
C. A perturbação não é mais bem explicada por outro transtorno mental (incluindo outro transtorno mental devido a outra condição médica).
D. A perturbação não ocorre exclusivamente durante o curso de *delirium*.
E. A perturbação causa sofrimento clinicamente significativo ou prejuízo no funcionamento social, profissional ou em outras áreas importantes da vida do indivíduo.

332 Transtornos da Personalidade

Determinar o subtipo:
Tipo lábil: Quando o aspecto predominante é labilidade afetiva.
Tipo desinibido: Quando o aspecto predominante é controle deficiente dos impulsos conforme evidenciado por indiscrições sexuais, etc.
Tipo agressivo: Quando o aspecto predominante é comportamento agressivo.
Tipo apático: Quando o aspecto predominante é apatia e indiferença marcantes.
Tipo paranoide: Quando o aspecto predominante é desconfiança ou ideação paranoide.
Outro tipo: Quando a apresentação não se caracteriza por nenhum dos subtipos anteriores.
Tipo combinado: Quando mais de um aspecto predomina no quadro clínico.
Tipo não especificado

Nota para codificação: Incluir o nome da outra condição médica (p. ex., F07.0 mudança de personalidade devido a epilepsia do lobo temporal). A outra condição médica deve ser codificada e listada em separado imediatamente antes do transtorno da personalidade devido a outra condição médica (p. ex., G40.209 epilepsia do lobo temporal; F07.0 mudança de personalidade devido a epilepsia do lobo temporal).

Outro Transtorno da Personalidade Especificado

F60.89

Esta categoria aplica-se a apresentações em que sintomas característicos de um transtorno da personalidade que causam sofrimento clinicamente significativo ou prejuízo no funcionamento social, profissional ou em outras áreas importantes da vida do indivíduo predominam, mas não satisfazem todos os critérios para qualquer transtorno na classe diagnóstica dos transtornos da personalidade. A categoria outro transtorno da personalidade especificado é usada nas situações em que o clínico opta por comunicar a razão específica pela qual a apresentação não satisfaz os critérios para qualquer transtorno da personalidade específico. Isso é feito por meio do registro de "outro transtorno da personalidade especificado", seguido pela razão específica (p. ex., "características mistas de personalidade").

Transtorno da Personalidade Não Especificado

F60.9

Esta categoria aplica-se a apresentações em que sintomas característicos de um transtorno da personalidade que causam sofrimento clinicamente significativo ou prejuízo no funcionamento social, profissional ou em outras áreas importantes da vida do indivíduo predominam, mas não satisfazem todos os critérios para qualquer transtorno na classe diagnóstica dos transtornos da personalidade. A categoria transtorno da personalidade não especificado é usada nas situações em que o clínico opta por não especificar a razão pela qual os critérios para um transtorno da personalidade específico não são satisfeitos e inclui apresentações para as quais não há informações suficientes para que seja feito um diagnóstico mais específico.

Transtornos Parafílicos

Transtorno Voyeurista

Critérios Diagnósticos · F65.3

A. Por um período de pelo menos seis meses, excitação sexual recorrente e intensa ao observar uma pessoa que ignora estar sendo observada e que está nua, despindo-se ou em meio a atividade sexual, conforme manifestado por fantasias, impulsos ou comportamentos.

B. O indivíduo colocou em prática esses impulsos sexuais com pessoa que não consentiu, ou os impulsos ou as fantasias sexuais causam sofrimento clinicamente significativo ou prejuízo no funcionamento social, profissional ou em outras áreas importantes da vida do indivíduo.

C. O indivíduo que se excita e/ou coloca em prática os impulsos tem, no mínimo, 18 anos de idade.

Especificar se:

Em ambiente protegido: Esse especificador é aplicável principalmente a indivíduos institucionalizados ou moradores de outros locais onde as oportunidades de envolvimento em comportamento voyeurístico são limitadas.

Em remissão completa: O indivíduo não colocou em prática os impulsos com pessoa que não consentiu, e não houve sofrimento ou prejuízo no funcionamento social, profissional ou em outras áreas da vida do indivíduo por pelo menos cinco anos enquanto em um ambiente não protegido.

Transtorno Exibicionista

Critérios Diagnósticos · F65.2

A. Por um período de pelo menos seis meses, excitação sexual recorrente e intensa decorrente da exposição dos próprios genitais a uma pessoa que não espera o fato, conforme manifestado por fantasias, impulsos ou comportamentos.

336 Transtornos Parafílicos

B. O indivíduo colocou em prática esses impulsos sexuais com uma pessoa que não consentiu, ou os impulsos ou as fantasias sexuais causam sofrimento clinicamente significativo ou prejuízo no funcionamento social, profissional ou em outras áreas importantes da vida do indivíduo.

Determinar o subtipo:

Excitado sexualmente pela exposição dos genitais a crianças pré-púberes

Excitado sexualmente pela exposição dos genitais a indivíduos fisicamente maduros

Excitado sexualmente pela exposição dos genitais a crianças pré-púberes e a indivíduos fisicamente maduros

Especificar se:

Em ambiente protegido: Esse especificador é aplicável principalmente a indivíduos institucionalizados ou moradores de outros locais onde as oportunidades de exposição da própria genitália são limitadas.

Em remissão completa: O indivíduo não colocou em prática os impulsos com pessoa que não consentiu, e não houve sofrimento ou prejuízo no funcionamento social, profissional ou em outras áreas da vida do indivíduo por pelo menos cinco anos enquanto em um ambiente não protegido.

Transtorno Frotteurista

Critérios Diagnósticos   F65.81

A. Por um período de pelo menos seis meses, excitação sexual recorrente e intensa resultante de tocar ou esfregar-se em pessoa que não consentiu, conforme manifestado por fantasias, impulsos ou comportamentos.

B. O indivíduo colocou em prática esses impulsos sexuais com pessoa que não consentiu, ou os impulsos ou as fantasias sexuais causam sofrimento clinicamente significativo ou prejuízo no funcionamento social, profissional ou em outras áreas importantes da vida do indivíduo.

Especificar se:

Em ambiente protegido: Esse especificador é aplicável principalmente a indivíduos institucionalizados ou moradores de outros locais onde as oportunidades de tocar outra pessoa ou esfregar-se nela são limitadas.

Transtorno do Sadismo Sexual

> **Em remissão completa:** O indivíduo colocou em prática seus impulsos com pessoa que não consentiu, e não houve sofrimento ou prejuízo no funcionamento social, profissional ou em outras áreas da vida do indivíduo durante pelo menos cinco anos enquanto em um ambiente não protegido.

Transtorno do Masoquismo Sexual

Critérios Diagnósticos   F65.51

A. Por um período de pelo menos seis meses, excitação sexual recorrente e intensa resultante do ato de ser humilhado, espancado, amarrado ou vítima de qualquer outro tipo de sofrimento, conforme manifestado por fantasias, impulsos ou comportamentos.

B. As fantasias, os impulsos sexuais ou os comportamentos causam sofrimento clinicamente significativo ou prejuízo no funcionamento social, profissional ou em outras áreas importantes da vida do indivíduo.

Especificar se:
    Com asfixiofilia: Quando o indivíduo se envolve na prática de conseguir excitação sexual por meio da restrição da respiração.

Especificar se:
    Em ambiente protegido: Esse especificador é aplicável principalmente a indivíduos institucionalizados ou moradores de outros locais onde as oportunidades de envolvimento em comportamentos sexuais masoquistas são limitadas.

    Em remissão completa: Não houve sofrimento ou prejuízo no funcionamento social, profissional ou em outras áreas da vida do indivíduo por pelo menos cinco anos enquanto em um ambiente não protegido.

Transtorno do Sadismo Sexual

Critérios Diagnósticos   F65.52

A. Por um período de pelo menos seis meses, excitação sexual recorrente e intensa resultante de sofrimento físico ou psicológico de outra pessoa, conforme manifestado por fantasias, impulsos ou comportamentos.

B. O indivíduo coloca em prática esses impulsos com pessoa que não consentiu, ou os impulsos ou as fantasias sexuais causam sofrimento clinicamente significativo ou prejuízo no funcionamento social, profissional ou em outras áreas importantes da vida do indivíduo.

Especificar se:

Em ambiente protegido: Esse especificador é aplicável principalmente a indivíduos institucionalizados ou moradores de outros locais onde as oportunidades de envolvimento em comportamentos sexuais sádicos são limitadas.

Em remissão completa: O indivíduo não colocou em prática seus impulsos com pessoa que não consentiu, e não houve sofrimento ou prejuízo no funcionamento social, profissional ou em outras áreas da vida do indivíduo por pelo menos cinco anos enquanto em um ambiente não protegido.

Transtorno Pedofílico

Critérios Diagnósticos F65.4

A. Por um período de pelo menos seis meses, fantasias sexualmente excitantes, impulsos sexuais ou comportamentos intensos e recorrentes envolvendo atividade sexual com criança ou crianças pré-púberes (em geral, 13 anos ou menos).

B. O indivíduo coloca em prática esses impulsos sexuais, ou os impulsos ou as fantasias sexuais causam sofrimento intenso ou dificuldades interpessoais.

C. O indivíduo tem, no mínimo, 16 anos de idade e é pelo menos cinco anos mais velho que a criança ou as crianças do Critério A.

Nota: Não incluir um indivíduo no fim da adolescência envolvido em relacionamento sexual contínuo com pessoa de 12 ou 13 anos de idade.

Determinar o subtipo:

Tipo exclusivo (com atração apenas por crianças)

Tipo não exclusivo

Especificar se:

Sexualmente atraído por indivíduos do sexo masculino
Sexualmente atraído por indivíduos do sexo feminino
Sexualmente atraído por ambos

Especificar se:

Limitado a incesto

Transtorno Transvéstico

Transtorno Fetichista

Critérios Diagnósticos	F65.0

A. Por um período de pelo menos seis meses, excitação sexual recorrente e intensa resultante do uso de objetos inanimados ou de um foco altamente específico em uma ou mais de uma parte não genital do corpo, conforme manifestado por fantasias, impulsos ou comportamentos.

B. As fantasias, os impulsos sexuais ou os comportamentos causam sofrimento clinicamente significativo ou prejuízo no funcionamento social, profissional ou em outras áreas importantes da vida do indivíduo.

C. Os objetos de fetiche não se limitam a artigos do vestuário usados em *cross-dressing* (como no transtorno transvéstico) ou a dispositivos especificamente criados para estimulação genital tátil (p. ex., vibrador).

Especificar:
   Parte(s) do corpo
   Objeto(s) inanimado(s)
   Outros

Especificar se:
   Em ambiente protegido: Esse especificador é aplicável principalmente a indivíduos institucionalizados ou moradores de outros locais onde as oportunidades de envolvimento em comportamentos fetichistas são limitadas.
   Em remissão completa: Não houve sofrimento ou prejuízo no funcionamento social, profissional ou em outras áreas da vida do indivíduo durante pelo menos cinco anos enquanto em um ambiente não protegido.

Transtorno Transvéstico

Critérios Diagnósticos	F65.1

A. Por um período de pelo menos seis meses, excitação sexual recorrente e intensa resultante de vestir-se como o gênero oposto (*cross-dressing*), conforme manifestado por fantasias, impulsos ou comportamentos.

340 Transtornos Parafílicos

B. As fantasias, os impulsos sexuais ou os comportamentos causam sofrimento clinicamente significativo ou prejuízo no funcionamento social, profissional ou em outras áreas importantes da vida do indivíduo.

Especificar se:
Com fetichismo: Se excitado sexualmente por tecidos, materiais ou peças de vestuário.
Com autoginefilia: Se excitado sexualmente por pensamentos ou imagens de si mesmo como mulher.

Especificar se:
Em ambiente protegido: Esse especificador é aplicável principalmente a indivíduos institucionalizados ou moradores de outros locais onde as oportunidades de vestir-se como o gênero oposto são limitadas.
Em remissão completa: Não houve sofrimento ou prejuízo no funcionamento social, profissional ou em outras áreas da vida do indivíduo por pelo menos cinco anos enquanto em um ambiente não protegido.

Outro Transtorno Parafílico Especificado

F65.89

Esta categoria aplica-se a apresentações em que sintomas característicos de um transtorno parafílico que causam sofrimento clinicamente significativo ou prejuízo no funcionamento social, profissional ou em outras áreas importantes da vida do indivíduo predominam, mas não satisfazem todos os critérios para qualquer transtorno na classe diagnóstica de transtornos parafílicos. A categoria outro transtorno parafílico especificado é usada nas situações em que o clínico opta por comunicar a razão específica pela qual a apresentação não satisfaz os critérios para qualquer transtorno parafílico específico. Isso é feito por meio do registro de "outro transtorno parafílico especificado", seguido pela razão específica (p. ex., "zoofilia").

Exemplos de apresentações que podem ser especificadas mediante uso do termo "outro transtorno parafílico especificado" incluem, embora não se limitem a, excitação sexual recorrente e intensa envolvendo *escatologia telefônica* (telefonemas obscenos), *necrofilia* (cadáveres), *zoofilia* (animais) *coprofilia* (fezes), *clismafilia* (enemas) ou *urofilia* (urina) que tenham estado presentes durante pelo menos seis meses causando so-

Transtorno Parafílico Não Especificado

frimento intenso ou prejuízo no funcionamento social, profissional ou em outras áreas importantes da vida do indivíduo. Outro transtorno parafílico especificado pode ser especificado como em remissão e/ou ocorrendo em um ambiente protegido.

Transtorno Parafílico Não Especificado

F65.9

Esta categoria aplica-se a apresentações em que sintomas característicos de um transtorno parafílico que causam sofrimento clinicamente significativo ou prejuízo no funcionamento social, profissional ou em outras áreas importantes da vida do indivíduo predominam, mas não satisfazem todos os critérios para qualquer transtorno na classe diagnóstica dos transtornos parafílicos. A categoria transtorno parafílico não especificado é usada nas situações em que o clínico opta por não especificar a razão pela qual os critérios para um transtorno parafílico específico não são satisfeitos e inclui apresentações para as quais não há informações suficientes para que seja feito um diagnóstico mais específico.

Outros Transtornos Mentais e Códigos Adicionais

Outro Transtorno Mental Especificado Devido a Outra Condição Médica

F06.8

Esta categoria aplica-se a apresentações em que sintomas característicos de um transtorno mental devido a outra condição médica que causam sofrimento clinicamente significativo ou prejuízo no funcionamento social, profissional ou em outras áreas importantes da vida do indivíduo predominam, mas não satisfazem todos os critérios para qualquer transtorno mental devido a outra condição médica específico. A categoria outro transtorno mental especificado devido a outra condição médica é utilizada nas situações em que o clínico opta por comunicar a razão específica pela qual a apresentação não satisfaz os critérios para qualquer transtorno mental devido a outra condição médica específico. Isso é feito por meio do registro do nome do transtorno, com a condição médica etiológica específica inserida no lugar de "outra condição médica", seguida da manifestação sintomática específica que não satisfaz os critérios para qualquer outro transtorno mental devido a outra condição médica específico. Além disso, o código diagnóstico para a condição médica específica deve ser listado imediatamente antes do código para outro transtorno mental especificado devido a outra condição médica. Por exemplo, sintomas dissociativos devidos a convulsões parciais complexas seriam codificados e registrados como G40.209 convulsões parciais complexas, F06.8 outro transtorno mental especificado devido a convulsões parciais complexas, sintomas dissociativos.

Um exemplo de uma apresentação que pode ser especificada usando a designação "outro transtorno mental especificado" é o seguinte:

Sintomas dissociativos: Inclui sintomas que ocorrem, por exemplo, no contexto das convulsões parciais complexas.

Transtorno Mental Não Especificado
Devido a Outra Condição Médica

F09

Esta categoria aplica-se a apresentações em que sintomas característicos de um transtorno mental devido a outra condição médica que causam sofrimento clinicamente significativo ou prejuízo no funcionamento social, profissional ou em outras áreas importantes da vida do indivíduo predominam, mas não satisfazem a todos os critérios para qualquer transtorno mental devido a outra condição médica específica. A categoria transtorno mental não especificado devido a outra condição médica é utilizada nas situações em que o clínico opta por *não* especificar a razão pela qual os critérios para um transtorno mental devido a outra condição médica específico não são satisfeitos, e inclui apresentações para as quais não há informações suficientes para que seja feito um diagnóstico mais específico (p. ex., em salas de emergência). Isso é feito por meio do registro do nome do transtorno, com a condição médica etiológica específica inserida no lugar de "outra condição médica". Além disso, o código diagnóstico para a condição médica específica deve ser listado imediatamente antes daquele para o transtorno mental não especificado devido a outra condição médica. Por exemplo, sintomas dissociativos devidos a convulsões parciais complexas seriam codificados e registrados como G40.209 convulsões parciais complexas, F09 transtorno mental não especificado devido a convulsões parciais complexas.

Outro Transtorno Mental Especificado

F99

Esta categoria aplica-se a apresentações em que sintomas característicos de um transtorno mental que causam sofrimento clinicamente significativo ou prejuízo no funcionamento social, profissional ou em outras áreas importantes da vida do indivíduo predominam, mas não satisfazem todos os critérios para qualquer transtorno mental específico. A categoria outro transtorno mental especificado é utilizada nas situações em que o clínico opta por comunicar a razão específica pela qual a apresentação não satisfaz os critérios para qualquer transtorno mental específico. Isso é feito por meio do registro de "outro transtorno mental especificado", seguido da razão específica.

Transtorno Mental Não Especificado

F99

Esta categoria aplica-se a apresentações em que sintomas característicos de um transtorno mental que causam sofrimento clinicamente significativo ou prejuízo no funcionamento social, profissional ou em outras áreas importantes da vida do indivíduo predominam, mas não satisfazem todos os critérios para qualquer transtorno mental. A categoria transtorno mental não especificado é utilizada nas situações em que o clínico opta por *não* especificar a razão pela qual os critérios para um transtorno mental específico não são satisfeitos e inclui apresentações para as quais não há informações suficientes para que seja feito um diagnóstico mais específico (p. ex., em salas de emergência).

Códigos Adicionais

Z03.89   Sem Diagnóstico ou Condição

Este código se aplica a situações em que a pessoa foi avaliada e é determinado que nenhum transtorno ou condição mental está presente.

Transtornos do Movimento Induzidos por Medicamentos e Outros Efeitos Adversos de Medicamentos

Transtornos do movimento induzidos por medicamentos estão na Seção II do DSM-5-TR devido à importância frequente 1) no manejo com medicamentos dos transtornos mentais ou outras condições médicas e 2) no diagnóstico diferencial dos transtornos mentais (p. ex., transtorno de ansiedade *versus* acatisia induzida por neurolépticos; catatonia maligna [uma forma particularmente grave e potencialmente fatal de catatonia] *versus* síndrome neuroléptica maligna; discinesia tardia *versus* coreia). Embora esses transtornos do movimento sejam rotulados de "induzidos por medicamentos", costuma ser difícil estabelecer a relação causal entre a exposição ao medicamento e o desenvolvimento do transtorno do movimento, em especial porque alguns desses transtornos do movimento também ocorrem na ausência de exposição a medicamentos. As condições e os problemas listados neste capítulo não são transtornos mentais.

O termo *neuroléptico* está ficando desatualizado, uma vez que dá destaque à propensão de medicamentos antipsicóticos de causar movimentos anormais, e em muitos contextos está sendo substituído pelo termo *medicamentos antipsicóticos e outros agentes bloqueadores do receptor de dopamina*. Embora novos medicamentos neurolépticos possam ter menos probabilidade de causar transtornos do movimento induzidos por medicamentos, tais transtornos ainda ocorrem. Os medicamentos antipsicóticos e outros agentes bloqueadores do receptor de dopamina incluem os chamados agentes convencionais, "típicos", ou de primeira geração (p. ex., clorpromazina, haloperidol, flufenazina); "atípicos", ou de segunda geração (p. ex., clozapina, risperidona, olanzapina, quetiapina); alguns fármacos bloqueadores do receptor de dopamina, usados no tratamento de sintomas como náusea e gastroparesia (p. ex., proclorperazina, prometazina, trimetobenzamida, tietilperazina, metoclopramida); e amoxapina, que é indicado para o tratamento da depressão.

348 Transtornos do Movimento Induzidos por Medicamentos...

Parkinsonismo Induzido por Medicamento

G21.11 **Parkinsonismo Induzido por Medicamento Antipsicótico e Outro Agente Bloqueador do Receptor de Dopamina**

G21.19 **Parkinsonismo Induzido por Outro Medicamento**

O parkinsonismo induzido por medicamento (PIM), segunda causa mais comum de parkinsonismo depois da doença de Parkinson, está associado a morbidade significativa, incapacidade e não adesão ao tratamento, particularmente em indivíduos com transtornos psiquiátricos. Como o reconhecimento precoce é importante, para qualquer novo caso de parkinsonismo, deve-se solicitar uma história medicamentosa completa, essencial para o diagnóstico de PIM. Uma relação temporal entre o início do uso do medicamento e o início do parkinsonismo deve ser evidente. Diversos agentes que podem ser prescritos em indivíduos com transtornos psiquiátricos também podem induzir parkinsonismo, mas o PIM é mais frequentemente observado após a exposição a medicamentos antipsicóticos que bloqueiam os receptores D_2 de dopamina. O PIM ocorre em taxas mais altas com antipsicóticos que têm maior potência para o receptor D_2 de dopamina, como haloperidol, flufenazina e risperidona, mas não há diferenças nas características clínicas do parkinsonismo entre antipsicóticos de primeira e segunda geração.

Outros medicamentos que podem causar PIM incluem antagonistas dos canais de cálcio (p. ex., flunarizina, cinarizina), depletores de dopamina (p. ex., reserpina, tetrabenazina), anticonvulsivantes (p. ex., fenitoína, valproato, levetiracetam), antidepressivos (p. ex., inibidores seletivos da recaptação de serotonina, inibidores da monoaminoxidase), lítio, drogas quimioterápicas (p. ex., citosina-arabinosídeo, ciclofosfamida, vincristina, doxorrubicina, paclitaxel, etoposido) e imunossupressores (p. ex., ciclosporina, tacrolimus). Toxinas (p. ex., 1-metil-4-fenil1,2,3,6-tetra-hidropiridina [MPTP], pesticidas organofosforados, manganês, metanol, cianeto, monóxido de carbono e dissulfeto de carbono) também podem causar PIM.

O curso de tempo para o desenvolvimento do PIM varia. Geralmente, o PIM se desenvolve em algumas semanas após o início ou aumento da dose de um medicamento conhecido por causar parkinsonismo ou após a redução de um medicamento antiparkinsoniano (p. ex., um agente anticolinérgico) que está sendo usado para tratar ou prevenir distonia induzida por medicamentos ou sintomas parkinsonianos. No

Parkinsonismo Induzido por Medicamento

entanto, o PIM também pode se desenvolver rapidamente após o início ou aumento da dose de um medicamento ou ter um início insidioso após muitos meses de exposição. Com medicamentos antipsicóticos ou outros agentes bloqueadores do receptor de dopamina, o PIM em geral se desenvolve 2 a 4 semanas após o início do medicamento e geralmente antes de 3 meses. Principalmente com bloqueadores dos canais de cálcio, um segundo pico de início dos sintomas é relatado após cerca de 1 ano.

As taxas relatadas de PIM são afetadas pela ausência de critérios diagnósticos padrão, diagnóstico incorreto ou atribuição errônea de sinais de PIM à doença com corpos de Lewy (p. ex., doença de Parkinson) ou a uma condição psiquiátrica e falta geral de reconhecimento, sobretudo em casos mais leves. Estima-se que pelo menos 50% dos pacientes ambulatoriais que recebem tratamento antipsicótico de longo prazo com agentes típicos desenvolvam sinais ou sintomas parkinsonianos em algum momento do tratamento.

Não há características clínicas que diferenciem o PIM de forma confiável da doença de Parkinson. Como os sinais e sintomas motores na doença de Parkinson começam unilateralmente e seguem de forma assimétrica, o início subagudo do parkinsonismo bilateral dentro de algumas semanas após o início de um antipsicótico ou outro agente causador de PIM é altamente sugestivo de PIM. Os sinais parkinsonianos geralmente são simétricos no PIM, mas os padrões assimétricos não são raros e não devem excluir o diagnóstico de PIM. Além disso, o curso e a apresentação do parkinsonismo não devem ser mais bem explicados por fenômenos psiquiátricos, como catatonia, sintomas negativos de esquizofrenia ou retardo psicomotor em um episódio depressivo maior; outros transtornos do movimento induzidos por medicamentos não parkinsonianos; outra condição neurológica ou médica (p. ex., doença de Parkinson, doença de Wilson); ou doença de Parkinson exacerbada por antipsicóticos.

No PIM, a rigidez e a bradicinesia estão presentes com maior frequência, enquanto o tremor é um pouco menos comum e pode não estar presente. O tremor parkinsoniano, também conhecido como "tremor de rolar pílula", é um movimento oscilatório constante e rítmico (3 a 6 ciclos por segundo), aparente em repouso e normalmente mais lento que outros tremores. Pode ser intermitente, unilateral ou bilateral, ou dependente da posição do membro (i. e., tremor posicional). O tremor pode envolver os membros, a cabeça, a mandíbula, a boca, os lábios ("*rabbit syndrome*") ou a língua. Por estar presente em repouso, o tremor

350 Transtornos do Movimento Induzidos por Medicamentos...

pode ser suprimido, principalmente quando o indivíduo tenta realizar uma tarefa com o membro trêmulo. Os indivíduos podem descrever o tremor como "tremedeira" e relatar que pode piorar com ansiedade, estresse ou fadiga.

A rigidez parkinsoniana é experimentada como rigidez involuntária e inflexibilidade dos músculos dos membros, ombros, pescoço ou tronco. A rigidez é observada avaliando o tônus muscular ou a quantidade de resistência presente quando o examinador move um membro (e alonga os músculos) passivamente ao redor de uma articulação. Na rigidez do "cano de chumbo", o tônus aumentado é constante em toda a amplitude de movimento (em contraste com a espasticidade da rigidez do canivete). Acredita-se que a rigidez da roda dentada represente um tremor sobreposto à rigidez. Mais comum nos pulsos e cotovelos, é experimentada como uma resistência rítmica, semelhante a uma catraca (roda dentada) quando os músculos são movidos passivamente em torno de uma articulação. Indivíduos com rigidez parkinsoniana podem se queixar de sensibilidade ou rigidez muscular generalizada, rigidez nos membros, dores musculares ou articulares, dores no corpo ou falta de coordenação.

A bradicinesia e a acinesia são estados observáveis de atividade motora espontânea diminuída ou ausente, respectivamente. Há lentidão global, bem como lentidão na iniciação e execução dos movimentos. Rotinas diárias (p. ex., higiene) podem ser difíceis de serem realizadas normalmente e podem ser reduzidas. Os indivíduos podem queixar-se de apatia, falta de espontaneidade e motivação, ou fadiga. A rigidez parkinsoniana e a bradicinesia manifestam-se como anormalidades da marcha, incluindo diminuição do comprimento da passada, balanço do braço ou espontaneidade geral da marcha. Outros sinais incluem uma postura arqueada com o pescoço e ombros curvados, uma expressão facial fixa e pequenos passos arrastados. A salivação pode surgir como resultado da redução da atividade motora faríngea e da deglutição, mas devido às propriedades anticolinérgicas desses medicamentos, pode ser menos comum no parkinsonismo induzido por antipsicóticos em comparação com outros medicamentos que causam PIM.

O PIM está associado a aumento da disfunção da marcha, quedas e institucionalização. Como tal, o PIM é um transtorno do movimento iatrogênico grave em pessoas idosas, o que garante reconhecimento e diagnóstico precoces. Os sintomas comportamentais associados podem incluir depressão e piora dos sinais negativos da esquizofrenia. Outros sinais e sintomas parkinsonianos incluem caligrafia pequena

Parkinsonismo Induzido por Medicamento **351**

(micrografia), destreza motora reduzida, hipofonia, reflexo de vômito diminuído, disfagia, instabilidade postural, expressão facial e piscada reduzidas e seborreia. Quando o parkinsonismo está associado a uma diminuição grave da atividade motora, suas complicações médicas incluem contraturas, feridas, embolia pulmonar, incontinência urinária, pneumonia aspirativa, perda de peso e fraturas de quadril.

Fatores de risco consistentes são gênero feminino, idade avançada, comprometimento cognitivo, outras condições neurológicas concomitantes, infecção pelo HIV, história familiar de doença de Parkinson e doença psiquiátrica grave. O PIM secundário ao uso de antipsicóticos também é relatado em crianças. O risco de PIM é reduzido se os indivíduos estiverem tomando medicamentos anticolinérgicos.

Diagnóstico Diferencial

A doença de Parkinson e as demais condições relacionadas ao Parkinson, como atrofia multissistêmica, paralisia supranuclear progressiva e doença de Wilson, são diferenciadas do PIM por seus outros sinais e sintomas que acompanham o parkinsonismo. Por exemplo, a doença de Parkinson é sugerida pela evidência de três ou mais características cardinais da doença de Parkinson (p. ex., tremor de repouso, rigidez, bradicinesia, instabilidade postural), hiposmia, transtornos do sono, como transtorno comportamental do sono REM, distúrbios urinários e outros sintomas autonômicos comuns à doença de Parkinson. Essas características são menos prováveis de estarem presentes no PIM. Indivíduos com causas neurológicas primárias de parkinsonismo também são suscetíveis ao agravamento dos sintomas se tratados com medicamentos que causam PIM.

Os tremores não parkinsonianos costumam ser menores (p. ex., amplitude menor) e mais rápidos (10 ciclos por segundo) e pioram na intenção (p. ex., ao estender a mão para pegar um objeto). Com a abstinência da substância, geralmente há hiper-reflexia associada e aumento dos sinais autonômicos. Na doença cerebelar, o tremor piora intencionalmente e pode estar associado a nistagmo, ataxia ou fala arrastada. Os movimentos coreiformes associados a discinesia tardia carecem da ritmicidade constante de um tremor parkinsoniano. Acidentes vasculares cerebrais e outras lesões do sistema nervoso central podem causar sinais neurológicos focais ou imobilidade por paralisia flácida ou espástica, que é caracterizada por diminuição da força muscular e aumento do tônus no movimento passivo que cede com mais pressão (ou seja,

352 Transtornos do Movimento Induzidos por Medicamentos...

rigidez em canivete). Isso contrasta com a rigidez do "cano de chumbo" e a força muscular normal no PIM.

Alternativas diagnósticas ao PIM também são sugeridas por história familiar de condição neurológica hereditária, parkinsonismo rapidamente progressivo não explicado por alterações psicofarmacológicas recentes ou presença de sinais neurológicos focais (p. ex., sinais de liberação frontal, anormalidades de nervos cranianos, sinal de Babinski positivo). A síndrome neuroléptica maligna envolve acinesia e rigidez graves, mas também descobertas físicas e laboratoriais características (p. ex., febre, aumento de creatina fosfoquinase — CPK).

A lentidão psicomotora, a inatividade e a apatia observadas no transtorno depressivo maior podem ser indistinguíveis da lentidão motora ou acinesia do PIM, mas o transtorno depressivo maior é mais provável de incluir sinais vegetativos (p. ex., o despertar matinal), desesperança e desespero. Sintomas negativos de esquizofrenia, catatonia associada à esquizofrenia ou transtornos do humor com catatonia também podem ser difíceis de distinguir da acinesia induzida por medicamento. A rigidez também pode se manifestar em transtornos psicóticos, *delirium*, transtorno neurocognitivo maior, transtornos de ansiedade e transtorno de sintomas neurológicos funcionais (transtorno conversivo). Na rigidez parkinsoniana, a resistência ao movimento passivo é constante em toda a amplitude de movimento, enquanto é inconsistente em transtornos psiquiátricos ou outras condições neurológicas que apresentam rigidez. Em geral, o conjunto de sinais físicos associados ao exame físico e sintomas associados a tremor, rigidez e bradicinesia do parkinsonismo ajuda a distinguir a rigidez e a bradicinesia relacionadas ao PIM de outras causas psiquiátricas primárias de rigidez e diminuição do movimento.

Síndrome Neuroléptica Maligna

G21.0 Síndrome Neuroléptica Maligna

Os indivíduos com síndrome neuroléptica maligna, em geral, foram expostos a um antagonista da dopamina 72 horas antes do desenvolvimento dos sintomas. Hipertermia (> 38°C em, pelo menos, duas ocasiões, com medição oral) associada a diaforese profusa é uma característica distintiva da síndrome neuroléptica maligna, diferenciando-a de outros efeitos secundários neurológicos de medicamentos antipsicóticos e outros agentes bloqueadores do receptor de dopamina. Elevações

Síndrome Neuroléptica Maligna **353**

extremas de temperatura, reflexos de um colapso na termorregulação central, têm mais possibilidade de apoiar o diagnóstico de síndrome neuroléptica maligna. Rigidez generalizada, descrita como "cano de chumbo" em sua forma mais grave e comumente sem resposta a agentes antiparkinsonianos, é uma característica central do transtorno, podendo ser associada a outros sintomas neurológicos (p. ex., tremor, sialorreia, acinesia, distonia, trismo, mioclono, disartria, disfagia, rabdomiólise). Elevação da creatina quinase de pelo menos quatro vezes o limite superior do normal costuma ser um dado. Mudanças no estado mental, caracterizadas por *delirium* ou alteração de consciência, variando do estupor ao coma, normalmente são um primeiro sinal da síndrome neuroléptica maligna. Os indivíduos afetados podem parecer em estado de alerta, embora atordoados e não reagentes, situação consistente com estupor catatônico. Ativação e instabilidade autonômica – manifestadas por taquicardia (taxa > 25% acima dos níveis basais), diaforese, elevação da pressão arterial (sistólica ou diastólica ≥ 25% acima dos níveis basais) ou flutuação (mudança da pressão diastólica ≥ 20 mmHg ou mudança da pressão sistólica ≥ 25 mmHg em 24 horas), incontinência urinária e palidez – podem ser constatadas a qualquer momento, embora ofereçam um indicador precoce para o diagnóstico. Taquipneia (taxa > 50% acima dos níveis basais) é comum, e sofrimento respiratório – consequência de acidose metabólica, hipermetabolismo, restrição da parede do tórax, pneumonia aspirativa ou embolia pulmonar — pode ocorrer e levar a parada respiratória repentina.

Embora várias anormalidades laboratoriais estejam associadas à síndrome neuroléptica maligna, nenhuma é específica para o diagnóstico. Indivíduos com a síndrome podem ter leucocitose, acidose metabólica, hipoxia, concentrações séricas de ferro reduzidas e elevações nas enzimas musculares séricas e catecolaminas. Os achados da análise do líquido cerebrospinal e estudos de neuroimagem costumam ser normais, ao passo que o eletroencefalograma mostra desaceleração generalizada. Achados de autópsia, em casos fatais, não têm sido específicos, além de mostrar variação, dependendo das complicações.

Evidências de estudos de bancos de dados sugerem taxas de incidência para síndrome neuroléptica maligna de 0,01 a 0,02% entre pessoas tratadas com antipsicóticos. Um estudo com base na população realizado em Hong Kong encontrou um risco de incidência de 0,11% em indivíduos tratados com medicamentos antipsicóticos.

A progressão temporal dos sinais e sintomas oferece indicadores importantes para o diagnóstico e o prognóstico da síndrome. Alteração

354 Transtornos do Movimento Induzidos por Medicamentos...

no estado mental e outros sinais neurológicos costumam anteceder os sinais sistêmicos. O surgimento dos sintomas varia de horas a dias após o início do fármaco. Alguns casos se desenvolvem em 24 horas após o início do fármaco, a maior parte, em uma semana, e praticamente todos os casos em 30 dias. Uma vez que a síndrome é diagnosticada e os medicamentos antipsicóticos orais e outros agentes bloqueadores do receptor de dopamina são descontinuados, a síndrome neuroléptica maligna é autolimitada na maioria dos casos. O tempo médio de recuperação após a interrupção do fármaco é de 7 a 10 dias, com a maioria das pessoas recuperando-se em uma semana, e quase todas em 30 dias. A duração pode ser prolongada quando medicamentos antipsicóticos de ação prolongada estão envolvidos. Há relatos de indivíduos em que houve persistência de sinais neurológicos residuais durante semanas após a resolução dos sintomas hipermetabólicos agudos. O desaparecimento total dos sintomas pode ser obtido na maioria dos casos de síndrome neuroléptica maligna; foram relatadas, entretanto, taxas de fatalidade de 10 a 20% quando o transtorno não é reconhecido. Embora muitos indivíduos não apresentem uma recorrência da síndrome neuroléptica maligna quando o medicamento antipsicótico é reintroduzido, alguns o fazem, especialmente quando o medicamento é reinstituído logo após um episódio.

A síndrome neuroléptica maligna é um risco potencial em qualquer indivíduo após a administração de um medicamento antipsicótico ou outro agente bloqueador do receptor de dopamina. Não é específica de nenhum diagnóstico neuropsiquiátrico, podendo ocorrer em indivíduos sem um transtorno mental diagnosticável que receberam antagonistas dopaminérgicos. Fatores clínicos, sistêmicos e metabólicos associados a risco aumentado de síndrome neuroléptica maligna incluem agitação, exaustão, desidratação e deficiência de ferro. Um episódio anterior associado a antipsicóticos é descrito em 15 a 20% dos casos, sugerindo vulnerabilidade subjacente em alguns indivíduos; porém, achados genéticos baseados em polimorfismos dos receptores de neurotransmissores não foram replicados de forma consistente.

Quase todos os medicamentos antipsicóticos e outros agentes de bloqueio do receptor de dopamina estão associados a síndrome neuroléptica maligna, embora os antipsicóticos de alta potência apresentem um risco maior comparados aos agentes de baixa potência e aos antipsicóticos atípicos. Formas parciais ou mais leves podem ser associadas a antipsicóticos mais recentes, embora a síndrome varie quanto à gravidade, mesmo com os fármacos mais antigos. Agentes de bloqueio do

Distonia Aguda Induzida por Medicamento **355**

receptor de dopamina usados em contextos médicos (p. ex., metoclopramida, proclorperazina) também têm sido implicados. Vias parenterais de administração, taxas de titulação rápidas e dosagens totais mais altas dos fármacos estão associadas a aumento do risco; a síndrome neuroléptica maligna, no entanto, costuma ocorrer em uma variação terapêutica da dose de antipsicóticos e outros agentes de bloqueio do receptor de dopamina.

Diagnóstico Diferencial

A síndrome neuroléptica maligna deve ser diferenciada de outras condições neurológicas ou médicas graves, inclusive de infecções do sistema nervoso central, condições inflamatórias ou autoimunes, estado de mal epilético, lesões estruturais subcorticais e condições sistêmicas (p. ex., feocromocitoma, tireotoxicose, tétano, insolação).

A síndrome neuroléptica maligna deve ser diferenciada, ainda, de síndromes similares, resultantes do uso de outras substâncias ou medicamentos, como a síndrome serotonérgica; da síndrome da hipertermia parkinsoniana após interrupção repentina de agonistas dopaminérgicos; da abstinência de álcool ou sedativos; da hipertermia maligna que ocorre durante anestesia; da hipertermia associada a abuso de estimulantes e alucinógenos; da intoxicação atropínica resultante de anticolinérgicos.

Em raras ocasiões, indivíduos com esquizofrenia ou algum transtorno do humor podem apresentar catatonia maligna, que pode ser indistinguível da síndrome neuroléptica maligna. Alguns pesquisadores consideram a síndrome neuroléptica maligna uma forma de catatonia maligna induzida por fármacos.

Distonia Aguda Induzida por Medicamento

G24.02   Distonia Aguda Induzida por Medicamento

A característica essencial da distonia aguda induzida por medicamento são as contrações musculares anormais sustentadas (aumento do tônus muscular) e posturas que se desenvolvem em associação com o uso de um medicamento conhecido por causar distonia aguda. Qualquer medicamento que bloqueie os receptores dopaminérgicos tipo D_2 pode induzir uma reação distônica aguda (RDA). Mais comumente, RDAs ocorrem após exposição a antipsicóticos e agentes antieméticos e promotilidade. Diversas outras classes de medicamentos também

356 Transtornos do Movimento Induzidos por Medicamentos...

são relatadas como tendo induzido RDAs, incluindo inibidores seletivos da recaptação de serotonina, inibidores da colinesterase, opioides e metilfenidato.

As reações distônicas variam muito em gravidade e localização e podem ser focais, segmentadas ou generalizadas. Acometem mais frequentemente os músculos da cabeça e do pescoço, mas podem se estender aos membros superiores e inferiores ou ao tronco. Uma apresentação comum é a distonia oromandibular aguda (mandíbula) envolvendo a língua e a boca com protrusão da língua, ou posturas boquiaberta ou caretas que podem prejudicar a fala (disartria) e a deglutição (disfagia) e podem evoluir para trismo franco (trava). O envolvimento dos músculos oculares (crise oculorígica) se manifesta como desvios conjugados involuntários forçados e sustentados dos olhos para cima, para baixo ou para os lados que pode durar de minutos a horas. Também pode haver blefaroespasmo. A distonia cervical (pescoço) apresenta-se como posições anormais para a frente, para trás, laterais ou de torção da cabeça e do pescoço em relação ao corpo (p. ex., antecolo, retrocolo, laterocolo e torcicolo). Distonia de membro focal, geralmente mais distal do que proximal, síndrome de Pisa (flexão lateral do tronco com tendência a se inclinar para um lado) e arqueamento das costas, que pode evoluir para que também ocorra opistótono (arqueamento para trás da cabeça, do pescoço e da coluna). A distonia laríngea aguda é fatal, causando obstrução das vias aéreas e se manifesta como "aperto na garganta", estridor, disfonia, disfagia, dispneia e desconforto respiratório pelos efeitos da medicação nas cordas vocais e nos músculos laríngeos.

Pelo menos 50% dos indivíduos desenvolvem sinais ou sintomas de RDA dentro de 24 a 48 horas após o início ou aumento rápido da dose do medicamento antipsicótico ou outro agente bloqueador do receptor de dopamina ou da redução de um medicamento usado para tratar ou prevenir sintomas extrapiramidais agudos (p. ex., agentes anticolinérgicos). Aproximadamente 90% dos indivíduos afetados têm início de RDA em 5 dias. Os sintomas não devem ser mais bem explicados por um transtorno mental (p. ex., catatonia) e não devem ser devidos a uma condição neurológica primária ou outra condição médica, ou a um transtorno de movimento tardio induzido por medicamento.

O medo e a ansiedade muitas vezes acompanham as RDAs devido a sua natureza intensa, incapacidade do indivíduo de controlar ou interromper os movimentos e, quando presentes, dificuldade em respirar, falar ou engolir. Alguns indivíduos experimentam dor ou cãibras

Distonia Aguda Induzida por Medicamento 357

nos músculos afetados. Aqueles que desconhecem a possibilidade de desenvolver uma distonia induzida por medicamento podem ficar especialmente angustiados, aumentando a probabilidade de subsequente não adesão à medicação. Transtorno do pensamento, delírios ou maneirismos em um indivíduo com psicose podem fazer com que o indivíduo afetado ou outros considerem erroneamente seus sintomas distônicos como uma característica da condição psiquiátrica, o que pode levar ao aumento das doses do medicamento causador. O risco de desenvolver RDAs é maior em crianças e em adultos com menos de 40 anos com psicose, sendo mais incidente no sexo masculino tanto em crianças quanto em adultos. Outros fatores de risco para o desenvolvimento de RDAs incluem reações distônicas anteriores a medicamentos antipsicóticos ou outros agentes bloqueadores de receptores de dopamina e uso de medicamentos antipsicóticos típicos de alta potência.

Diagnóstico Diferencial

É importante distinguir RDAs induzidas por medicamentos de outras causas de distonia, especialmente em indivíduos tratados com antipsicóticos ou outros medicamentos bloqueadores de receptores de dopamina. Uma condição neurológica primária ou outra condição médica é evidente com base no decorrer do tempo e na evolução dos fenômenos distônicos (p. ex., a distonia precede a exposição ao medicamento antipsicótico ou progride na ausência de mudança na medicação) e, possivelmente, outras evidências de sinais neurológicos focais. As distonias focais ou segmentares idiopáticas em geral persistem por vários dias ou semanas, independentemente da medicação. Também pode haver uma história familiar de distonia. A distonia tardia secundária à exposição a medicamentos, incluindo antipsicóticos ou outros agentes bloqueadores de receptores de dopamina, não tem início agudo e pode se tornar evidente quando a dose de um medicamento antipsicótico é reduzida. Outras condições neurológicas (p. ex., crises epiléticas, infecções virais e bacterianas, trauma, lesões que ocupam espaço no sistema nervoso periférico ou central) e endocrinopatias (p. ex., hipoparatireoidismo) também podem produzir sintomas (como tetania) que se assemelham a uma distonia aguda induzida por medicamento. Outros diagnósticos que imitam uma distonia aguda induzida por medicamento incluem anafilaxia, distonia laríngea tardia e discinesia respiratória. A síndrome neuroléptica maligna pode produzir distonia, mas também é acompanhada por febre e rigidez generalizada.

358 Transtornos do Movimento Induzidos por Medicamentos...

A catatonia associada a um transtorno do humor ou esquizofrenia pode ser distinguida pela relação temporal entre os sintomas e a exposição ao tratamento antipsicótico (p. ex., distonia precedendo a exposição ao medicamento antipsicótico) e a resposta à intervenção farmacológica (p. ex., nenhuma melhora após a redução da dose do medicamento antipsicótico ou em resposta à administração anticolinérgica). Além disso, indivíduos com distonia aguda induzida por medicamento geralmente ficam angustiados com a reação distônica e procuram intervenção. Por sua vez, os indivíduos com catatonia retardada são tipicamente mudos e retraídos e não expressam angústia subjetiva sobre sua condição.

Acatisia Aguda Induzida por Medicamento

G25.71 Acatisia Aguda Induzida por Medicamento

As características essenciais da acatisia aguda induzida por medicamento são queixas subjetivas de inquietação e pelo menos um dos seguintes movimentos observados: movimentos inquietos ou balançar as pernas enquanto sentado, balançar de um pé para outro ou "andar no local" enquanto em pé, andar de um lado para o outro para aliviar a inquietação ou a incapacidade de sentar ou ficar parado por pelo menos alguns minutos. Indivíduos que experimentam a forma mais grave de acatisia aguda induzida por medicamento podem ser incapazes de manter qualquer posição por mais de alguns segundos. As queixas subjetivas incluem uma sensação de inquietação interior, mais frequentemente nas pernas; uma compulsão para mover as pernas; angústia se alguém for solicitado a não mover as pernas; e disforia e ansiedade. Os sintomas em geral ocorrem dentro de 4 semanas após o início ou aumento da dose de um medicamento que pode causar acatisia, incluindo medicamentos antipsicóticos e outros agentes bloqueadores de receptores de dopamina, antidepressivos tricíclicos, inibidores seletivos da recaptação de serotonina, agonistas de dopamina e bloqueadores dos canais de cálcio, e, ocasionalmente, podem seguir a redução do medicamento usado para tratar ou prevenir sintomas extrapiramidais agudos (p. ex., agentes anticolinérgicos). Os sintomas não são mais bem explicados por um transtorno mental (p. ex., esquizofrenia, abstinência de substância, agitação de um episódio depressivo maior ou maníaco, hiperatividade no transtorno de déficit de atenção/hiperatividade) e não são devidos a uma condição neurológica ou outra condição médica (p. ex., doença de Parkinson, anemia ferropriva).

Acatisia Aguda Induzida por Medicamento

O sofrimento subjetivo resultante da acatisia é significativo e pode levar à não adesão ao tratamento antipsicótico ou antidepressivo. A acatisia pode estar associada a disforia, irritabilidade, agressividade ou tentativas de suicídio. O agravamento dos sintomas psicóticos ou o descontrole comportamental podem levar a um aumento da dose do medicamento, podendo agravar o problema. A acatisia pode se desenvolver muito rapidamente após início ou aumento do medicamento causador. O desenvolvimento de acatisia parece ser dependente da dose e mais frequentemente associado a medicamentos antipsicóticos de alta potência ou a drogas com maior afinidade pelos receptores centrais de dopamina. A acatisia aguda tende a persistir enquanto o medicamento causador for mantido, embora a intensidade possa flutuar ao longo do tempo. A prevalência relatada de acatisia entre indivíduos que utilizam medicamento antipsicótico ou outros agentes bloqueadores de receptores de dopamina tem variado muito (20 a 75%). As variações na prevalência relatada podem ser atribuídas à falta de consistência na definição, nas práticas de prescrição de antipsicóticos, no desenho do estudo e na demografia da população estudada.

Diagnóstico Diferencial

A acatisia aguda induzida por medicamentos pode ser clinicamente indistinguível de síndromes de inquietação devido a certas condições neurológicas ou outras condições médicas e à agitação que se apresenta como parte de um transtorno mental (p. ex., um episódio maníaco). A acatisia da doença de Parkinson e da anemia ferropriva é fenomenologicamente semelhante à acatisia aguda induzida por medicamentos. O aparecimento geralmente brusco de inquietação logo após o início ou aumento do medicamento costuma distinguir a acatisia aguda induzida por medicamento.

Medicamentos antidepressivos inibidores da recaptação específica de serotonina podem produzir acatisia que parece ser idêntica em fenomenologia e resposta ao tratamento à acatisia induzida por medicamento antipsicótico ou outros agentes bloqueadores de receptores de dopamina. A discinesia tardia também costuma ter um componente de inquietação generalizada que pode coexistir com acatisia em um indivíduo que recebe medicamentos antipsicóticos ou outros agentes bloqueadores de dopamina. Acatisia aguda induzida por medicamento antipsicótico ou por outro agente bloqueador de dopamina é diferenciada de outra discinesia tardia induzida por medicamento antipsicótico

360 Transtornos do Movimento Induzidos por Medicamentos...

ou por agente bloqueador de dopamina pela natureza dos movimentos e sua relação com o início de uso do medicamento. O curso do tempo da apresentação sintomática em relação a mudanças na dose do medicamento pode ajudar nessa distinção. Um aumento no medicamento antipsicótico muitas vezes exacerba a acatisia, enquanto alivia temporariamente os sintomas da discinesia tardia.

A acatisia aguda induzida por medicamento deve ser diferenciada dos sintomas que são mais bem explicados por um transtorno mental. Indivíduos com episódios depressivos, episódios maníacos, transtorno de ansiedade generalizada, espectro da esquizofrenia e outros transtornos psicóticos, transtorno de déficit de atenção/hiperatividade, transtorno neurocognitivo maior, *delirium*, intoxicação por substância (p. ex., com cocaína) ou abstinência de substância (p. ex., de um opioide) também podem apresentar agitação difícil de distinguir da acatisia. Alguns desses indivíduos são capazes de diferenciar a acatisia da ansiedade, inquietação e agitação características de um transtorno mental por sua experiência de acatisia como sendo diferente de sentimentos previamente experimentados. Outras evidências de que inquietação ou agitação podem ser mais bem explicadas por um transtorno mental incluem o início da agitação antes da exposição ao medicamento causador, ausência de agitação crescente com doses cada vez maiores do medicamento causador e ausência de alívio com intervenções farmacológicas (p. ex., nenhuma melhora após a diminuição da dose do medicamento causador ou tratamento com outro medicamento destinado a tratar a acatisia).

Discinesia Tardia

G24.01   Discinesia Tardia

As características essenciais da discinesia tardia são movimentos anormais e involuntários da língua, da mandíbula, do tronco ou extremidades, que se desenvolvem em associação com o uso de medicamentos que bloqueiam os receptores de dopamina pós-sinápticos, como medicamentos antipsicóticos de primeira e segunda geração e outros medicamentos, como metoclopramida para distúrbios gastrintestinais. Os movimentos estão presentes por um período de pelo menos 4 semanas e podem ser coreiformes (rápidos, espasmódicos, não repetitivos), atetoides (lentos, sinuosos, contínuos) ou semirrítmicos (p. ex., estereotipias)

Discinesia Tardia

361

por natureza; entretanto, são distintamente diferentes dos tremores rítmicos (3-6 Hz) comumente observados no parkinsonismo induzido por medicamento. Sinais ou sintomas de discinesia tardia se desenvolvem durante a exposição ao medicamento antipsicótico ou outro agente bloqueador de dopamina, ou dentro de 4 semanas após a retirada de um agente oral (ou dentro de 8 semanas após a retirada de um agente injetável de ação prolongada). Deve haver história de uso do agente agressor por pelo menos 3 meses (ou 1 mês em indivíduos com 60 anos ou mais). Embora um grande número de estudos epidemiológicos tenha estabelecido a relação etiológica entre o uso de drogas bloqueadoras de dopamina e discinesia tardia, qualquer discinesia em um indivíduo que está recebendo medicamento antipsicótico não é necessariamente discinesia tardia.

Os movimentos orofaciais anormais são as manifestações mais óbvias da discinesia tardia e têm sido observados na maioria dos indivíduos com essa condição; no entanto, cerca de metade pode ter envolvimento dos membros e até um quarto pode ter discinesia axial do pescoço, dos ombros ou do tronco. O envolvimento de outros grupos musculares (p. ex., faríngeo, diafragma, abdominal) pode ocorrer, mas é incomum, especialmente na ausência de discinesia da região orofacial, membros ou tronco. A discinesia de membros ou tronco sem envolvimento orofacial pode ser mais comum em indivíduos mais jovens, enquanto as discinesias orofaciais são típicas de indivíduos com mais idade.

Os sintomas da discinesia tardia tendem a ser agravados por estimulantes, retirada de medicamentos antipsicóticos e medicamentos anticolinérgicos (como a benzotropina, comumente usada para controlar o parkinsonismo induzido por medicamento) e podem piorar transitoriamente por excitação emocional, estresse e distração durante movimentos voluntários em partes não afetadas do corpo. Os movimentos anormais da discinesia são reduzidos transitoriamente pelo relaxamento e pelos movimentos voluntários nas partes afetadas do corpo. Eles em geral estão ausentes durante o sono. A discinesia pode ser suprimida, pelo menos temporariamente, por doses aumentadas de medicamento antipsicótico.

A prevalência geral de discinesia tardia em indivíduos que receberam tratamento de longo prazo com medicamento antipsicótico varia de 20 a 30%. A incidência geral entre indivíduos mais jovens varia de 3 a 5% ao ano. Indivíduos de meia-idade e idosos parecem desenvolver

362   Transtornos do Movimento Induzidos por Medicamentos...

discinesia tardia com mais frequência, com valores de prevalência relatados de até 50% e uma incidência de 25 a 30% após uma exposição cumulativa média de 1 ano ao medicamento antipsicótico. A prevalência também varia dependendo da configuração, com discinesia tardia tendendo a ser mais comum entre indivíduos cronicamente institucionalizados. As variações na prevalência relatada podem ser atribuídas à falta de consistência na definição de discinesia tardia, práticas de prescrição de antipsicóticos, desenho do estudo e dados demográficos da população estudada.

Não há diferença óbvia de gênero na suscetibilidade à discinesia tardia, embora o risco possa ser um pouco maior em mulheres na pós-menopausa. Maiores quantidades cumulativas de medicamentos antipsicóticos e desenvolvimento precoce de efeitos colaterais extrapiramidais agudos (como parkinsonismo induzido por medicamento) são dois dos fatores de risco mais consistentes para discinesia tardia. Transtornos do humor (especialmente transtorno depressivo maior), condições neurológicas e transtorno por uso de álcool também foram considerados fatores de risco em alguns grupos de indivíduos. Os antipsicóticos de segunda geração estão associados a uma incidência um pouco menor de discinesia tardia em comparação com os de primeira geração, mas a diferença não é tão grande quanto se pensava, especialmente quando a dose do antipsicótico de primeira geração é levada em consideração; os fatores de risco mais importantes são idade e exposição cumulativa.

O início da discinesia tardia pode ocorrer em qualquer idade e é quase sempre insidioso. Os sinais são tipicamente mínimos a leves no início e passam despercebidos, exceto por um observador atento. Em muitos casos, a discinesia tardia é objetivamente leve, mas, embora tenha sido considerada um problema cosmético, pode estar associada a sofrimento significativo e evitação social. Em casos graves, pode estar associada a complicações médicas (p. ex., úlceras orais; perda de dentes; macroglossia; dificuldade em andar, engolir ou respirar; fala abafada; perda de peso; depressão; ideação suicida). Em pessoas idosas, há maior probabilidade de que a discinesia tardia possa se tornar mais grave ou mais generalizada com o uso contínuo de medicamentos antipsicóticos. Quando os medicamentos antipsicóticos são descontinuados, alguns indivíduos apresentam melhora dos sintomas ao longo do tempo; no entanto, para outros, a discinesia tardia pode ser duradoura.

Discinesia Tardia **363**

Diagnóstico Diferencial

É imperativo distinguir o parkinsonismo induzido por medicamento da discinesia tardia porque os tratamentos comumente usados para controlar o parkinsonismo induzido por medicamento (ou seja, medicamentos anticolinérgicos) podem piorar os movimentos motores anormais associados à discinesia tardia. Além disso, os tratamentos para controlar a discinesia tardia (ou seja, inibidores de VMAT2) podem piorar os sintomas do parkinsonismo induzido por medicamento.

A discinesia que surge durante a retirada de um medicamento antipsicótico ou outro agente bloqueador do receptor de dopamina pode regredir com a retirada contínua do medicamento. Se persistir por pelo menos 4 semanas, um diagnóstico de discinesia tardia pode ser justificado. A discinesia tardia deve ser diferenciada de outras causas de discinesia orofacial e corporal. Essas condições incluem doença de Huntington, doença de Wilson, coreia de Sydenham (reumática), lúpus eritematoso sistêmico, tireotoxicose, envenenamento por metais pesados, próteses mal ajustadas, discinesia devido a outros medicamentos, como L-dopa ou bromocriptina, e discinesias espontâneas. Fatores que podem ser úteis para fazer a distinção são evidências de que os sintomas precederam a exposição ao medicamento antipsicótico ou outro agente bloqueador do receptor de dopamina ou que outros sinais neurológicos focais estejam presentes. Deve-se notar que outros transtornos do movimento podem coexistir com discinesia tardia. Como a discinesia espontânea pode ocorrer em mais de 5% dos indivíduos e também é mais comum em idosos, pode ser difícil provar que os medicamentos antipsicóticos produziram discinesia tardia em um determinado indivíduo. A discinesia tardia deve ser distinguida dos sintomas que são devidos a um transtorno do movimento agudo induzido por medicamento (p. ex., parkinsonismo induzido por medicamento, distonia aguda, acatisia aguda). A distonia aguda e a acatisia aguda podem se desenvolver rapidamente, dentro de horas a dias, e o parkinsonismo induzido por medicamento se desenvolve dentro de semanas após o início ou o aumento da dose de um medicamento antipsicótico ou outro agente bloqueador do receptor de dopamina (ou redução da dose de um medicamento usado para tratar dos sintomas extrapiramidais). A discinesia tardia, por sua vez, geralmente se desenvolve após exposição mais prolongada a medicamento antipsicótico (meses a anos) e pode aparecer após a retirada de medicamento antipsicótico; a história de exposição

364 Transtornos do Movimento Induzidos por Medicamentos...

mínima necessária para o diagnóstico de discinesia tardia é o uso de medicamento antipsicótico por pelo menos 3 meses (ou 1 mês em indivíduos de meia-idade e idosos).

Distonia Tardia

Acatisia Tardia

G24.09   Distonia Tardia

G25.71   Acatisia Tardia

Esta categoria é para síndromes tardias envolvendo outros tipos de problemas de movimento, como distonia ou acatisia, que se distinguem por seu surgimento tardio no curso do tratamento e sua potencial persistência por meses a anos, mesmo diante da descontinuação de um medicamento antipsicótico ou outro agente bloqueador do receptor de dopamina ou redução de dosagem.

Tremor Postural Induzido por Medicamento

G25.1   Tremor Postural Induzido por Medicamento

A característica essencial dessa condição é um leve tremor que ocorre durante as tentativas de manter uma postura, que se desenvolve em associação com o uso de medicamentos. Os medicamentos com os quais esse tremor pode estar associado incluem lítio, medicamentos β-adrenérgicos (p. ex., isoproterenol), estimulantes (p. ex., anfetamina), dopaminérgicos, anticonvulsivantes (p. ex., ácido valproico), antidepressivos e metilxantinas (p. ex., cafeína, teofilina). O tremor é uma oscilação regular e rítmica dos membros (mais comumente mãos e dedos), cabeça, boca ou língua, em geral com uma frequência entre 8 e 12 ciclos por segundo. É mais facilmente observado quando a parte do corpo afetada é mantida em uma postura sustentada (p. ex., mãos estendidas, boca aberta). O tremor pode piorar em gravidade quando a parte do corpo afetada é movida intencionalmente (tremor cinético ou de ação). Quando um indivíduo descreve um tremor consistente com o tremor postural, mas o clínico não o observa diretamente, pode ser útil tentar recriar a situação em que o tremor ocorreu (p. ex., beber de uma xícara e pires).

A maior parte das informações disponíveis diz respeito ao tremor induzido pelo lítio. Trata-se de um efeito colateral comum, geralmente

Tremor Postural Induzido por Medicamento

365

benigno e bem tolerado das doses terapêuticas. No entanto, pode causar constrangimento social, dificuldades profissionais e recusa em alguns indivíduos. À medida que os níveis séricos de lítio se aproximam dos níveis tóxicos, o tremor pode se tornar mais forte e ser acompanhado por espasmos musculares, fasciculações ou ataxia. O tremor pelo lítio em nível não tóxico pode melhorar espontaneamente ao longo do tempo. Diversos fatores podem aumentar o risco de tremor pelo lítio (p. ex., idade avançada, níveis séricos elevados de lítio, medicamento antidepressivo ou antipsicótico concomitante ou outro agente bloqueador do receptor de dopamina, ingestão excessiva de cafeína, história pessoal ou familiar de tremor, presença de transtorno por uso de álcool e ansiedade associada). A frequência de queixas de tremor parece diminuir com a duração do tratamento com lítio. Os fatores que podem exacerbar o tremor incluem ansiedade, estresse, fadiga, hipoglicemia, tireotoxicose, feocromocitoma, hipotermia e abstinência de álcool. O tremor também pode ser uma característica precoce da síndrome serotoninérgica.

Diagnóstico Diferencial

O tremor postural induzido por medicamento deve ser diferenciado de um tremor preexistente que não é causado pelos efeitos de um medicamento. Fatores que ajudam a estabelecer que o tremor era preexistente incluem sua relação temporal com o início do uso do medicamento, falta de correlação com os níveis séricos do medicamento e persistência após sua suspensão. Se estiver presente um tremor preexistente não induzido farmacologicamente (p. ex., tremor essencial) que piora com o medicamento, ele não seria considerado tremor postural induzido por medicamento. Os fatores descritos, que podem contribuir para a gravidade de um tremor postural induzido por medicamento (p. ex., ansiedade, estresse, fadiga, hipoglicemia, tireotoxicose, feocromocitoma, hipotermia, abstinência de álcool), também podem ser uma causa de tremor, independentemente do medicamento.

O tremor postural induzido por medicamento não é diagnosticado se o tremor for mais bem explicado pelo parkinsonismo induzido por medicamento. Um tremor postural induzido por medicamento geralmente está ausente em repouso e se intensifica quando a parte afetada é posta em ação ou mantida em uma posição sustentada. Por sua vez, o tremor relacionado ao parkinsonismo induzido por medicamento é geralmente menor em frequência (3-6 Hz), pior em repouso e suprimido durante o movimento intencional, bem como ocorre em associação com

366 Transtornos do Movimento Induzidos por Medicamentos...

outros sintomas de parkinsonismo induzido por medicamento (p. ex., acinesia, rigidez).

Outro Transtorno do Movimento Induzido por Medicamento

G25.79 Outro Transtorno do Movimento Induzido por Medicamento

Esta categoria é para transtornos do movimento induzidos por medicamentos não abrangidos por nenhum dos transtornos específicos listados anteriormente. Alguns dos exemplos são 1) apresentações que se assemelham à síndrome neuroléptica maligna associadas a outros medicamentos que não os antipsicóticos e outros agentes bloqueadores do receptor de dopamina, 2) outras condições tardias induzidas por medicamentos.

Síndrome da Descontinuação de Antidepressivos

T43.205A Consulta inicial

T43.205D Consulta de seguimento

T43.205S Sequelas

Os sintomas da descontinuação podem ocorrer após o tratamento com todos os tipos de antidepressivos. A incidência dessa síndrome depende da dosagem e da meia-vida dos medicamentos que estão sendo tomados, bem como da velocidade da descontinuação. Medicamentos de curta ação que são interrompidos abruptamente (ou quando sua dosagem é reduzida significativamente) em vez de reduzidos de forma lenta podem acarretar risco maior. Os antidepressivos de ação curta paroxetina e venlafaxina são os agentes mais comumente associados aos sintomas de descontinuação. A síndrome de descontinuação de antidepressivos pode ocorrer no contexto de não adesão intermitente ao tratamento e, portanto, pode estar irregularmente presente em alguns indivíduos que não pararam de tomar o medicamento. Isso é especialmente verdadeiro para medicamentos de meia-vida muito curta (p. ex., venlafaxina). Por sua vez, medicamentos de meia-vida longa, como a fluoxetina, raramente produzem efeitos significativos de descontinuação.

Diferentemente das síndromes de retirada associadas a opioides, álcool e outras substâncias de abuso, a síndrome da descontinuação de anti-

Síndrome da Descontinuação de Antidepressivos

depressivos não tem sintomas patognomônicos. Os sintomas, em vez disso, tendem a ser vagos e variáveis, normalmente iniciando 2 a 4 dias após a última dose do antidepressivo. Para os inibidores seletivos da recaptação de serotonina, são descritos sintomas como tontura, zumbido, sensações do tipo "choque elétrico", insônia e ansiedade aguda. O uso de antidepressivo antes da descontinuação não deve ter sido acompanhado de hipomania ou euforia (i. e., deve haver certeza de que a síndrome de descontinuação não resulta de oscilações na estabilidade do humor associadas a tratamento anterior). Para os antidepressivos tricíclicos, a descontinuação repentina tem sido associada a sintomas gastrintestinais (cólicas – refletindo hiperatividade colinérgica após a interrupção de um antidepressivo tricíclico anticolinérgico), bem como hipomania de rebote.

A síndrome da descontinuação do antidepressivo baseia-se, unicamente, em fatores farmacológicos, não sendo relacionada com os efeitos de reforço de um antidepressivo. Ao contrário da descontinuação de substâncias com efeitos de reforço, como opioides, não ocorre o desejo por drogas. Além disso, quando é usado um estimulante para potencializar um antidepressivo, a cessação repentina pode resultar em sintomas de abstinência de estimulantes (ver "Abstinência de Estimulantes" no capítulo "Transtornos Relacionados a Substâncias e Transtornos Aditivos"), em vez da síndrome da descontinuação de antidepressivos aqui descrita.

A prevalência da síndrome da descontinuação de antidepressivos é desconhecida, mas considera-se que ela varia de acordo com qualquer um dos seguintes fatores: a dosagem antes da descontinuação, a meia--vida (ou seja, ocorre mais comumente com medicamentos de meia-vida curta) e a afinidade de ligação ao receptor do medicamento (p. ex., é mais provável de ocorrer com inibidores da recaptação de serotonina) e possivelmente a taxa de metabolismo geneticamente influenciada do indivíduo para esse medicamento. Portanto, as reações de descontinuação ocorrem mais frequentemente com medicamentos de meia-vida curta, mas também podem ser influenciadas pelo *status* de metabolização rápida ou ultrarrápida das enzimas do citocromo que metabolizam o antidepressivo.

Como faltam estudos longitudinais, pouco se sabe sobre o curso clínico da síndrome da descontinuação de antidepressivos. Os sintomas parecem diminuir com o tempo, com reduções bastante gradativas da dosagem. Os sintomas geralmente são de curta duração, durando não mais de 2 semanas, e raramente estão presentes mais de 3 semanas após a descontinuação.

368 Transtornos do Movimento Induzidos por Medicamentos...

Diagnóstico Diferencial

O diagnóstico diferencial da síndrome da descontinuação de antidepressivos inclui uma recaída do transtorno para o qual o medicamento foi prescrito (p. ex., depressão ou transtorno de pânico), transtorno de sintomas somáticos, transtorno bipolar I ou II com características mistas, transtornos por uso de substância, enxaqueca ou acidente vascular cerebral. Os sintomas de descontinuação costumam assemelhar-se aos de um transtorno persistente de ansiedade ou a um retorno dos sintomas somáticos de depressão para os quais o medicamento foi dado no início. É importante não confundir a síndrome de descontinuação com uma recaída do transtorno depressivo ou de ansiedade original para o qual o medicamento estava sendo prescrito. A síndrome da descontinuação de antidepressivos difere da abstinência de substâncias pelo fato de os antidepressivos por si só não terem efeitos de reforço ou euforia. A dose do medicamento não costuma ser aumentada sem permissão do médico, e o indivíduo, em geral, não se envolve em comportamento de busca da droga para obter medicamento adicional. Os critérios para transtorno por uso de substância não são atendidos.

Outros Efeitos Adversos dos Medicamentos

T50.905A   Consulta inicial

T50.905D   Consulta de seguimento

T50.905S   Sequelas

Esta categoria está disponível para uso opcional pelos clínicos para codificar os efeitos colaterais dos medicamentos (diferentes de sintomas do movimento) quando esses efeitos adversos se tornam o foco principal da atenção clínica. Os exemplos incluem hipotensão grave, arritmias cardíacas e priapismo.

Outras Condições que Podem ser Foco da Atenção Clínica

Este capítulo inclui condições e problemas psicossociais e ambientais que podem ser foco da atenção clínica ou afetar, de outra forma, o diagnóstico, o curso, o prognóstico ou o tratamento do transtorno mental de um indivíduo. Essas condições são apresentadas com os códigos correspondentes da CID-10-MC (normalmente, códigos Z). Uma condição ou problema neste capítulo pode ser codificada se 1) for o motivo para a consulta atual; 2) auxiliar na justificativa de um exame, procedimento ou tratamento; 3) desempenhar um papel no início ou na exacerbação de um transtorno mental; ou 4) constituir um problema que deveria ser considerado no plano geral de conduta.

As condições e os problemas listados neste capítulo não são transtornos mentais. Sua inclusão no DSM-5-TR pretende atrair atenção para a abrangência das questões adicionais que podem ser encontradas na prática clínica de rotina, além de constituir uma lista sistemática que pode ser útil aos clínicos na documentação dessas questões.

Para ter uma referência rápida a todos os códigos nesta seção, consulte a Classificação do DSM-5-TR. As condições e os problemas que podem ser foco da atenção clínica estão listados no texto a seguir, da seguinte forma:

1. **Comportamento suicida** (comportamento potencialmente autolesivo com pelo menos alguma intenção de morrer) **e autolesão não suicida** (dano autoinfligido intencional ao corpo na ausência de intenção suicida).
2. **Abuso e negligência** (p. ex., problemas de maus-tratos e negligência de crianças e adultos, incluindo abuso físico, abuso sexual, negligência e abuso psicológico).
3. **Problemas de relacionamento** (p. ex., problema de relacionamento entre pais e filhos, entre irmãos, sofrimento no relacionamento com o cônjuge ou parceiro(a) íntimo(a), ruptura por separação ou divórcio).

370   Outras Condições que Podem ser Foco da Atenção Clínica

4. **Problemas educacionais** (p. ex., analfabetismo ou baixa escolaridade, escolaridade indisponível ou inatingível, reprovação em exames escolares, baixo rendimento escolar).
5. **Problemas profissionais** (p. ex., desemprego, mudança de função, ameaça de perda de emprego, horário de trabalho estressante, divergência com chefe e colegas).
6. **Problemas de moradia** (p. ex., falta de moradia; moradia inadequada; desavença com vizinho, locatário e locador).
7. **Problemas econômicos** (p. ex., falta de alimentos adequados ou água potável, pobreza extrema, baixa renda).
8. **Problemas relacionados ao ambiente social** (p. ex., problema relacionado a morar sozinho, dificuldade de adaptação à cultura, exclusão social ou rejeição).
9. **Problemas relacionados à interação com o sistema jurídico** (p. ex., condenação em processo criminal, prisão ou outro encarceramento, problemas relacionados à liberdade prisional, problemas relacionados a outras circunstâncias legais).
10. **Problemas relacionados a outras circunstâncias psicossociais, pessoais e ambientais** (p. ex., problemas relacionados a gravidez indesejada, vítima de crime, vítima de terrorismo).
11. **Problemas relacionados ao acesso a cuidados médicos e outros cuidados de saúde** (p. ex., indisponibilidade ou falta de acesso a unidades de saúde).
12. **Circunstâncias de história pessoal** (p. ex., história pessoal de trauma psicológico, preparação militar).
13. **Outras procuras por serviço de saúde para aconselhamento e cuidados médicos** (p. ex., aconselhamento sexual, outro aconselhamento ou consulta).
14. **Condições ou problemas adicionais que podem ser foco da atenção clínica** (p. ex., perambulação associada a um transtorno mental, luto não complicado, problema associado à fase da vida).

Comportamento Suicida e Autolesão Não Suicida

Nota de Codificação para Comportamento Suicida CID-10-MC
Apenas para os códigos T, o sétimo caractere deve ser codificado como segue:

A (consulta inicial) – Utilizar enquanto o paciente estiver recebendo tratamento ativo para a condição (p. ex., consulta em serviços de emergência, avaliação e tratamento por um novo clínico); ou

Outras Condições que Podem ser Foco da Atenção Clínica **371**

D (consulta de seguimento) – Utilizar em consultas que ocorrem após o indivíduo ter recebido tratamento ativo para a condição e quando ele estiver recebendo atendimento de rotina para a condição durante a cura ou fase de recuperação (p. ex., ajuste medicamentoso, outros cuidados posteriores e consultas de acompanhamento).

Comportamento Suicida

Esta categoria pode ser utilizada para indivíduos que se envolveram em comportamento potencialmente autolesivo com pelo menos alguma intenção de morrer como resultado do ato. A evidência da intenção de acabar com a vida pode ser explícita ou deduzida a partir do comportamento ou das circunstâncias. Uma tentativa de suicídio pode ou não resultar em automutilação. Se o indivíduo for dissuadido por outra pessoa ou mudar de ideia antes de iniciar o comportamento, esta categoria não se aplica.

Comportamento Suicida Atual

T14.91XA   Consulta inicial: Se o comportamento suicida faz parte da consulta inicial com a apresentação clínica

T14.91XD   Consulta de seguimento: Se o comportamento suicida faz parte de consultas de seguimento com a apresentação clínica

Z91.51   **História de Comportamento Suicida**
Se houve comportamento suicida durante a vida do indivíduo

Autolesão Não Suicida

Esta categoria pode ser utilizada para indivíduos que se envolveram em danos autoinfligidos intencionais ao seu corpo, os quais podem induzir sangramento, hematomas ou dor (p. ex., corte, queimadura, soco, arranhão excessivo) na ausência de intenção suicida.

R45.88   Autolesão Não Suicida Atual

Se o comportamento autolesivo não suicida fizer parte da apresentação clínica

Z91.52   História de Autolesão Não Suicida

Se o comportamento autolesivo não suicida ocorreu durante a vida do indivíduo

372   Outras Condições que Podem ser Foco da Atenção Clínica

Abuso e Negligência

Maus-tratos por membro da família (p. ex., cuidador, parceiro[a] adulto[a] íntimo[a]), ou por pessoa que não pertence à família, podem ser a área do foco clínico atual, ou esses maus-tratos podem ser um fator importante na investigação e no tratamento de pacientes com transtorno mental ou outra condição médica. Devido às implicações legais de abuso e negligência, deve-se ter cautela ao avaliar essas condições e designar esses códigos. Uma história anterior de abuso ou negligência pode influenciar o diagnóstico e a resposta ao tratamento em muitos transtornos mentais, podendo ainda ser registrada com o diagnóstico.

Para as categorias a seguir, além de listas dos eventos confirmados ou suspeitas de abuso ou negligência, outros códigos são oferecidos para uso quando a consulta clínica atual buscar o oferecimento de serviços de saúde mental à vítima ou ao perpetrador do abuso ou negligência. Há, ainda, um código separado para a designação da história anterior de abuso ou negligência.

Nota de codificação para Condições de Abuso e Negligência CID-10-MC

Apenas para os códigos T, o sétimo caractere deve ser codificado conforme a seguir:

A (consulta inicial) – Utilizar enquanto o paciente estiver recebendo tratamento ativo para a condição (p. ex., consulta em serviços de emergência, avaliação e tratamento por um novo clínico); ou

D (consulta de seguimento) – Utilizar em consultas que ocorrem após o indivíduo ter recebido tratamento ativo para a condição e quando ele estiver recebendo atendimento de rotina para a condição durante a cura ou fase de recuperação (p. ex., ajuste medicamentoso, outros cuidados posteriores e consultas de acompanhamento).

Problemas de Maus-tratos e Negligência Infantil

Abuso Físico Infantil

Esta categoria pode ser utilizada quando o abuso físico de uma criança for o foco da atenção clínica. Abuso físico infantil é uma lesão física não acidental a uma criança – com variações desde contusões de menor importância a fraturas graves ou morte – ocorrendo como consequência

Outras Condições que Podem ser Foco da Atenção Clínica **373**

de beliscões, espancamento, chutes, mordidas, sacudidas, arremesso de objeto, facada, sufocação, batidas (com a mão, uma vara, um cinto ou outro objeto), queimadura ou outro método infligido por um dos pais, cuidador ou outro indivíduo responsável pela criança. Esse tipo de lesão é considerado abuso, independentemente de o cuidador ter tido ou não intenção de machucar a criança. Disciplina física, como usar palmada ou palmatória, não é considerada abuso, desde que dentro do razoável, sem causar lesão no corpo da criança.

Abuso Físico Infantil Confirmado

T74.12XA   Consulta inicial

T74.12XD   Consulta de seguimento

Abuso Físico Infantil Suspeitado

T76.12XA   Consulta inicial

T76.12XD   Consulta de seguimento

Outras Circunstâncias Relacionadas a Abuso Físico Infantil

Z69.010   Consulta em serviços de saúde mental de vítima de abuso físico infantil por um dos pais

Z69.020   Consulta em serviços de saúde mental de vítima de abuso físico infantil não parental

Z62.810   História pessoal (história anterior) de abuso físico na infância

Z69.011   Consulta em serviços de saúde mental de perpetrador de abuso físico infantil parental

Z69.021   Consulta em serviços de saúde mental de perpetrador de abuso físico infantil não parental

Abuso Sexual Infantil

Esta categoria pode ser utilizada quando o abuso sexual de uma criança for o foco da atenção clínica. O abuso sexual infantil abrange qualquer ato sexual envolvendo uma criança, com intenção de propiciar gratificação sexual a um dos pais, cuidador ou outro indivíduo responsável pela criança. Inclui atividades como carícias nos genitais da criança, penetração, incesto, estupro, sodomia e exposição indecente. O abuso

374 Outras Condições que Podem ser Foco da Atenção Clínica

sexual inclui, ainda, exploração sem contato de uma criança, por um dos pais ou cuidador – por exemplo, obrigar, enganar, seduzir, ameaçar ou pressionar uma criança a participar de atos para a gratificação sexual de outros, sem contato físico direto entre a criança e o abusador.

Abuso Sexual Infantil Confirmado

T74.22XA Consulta inicial

T74.22XD Consulta de seguimento

Abuso Sexual Infantil Suspeitado

T76.22XA Consulta inicial

T76.22XD Consulta de seguimento

Outras Circunstâncias Relacionadas a Abuso Sexual Infantil

Z69.010 Consulta em serviços de saúde mental de vítima de abuso sexual infantil por um dos pais

Z69.020 Consulta em serviços de saúde mental de vítima de abuso sexual infantil não parental

Z62.810 História pessoal (história anterior) de abuso sexual na infância

Z69.011 Consulta em serviços de saúde mental de perpetrador de abuso sexual infantil parental

Z69.021 Consulta em serviços de saúde mental de perpetrador de abuso sexual infantil não parental

Negligência Infantil

Esta categoria pode ser utilizada quando a negligência infantil for o foco da atenção clínica. A negligência infantil é definida como qualquer ato ou omissão notáveis, confirmados ou suspeitados por um dos pais ou outro cuidador da criança, que a privam das necessidades básicas adequadas à idade e, assim, resultam, ou têm razoável potencial de resultar, em dano físico ou psicológico à criança. A negligência infantil abrange abandono, falta de supervisão apropriada, fracasso em satisfazer às necessidades emocionais ou psicológicas e fracasso em dar educação, atendimento médico, alimentação, moradia e/ou vestimentas necessárias.

Outras Condições que Podem ser Foco da Atenção Clínica **375**

Negligência Infantil Confirmada

T74.02XA   Consulta inicial
T74.02XD   Consulta de seguimento

Negligência Infantil Suspeitada

T76.02XA   Consulta inicial
T76.02XD   Consulta de seguimento

Outras Circunstâncias Relacionadas a Negligência Infantil

Z69.010   Consulta em serviços de saúde mental de vítima de negligência infantil por um dos pais

Z69.020   Consulta em serviços de saúde mental de vítima de negligência infantil não parental

Z62.812   História pessoal (história anterior) de negligência na infância

Z69.011   Consulta em serviços de saúde mental de perpetrador de negligência infantil parental

Z69.021   Consulta em serviços de saúde mental de perpetrador de negligência infantil não parental

Abuso Psicológico Infantil

Esta categoria pode ser utilizada quando o abuso psicológico de uma criança for o foco da atenção clínica. Abuso psicológico infantil inclui atos verbais ou simbólicos não acidentais cometidos por um dos pais ou cuidador da criança que resultam, ou têm potencial razoável para resultar, em dano psicológico significativo à criança. (Atos abusivos físicos e sexuais não fazem parte desta categoria.) Exemplos de abuso psicológico de uma criança incluem repreender, depreciar ou humilhar a criança; ameaçar a criança; prejudicar/abandonar – ou indicar que o suposto ofensor irá prejudicar/abandonar – pessoas ou coisas de que a criança gosta; confinar a criança (atos de amarrar braços ou pernas ou prender em peça do mobiliário ou outro objeto, ou confinar em área fechada pequena [p. ex., armário]); culpar vulgarmente a criança; coagir a criança a causar dor em si mesma; disciplinar excessivamente a criança (i.e., com frequência ou duração extremamente altas, mes-

376   Outras Condições que Podem ser Foco da Atenção Clínica

mo que não configure abuso físico) por meio de recursos físicos ou não físicos.

Abuso Psicológico Infantil Confirmado

T74.32XA   Consulta inicial

T74.32XD   Consulta de seguimento

Abuso Psicológico Infantil Suspeitado

T76.32XA   Consulta inicial

T76.32XD   Consulta de seguimento

Outras Circunstâncias Relacionadas a Abuso Psicológico Infantil

Z69.010   Consulta em serviços de saúde mental de vítima de abuso psicológico infantil por um dos pais

Z69.020   Consulta em serviços de saúde mental de vítima de abuso psicológico infantil não parental

Z62.811   História pessoal (história anterior) de abuso psicológico na infância

Z69.011   Consulta em serviços de saúde mental de perpetrador de abuso psicológico infantil parental

Z69.021   Consulta em serviços de saúde mental de perpetrador de abuso psicológico infantil não parental

Problemas de Maus-tratos e Negligência de Adultos

Violência Física de Cônjuge ou Parceiro(a)

Esta categoria pode ser utilizada quando a violência física de cônjuge ou parceiro(a) for o foco da atenção clínica. Violência física do cônjuge ou parceiro(a) são atos não acidentais de força física que resultam, ou têm potencial razoável para resultar, em dano físico a parceiro(a) íntimo(a) ou que evocam medo significativo no(a) parceiro(a). Atos não acidentais de força física incluem empurrar, esbofetear, puxar os cabelos, beliscar, imobilizar, sacudir, jogar, morder, chutar, atingir com punho ou objeto, queimar, envenenar, aplicar força à garganta, sufocar, segurar a

Outras Condições que Podem ser Foco da Atenção Clínica **377**

cabeça sob a água e usar uma arma. Atos para proteger-se fisicamente ou proteger o(a) próprio(a) parceiro(a) ficam excluídos.

Violência Física de Cônjuge ou Parceiro(a) Confirmada

T74.11XA   Consulta inicial

T74.11XD   Consulta de seguimento

Violência Física de Cônjuge ou Parceiro(a) Suspeitada

T76.11XA   Consulta inicial

T76.11XD   Consulta de seguimento

Outras Circunstâncias Relacionadas a Violência Física de Cônjuge ou Parceiro(a)

Z69.11   Consulta em serviços de saúde mental de vítima de violência física de cônjuge ou parceiro(a)

Z91.410   História pessoal (história anterior) de violência física de cônjuge ou parceiro(a)

Z69.12   Consulta em serviços de saúde mental de perpetrador de violência física de cônjuge ou parceiro(a)

Violência Sexual de Cônjuge ou Parceiro(a)

Esta categoria pode ser utilizada quando a violência sexual de cônjuge ou parceiro(a) for o foco da atenção clínica. A violência sexual de cônjuge ou parceiro(a) envolve o uso de força física ou coerção psicológica para obrigar o(a) parceiro(a) a se envolver em ato sexual contra a sua vontade, quer o ato seja concluído ou não. Também fazem parte dessa categoria atos sexuais com parceria íntima que é/está incapaz de consentir.

Violência Sexual de Cônjuge ou Parceiro(a) Confirmada

T74.21XA   Consulta inicial

T74.21XD   Consulta de seguimento

Violência Sexual de Cônjuge ou Parceiro(a) Suspeitada

T76.21XA   Consulta inicial

T76.21XD   Consulta de seguimento

378 Outras Condições que Podem ser Foco da Atenção Clínica

Outras Circunstâncias Relacionadas a Violência Sexual de Cônjuge ou Parceiro(a)

Z69.81 Consulta em serviços de saúde mental de vítima de violência sexual de cônjuge ou parceiro(a)

Z91.410 História pessoal (história anterior) de violência sexual de cônjuge ou parceiro(a)

Z69.12 Consulta em serviços de saúde mental de perpetrador de violência sexual de cônjuge ou parceiro(a)

Negligência de Cônjuge ou Parceiro(a)

Esta categoria pode ser utilizada quando a negligência de cônjuge ou parceiro(a) for o foco da atenção clínica. A negligência de cônjuge ou parceiro(a) é todo ato ou omissão notórios cometidos por um parceiro(a) que priva o(a) parceiro(a) dependente das necessidades básicas, resultando, ou com potencial razoável de resultar, em dano físico ou psicológico para o(a) parceiro(a) dependente.

Esta categoria é utilizada no contexto dos relacionamentos em que um dos parceiros é extremamente dependente do outro para cuidados e assistência na realização das atividades cotidianas – por exemplo, parceiro(a) incapacitado(a) para o autocuidado devido a limitações físicas, psicológicas/intelectuais ou culturais substanciais (p. ex., incapacidade de comunicar-se com os outros e de controlar as atividades cotidianas em razão de morar em país de cultura estrangeira).

Negligência de Cônjuge ou Parceiro(a) Confirmada

T74.01XA Consulta inicial
T74.01XD Consulta de seguimento

Negligência de Cônjuge ou Parceiro(a) Suspeitada

T76.01XA Consulta inicial
T76.01XD Consulta de seguimento

Outras Circunstâncias Relacionadas a Negligência de Cônjuge ou Parceiro(a)

Z69.11 Consulta em serviços de saúde mental de vítima de negligência de cônjuge ou parceiro(a)

Outras Condições que Podem ser Foco da Atenção Clínica **379**

Z91.412 História pessoal (história anterior) de negligência de cônjuge ou parceiro(a)

Z69.12 Consulta em serviços de saúde mental de perpetrador de negligência de cônjuge ou parceiro(a)

Abuso Psicológico de Cônjuge ou Parceiro(a)

Esta categoria pode ser utilizada quando o abuso psicológico de cônjuge ou parceiro(a) for o foco da atenção clínica. O abuso psicológico de cônjuge ou parceiro engloba atos verbais ou simbólicos não acidentais cometidos por um dos parceiros que resultam, ou têm razoável potencial para resultar, em dano significativo ao outro. Atos de abuso psicológico incluem repreender ou humilhar a vítima; interrogar a vítima; limitar a capacidade da vítima de ir e vir livremente; obstruir o acesso da vítima a assistência (p. ex., obrigação legal, recursos legais, de proteção, médicos); ameaçar a vítima com dano físico ou agressão sexual; causar dano ou ameaçar causar dano a pessoas ou coisas importantes para a vítima; restringir injustificadamente o acesso ou o uso de recursos econômicos pela vítima; isolar a vítima da família, de amigos ou de recursos de apoio social; perseguir a vítima; tentar fazê-la questionar sua sanidade ("manipulação").

Abuso Psicológico de Cônjuge ou Parceiro(a) Confirmado

T74.31XA Consulta inicial

T74.31XD Consulta de seguimento

Abuso Psicológico de Cônjuge ou Parceiro(a) Suspeitado

T76.31XA Consulta inicial

T76.31XD Consulta de seguimento

Outras Circunstâncias Relacionadas a Abuso Psicológico de Cônjuge ou Parceiro(a)

Z69.11 Consulta em serviços de saúde mental de vítima de abuso psicológico de cônjuge ou parceiro(a)

Z91.411 História pessoal (história anterior) de abuso psicológico de cônjuge ou parceiro(a)

Z69.12 Consulta em serviços de saúde mental de perpetrador de abuso psicológico de cônjuge ou parceiro(a)

380 Outras Condições que Podem ser Foco da Atenção Clínica

Abuso de Adulto por Não Cônjuge ou Não Parceiro(a)

Esta categoria pode ser utilizada quando o abuso de adulto por outro adulto que não é um parceiro(a) íntimo(a) for o foco da atenção clínica. Esse tipo de maus-tratos pode envolver atos de abuso físico, sexual ou emocional. Exemplos de abuso de adulto incluem atos não acidentais de força física (p. ex., empurrar, arranhar, estapear, atirar algo capaz de ferir, beliscar, morder) que resultam – ou têm razoável potencial de resultar – em dano físico ou causam muito medo, atos sexuais forçados ou coagidos e atos verbais ou simbólicos, com potencial de causar dano psicológico (p. ex., repreender ou humilhar a pessoa; interrogar a pessoa; limitar a capacidade da pessoa de ir e vir em liberdade; obstruir o acesso da pessoa a assistência; ameaçar a pessoa; ferir ou ameaçar a pessoa de causar dano a outras pessoas ou coisas importantes para ela; restringir o acesso ou o uso dos recursos econômicos pela pessoa; isolar a pessoa da família, de amigos ou de recursos de apoio social; perseguir a pessoa; tentar fazê-la acreditar que está louca). Os atos que buscam proteção a si mesmo ou a outra pessoa estão excluídos.

Abuso Físico de Adulto por Não Cônjuge ou Não Parceiro(a) Confirmado

T74.11XA   Consulta inicial

T74.11XD   Consulta de seguimento

Abuso Físico de Adulto por Não Cônjuge ou Não Parceiro(a) Suspeitado

T76.11XA   Consulta inicial

T76.11XD   Consulta de seguimento

Abuso Sexual de Adulto por Não Cônjuge ou Não Parceiro(a) Confirmado

T74.21XA   Consulta inicial

T74.21XD   Consulta de seguimento

Abuso Sexual de Adulto por Não Cônjuge ou Não Parceiro(a) Suspeitado

T76.21XA   Consulta inicial

Outras Condições que Podem ser Foco da Atenção Clínica **381**

T76.21XD Consulta de seguimento

Abuso Psicológico de Adulto por Não Cônjuge ou Não Parceiro(a) Confirmado

T74.31XA Consulta inicial

T74.31XD Consulta de seguimento

Abuso Psicológico de Adulto por Não Cônjuge ou Não Parceiro(a) Suspeitado

T76.31XA Consulta inicial

T76.31XD Consulta de seguimento

Outras Circunstâncias Relacionadas a Abuso de Adulto por Não Cônjuge ou Não Parceiro(a)

Z69.81 Consulta em serviços de saúde mental de vítima de abuso de adulto por não cônjuge ou não parceiro(a)

Z69.82 Consulta em serviços de saúde mental de perpetrador de abuso de adulto por não cônjuge ou não parceiro(a)

Problemas de Relacionamento

Relacionamentos essenciais, em especial os com parceiros adultos íntimos e pais/cuidadores, têm forte impacto na saúde dos indivíduos envolvidos. Em relação à saúde, esses relacionamentos podem ser promotores e protetores, neutros ou prejudiciais. Em um extremo, podem ser associados a maus-tratos ou negligência, com consequências médicas e psicológicas significativas para a pessoa afetada. Um problema de relacionamento pode ser objeto da atenção clínica tanto pela razão pela qual o indivíduo procura o atendimento quanto pelo fato de afetar o curso, o prognóstico ou o tratamento do transtorno mental ou de outra condição médica do indivíduo.

Problema de Relacionamento Entre Pais e Filhos

Z62.820 Entre Pais e Filho Biológico

Z62.821 Entre Pais e Filho Adotado

Z62.822 Entre Pais e Filho Acolhido

382 Outras Condições que Podem ser Foco da Atenção Clínica

Z62.898 Entre Outro Cuidador e Filho

Para esta categoria, o termo *pais* é utilizado em referência a um dos principais cuidadores da criança, que pode ser pai/mãe biológico(a), adotivo(a) ou institucional, ou, ainda, ser outro familiar (como um dos avós) que desempenha um papel de pai/mãe para a criança. Esta categoria pode ser usada quando o foco principal da atenção clínica é tratar a qualidade da relação entre pais e filhos ou quando a qualidade dessa relação está afetando o curso, o prognóstico ou o tratamento de um transtorno mental ou outra condição médica. Comumente, o problema de relacionamento entre pais e filhos está associado a prejuízo no funcionamento nos domínios comportamental, cognitivo ou afetivo. Exemplos de problemas comportamentais incluem controle parental inadequado, supervisão e envolvimento com a criança; excesso de proteção parental; excesso de pressão parental; discussões que se tornam ameaças de violência física; esquiva sem solução dos problemas. Os problemas cognitivos podem incluir atribuições negativas das intenções dos outros, hostilidade contra ou culpabilização do outro e sentimentos injustificados de estranhamento. Os problemas afetivos podem incluir sentimentos de tristeza, apatia ou raiva relativa ao outro indivíduo na relação. Os clínicos devem levar em conta as necessidades desenvolvimentais infantis, bem como o contexto cultural.

Z62.891 Problema de Relacionamento com Irmão

Esta categoria pode ser utilizada quando o foco da atenção clínica for padrão de interação entre irmãos associado a prejuízo significativo no funcionamento individual ou familiar, a desenvolvimento de sintomas em um ou mais dos irmãos, ou quando um problema de relacionamento com irmãos está afetando o curso, o prognóstico ou o tratamento de um transtorno mental ou outra condição médica de um irmão. Esta categoria pode ser utilizada para crianças ou adultos quando o foco estiver na relação com um irmão. Nesse contexto, inclui-se irmão, meio-irmão, irmão adotado ou acolhido.

Z63.0 Sofrimento na Relação com o Cônjuge ou Parceiro(a) Íntimo(a)

Esta categoria pode ser utilizada quando o foco principal do contato clínico volta-se para a qualidade da relação de intimidade (cônjuge ou parceiro), ou quando a qualidade desse relacionamento está afetando o curso, o prognóstico ou o tratamento de um transtorno mental ou outra condição médica. Os parceiros podem ser do mesmo gênero ou de

Outras Condições que Podem ser Foco da Atenção Clínica **383**

gêneros diferentes. Comumente, o sofrimento no relacionamento está associado a funcionamento prejudicado nos domínios comportamental, cognitivo ou afetivo. Exemplos de problemas comportamentais incluem dificuldade para solução de conflito, abstinência e envolvimento excessivo. Problemas cognitivos podem se manifestar como atribuições negativas crônicas das intenções ou indeferimentos de comportamentos positivos do(a) parceiro(a). Problemas afetivos incluem tristeza crônica, apatia e/ou raiva do parceiro(a).

Problemas Relacionados ao Ambiente Familiar

Z62.29 Educação Longe dos Pais

Esta categoria pode ser utilizada quando o foco central da atenção clínica pertence a questões relativas ao fato de a criança ser educada longe dos pais, ou quando essa criação separada afeta o curso, o prognóstico ou o tratamento de um transtorno mental ou outra condição médica. A criança pode estar sob custódia do Estado, acolhida por parentes ou instituição especial. A criança também pode morar na casa de um familiar que não o pai ou a mãe, ou com amigos, cuja colocação afastada da casa dos pais, no entanto, não é obrigatória ou sancionada pelo judiciário. Os problemas relativos a uma criança que mora em uma casa coletiva ou em um orfanato também estão inclusos. Esta categoria exclui questões relacionadas a Z59.3 Problema Relacionado a Moradia em Instituição Residencial.

Z62.898 Criança Afetada por Sofrimento na Relação dos Pais

Esta categoria pode ser utilizada quando o foco da atenção clínica incluir os efeitos negativos de discórdia na relação dos pais (p. ex., altos níveis de conflito, sofrimento ou menosprezo) em um filho da família, inclusive os efeitos no transtorno mental ou em outra condição médica da criança.

Z63.5 Ruptura da Família por Separação ou Divórcio

Esta categoria pode ser utilizada quando parceiros que compõem um casal adulto em relação íntima estão separados devido a problemas de relacionamento ou quando estão em processo de divórcio.

Z63.8 Nível de Expressão Emocional Alto na Família

Expressão emocional é um construto utilizado como uma medida qualitativa da "quantidade" de emoção – em especial hostilidade, excesso

384 Outras Condições que Podem ser Foco da Atenção Clínica

de envolvimento emocional e crítica voltados a um membro da família que é o paciente identificado – apresentado no ambiente familiar. Esta categoria pode ser utilizada quando o alto nível de expressão emocional da família é o foco da atenção clínica ou está afetando o curso, o prognóstico ou o tratamento do transtorno mental ou condição médica de um membro da família.

Problemas Educacionais

Esta categoria pode ser utilizada quando um problema acadêmico ou educacional é o foco da atenção clínica ou causa impacto no diagnóstico, no tratamento ou no prognóstico do indivíduo. Os problemas a serem considerados incluem analfabetismo ou baixo nível de escolaridade; falta de acesso à escola em razão de indisponibilidade ou impossibilidade; problemas com o desempenho acadêmico (p. ex., fracasso nos exames escolares, recebimento de sinais ou graus de fracasso) ou baixo rendimento (abaixo do esperado, considerando a capacidade intelectual do indivíduo); desentendimento com professores, funcionários da escola ou outros estudantes; problemas relacionados a ensino inadequado; e quaisquer problemas relacionados a educação e/ou instrução.

Z55.0	**Analfabetismo e Baixo Nível de Escolaridade**
Z55.1	**Escolaridade Indisponível ou Inatingível**
Z55.2	**Reprovação em Exames Escolares**
Z55.3	**Insucesso na Escola**
Z55.4	**Desajuste Educacional e Desentendimento com Professores e Colegas**
Z55.8	**Problemas Relacionados a Ensino Inadequado**
Z55.9	**Outros Problemas Relacionados à Educação e Alfabetização**

Problemas Profissionais

Esta categoria pode ser utilizada quando um problema profissional for o foco da atenção clínica ou causar impacto no tratamento ou prognóstico do indivíduo. As áreas a serem consideradas incluem problemas com o emprego ou no ambiente de trabalho, incluindo problemas relacionados à condição atual de preparação militar; desemprego; mudança recente de trabalho; ameaça de perda de emprego; horário de trabalho

Outras Condições que Podem ser Foco da Atenção Clínica **385**

estressante; incerteza quanto às escolhas profissionais; assédio sexual no local de trabalho; outras discordâncias com o patrão, supervisor, colegas ou outros no ambiente de trabalho; ambientes de trabalho hostis ou desagradáveis; outros estressores físicos ou mentais relacionados ao trabalho e quaisquer outros problemas relacionados ao emprego e/ou profissão.

Z56.82 Problema Relacionado a Condição Atual de Preparação Militar

Esta categoria pode ser utilizada quando um problema profissional diretamente relacionado à condição de preparação militar de um indivíduo for o foco da atenção clínica ou causar impacto no diagnóstico, no tratamento ou no prognóstico do indivíduo. As reações psicológicas à preparação não estão nesta categoria; elas são mais bem entendidas como um transtorno de adaptação ou outro transtorno mental.

Z56.0 Desemprego

Z56.1 Mudança de Emprego

Z56.2 Ameaça de Perda de Emprego

Z56.3 Rotina de Trabalho Estressante

Z56.4 Desentendimento com Chefia e Colegas de Trabalho

Z56.5 Ambiente de Trabalho Hostil

Z56.6 Outra Tensão Física ou Mental Relacionada ao Trabalho

Z56.81 Assédio Sexual no Trabalho

Z56.9 Outro Problema Relacionado a Emprego

Problemas de Moradia

Z59.01 Sem-teto Abrigado

Esta categoria pode ser utilizada quando a condição de sem-teto abrigado causar impacto importante no tratamento ou prognóstico do indivíduo. Considera-se que uma pessoa é um sem-teto abrigado quando sua residência primária à noite é um abrigo para pessoas sem-teto, um abrigo para dias frios, um abrigo contra violência doméstica, um hotel/pousada, ou uma situação de moradia temporária ou transitória.

386 Outras Condições que Podem ser Foco da Atenção Clínica

Z59.02 Sem-teto

Esta categoria pode ser utilizada quando a condição de sem-teto causar impacto importante no tratamento ou prognóstico do indivíduo. Considera-se que uma pessoa é sem-teto se estiver residindo em um local impróprio para habitação humana, como um espaço público (p. ex., túnel, estação rodoviária ou de trem, um centro de compras), um prédio de uso não residencial (p. ex., estrutura abandonada, fábrica sem uso), um carro, uma caverna, uma caixa de papelão ou quando está em alguma outra situação habitacional ocasional.

Z59.1 Moradia Inadequada

Esta categoria pode ser utilizada quando a falta de moradia adequada causa impacto no tratamento ou prognóstico do indivíduo. Exemplos de moradia inadequada incluem falta de aquecimento (nas baixas temperaturas) ou eletricidade, infestação de insetos ou roedores, encanamento e instalações sanitárias inadequadas, superpopulação, falta de espaço adequado para dormir e ruído excessivo. É importante considerar normas culturais antes de designar esta categoria.

Z59.2 Desentendimento com Vizinho, Locatário ou Locador

Esta categoria pode ser utilizada quando desentendimento com vizinhos, locatário ou locador for um dos focos da atenção clínica ou causar impacto no tratamento ou prognóstico do indivíduo.

Z59.3 Problema Relacionado a Moradia em Instituição Residencial

Esta categoria pode ser utilizada quando um problema (ou problemas) relacionado à moradia em instituição especial for o foco da atenção clínica ou causar impacto no tratamento ou prognóstico do indivíduo. Reações psicológicas a uma mudança na situação de vida não são parte desta categoria; essas reações são mais bem entendidas como um transtorno de adaptação.

Z59.9 Outro Problema de Moradia

Esta categoria pode ser utilizada quando há um problema relacionado a circunstâncias de moradia que não foram especificadas anteriormente.

Problemas Econômicos

Estas categorias podem ser utilizadas quando um problema econômico for o foco da atenção clínica ou tiver impacto no tratamento ou prog-

Outras Condições que Podem ser Foco da Atenção Clínica **387**

nóstico do indivíduo. As áreas a serem consideradas incluem falta de alimentação adequada (insegurança alimentar) ou água potável, pobreza extrema, baixa renda, seguro social ou previdência insuficientes, ou quaisquer outros problemas econômicos.

Z59.41 **Insegurança Alimentar**

Z58.6 **Falta de Água Potável Segura**

Z59.5 **Pobreza extrema**

Z59.6 **Baixa Renda**

Z59.7 **Seguro Social ou de Saúde ou Previdência Social Insuficientes**

Esta categoria pode ser utilizada para indivíduos que atendem a critérios de elegibilidade para apoio social ou previdenciário que não o estão recebendo, ou que o recebem, mas este é insuficiente para atender às suas necessidades, ou para aqueles que não têm acesso a programas de seguridade ou de apoio necessário. Os exemplos incluem incapacidade de qualificar-se para auxílio governamental por falta de documentação adequada ou comprovante de residência, incapacidade de conseguir plano de saúde adequado em razão da idade ou de uma condição preexistente e negação de apoio devido a rendimentos excessivamente reduzidos ou a outras exigências.

Z59.9 **Outro Problema Econômico**

Esta categoria pode ser utilizada quando existe um problema relacionado a circunstâncias econômicas diferentes daquelas especificadas anteriormente.

Problemas Relacionados ao Ambiente Social

Z60.2 **Problema Relacionado a Morar Sozinho**

Esta categoria pode ser utilizada quando um problema associado a morar sozinho for o foco da atenção clínica ou causar impacto no tratamento ou no prognóstico do indivíduo. Exemplos desse tipo de problema incluem sentimentos crônicos de solidão, isolamento e falta de estrutura para a realização das atividades da vida diária (p. ex., horários irregulares para as refeições e o sono, desempenho inconsistente das tarefas de manutenção da casa).

388 Outras Condições que Podem ser Foco da Atenção Clínica

Z60.3 Dificuldade de Aculturação

Esta categoria pode ser utilizada quando uma dificuldade de adaptação a uma nova cultura (p. ex., após migração) for o foco da atenção clínica ou causar impacto no tratamento ou no prognóstico do indivíduo.

Z60.4 Exclusão ou Rejeição Social

Esta categoria pode ser utilizada quando há um desequilíbrio no poder social de tal ordem que há exclusão ou rejeição social recorrente por parte dos outros. Exemplos de rejeição social incluem *bullying*, intimidação e provocações por outros; ser alvo de abuso verbal e humilhação por outros; e ser excluído, de propósito, das atividades com os colegas de aula, companheiros de trabalho ou outros no ambiente social.

Z60.5 Alvo de Discriminação ou Perseguição Adversa (Percebida)

Esta categoria pode ser utilizada quando há discriminação ou perseguição percebida ou experimentada contra o indivíduo em razão de ele ser um dos membros (ou percebido como tal) de uma categoria específica. Comumente, tais categorias incluem gênero ou identidade de gênero, raça, etnia, religião, orientação sexual, país de origem, crenças políticas, invalidez, grupo social, condição social, peso e aparência física.

Z60.9 Outro Problema Relacionado ao Ambiente Social

Esta categoria pode ser utilizada quando há algum problema relacionado ao ambiente social do indivíduo diferente dos anteriormente especificados.

Problemas Relacionados a Interação com o Sistema Legal

Estas categorias podem ser utilizadas quando um problema relacionado a interação com o sistema legal for o foco da atenção clínica ou tiver impacto no tratamento ou prognóstico do indivíduo. As áreas a serem consideradas incluem condenação em processos criminais, prisão ou outro tipo de encarceramento, problemas relacionados à liberdade prisional e a outras circunstâncias legais (p. ex., litígios civis, custódia de filhos ou processos de apoio).

Z65.0 Condenação em Processos Criminais Sem Prisão

Z65.1 Prisão ou Outro Encarceramento

Z65.2 Problemas Relacionados à Liberdade Prisional

Outras Condições que Podem ser Foco da Atenção Clínica **389**

Z65.3 **Problemas Relacionados a Outras Circunstâncias Legais** (p. ex., litígios civis, custódia de filhos ou processos de apoio)

Problemas Relacionados a Outras Circunstâncias Psicossociais, Pessoais e Ambientais

Z72.9 **Problema Relacionado ao Estilo de Vida**

Esta categoria pode ser utilizada quando um problema no estilo de vida for o foco específico do tratamento ou afetar diretamente o curso, o prognóstico ou o tratamento de algum transtorno mental ou outra condição médica. Os exemplos de problemas no estilo de vida incluem falta de exercício físico, dieta inadequada, comportamento sexual de alto risco e higiene do sono insatisfatória. Um problema passível de atribuição a um sintoma de um transtorno mental só deve ser codificado se esse problema for um foco específico de tratamento ou afetar diretamente o curso, o prognóstico ou o tratamento do indivíduo. Nesses casos, tanto o transtorno mental quanto o problema de estilo de vida devem ser codificados.

Z64.0 **Problemas Relacionados a Gravidez Indesejada**

Z64.1 **Problemas Relacionados a Múltiplas Gestações**

Z64.4 **Desentendimento com Prestador de Serviço Social, Incluindo Oficial da Condicional, Conselheiro Tutelar ou Assistente Social**

Z65.4 **Vítima de Crime**

Z65.4 **Vítima de Terrorismo ou Tortura**

Z65.5 **Exposição a Desastre, Guerra ou Outras Hostilidades**

Problemas Relacionados ao Acesso a Cuidados Médicos e Outros Cuidados de Saúde

Estas categorias podem ser utilizadas quando um problema relacionado com o acesso a cuidados médicos ou outros cuidados de saúde forem o foco da atenção clínica ou tiverem impacto no tratamento ou prognóstico do indivíduo.

390   Outras Condições que Podem ser Foco da Atenção Clínica

Z75.3   **Indisponibilidade ou Inacessibilidade a Unidades de Saúde**

Z75.4   **Indisponibilidade ou Inacessibilidade a Outras Agências de Ajuda**

Circunstâncias da História Pessoal

Z91.49   **História Pessoal de Trauma Psicológico**

Z91.82   **História Pessoal de Preparação Militar**

Outras Consultas de Serviços de Saúde para Aconselhamento e Opinião Médica

Z31.5   **Aconselhamento Genético**

Esta categoria pode ser utilizada para indivíduos que procuram aconselhamento genético para compreender os riscos de desenvolver um transtorno mental devido a um componente genético significativo (p. ex., transtorno bipolar) para si e para outros membros da família, incluindo seus filhos existentes, bem como os riscos para seus futuros filhos.

Z70.9   **Aconselhamento Sexual**

Esta categoria pode ser utilizada quando o indivíduo procura aconselhamento relativo a educação sexual, comportamento sexual, orientação sexual, atitudes sexuais (vergonha, timidez), outro comportamento ou orientação sexual (p. ex., cônjuge, parceiro, filho), prazer sexual ou outra questão relacionada ao sexo.

Z71.3   **Aconselhamento Nutricional**

Esta categoria pode ser usada quando o indivíduo busca aconselhamento relacionado a questões nutricionais, como o controle de peso.

Z71.9   **Outro Aconselhamento ou Consulta**

Esta categoria pode ser utilizada quando aconselhamento é oferecido ou quando conselho/consulta é procurado para algum problema não especificado anteriormente ou em outro local neste capítulo (p. ex., aconselhamento referente à prevenção de abuso de droga em um adolescente).

Outras Condições que Podem ser Foco da Atenção Clínica **391**

Outras Condições ou Problemas que Podem ser Foco da Atenção Clínica

Z91.83 **Perambulação Associada a Algum Transtorno Mental**

Esta categoria pode ser utilizada para indivíduos com algum transtorno mental cujo desejo de vaguear leva a preocupações de controle clínico ou de segurança significativas. Por exemplo, pessoas com transtornos neurocognitivos maiores ou transtornos do neurodesenvolvimento podem ter uma tendência de perambular sem rumo que as coloca em risco de quedas, e de abandonar locais supervisionados sem o acompanhamento necessário. Esta categoria exclui indivíduos cuja intenção é fugir de alguma situação de abrigo indesejada (p. ex., crianças que fogem de casa, pacientes que não desejam mais permanecer no hospital) ou aqueles que caminham ou andam de um lado a outro em consequência de acatisia induzida por medicamento.

> **Nota para codificação:** Codificar primeiro o transtorno mental associado (p. ex., transtorno neurocognitivo maior, transtorno do espectro autista) para, então, codificar Z91.83 perambulação associada a [transtorno mental específico].

Z63.4 **Luto não Complicado**

Esta categoria pode ser utilizada quando o foco da atenção clínica for uma reação normal à morte de um ente querido. Como parte da reação a essa perda, alguns indivíduos em sofrimento se apresentam com sintomas característicos de um episódio depressivo maior – por exemplo, sentimentos de tristeza e sintomas associados, como insônia, apetite reduzido e perda de peso. A pessoa enlutada costuma considerar o humor depressivo como "normal", embora possa procurar ajuda profissional para alívio dos sintomas associados, como insônia ou anorexia. A duração e a expressão do luto "normal" variam muito entre diferentes grupos culturais. Mais orientações para que se diferencie luto de um episódio depressivo maior e de transtorno do luto prolongado podem ser encontradas em seus respectivos textos.

Z60.0 **Problema Relacionado à Fase da Vida**

Esta categoria deve ser utilizada quando um problema de adaptação a uma transição no ciclo de vida (determinada fase do desenvolvimento) for o foco da atenção clínica ou causar impacto no tratamento ou prognóstico da pessoa. Exemplos dessas transições incluem ingresso ou

392   Outras Condições que Podem ser Foco da Atenção Clínica

formatura escolar, término do controle parental, casamento, início de nova carreira, paternidade/maternidade, adaptação a um "ninho vazio" após a saída dos filhos de casa ou aposentadoria.

Z65.8   Problema Religioso ou Espiritual

Esta categoria pode ser utilizada quando o foco da atenção clínica for um problema religioso ou espiritual. Os exemplos incluem experiências de sofrimento que envolvam perda ou questionamento da fé, problemas associados à conversão a uma nova fé religiosa ou questionamento de valores espirituais que pode, não necessariamente, ter relação com alguma igreja ou instituição religiosa organizada.

Z72.811   Comportamento Antissocial Adulto

Esta categoria pode ser utilizada quando o foco da atenção clínica for um comportamento antissocial adulto que não é devido a algum transtorno mental (p. ex., transtorno da conduta, transtorno da personalidade antissocial). Os exemplos incluem o comportamento de alguns ladrões profissionais, falsificadores ou traficantes de substâncias ilegais.

Z72.810   Comportamento Antissocial de Criança ou Adolescente

Esta categoria pode ser utilizada quando o foco da atenção clínica for um comportamento antissocial, em criança ou adolescente, que não é devido a algum transtorno mental (p. ex., transtorno explosivo intermitente, transtorno da conduta). Os exemplos incluem atos antissociais isolados praticados por crianças ou adolescentes (não é um padrão de comportamento antissocial).

Z91.199   Não Adesão a Tratamento Médico

Esta categoria pode ser utilizada quando o foco da atenção clínica for a não adesão a um aspecto importante do tratamento para um transtorno mental ou outra condição médica. As razões para essa não adesão podem incluir desconforto resultante do tratamento (p. ex., efeitos colaterais do medicamento), despesas do tratamento, julgamentos pessoais de valor, crenças culturais ou religiosas pessoais acerca do tratamento proposto, debilidade associada à idade e presença de algum transtorno mental (p. ex., esquizofrenia, transtorno da personalidade). Esta categoria deve ser usada somente quando o problema for suficientemente grave a ponto de indicar atenção clínica independente e quando não atender aos critérios diagnósticos para fatores psicológicos que afetam outras condições médicas.

Outras Condições que Podem ser Foco da Atenção Clínica **393**

E66.9 Sobrepeso ou Obesidade

Esta categoria pode ser utilizada quando o foco da atenção clínica for sobrepeso ou obesidade.

Z76.5 Simulação

A característica essencial da simulação é a produção intencional de sintomas físicos ou psicológicos falsos ou grosseiramente exagerados motivada por incentivos externos, como evitar o serviço militar, evitar o trabalho, obter compensação financeira, fugir de processo criminal ou conseguir drogas. Sob determinadas circunstâncias, a simulação pode representar comportamento de adaptação – por exemplo, fingir doença enquanto em cativeiro inimigo em tempos de guerra. A simulação deve ser fortemente suspeitada quando notada qualquer combinação dos elementos a seguir:

1. Contexto médico-legal de apresentação (p. ex., o indivíduo é encaminhado ao clínico por um advogado para exame ou o indivíduo se autoencaminha enquanto estão pendentes litígio ou acusações).
2. Discrepância acentuada entre o alegado estresse ou incapacidade do indivíduo e os achados e as observações objetivas.
3. Falta de cooperação durante avaliação diagnóstica e de obediência ao regime de tratamento prescrito.
4. Presença de transtorno da personalidade antissocial.

A simulação difere do transtorno factício no sentido de que a motivação para a produção de sintomas, na simulação, é um incentivo externo, ao passo que no transtorno factício esse incentivo está ausente. A simulação difere do transtorno por sintomas neurológicos funcionais (transtorno conversivo) e de outros transtornos mentais relacionados a sintomas somáticos no que se refere à produção intencional de sintomas e aos incentivos externos óbvios associados. As evidências definitivas de fingimento (como evidências claras de que a perda de função está presente durante o exame, mas não em casa) sugerem um diagnóstico de transtorno factício, se a meta aparente da pessoa é assumir o papel de doente, ou simulação, se a intenção for conseguir um incentivo, como dinheiro.

R41.81 Declínio Cognitivo Relacionado à Idade

Esta categoria pode ser utilizada quando o foco da atenção clínica for um declínio objetivamente identificado no funcionamento cognitivo decorrente do processo de envelhecimento que está dentro dos limites

394   Outras Condições que Podem ser Foco da Atenção Clínica

normais para a idade do indivíduo. Indivíduos com essa condição podem relatar problemas para lembrar nomes ou compromissos ou podem ter dificuldade em resolver problemas complexos. Esta categoria deve ser considerada somente após ter sido determinado que o comprometimento cognitivo não é mais bem explicado por um transtorno mental específico ou atribuível a uma condição neurológica.

R41.83   Funcionamento Intelectual *Borderline*

Esta categoria pode ser utilizada quando o funcionamento intelectual *borderline* de um indivíduo for o foco da atenção clínica ou causar impacto no tratamento ou no prognóstico do indivíduo. Diferenciar funcionamento intelectual *borderline* de transtorno do desenvolvimento intelectual (deficiência intelectual) leve exige avaliação criteriosa da função intelectual e adaptativa e suas discrepâncias, em especial na presença de transtornos mentais concomitantes capazes de afetar a obediência do paciente a procedimentos padronizados dos testes (p. ex., esquizofrenia ou transtorno de déficit de atenção/hiperatividade, com impulsividade grave).

R45.89   Explosões Emocionais Prejudiciais

Esta categoria pode ser usada quando o foco da atenção clínica são demonstrações de raiva ou angústia manifestadas verbalmente (p. ex., raiva verbal, choro descontrolado) e/ou comportamental (p. ex., agressão física a pessoas, propriedades ou a si mesmo) que levam a uma alteração funcional significativa. Além de ocorrer no contexto de vários transtornos mentais diferentes (p. ex., transtorno de déficit de atenção/hiperatividade, transtorno do espectro autista, transtorno de oposição desafiante, transtorno de ansiedade generalizada, transtorno de estresse pós-traumático, transtorno do humor e transtornos psicóticos), também podem ocorrer independentemente de outras condições, como em geral é o caso em crianças pequenas.

Índice

Números de páginas em **negrito** se referem a tabelas ou figuras

Abstinência de álcool, 229-230
Abstinência de cafeína, 232-233
Abstinência de *Cannabis*, 236-238
Abstinência de estimulantes, 267-268
Abstinência de opioide, 254-256
Abstinência de sedativos, hipnóticos ou ansiolíticos, 260-261
Abstinência de substância, 222, **223-224**, 225-226
Abstinência de tabaco, 271-272
Abuso de substância, diagnósticos associados à classe de substância, **223-224**
Abuso e negligência, como outra condição que pode ser foco de atenção clínica, 369-370, 371-382
Abuso físico, 372-374, 379-382
Abuso psicológico, 374-376, 378-381
Abuso sexual, 372-375
Acatisia induzida por medicamentos, 357-361
Acatisia tardia, 363-364
Acesso, a atendimento médico, 370-371, 389-391
Aconselhamento, e outras condições que podem ser foco de atenção clínica, 370-371, 389-391
Aconselhamento dietético, 389-391
Aconselhamento genético, 389-391
Aconselhamento sexual, **389-391**
Aculturação, e ambiente social, 387-388
Agorafobia, 123-124
Álcool, e transtornos relacionados a substâncias, 221-222, **223**. *Ver também* Transtornos relacionados ao álcool

Alucinações, e transtorno psicótico devido a outra condição médica, 59-60
Alucinações auditivas persistentes, 63
Alucinógeno(s), e transtornos relacionados a substâncias, 221-222, **223**. *Ver também* Transtornos relacionados a alucinógenos
Ambiente social, e outras condições que podem ser foco de atenção clínica, 369-370, 387-389
Amnésia dissociativa, 157-159
Anorexia nervosa, 168-170
Anorexia nervosa atípica, 172-174
Ansiedade generalizada ocorrendo menos frequentemente do que "a maioria dos dias", 130
Ansiolíticos, e transtornos relacionados a substâncias, **224**. *Ver também* Transtornos relacionados a sedativos, hipnóticos ou ansiolíticos
Antipsicóticos atípicos, 347-348
Apneia central do sono, 182-183
Apneia e hipopneia obstrutiva do sono, 181-183
Aprendizagem, e domínios neurocognitivos, **284**
Apresentação combinada, do transtorno de déficit de atenção/hiperatividade, 36-37
Apresentação predominantemente desatenta, do transtorno de déficit de atenção/hiperatividade, 36-37
Apresentação predominantemente hiperativa/impulsiva, do transtorno de déficit de atenção/hiperatividade, 36-37

396   Índice

Asfixiofilia, e transtorno de masoquismo sexual, 336-337
Ataque de nervios (ataque de nervos), 130, 155-156
Ataque de pânico, 122-124
Ataques de ansiedade com sintomas limitados, 130
Atenção complexa, **282**
Atenção dividida, **282**
Atenção seletiva, **282**
Atenção sustentada, **282**
Atendimento médico. *Ver* Acesso
Atraso no desenvolvimento global, 22, 27
Autoginefilia, e transtorno transvéstico, 339-340
Autolesão não suicida, 369-372
Avaliação, de domínios neurocognitivos, **282-287**

Bradicinesia, e parkinsonismo induzido por medicamento, 349-350, 352-353
Bulimia nervosa, 169-171, 173-174

Cafeína, e transtornos relacionados a substâncias, 221-222, **223**. *Ver também* Transtornos relacionados à cafeína
Cannabis, e transtornos relacionados a substâncias, 221-222, **223**
Características associadas, e informações no texto do DSM-5-TR, 12-13
Características atípicas, como especificador, 88-90, 111-114
Características diagnósticas, e informações no texto do DSM-5-TR, 12-13
Características melancólicas, como especificador, 86-89, 110-114
Características mistas, como especificador, 84-86, 109-111
Características prognósticas, de transtorno esquizofreniforme, 50-51
Características psicóticas, como especificador, 89-90, 113-114
Características psicóticas congruentes e incongruentes com o humor, de transtorno bipolar

e transtornos relacionados, 70-71, 89-90
Catalepsia, e narcolepsia, 180-181
Catatonia, 60-62
associada a outra condição médica, 60-61
associada ao transtorno do espectro autista, 32-34
como especificador para transtorno bipolar e transtornos relacionados, 89-92
como especificador para transtornos depressivos, 113-114
devido a outra condição médica, 60-62
esquizofrenia com, 53-54
não especificada, 61-62
transtorno do espectro autista, 32-34
transtorno esquizoafetivo com, 54-55
transtorno esquizofreniforme com, 50-51
transtorno psicótico breve com, 49-50
Centro Nacional de Estatística em Saúde (NCHS), 7-8
Centros para Controle e Prevenção de Doença, 7-8
Ciclagem rápida, como especificador para transtorno bipolar e transtornos relacionados, 70-71, 85-87
Ciclotimia, e transtorno bipolar e outro transtorno relacionado especificado, 81-84
Ciclotimia de curta duração, e transtorno bipolar e transtornos relacionados, 81-84
Classificação internacional de doenças, décima revisão, Modificação Clínica (CID-10-MC), 7-8, 11-12
Cleptomania, 218-219
Codificação. *Ver* Procedimentos para registro
Cognição social, como domínio neurocognitivo, **287**

Índice

Comorbidade, e informações no texto do DSM-5-TR, 13-14
Comportamento antissocial, e outras condições que podem ser foco de atenção clínica, 391-392
Comportamento de autolesão, e transtorno do movimento estereotipado, 43-44. *Ver também* Autolesão não suicida
Comportamento suicida, 13-14, 369-372
Consequências funcionais, e informações no texto do DSM-5-TR, 13-14
Conteúdo bizarro, transtorno delirante com, 48-49
Contextos forenses, declaração de advertência para o uso do DSM-5 em, 17-18
Crenças, e transtorno obsessivo--compulsivo e transtornos relacionados, 132-136

Declaração de advertência para o uso forense do DSM-5, 17-18
   problemas com e outras condições que podem ser foco de atenção clínica, 370-371, 388-389
Declínio cognitivo relacionado à idade, 392-394
Deficiência de hipocretina, e narcolepsia, 181-182
Degeneração frontotemporal. *Ver* Transtorno neurocognitivo maior ou leve devido a degeneração frontotemporal
Delírio(s)
   com sobreposição significativa de episódios de humor, 63
   transtorno psicótico devido a outra condição médica, 59-60
Delírio induzido por medicamentos, 290-293
Delirium, **223-224**, 281, 288-295
Delirium devido a etiologias múltiplas, 291-292
Delirium devido a outra condição médica, 290-291

Delirium não especificado, 292-295
Delirium por abstinência de substância, **223-224**, 288-291
Delirium por intoxicação por substância, **223-224**, 281, 288-289
Delirium subsindrômico, 292-293
Depressão atípica, 111-112
Depressão breve recorrente, 107-109
Desconforto ansioso, como especificador, 76-77, 83-85, 109-110
Desenvolvimento e curso, e informações no texto do DSM-5-TR, 12-13
Desenvolvimento sexual, disforia de gênero e transtorno/diferença de, 209-211
Despersonalização, e transtorno de estresse pós-traumático, 147-148, 150-151
Desrealização
   transtorno de despersonalização/desrealização, 158-159
   transtorno de estresse pós-traumático e, 147-148, 150-151
Diagnóstico. *Ver também* Avaliação; *Diagnóstico diferencial associado*
   à classe de substância, **223-224**
   diagnóstico principal e, 8-9
   diagnóstico provisório e, 8-11
   elementos do, 3-7
   formulação de caso e, 3-4
   julgamento clínico e, 6-8
Diagnóstico diferencial de síndrome de descontinuação de antidepressivo, 367-368
   de acatisia aguda induzida por medicamento, 359-361
   de discinesia tardia, 362-364
   de distonia aguda induzida por medicamento, 356-358
   de parkinsonismo induzido por medicamento, 351-353, 362-364
   de síndrome maligna neuroléptica, 355-356
   de transtornos mentais induzidos por substância/medicamento, 221-222

398 Índice

de tremor postural induzido por
medicamento, 364-366
informações no texto do
DSM-5-TR, 13-14
Diagnóstico principal (razão para
visita), 8-9
Diagnóstico provisório, 8-11
Discalculia, 40-41
Discinesia tardia, 360-364
Discriminação, como problema
relacionado ao ambiente social,
387-389
Disforia de gênero, 209-211
Disforia de gênero não especificada,
211
Disfunção do movimento, e
parkinsonismo induzido por
medicamento, 349-350
Disfunções sexuais, 197-208
ejaculação prematura (precoce),
203-204
ejaculação retardada, 197-198
induzidas por substância/
medicamento, 204-208
não especificadas, 207-208
outra disfunção sexual
especificada, 207-208
substâncias de abuso associadas
a, 223-224
transtorno da dor gênito-pélvica/
penetração, 201-203
transtorno do desejo sexual
hipoativo, 202-203
transtorno do interesse/excitação
sexual feminino, 199-202
transtorno do orgasmo feminino,
198-200
transtorno erétil, 197-199
Dismorfia muscular, e transtorno
dismórfico corporal, 132-133
Distonia aguda induzida por
medicamentos, 355-358
Distonia tardia, 363-364
Distúrbio comportamental. *Ver também*
Comportamento antissocial;
Comportamento suicida
Distúrbio de identidade devido a
persuasão coercitiva prolongada e
intensa, 159-160

Distúrbios da percepção
abstinência de álcool com,
229-230
abstinência de sedativo, hipnótico
ou ansiolítico com, 31-32
intoxicação ou abstinência
de outra substância (ou
substância desconhecida)
com, 275-276
intoxicação por *Cannabis* com,
236-283
intoxicação por estimulante com,
266-267
intoxicação por opioide com,
254-255
Doença com corpos de Lewy.
Ver Transtorno neurocognitivo
maior ou leve devido à doença com
corpos de Lewy
Doença de Alzheimer. *Ver* Transtorno
neurocognitivo maior ou leve devido
à doença de Alzheimer
Doença de Huntington. *Ver* Transtorno
neurocognitivo maior ou leve devido
à doença de Huntington
Doença de Parkinson, 351-352. *Ver
também* Transtorno neurocognitivo
maior ou leve devido à doença de
Parkinson
Doença do príon. *Ver* Transtorno
neurocognitivo maior ou leve devido
à doença do príon
Doença vascular. *Ver* Transtorno
neurocognitivo maior ou leve devido
a doença cardiovascular
DSM-5, declaração de advertência para
o uso forense, 17-18
DSM-5-TR
outras condições e transtornos na
Seção II, 15-16, 368
recursos *on-line* no, 15-16
tipos de informações no texto do,
11-14
transtornos do movimento
induzidos por medicamento na
Seção II, 15-16, 347-348

Ejaculação prematura (precoce),
203-204

Índice

399

Emoção expressa, 382-385

Emoções pró-sociais, e transtorno de
conduta, 217-218

Encoprese, 175-176

Enurese, 175-176

Episódio depressivo, e transtorno
bipolar II, 75-76

Episódio depressivo com características
mistas, 85-86

Episódio depressivo com sintomas
insuficientes, e outro transtorno
depressivo especificado, 108-109

Episódio depressivo de curta duração,
e outro transtorno depressivo
especificado, 108-109

Episódio depressivo maior, 67-69,
72-75, 81-82, 108-109

Episódio depressivo maior persistente,
e transtorno depressivo persistente,
100-101

Episódios depressivos maiores
intermitentes, e transtorno
depressivo intermitente, 100-102

Episódios hipomaníacos, 66-67, 71-73,
75-76, 81-82, 84-86

Episódios hipomaníacos de curta
duração, e transtorno bipolar e
transtornos relacionados, 81-82

Episódios maníacos, 65-67, 83-86

Especificadores. *Ver também* Gravidade;
Subtipos
ataque de pânico como,
122-124
definição de, 12-13
especificidade do diagnóstico e
uso de, 4-5
para transtorno bipolar e
transtornos relacionados,
83-94
para transtornos depressivos,
109-116

Esquizofrenia, 52-54, 352-353

Estilo de vida, e outras condições que
podem ser foco de atenção clínica,
388-389

Estimulante(s), e transtornos
relacionados a substâncias, **224**.
Ver também Transtornos
relacionados a estimulantes

Estressor(es) marcado(s), e transtorno
psicótico breve, 49-50

Evitação
transtorno de estresse agudo e
sintomas de, 151-152
transtorno de estresse
pós-traumático, e persistente,
148-149

Expressão escrita, transtorno específico
da aprendizagem com prejuízo da,
39-40

Expressão tardia, de transtorno de
estresse pós-traumático, 147-148

Família, e outras condições que podem
ser foco de atenção clínica, 382-385

Fatores ambientais
como subseção do texto sobre
fatores de risco e prognóstico,
12-13
outras condições que podem ser
foco de atenção clínica e,
370-371, 388-389
transtorno do movimento
estereotipado e, 43-44

Fatores de risco e prognóstico, e
informações no texto do DSM-5-TR,
12-14

Fatores genéticos e fisiológicos
como subseção do texto sobre
fatores de risco e prognóstico,
12-14
transtorno do movimento
estereotipado e, 43-44

Fatores psicológicos que afetam outras
condições médicas, 163-164

Fatores temperamentais, como
subseção do texto sobre fatores de
risco e prognóstico, 12-13

Fenciclidina, e transtornos
relacionados a substâncias,
221-222, **223**. *Ver também*
Transtornos relacionados a
alucinógenos

Fobia de animais, 119-120

Fobia de sangue-injeção-ferimentos,
119-120

Fobia do ambiente natural, 119-120

Fobia específica, 118-120

400 Índice

Fobia situacional, 119-120
Formulação de caso, 3-4
Funcionamento intelectual *borderline*,
393-394
Funções executivas, **283**

Gnose, avaliação da, **286**
Gramática e sintaxe, avaliação da, **285**
Gravidade, **33**. *Ver também*
*Especificadores; Subtipos de transtorno
do espectro autista*
de transtorno bipolar e
transtornos relacionados,
93-94
de transtorno do desenvolvimento
intelectual, 20-26
de transtornos depressivos,
115-116

Habilidades perceptivas-motoras,
como domínio neurocognitivo,
286
Hipnóticos, e transtornos relacionados
a substâncias, **224**. *Ver também*
Transtornos relacionados a
sedativos, hipnóticos ou ansiolíticos
Hipoventilação alveolar central
congênita, 183-184
Hipoventilação comórbida relacionada
ao sono, 183-184
Hipoventilação idiopática, 183-184
Hipoventilação relacionada ao sono,
183-184
História pessoal, e outras condições
que podem ser foco de atenção
clínica, 370-371, 388-391
HIV. *Ver* Transtorno neurocognitivo
maior ou leve devido à infecção por
HIV
Humor deprimido, e transtornos de
adaptação, 152-153
Humor negativo, e transtorno de
estresse agudo, 151-152

Inalante(s), e transtornos relacionados
a substâncias, 221-222, **223**. *Ver
também* Transtornos relacionados a
inalantes
Início no periparto

como especificador para
transtorno bipolar e
transtornos relacionados,
90-92
como especificador para
transtornos depressivos,
113-115
de transtorno psicótico breve,
49-50
Insegurança alimentar, e problemas
econômicos, 387-388
Insight, e transtorno obsessivo-
compulsivo e transtornos
relacionados, 132-134
Instituições residenciais, e outras
condições que podem ser foco de
atenção clínica, 385-386
Internet, e recursos *on-line* no
DSM-5-TR, 15-16
Intoxicação por álcool, 228-230
Intoxicação por cafeína, 231-233
Intoxicação por *Cannabis*, 236-283
Intoxicação por estimulantes, 265-267
Intoxicação por fenciclidina, 242-244
Intoxicação por inalantes, 249-251
Intoxicação por opioides, 252-255
Intoxicação por outra substância
(ou substância desconhecida), 226,
275-278
Intoxicação por outro alucinógeno,
243-244
Intoxicação por sedativos, hipnóticos
ou ansiolíticos, 259
Intoxicação por substância, 222,
223-224, 225-226

Julgamento clínico, e diagnóstico, 6-8

Khyâl cap (ataques de vento), 130
Koro, 141-142

Leitura, transtorno específico da
aprendizagem e prejuízo da, 39-40
Lesão cerebral traumática. *Ver*
Transtorno neurocognitivo maior
ou leve devido a lesão cerebral
traumática
Linguagem, e domínios
neurocognitivos, **285**

Índice

401

Linguagem expressiva, **285**
Linguagem receptiva, avaliação da, **285**
Luto, 69, 74-75, 97-98. *Ver também*
Perda; Transtorno do luto
prolongado
Luto não complicado, 391-392

Marcadores diagnósticos, e
informações no texto do DSM-5-TR,
13-14
Matemática, transtorno específico da
aprendizagem com prejuízo na,
40-41
Medicamentos antipsicóticos e outros
agentes bloqueadores dos receptores
de dopamina, uso do termo, 347-348
Memória, e domínios neurocognitivos,
284
Memória de trabalho, **283**
Memória recente, avaliação da, **284**
Movimento, associado a um transtorno
mental, 389-392
Mudança na personalidade devido a
outra condição médica, 330-332
Mutismo seletivo, 118-119
Não adesão, ao tratamento médico,
392-393

Narcolepsia, 180-182
Negligência. *Ver* Abuso e negligência
Neuroléptico, uso do termo, 347-348

Obesidade, como outra condição que
pode ser foco de atenção clínica,
392-393
Opioide(s). *Ver também* Transtornos
relacionados a opioides
apneia central do sono comórbida
com o uso de, 182-183
transtornos relacionados a
substâncias e, 221-222, **223**
Outra condição médica, uso do termo,
11-12
Outra disforia de gênero especificada,
210-211
Outra disfunção sexual especificada,
207-208
Outras condições que podem ser foco
de atenção clínica, 15-16, 369-394

abuso e negligência, 369-382
acesso a atendimento médico,
370-371
aconselhamento e orientação
médica, 370-371, 389-391
ambiente familiar e, 382-385
ambiente social, 369-370,
387-389
autolesão não suicida, 369-372
comportamento suicida, 369-372
condições ou problemas
adicionais, 389-394
história pessoal, 370-371,
388-391
problemas ambientais, 370-371
problemas de moradia, 369-370,
385-386
problemas econômicos, 369-370,
387-388
problemas educacionais,
369-370, 384-385, 388-389
problemas ocupacionais,
369-370, 384-386
problemas psicossociais,
370-371, 388-389
problemas relacionais, 369-370,
381-383
Seção II do DSM-5-TR e, 15-16,
369-370
sistema legal, 370-371, 388-389
Outro *delirium* especificado, 292-293
Outro efeito adverso de medicamento,
368
Outro sintoma somático e transtorno
relacionado especificado, 165
Outro transtorno alimentar
especificado, 172-174
Outro transtorno bipolar e transtorno
relacionado especificado, 81-84
Outro transtorno da eliminação
especificado, 176
Outro transtorno da personalidade
especificado, 331-332
Outro transtorno de ansiedade
especificado, 128-130
Outro transtorno de déficit de atenção/
hiperatividade especificado, 36-37
Outro transtorno de hipersonolência
especificado, 194-195

402 Índice

Outro transtorno de insônia especificado, 193-195

Outro transtorno depressivo especificado, 107-109

Outro transtorno disruptivo, do controle de impulsos e da conduta especificado, 220

Outro transtorno dissociativo especificado, 158-160

Outro transtorno do espectro da esquizofrenia e outro transtorno psicótico especificado, 63

Outro transtorno do movimento induzido por medicamento, 365-366

Outro transtorno do sono-vigília especificado, 195-196

Outro transtorno do tique especificado, 44-45

Outro transtorno especificado, uso de como opção diagnóstica, 4-7

Outro transtorno mental especificado, 344-345

Outro transtorno mental especificado devido a outra condição médica, 343-344

Outro transtorno obsessivo-compulsivo e transtorno relacionado especificado, 140-142

Outro transtorno parafílico especificado, 340-341

Outro transtorno relacionado a trauma e estressor especificado, 155-156

Padrão sazonal, como especificador, 70-71, 91-94, 114-116

Pais, e problemas relacionais, 381-385

Parassonia(s), 186-189
transtorno do pesadelo, 186-188
transtornos do despertar do sono não REM, 187-189

Parkinsonismo. *Ver* Parkinsonismo induzido por medicamento

Parkinsonismo induzido por medicamento (PIM), 347-353, 362-364

Parkinsonismo induzido por medicamento antipsicótico e outro agente

bloqueador dos receptores de dopamina, 347-353

Parkinsonismo induzido por outro medicamento, 347-353

Percepção visual, avaliação da, **286**

Perda, 391-392. *Ver também* Luto

Período de memória imediata, avaliação da, **284**

Pica, 167-168

Piromania, 218-219

Pobreza, e problemas econômicos, 387-388

Pós-transição, e disforia de gênero, 210-211

Práxis, avaliação da, **286**

Preocupações com a aparência, e transtorno obsessivo-compulsivo e transtorno relacionado devido a outra condição médica, 139-140

Preparação militar, e problemas de ocupação, 384-385

Prevalência, e informações no texto do DSM-5-TR, 12-13

Problema na fase de vida, 391-392

Problema religioso ou espiritual, 391-392

Problemas de moradia, e outras condições que podem ser foco de atenção clínica, 369-370, 385-386

Problemas econômicos, e outras condições que podem ser foco de atenção clínica, 369-370, 387-388

Problemas educacionais, e outras condições que podem ser foco de atenção clínica, 369-370, 384-385

Problemas ocupacionais, e outras condições que podem ser foco de atenção clínica, 369-370, 384-386

Problemas psicossociais, e outras condições que podem ser foco de atenção clínica, 370-371, 388-389

Problemas relacionais, e outras condições que podem ser foco de atenção clínica, 369-370, 381-382

Procedimentos para registro, e codificação de abuso e negligência, 371-372

Índice

403

de comportamento suicida, 370-371
de delírio induzido por intoxicação ou abstinência de substância, 291-293
de disfunção sexual induzida por substância/medicamento, 206-208
de intoxicação por substância e abstinência de substância, 222, 225
de movimento associado a um transtorno mental, 391-392
de transtorno bipolar e transtorno relacionado induzido por substância/medicamento, 79-81
de transtorno de ansiedade induzido por substância/medicamento, 127-129
de transtorno específico da aprendizagem, 40-41
de transtorno de insônia, 178-179
de transtorno depressivo induzido por substância/medicamento, 105-106
de transtorno disfórico pré-menstrual, 102-104
de transtorno do espectro autista, 32-34
de transtorno do movimento estereotipado, 43-44
de transtorno do pesadelo, 187-188
de transtorno do sono induzido por substância/medicamento, 193-194
de transtorno factício imposto a outro, 165-166
de transtorno neurocognitivo induzido por substância/medicamento, 313-315
de transtorno obsessivo-compulsivo e transtorno relacionado induzido por substância/medicamento, 137-140
de transtorno psicótico induzido por substância/medicamento, 58-60
de transtornos mentais induzidos por substância/medicamento, 226
de transtornos neurocognitivos maiores ou leves, **299-302**
de transtornos por uso de substância, 222, 225
diagnóstico principal e, 8-9
diagnóstico provisório e, 8-10
diretrizes para, no DSM-5-TR, 11-13
sem diagnóstico ou condição, 344-345
transtorno de hipersonolência, 180-181
uso clínico do sistema CID-10-MC, 7-9
uso de subtipos e especificadores, 4-5
Pseudociese, 166
psychiatryOnline.org, 15-16

Questões diagnósticas relacionadas à cultura, e informações no texto do DSM-5-TR, 13-14
Questões diagnósticas relacionadas ao sexo e ao gênero, e informações no texto do DSM-5-TR, 13-14

Reação distônica aguda (RDA), 355-358
Reações dissociativas agudas a eventos estressantes, 159-160
Remissão, como especificador, 93-94, 115-116
Respiração de Cheyne-Stokes, 182-183
Resposta persistente a trauma com sintomas semelhantes a TEPT, 155-156
Rigidez, e parkinsonismo induzido por medicamento, 349-352

Self, transtorno factício imposto ao, 163-166
Sem diagnóstico ou condição, código para, 344-345
Shubo-kyofu, 141-142
Simulação, 392-393
Síndrome das pernas inquietas, 188-191

404 Índice

Síndrome de descontinuação de antidepressivos, 365-368
Síndrome distímica pura, e transtorno depressivo persistente, 100-101
Síndrome do comer noturno, 173-174
Síndrome neuroléptica maligna, 351-356
Síndrome psicótica atenuada, 63
Síndromes crônicas e recorrentes de sintomas dissociativos mistos, 159-160
Sintoma neurológico funcional (transtorno conversivo), 162-164
Sintomas de escoriação (*skin-picking*), e transtorno obsessivo-compulsivo e transtorno relacionado devido a outra condição médica, 139-140
Sintomas de intrusão, e transtorno de estresse agudo, 151-152
Sintomas de puxar o cabelo, e transtorno obsessivo-compulsivo e transtorno relacionado devido a outra condição médica, 139-140
Sintomas delirantes no contexto de relacionamento com indivíduo com delírios proeminentes, 63
Sintomas dissociativos
  outro transtorno mental especificado devido a outra condição médica, 343-344
  transtorno de estresse agudo, 151-152
  transtorno de estresse pós--traumático, 147-148, 150-151
Sintomas do despertar, e transtorno de estresse agudo, 151-153
Sonambulismo, 186-187
Subtipos. *Ver também* Gravidade; *Especificadores*
  especificidade do diagnóstico e uso dos, 4-5
  definição de, 12-13

Tabaco, e transtornos relacionados a substâncias, **224**
Taijin kyofusho, 141-142
Teoria da mente, **287**
Terapia de manutenção

transtorno por uso de opioides e, 251-264
transtorno por uso de tabaco e, 270-271
Terminologia, uso da no DSM-5-TR, 7-12
Terrores no sono, 186-187
Tipo bipolar, de transtorno esquizoafetivo, 54-55
Tipo ciumento, de transtorno delirante, 47-48
Tipo compulsão alimentar/purgativo, de anorexia nervosa, 169-170
Tipo depressivo, de transtorno esquizoafetivo, 54-55
Tipo erotomaníaco, de transtorno delirante, 47-48
Tipo fase do sono atrasada, do transtorno do sono-vigília do ritmo circadiano, 184-185
Tipo fase do sono avançada, do transtorno do sono-vigília do ritmo circadiano, 184-185
Tipo grandioso, de transtorno delirante, 47-48
Tipo insônia, de transtorno do sono induzido por substância/medicamento, 191-192
Tipo misto, de transtorno do sono induzido por substância/medicamento, 191-192
Tipo não especificado, do transtorno do sono-vigília do ritmo circadiano, 184-185
Tipo parassonia, de transtorno do sono induzido por substância/medicamento, 191-192
Tipo persecutório, de transtorno delirante, 47-48
Tipo restritivo, de anorexia nervosa, 169-170
Tipo somático, de transtorno delirante, 48-49
Tipo sonolência diurna, de transtorno do sono induzido por substância/medicamento, 191-192
Tipo sono-vigília irregular, do transtorno do sono-vigília do ritmo circadiano, 184-185

Índice

Tipo sono-vigília não de 24 horas, do transtorno do sono-vigília do ritmo circadiano, 184-185

Tipo trabalho em turnos, do transtorno do sono-vigília do ritmo circadiano, 184-185

Tipos busca de cuidado e esquiva de cuidado, de transtorno de ansiedade por doença, 162-163

Tomada de decisão, e funções executivas, **283**

Transe dissociativo, 159-160

Transtorno alimentar evitativo/restritivo, 168-169

Transtorno alimentar não especificado, 173-174

Transtorno bipolar e transtornos relacionados, 65-94

  especificadores para, 83-94

  substâncias de abuso associadas a, **223-224**

  transtorno bipolar e outro transtorno relacionado específico, 81-84

  transtorno bipolar e transtorno relacionado devido a outra condição médica, 80-81

  transtorno bipolar e transtorno relacionado induzido por substância/medicamento, 76-81

  transtorno bipolar e transtorno relacionado não especificado, 83-84

  transtorno bipolar I, 65-71

  transtorno bipolar II, 71-76

  transtorno ciclotímico, 76-77

  transtorno de humor não especificado, 83-84

Transtorno bipolar e transtorno relacionado devido a outra condição médica, 80-81

Transtorno bipolar I, 65-71

Transtorno bipolar II, 71-76

Transtorno bipolar induzido por substância/medicamento e transtorno relacionado, 76-81

Transtorno bipolar não especificado e transtorno relacionado, 83-84

Transtorno ciclotímico, 76-77

Transtorno da comunicação não especificado, 28-31

Transtorno da comunicação social (pragmática), 28-29

Transtorno da conduta, 216-219

Transtorno da dor gênito-pélvica/penetração, 201-203

Transtorno da eliminação não especificado, 176

Transtorno da fala, 27-28

Transtorno da fluência com início na infância (gagueira), 27-29

Transtorno da linguagem, 22, 27-28

Transtorno da personalidade antissocial, 218-219, 325-327

Transtorno da personalidade *borderline*, 326-327

Transtorno da personalidade dependente, 329-331

Transtorno da personalidade esquizoide, 324-325

Transtorno da personalidade esquizotípica, 325-326

Transtorno da personalidade evitativa, 329-330

Transtorno da personalidade histriônica, 328-329

Transtorno da personalidade não especificado, 333

Transtorno da personalidade narcisista, 328-329

Transtorno da personalidade obsessivo-compulsiva, 330-331

Transtorno da personalidade paranoide, 323-325

Transtorno de acumulação, 133-136

Transtorno de ansiedade de separação, 117-118

Transtorno de ansiedade devido a outra condição médica, 128-129

Transtorno de ansiedade generalizada, 124-125

Transtorno de ansiedade induzido por substância/medicamento, 124-129

Transtorno de ansiedade não especificado, 130

Transtorno de ansiedade por doença, 41-163, 166

406   Índice

Transtorno de ansiedade por doença breve, 166

Transtorno de ansiedade por doença sem comportamentos excessivos relacionados à saúde ou evitação desadaptativa, 166

Transtorno de ansiedade social, 119-121

Transtorno de apego reativo, 143-145

Transtorno de déficit de atenção/ hiperatividade, 34-39

Transtorno de déficit de atenção/ hiperatividade não especificado, 38-39

Transtorno de despersonalização/ desrealização, 158-159

Transtorno de escoriação (*skin-picking*), 135-136

Transtorno de estresse agudo, 150-153

Transtorno de estresse pós-traumático, 145-151

Transtorno de hipersonolência, 178-181, 194-195, 195-196

   outro transtorno de hipersonolência especificado, 194-195

Transtorno de hipersonolência não especificado, 195-196

Transtorno de insônia, 177-179, 193-195

Transtorno de insônia de curta duração, 194-195

Transtorno de insônia do sono restrito a não reparador, 194-195

Transtorno de insônia não especificado, 194-195

Transtorno de interação social desinibida, 144-145

Transtorno de oposição desafiante, 213-215

Transtorno de pânico, 120-123

Transtorno de purga, e outro transtorno alimentar especificado, 173-174

Transtorno de referência olfativa, 140-142

Transtorno de ruminação, 167-168

Transtorno de sintomas somáticos, 161-162

Transtorno de sintomas somáticos breve, 166

Transtorno de sintomas somáticos e transtorno relacionado não especificado, 166

Transtorno de sintomas somáticos e transtornos relacionados, 161-166

   fatores psicológicos que afetam outras condições médicas, 163-164

   outro transtorno de sintomas somáticos e transtorno relacionado especificado, 165-166

   transtorno de ansiedade por doença, 161-163

   transtorno de sintomas neurológicos funcionais, 162-164

   transtorno de sintomas somáticos e transtorno relacionado não especificado, 166

   transtorno factício, 163-166

Transtorno de tique motor ou vocal (crônico) persistente, 43-44

Transtorno de tique não especificado, 44-45

Transtorno de tique provisório, 44-45

Transtorno de Tourette, 43-44

Transtorno delirante, 47-49, 83-84

Transtorno depressivo devido a outra condição médica, 105-109

Transtorno depressivo induzido por substância/medicamento, 102-106

Transtorno depressivo maior, 96-100, 351-353

Transtorno depressivo não especificado, 108-109

Transtorno depressivo persistente, 99-102

Transtorno disfórico pré-menstrual, 101-104

Transtorno dismórfico corporal, 132-134

Transtorno disruptivo, do controle de impulsos e da conduta não especificado, 220

Transtorno disruptivo da desregulação do humor, 95-97

Índice

407

Transtorno dissociativo de identidade, 157-158
Transtorno dissociativo não especificado, 159-160
Transtorno do comer compulsivo, 170-174
Transtorno do comportamento do sono REM, 187-189
Transtorno do comportamento repetitivo focado no corpo, 140-141
Transtorno do desejo sexual hipoativo masculino, 202-203
Transtorno do desenvolvimento da coordenação, 41-42
Transtorno do desenvolvimento intelectual (deficiência intelectual), 21-22, **20-26**, 27
Transtorno do desenvolvimento intelectual não especificado (deficiência intelectual), 22, 27
Transtorno do espectro autista, 29-34
Transtorno do espectro da esquizofrenia e outro transtorno psicótico não especificado, 64
Transtorno do espectro da esquizofrenia e outros transtornos psicóticos, 47-64
    catatonia, 60-62
    episódio depressivo maior sobreposto ao, 108-109
    episódios maníacos, 83-84
    esquizofrenia, 52-54
    outro transtorno do espectro da esquizofrenia e outro transtorno psicótico especificado, 63
    substâncias de abuso associadas a, **223-224**
    transtorno da personalidade esquizotípica, 47-48
    transtorno delirante, 47-49
    transtorno do espectro da esquizofrenia não especificado e outro transtorno psicótico, 64
    transtorno esquizoafetivo, 54-56
    transtorno esquizofreniforme, 50-53
    transtorno psicótico breve, 49-50
    transtorno psicótico devido a outra condição médica, 59-60
    transtorno psicótico induzido por substância/medicamento, 55-60
Transtorno do humor não especificado, 83-84, 109-110
Transtorno do interesse/excitação sexual feminino, 199-202
Transtorno do jogo, 221-222, 279-280
Transtorno do luto prolongado, 153-156
Transtorno do masoquismo sexual, 336-338
Transtorno do movimento estereotipado, 43-45
Transtorno do orgasmo feminino, 198-200
Transtorno do pesadelo, 186-188
Transtorno do sadismo sexual, 337-338
Transtorno do sono induzido por substância/medicamento, 190-194
Transtorno do sono-vigília não especificado, 195-196
Transtorno específico da aprendizagem, 38-41
Transtorno esquizoafetivo, 54-56
Transtorno esquizofreniforme, 50-53
Transtorno exibicionista, 335-337
Transtorno explosivo intermitente, 214-215
Transtorno factício, 163-166, 392-393
Transtorno fetichista, 339-340
Transtorno frotteurista, 336-337
Transtorno mental devido a outra condição médica não especificado, 343-345
Transtorno mental induzido por substância/medicamento, 9-11, 221-222, 226
Transtorno mental não especificado, 4-7, 344-345
Transtorno mental primário, uso do termo, 9-11
Transtorno neurocognitivo leve, 296-298
Transtorno neurocognitivo maior, 294-296

408 Índice

Transtorno neurocognitivo maior ou leve devido a degeneração frontotemporal, **299**, 304-306

Transtorno neurocognitivo maior ou leve devido à doença com corpos de Lewy, **299**, 305-308

Transtorno neurocognitivo maior ou leve devido à doença de Alzheimer, 295-298, **299**, 302-305

Transtorno neurocognitivo maior ou leve devido à doença de Huntington, **300**, 317-320

Transtorno neurocognitivo maior ou leve devido à doença de Parkinson, **300**, 316-318

Transtorno neurocognitivo maior ou leve devido à doença de príon, **300**, 316-317

Transtorno neurocognitivo maior ou leve devido a doença vascular, **299**, 307-309

Transtorno neurocognitivo maior ou leve devido à infecção por HIV, **300**, 314-315

Transtorno neurocognitivo maior ou leve devido a lesão cerebral traumática, 295-296, 297-298, **299**, 308-311

Transtorno neurocognitivo maior ou leve devido a múltiplas etiologias, **301-302**, 321-322

Transtorno neurocognitivo maior ou leve devido a outra condição médica, **300**, 319-320

Transtorno neurocognitivo maior ou leve induzido por substância, 311-312

Transtorno neurocognitivo maior ou leve induzido por substância/ medicamento, **299**, 310-315

Transtorno neurocognitivo não especificado, **301-302**, 322

Transtorno obsessivo-compulsivo, 131-133

Transtorno obsessivo-compulsivo e transtorno(s) relacionado(s), 131-142

escoriação, 135-136

substâncias de abuso associadas a, **223-224**

transtorno de acumulação, 133-136

transtorno dismórfico corporal, 132-134

transtorno obsessivo-compulsivo e outro transtorno relacionado especificado, 140-142

transtorno obsessivo-compulsivo e transtorno relacionado devido a outra condição médica, 139-140

transtorno obsessivo-compulsivo e transtorno relacionado induzido por substância/ medicamento, 135-140

tricotilomania, 135-136

Transtorno obsessivo-compulsivo e transtorno relacionado devido a outra condição médica, 139-140

Transtorno obsessivo-compulsivo induzido e transtorno relacionado por substância/medicamento, 135-140

Transtorno parafílico não especificado, 340-341

Transtorno pedofílico, 337-338

Transtorno perceptivo persistente por alucinógenos, 243-244

Transtorno por uso de álcool, 227-229

Transtorno por uso de *Cannabis*, 233-236

Transtorno por uso de estimulantes, 262-266

Transtorno por uso de fenciclidina, 238-241

Transtorno por uso de inalantes, 246-250

Transtorno por uso de opioides, 250-253

Transtorno por uso de outro alucinógeno, 240-243

Transtorno por uso de tabaco, 269-272

Transtorno psicótico breve, 49-50

Transtorno psicótico devido a outra condição médica, 59-60

Transtorno psicótico induzido por substância/medicamento, 55-60

Índice

409

Transtorno relacionado a alucinógenos não especificado, 246-247

Transtorno relacionado à cafeína não especificado, 233-234

Transtorno relacionado a *Cannabis* não especificado, 237-284

Transtorno relacionado a estimulantes não especificado, 269-270

Transtorno relacionado a fenciclidina não especificado, 246-247

Transtorno relacionado a inalantes não especificado, 250-251

Transtorno relacionado a opioides não especificado, 255-256

Transtorno relacionado a outra substância (ou substância desconhecida) não especificado, 278-279

Transtorno relacionado a sedativos, hipnóticos ou ansiolíticos, 256-259

Transtorno relacionado a sedativos, hipnóticos ou ansiolíticos não especificado, 261-262

Transtorno relacionado a trauma e estressores não especificado, 156

Transtorno relacionado ao álcool não complicado, 391-392

Transtorno relacionado ao álcool não especificado, 231-232

Transtorno relacionado ao tabaco não especificado, 272-274

Transtorno relacionado a opioides, 250-256. *Ver também* Opioide(s)
abstinência de opioide, 254-256
intoxicação por opioides, 252-255
transtorno por uso de opioides, 250-253
transtorno relacionado a opioide não especificado, 255-256
transtornos mentais induzidos por opioides, 255-256

Transtorno semelhante a transtorno dismórfico corporal com falhas reais, 140-141

Transtorno semelhante a transtorno dismórfico corporal sem comportamentos repetitivos, 140-141

Transtorno transvéstico, 339-341

Transtorno voyeurista, 335-336

Transtorno(s) de ansiedade, 117-130
abuso de substâncias associado a, 223-224
agorafobia, 123-124
ataque de pânico como especificador, 122-124
fobia específica, 118-120
mutismo seletivo, 118-119
outro transtorno de ansiedade especificado, 128-130
transtorno de ansiedade de separação, 117-118
transtorno de ansiedade devido a outra condição médica, 128-129
transtorno de ansiedade generalizada, 124-125
transtorno de ansiedade induzido por substância/medicamento, 124-129
transtorno de ansiedade não especificado, 12-13
transtorno de ansiedade social, 119-121
transtorno de pânico, 120-123

Transtorno(s) depressivo(s), 95-116
episódio depressivo maior, 67-69, 72-75, 81-82, 108-109
especificadores para, 109-116
outro transtorno depressivo especificado, 107-109
substâncias de abuso associadas a, **223-224**
transtorno depressivo devido a outra condição médica, 105-109
transtorno depressivo induzido por substância/medicamento, 102-106
transtorno depressivo maior, 96-100, 351-353
transtorno depressivo não especificado, 108-109
transtorno depressivo persistente, 99-102
transtorno disfórico pré-menstrual, 101-104

410 Índice

transtorno disruptivo de desregulação do humor, 95-97
transtorno do humor não especificado, 109-110
Transtorno(s) neurocognitivo(s) maior(es) ou leve(s), 294-322
Transtorno(s) psicótico(s). *Ver* Transtornos do espectro da esquizofrenia e outros transtornos psicóticos
Transtorno(s) relacionado(s) a sedativos, hipnóticos ou ansiolíticos, 256-262. *Ver também* Ansiolíticos; Hipnóticos; Sedativo(s)
  abstinência de sedativos, hipnóticos ou ansiolíticos, 260-261
  intoxicação por sedativos, hipnóticos ou ansiolíticos, 259
  transtorno relacionado a sedativos, hipnóticos ou ansiolíticos, 256-259
  transtorno relacionado a sedativos, hipnóticos ou ansiolíticos não especificado, 261-262
  transtornos mentais induzidos por sedativos, hipnóticos ou ansiolíticos, 261-262
Transtornos aditivos e relacionados a substâncias, 221-280
  transtorno do jogo, 221-222, 279-280
  transtorno relacionado a *Cannabis* não especificado, 237-284
  transtornos induzidos por substância, 222, 225-226
  transtornos não relacionados a substâncias, 221-222, 279-280
  transtornos por uso de substância, 222, 225
  transtornos relacionados a alucinógenos, 238-247
  intoxicação por fenciclidina, 243-244
  intoxicação por outro alucinógeno, 243-244
  transtorno persistente da percepção devido a alucinógeno, 245-246

transtorno por outro alucinógeno, 240-243
transtorno por uso de fenciclidina, 238-241
transtorno relacionado a alucinógeno não especificado, 246-247
transtorno relacionado a fenciclidina não especificado, 246-247
transtornos mentais induzidos por alucinógenos, 128-247
transtornos mentais induzidos por fenciclidina, 245-246
transtornos relacionados à cafeína, 231-234
  abstinência de cafeína, 232-233
  intoxicação por cafeína, 231-233
  transtorno relacionado à cafeína não especificado, 233-234
  transtornos mentais induzidos por cafeína, 232-233
transtornos relacionados a *Cannabis*, 233-238
  abstinência de *Cannabis*, 236-238
  intoxicação por *Cannabis*, 236-283
  transtorno por uso de *Cannabis*, 233-236
  transtornos mentais induzidos por *Cannabis*, 237-284
transtornos relacionados a estimulantes, 262-270
  abstinência de estimulantes, 267-268
  intoxicação por estimulantes, 265-267
  transtorno por uso de estimulantes, 262-266
  transtorno relacionado a estimulantes não especificado, 269-270
  transtornos mentais induzidos por estimulantes, 267-270
transtornos relacionados a inalantes, 246-251

Índice

intoxicação por inalantes, 249-251

transtorno por uso de inalantes, 246-250

transtorno relacionado a inalantes não especificado, 250-251

transtornos mentais induzidos por inalantes, 250-251

transtornos relacionados a opioides, 250-256

abstinência de opioides, 254-256

intoxicação por opioides, 252-255

transtorno por uso de opioides, 250-253

transtorno relacionado a opioides não especificado, 255-256

transtornos mentais induzidos por opioides, 255-256

transtornos relacionados a outra substância (ou substância desconhecida), 272-279

abstinência de outra substância (ou substância desconhecida), 226, 277-278

intoxicação por outra substância (ou substância desconhecida), 226, 275-278

transtorno por uso de outra substância (ou substância desconhecida), 272-276

transtorno relacionado a outra substância (ou substância desconhecida), 278-279

transtornos mentais induzidos por outra substância (ou substância desconhecida), 278-279

transtornos relacionados a sedativos, hipnóticos ou ansiolíticos, 256-262

abstinência de sedativos, hipnóticos ou ansiolíticos, 260-261

intoxicação por sedativos, hipnóticos ou ansiolíticos, 259

transtorno relacionado a sedativos, hipnóticos ou ansiolíticos, 256-259

transtorno relacionado a sedativos, hipnóticos ou ansiolíticos não especificado, 261-262

transtornos mentais induzidos por sedativos, hipnóticos ou ansiolíticos, 261-262

transtornos relacionados ao álcool, 227-232

abstinência de álcool, 229-230

intoxicação por álcool, 228-230

transtorno por uso de álcool, 227-229

transtorno relacionado ao álcool não especificado, 231-232

transtornos mentais induzidos por álcool, 231-232

transtornos relacionados ao tabaco, 272-274

abstinência de tabaco, 271-272

transtorno por uso de tabaco, 269-272

transtorno relacionado ao tabaco não especificado, 272-274

transtornos mentais induzidos por tabaco, 272-274

Transtornos alimentares, 167-174

anorexia nervosa, 168-170

bulimia nervosa, 169-171

outro transtorno alimentar especificado, 172-174

pica, 167-168

transtorno alimentar evitativo/restritivo, 168-169

transtorno alimentar não especificado, 173-174

transtorno de ruminação, 167-168

transtorno do comer compulsivo, 170-173

Transtornos da comunicação, 22, 27-31

412 Índice

transtorno da comunicação não especificado, 28-31
transtorno da comunicação social (pragmática), 28-29
transtorno da fala, 27-28
transtorno da fluência com início na infância (gagueira), 27-29
transtorno da linguagem, 22, 27-28
Transtornos da eliminação, 175-176
encoprese, 175-176
enurese, 175-176
outro transtorno da eliminação especificado, 176
transtorno da eliminação não especificado, 176
Transtornos da personalidade, 323-345
mudança na personalidade devido a outra condição médica, 330-332
outro transtorno da personalidade especificado, 331-332
transtorno da personalidade geral, 323-324
transtorno da personalidade não especificado, 333
transtornos da personalidade do Grupo A, 323-326
transtorno da personalidade esquizoide, 324-325
transtorno da personalidade esquizotípica, 325-326
transtorno da personalidade paranoide, 323-325
transtornos da personalidade do Grupo B, 325-329
transtorno da personalidade antissocial, 218-219, 325-327
transtorno da personalidade *borderline*, 326-327
transtorno da personalidade histriônica, 328-329
transtorno da personalidade narcisista, 328-329
transtornos da personalidade do Grupo C, 329-331

transtorno da personalidade dependente, 329-331
transtorno da personalidade esquiva, 329-330
transtorno da personalidade obsessivo-compulsiva, 330-331
Transtornos da personalidade do Grupo A, 323-326
transtorno da personalidade esquizoide, 324-325
transtorno da personalidade esquizotípica, 218-219, 325-326
transtorno da personalidade paranoide, 323-325
Transtornos da personalidade do Grupo B, 325-329
transtorno da personalidade antissocial, 325-327
transtorno da personalidade *borderline*, 326-327
transtorno da personalidade histriônica, 328-329
transtorno da personalidade narcisista, 328-329
Transtornos da personalidade do Grupo C, 329-331
transtorno da personalidade dependente, 329-331
transtorno da personalidade evitativa, 329-330
transtorno da personalidade obsessivo-compulsiva, 330-331
Transtornos de adaptação, 152-154
Transtornos de tique, 43-45
Transtornos disruptivo, do controle de impulsos e da conduta, 213-220
cleptomania, 218-219
outro transtorno disruptivo, do controle de impulsos e da conduta especificado, 220
piromania, 218-219
transtorno da personalidade antissocial, 218-219
transtorno de conduta, 216-219
transtorno de oposição desafiante, 213-215

Índice

transtorno disruptivo, do controle de impulsos e da conduta não especificado, 220
transtorno explosivo intermitente, 214-215
Transtornos dissociativos, 157-166. *Ver também* Sintomas dissociativos
amnésia dissociativa, 157-159
outro transtorno dissociativo especificado, 158-160
transtorno de despersonalização/ desrealização, 158-159
transtorno dissociativo de identidade, 157-158
transtorno dissociativo não especificado, 159-160
Transtornos do desenvolvimento intelectual, 21-22
Transtornos do despertar do sono não REM, 186-187
Transtornos do movimento induzidos por medicamentos, 347-368
acatisia aguda induzida por medicamento, 257-361
acatisia tardia, 363-364
discinesia tardia, 360-364
distonia aguda induzida por medicamento, 355-358
distonia tardia, 363-364
outro efeito adverso de medicamento, 368
outro transtorno do movimento induzido por medicamento, 365-366
parkinsonismo induzido por medicamento, 347-353, 362-364
Seção II do DSM-5-TR e, 15-16, 347-348
síndrome de descontinuação de antidepressivo, 365-368
síndrome neuroléptica maligna, 351-352, 352-356
tremor postural induzido por medicamento, 364-366
Transtornos do neurodesenvolvimento, 21-46
outro transtorno do neurodesenvolvimento especificado, 45-46

transtorno da linguagem específico, 38-41
transtorno de déficit de atenção/ hiperatividade, 34-39
transtorno do desenvolvimento intelectual (deficiência intelectual), 21-22, **20-26**, 27
transtorno do espectro autista, 29-34, **33**
transtorno do neurodesenvolvimento não especificado, 45-46
transtornos da comunicação, 22, 27-31
transtornos motores, 41-45
Transtornos do sono relacionados à respiração, 181-184
apneia central do sono, 182-183
apneia e hipopneia obstrutivas do sono, 181-183
hipoventilação relacionada ao sono, 183-184
Transtornos do sono-vigília, 177-19
apneia central do sono, 182-183
apneia e hipopneia obstrutivas do sono, 181-183
hipoventilação relacionada ao sono, 183-184
narcolepsia, 180-182
outro transtorno de hipersonolência especificado, 194-195
outro transtorno de insônia especificado, 193-195
outro transtorno do sono-vigília especificado, 195-196
parassonias, 186-189
transtorno comportamental do sono REM, 187-189
transtorno de pesadelo, 186-188
transtornos do despertar do sono não REM, 186-187
síndrome das pernas inquietas, 188-191
substâncias de abuso associadas a, **223-224**
transtorno de hipersonolência não especificado, 195-196

414 Índice

transtorno de hipersonolência, 178-181

transtorno de insônia, 177-179

transtorno de insônia não especificado, 194-195

transtorno do sono induzido por substância/medicamento, 190-194

transtorno do sono-vigília não especificado, 195-196

transtornos do sono relacionados à respiração, 181-184

transtornos do sono-vigília do ritmo circadiano, 183-185

Transtornos do sono-vigília do ritmo circadiano, 183-185

Transtornos induzidos por substância, 221-222, **223-224**

Transtornos mentais independentes, uso do termo, 9-12

Transtornos mentais induzidos por álcool, 231-232

Transtornos mentais induzidos por alucinógenos, 245-247

Transtornos mentais induzidos por cafeína, 232-233

Transtornos mentais induzidos por *Cannabis*, 237-284

Transtornos mentais induzidos por estimulantes, 267-270

Transtornos mentais induzidos por fenciclidina, 245-246

Transtornos mentais induzidos por inalantes, 250-251

Transtornos mentais induzidos por opioides, 255-256

Transtornos mentais induzidos por outra substância (ou substância desconhecida), 278-279

Transtornos mentais induzidos por sedativos, hipnóticos ou ansiolíticos, 261-262

Transtornos mentais induzidos por tabaco, 272-274

Transtornos motores, 41-45

transtorno do desenvolvimento da coordenação, 41-42

transtorno do movimento estereotipado, 43-45

transtornos de tiques, 43-45

Transtornos não relacionados ao uso de substância, e transtorno do jogo, 221-222, 279-280

Transtornos neurocognitivos, 281-322

delirium, **223-224**, 281, 288-295

domínios neurocognitivos e, 281, **282-287**

substâncias de abuso associadas a, **223-224**

transtorno neurocognitivo não especificado, **301-302**, 322

transtornos neurocognitivos maiores ou leves, 294-298, **299-302**, 302-322

Transtornos parafílicos, 335-345

outro transtorno parafílico especificado, 340-341

transtorno de masoquismo sexual, 336-338

transtorno de sadismo sexual, 337-338

transtorno exibicionista, 335-337

transtorno fetichista, 339-340

transtorno frotteurista, 336-337

transtorno parafílico não especificado, 340-341

transtorno pedofílico, 337-338

transtorno transvéstico, 339-341

transtorno voyeurista, 335-336

Transtornos por uso de substância, 221-222, **223-224**, 225

Transtornos relacionados a alucinógenos, 238-247. *Ver também* Alucinógeno(s)

intoxicação por fenciclidina, 242-244

intoxicação por outro alucinógeno, 245-246

transtorno da percepção persistente por alucinógenos, 245-246

transtorno por uso de fenciclidina, 238-241

transtorno por uso de outro alucinógeno, 240-243

transtorno relacionado a alucinógenos não especificado, 246-247

Índice

transtorno relacionado a fenciclidina não especificado, 246-247

transtornos mentais induzidos por alucinógenos, 245-247

transtornos mentais induzidos por fenciclidina, 245-246

Transtornos relacionados à cafeína, 231-234. *Ver também* Transtornos relacionados à cafeína

abstinência de cafeína, 232-233

intoxicação por cafeína, 231-233

transtorno relacionado à cafeína não especificado, 233-234

transtornos mentais induzidos por cafeína, 232-233

Transtornos relacionados a *Cannabis*, 233-238

abstinência de *Cannabis*, 236-238

intoxicação por *Cannabis*, 233-236

transtorno relacionado a *Cannabis* não especificado, 237-284

transtornos mentais induzidos por *Cannabis*, 237-284

Transtornos relacionados a estimulantes, 262-270. *Ver também* Estimulante(s)

abstinência de estimulantes, 267-268

intoxicação por estimulantes, 265-267

transtorno por uso de estimulantes, 262-266

transtorno relacionado a estimulantes não especificado, 269-270

transtornos mentais induzidos por estimulantes, 267-270

Transtornos relacionados a inalantes, 246-251. *Ver também* Inalante(s)

intoxicação por inalantes, 249-251

transtorno por uso de inalantes, 246-250

transtorno relacionado a inalantes não especificado, 250-251

transtornos mentais induzidos por inalantes, 250-251

Transtornos relacionados a outra substância (ou substância desconhecida), 272-279

abstinência de outra substância (ou substância desconhecida), 226, 277-278

abstinência de outra substância (ou substância desconhecida), 226-278

intoxicação por outra substância (ou substância desconhecida), 226, 275-278

transtorno por uso de outra substância (ou substância desconhecida), 272-276

transtorno por uso de outra substância (ou substância desconhecida), 272-276

transtorno relacionado a outra substância não especificada (ou substância desconhecida), 278-279

transtornos mentais induzidos por outra substância (ou substância desconhecida), 278-279

Transtornos relacionados a sedativo(s), **224**. *Ver também* Transtornos relacionados a sedativos, hipnóticos ou ansiolíticos

Transtornos relacionados a trauma e estressores, 143-156

outro transtorno relacionado a trauma e estressores especificado, 155-156

transtorno de apego reativo, 143-145

transtorno de estresse agudo, 150-153

transtorno de estresse pós-traumático, 145-151

transtorno de interação social desinibido, 144-145

transtorno do luto prolongado, 153-156

transtorno relacionado a trauma e a estressores não especificado, 156

416 Índice

transtornos de adaptação, 152-154

Transtornos relacionados ao álcool, 227-232. *Ver também* Álcool

abstinência de álcool, 229-230

intoxicação por álcool, 228-230

transtorno por uso de álcool, 227-229

transtorno relacionado ao álcool não especificado, 231-232

transtornos mentais induzidos por álcool, 231-232

Transtornos relacionados ao tabaco, 269-274

abstinência de tabaco, 271-272

transtorno por uso de tabaco, 269-272

transtorno relacionado ao tabaco não especificado, 272-274

transtornos mentais induzidos por tabaco, 272-274

Transtornos semelhantes a adaptação com início tardio dos sintomas, 155-156

Tremor induzido por lítio, 364-365

Tremor postural induzido por medicamento, 364-366

Tremores, e parkinsonismo induzido por medicamento, 351-353. *Ver também* Tremor postural induzido por medicamento

Tricotilomania (transtorno de arrancar o cabelo), 135-136

Violência doméstica. *Ver* Violência física do cônjuge ou parceiro

Violência física do cônjuge ou parceiro, 375-378